Abū Bakr al-Rāzī, *Doutes sur Galien*

Scientia Graeco-Arabica

herausgegeben von
Marwan Rashed

Band 25

De Gruyter

Abū Bakr al-Rāzī,
Doutes sur Galien

Introduction, édition et traduction

par
Pauline Koetschet

De Gruyter

ISBN 978-3-11-062691-9
e-ISBN (PDF) 978-3-11-062976-7
ISSN 1868-7172

Library of Congress Control Number: 2018964972

Bibliografische Information der Deutschen Nationalbibliothek
Die Deutsche Nationalbibliothek verzeichnet diese Publikation in der Deutschen Nationalbibliografie; detaillierte bibliografische Daten sind im Internet über http://dnb.dnb.de abrufbar.

Printing: CPI books GmbH, Leck

www.degruyter.com

À la mémoire de Houda Ayoub

Remerciements

Je voudrais remercier en premier lieu Marwan Rashed, qui m'a mise sur la piste des *Doutes sur Galien* et m'a fait confiance. Son soutien tout au long de ces années, ses relectures et ses remarques m'ont été extrêmement précieux. Grâce à M. Rashed, ce livre a par ailleurs bénéficié du concours financier de l'Institut Universitaire de France. Mes remerciements vont également à Iktimal Rajab, avec laquelle je suis engagée dans l'édition de la *Solution aux Doutes sur Galien*. Iktimal a été une collègue irremplaçable, en discutant avec moi des passages particulièrement difficiles et en ne ménageant pas sa peine pour relire le texte arabe édité ici. Je l'en remercie infiniment. Il m'est malheureusement impossible de citer ici toutes les personnes qui m'ont aidée au cours de ce travail. Celui-ci s'est étendu sur plus de six ans, et m'a conduite dans les bibliothèques de Turquie, de Tunisie, d'Égypte, de Grande-Bretagne, ou encore d'Iran. Partout, j'ai trouvé des personnes qui m'ont volontiers prêté main-forte. Ce travail a fait partie d'un programme de recherche (MédiSophia), pour lequel j'ai reçu le soutien du LabexMed. Je remercie les membres de celui-ci, en particulier Annabelle Gallin et Brigitte Marin. Je remercie également le Centre Paul-Albert Février, auquel j'appartiens. De nombreuses personnes ont relu une partie de ce travail, à un moment ou à un autre de sa réalisation, ou ont discuté avec moi un point ou l'autre. Je pense en particulier à Siham Badawi, Fadi Awad, Nicole Tordjman, Josette Pessemesse, Perrine et Régis Koetschet, Manuel Sartori, Najla Nakhlé-Cerruti, Ziad Bou Akl, Patricia Zuntow. Enfin, mes remerciements vont à Julien Raickman, pour son soutien moral indéfectible.

Table des matières

Introduction

Philosophe, médecin, théologien et alchimiste, Abū Bakr Muḥammad ibn Zakarīyā al-Rāzī naît à Rayy en 865, et meurt à Bagdad en 925[1]. Célébré par ses contemporains pour son œuvre et sa pratique médicales, il fut le plus souvent déprécié comme philosophe et théologien. Pour cette raison, son œuvre philosophique est très largement perdue, et accessible essentiellement via des fragments et des témoignages transmis par ses adversaires dans un cadre polémique[2]. Notre connaissance de la philosophie naturelle et de la métaphysique d'al-Rāzī demeure encore très lacunaire. Cette réception fragmentée contraste avec celle de ses écrits médicaux, dont l'immense majorité est conservée de manière extensive, souvent dans plusieurs manuscrits. Comme l'ont déjà rappelé des études passées, le discrédit qui toucha le corpus philosophique d'al-Rāzī s'explique notamment par le caractère hétérodoxe du système cosmo-théologique de ce dernier. Une autre raison doit sans doute être prise en compte, le tournant aristotélicien que prend la *falsafa* à l'époque d'al-Rāzī, et auquel il résiste.

Dans ce contexte, les *Doutes sur Galien* revêtent une importance particulière : la double nature du traité, à la fois médical et philosophique, est probablement ce qui l'a sauvé du destin funeste qu'ont connu les écrits proprement philosophiques d'al-Rāzī. L'étude des codex montre en effet que les *Doutes* ont circulé parmi des collections de textes médicaux et pharmaceutiques, composés par al-Rāzī mais aussi par Qusṭā ibn Lūqā (c. 820–c. 912), Ibn Sīnā (c. 980–1037), et Naṣīr al-Dīn al-Ṭūsī (1201–1274). La plupart des textes sont communs à ces codex (voir l'introduction textuelle). Le traité nous offre ainsi un accès direct à nombre de développements d'al-Rāzī sur des problèmes de philosophie naturelle et de métaphysique, autrement connus grâce à la tradition indirecte seulement.

---

1 Pour une présentation plus complète de la vie d'al-Rāzī et de ses écrits, voir L. E. Goodman, « Al-Rāzī », EI², VIII, pp. 474–477 ; P. Koetschet, « Al-Rāzī, the Clinician », in P. E. Pormann (éd.), *1001 Cures. Contributions in Medicine and Healthcare from Muslim Civilisation*, Londres, 2018, pp. 146–153.

2 Une grande partie des fragments issus de la tradition indirecte a été éditée par P. Kraus, in al-Rāzī, *Opera philosophica*, Le Caire, 1939.

Les *Doutes* appartiennent à une période tardive de la vie d'al-Rāzī. En effet, il mentionne dans ce texte, outre sa pratique hospitalière à Rayy et Bagdad, plusieurs de ses traités, notamment : *La Grande Somme* (*Al-Ǧāmiʿ al-Kabīr*), un traité sur l'âme, un autre sur la chaleur, et un sur l'amertume. Or, al-Rāzī lui-même explique dans la *Médecine spirituelle* que la rédaction de *La Grande Somme* l'a occupé durant quinze ans, et l'a laissé dans l'incapacité de lire et d'écrire[3]. Il eut recours par la suite à un assistant. Deux textes au moins furent composés après les *Doutes :* le *Livre des Aphorismes* (*Kitāb al-Fuṣūl*, également intitulé *Kitāb al-Muršid*), dans lequel il cite les *Doutes*, et l'*Abrégé du traité sur la Méthode de traitement de Galien*. En effet, au début du premier livre de cet *Abrégé*, al-Rāzī explique les raisons qui le poussèrent à l'écrire. Il évoque la demande venue du calife Abū al-ʿAbbās Aḥmad ibn ʿAlī, qui, ayant connaissance des *Opinions des philosophes sur la nature*, demanda à al-Rāzī de l'abréger et de l'amender. Ce même émir en vint ensuite aux ouvrages de Galien, et notamment à ceux que cite et critique al-Rāzī dans les *Doutes*. Il lui demanda de résumer chacun de ces livres[4].

> [L'émir Abū al-ʿAbbās Aḥmad ibn ʿAlī] a vu le livre *Sur les opinions des philosophes* sur la nature de Plutarque (*Kitāb Flūṭarḫus fī al-ārāʾ al-ṭabīʿīya*) et m'a demandé de le réviser et de le corriger. J'ai produit un travail qui j'espère l'a satisfait, et a satisfait tout ceux qui aiment le savoir et veulent connaître la vérité. Puis, les livres sur Galien ont été discutés, ainsi que les *Doutes* que j'ai soulevés contre ce dernier. Ainsi, il (i.e. l'émir) m'a demandé de me rapporter à chacun de [ses livres] et de rassembler et résumer les notions [présentées dans ses livres], en laissant de côté ce qui est superflu, en expliquant ce qui est obscur, et en ajoutant ce qui manque.

Ainsi, les *Doutes* conduisirent al-Rāzī à entreprendre un cycle d'abrégés dont le premier est l'*Abrégé du traité Sur la méthode de traitement*, ce traité étant, selon lui, « le résultat et la fin ultime des livres de Galien ». Suivirent, selon l'*Épître* d'al-Bīrūnī, un *Abrégé du Long Traité sur le Pouls,* un *Abrégé du traité Sur les maladies et les symptômes*, et un *Abrégé du traité Sur les lieux affectés.* Malheureusement, aucun de ces trois abrégés n'est parvenu jusqu'à nous.

Al-Rāzī se réfère à près de deux cent passages, pris dans plus d'une vingtaine de traités, pour les passer au crible d'une critique à la fois théorique et épistémologique. Ces passages sont ceux qui inspirent le doute, au sens du latin *dubitationes in.* Le doute, parfois, peut être dissipé (*ḥall*), et parfois, il

---

3 Al-Rāzī, *Opera philosophica*, p. 110. Sur ce traité, voir E. Savage-Smith, « The Working Files of Rhazes: Are the *Jāmiʿ* and the *Ḥāwī* Identical? », in R. Hansberger, M. Afifi al-Akiti et Ch. Burnett (éds.), *Medieval Arabic Thought. Essays in Honour of Fritz Zimmermann*, Londres/Turin, 2012, pp. 163–180 (en particulier pp. 175–176).

4 Al-Rāzī, *Abrégé du traité Sur la méthode de traitement*, Escorial MS árabe 801, fol. 3b. Toutes les traductions sont miennes, sauf mention contraire.

demeure. Les sujets abordés vont de l'éternité du monde aux causes de l'hydropisie, en passant par l'existence du vide, ou encore la théorie de la vision et celle des éléments. Al-Rāzī interroge les limites de la relation entre médecine, physique et métaphysique fixées par Galien, et s'oppose à sa conception de la nature. Ses objections le conduisent même à ouvrir une brèche dans la médecine humorale. Les deux premiers tiers de l'ouvrage abordent des thématiques de philosophie naturelle, telles que la génération du monde sensible, le substrat de la génération, le vide, la vision, les facultés naturelles, les éléments et la composition (*tarkīb*) des corps, ainsi que le mélange. L'ouvrage bascule ensuite vers des questions à dominante médicale, dont la portée philosophique n'est pas absente pour autant (comme la section 21 qui traite de l'âme séparée). Dans sa *Solution aux Doutes sur Galien*[5], le médecin Abū al-ʿAlāʾ ibn Zuhr divise les *Doutes* en deux grandes parties, et trace la ligne de démarcation au milieu de l'exposé consacré au mélange (section 16).

La division du texte en sections est une intervention de ma part, destinée à offrir plus de clarté au lecteur. Dans certains cas, une section équivaut à un traité de Galien, tandis que dans d'autres cas, le même traité court sur plusieurs sections, lorsque plusieurs thématiques sont abordées sur la base d'un seul traité. Je me suis appuyée pour certaines sections sur un découpage proposé dans la marge du manuscrit Maǧlis 3821. Al-Rāzī néglige le plus souvent de rappeler le contexte des passages qu'il extrait, et semble partir du principe que les ouvrages de Galien sont connus de son lecteur. Pour comprendre son raisonnement, il est donc nécessaire de replacer le passage cité dans le contexte de l'argumentation de Galien. Dans le cas de *Sur la démonstration* (*DD*), traité logique de Galien perdu à la fois en grec et en arabe, ce travail a été grandement facilité par la *Solution* d'Abū al-ʿAlāʾ ibn Zuhr. Abū al-ʿAlāʾ entame souvent sa réponse à al-Rāzī en citant ou en paraphrasant les passages galéniques d'où sont tirées les citations d'al-Rāzī.

D'après l'hypothèse que je défends, les *Doutes* s'adressent en priorité à trois interlocuteurs. Le premier est bien entendu Galien. À la fin du neuvième siècle, Galien est une autorité incontestée dans le domaine médical et au-delà. La quasi-totalité de ses traités est disponible dans des traductions de très haut niveau grâce aux efforts de Ḥunayn ibn Isḥāq notamment. Galien est alors – et il le restera – l'auteur grec le plus traduit en arabe. Son influence ne s'arrête pas au domaine médical. Ses écrits logiques furent traduits et diffusés en arabe avant les textes d'Aristote, et avaient à la fin du neuvième siècle une influence primordiale. Par exemple, au début de la section consacrée à *DD*, al-Rāzī n'hésite pas à expliquer que ce traité est à ses

5 Abū al-ʿAlāʾ ibn Zuhr, *Solution aux Doutes sur Galien*, MS Riḍawī 13997.

yeux « le plus précieux et le plus utile après les Textes révélés de Dieu ». Même les traités médicaux au premier abord eurent un écho bien au-delà de la sphère médicale, comme l'ont montré de récents travaux menés sur ces traductions elles-mêmes et leur réception. Ainsi, Uwe Vagelpohl a souligné que le travail de traducteur de Ḥunayn ibn Isḥāq avait assuré une diffusion maximale des idées de Galien, y compris auprès d'une audience non-médicale[6]. Elvira Wakelnig a expliqué pour sa part que le traité *Sur l'utilité des parties* (*UP*, III.1–933 K. et IV.1-366 K. ; également édité in Helmreich, *De Usu Partium*, 2 vols., Leipzig, 1907–1909) fut lu dès le milieu du neuvième siècle par un public qui s'intéressait aux arguments téléologiques de Galien, compris comme signes du dessein divin. Cette réception fut facilitée par la traduction du traité elle-même, qui montre que le traducteur pensait que le traité de Galien pouvait être utilisé dans des débats théologiques contemporains[7]. Cette réception de Galien au-delà de la sphère médicale répond en tout point aux ambitions de ce dernier.

Par-delà Galien, les théologiens du *kalām* constituent également le second groupe d'interlocuteurs d'al-Rāzī dans les *Doutes*[8]. Dans l'histoire de la philosophie arabe, al-Rāzī fait figure de dernier représentant d'un neuvième siècle où *kalām* et *falsafa* sont encore très interdépendants. Ce n'est pas un hasard si certaines des thématiques principales des *Doutes*, comme la création du monde ou la matière, intéressent à la fois les théologiens du *kalām* et les philosophes de la *falsafa*. Les *Doutes* se situent ainsi au croisement de trois courants intellectuels, à savoir la tradition médicale grecque, le premier *kalām*, et la *falsafa*. Dans un article consacré aux rapports entre le premier *kalām* et la médecine, évoquant les traités de Galien qui éveillèrent

6 Voir U. Vagelpohl, « The User-friendly Galen. Ḥunayn ibn Isḥāq and the Adaptation of Greek Medicine for a New Audience », in P. Bouras-Vallianatos et S. Xenophontos (éds.), *Greek Medical Literature and its Readers. From Hippocrates to Islam and Byzantium*, New York, 2018, pp. 113–130. Voir aussi J. Watt, « Why Did Ḥunayn, the Master Translator into Arabic, Make Translations into Syriac? On the Purpose of the Syriac Translations of Ḥunayn and his Circle », in J. Schreiner and D. Janos (éds), *The Place to Go: Contexts of Learning in Baghdād, 750–1000 C.E*, Princeton, 2014, pp. 363–388.

7 E. Wakelnig, « Medical Knowledge as Proof of the Creator's Wisdom and the Arabic Reception of Galen's *On the Usefulness of the Parts* », in P. Bouras-Vallianatos et S. Xenophontos (éds.), *Greek Medical Literature and its Readers*, pp. 131–149.

8 Sur le *kalām* à la fin du neuvième/début du dixième siècle, voir J. van Ess, *Theologie und Gesellschaft im 2 und 3 Jahrhundert Hidschra: eine Geschichte des religiösen Denkens im frühen Islam*, vol. 1, Berlin, 1991 ; R. M. Frank, *Beings and Their Attributes: The Teaching of the Basrian School of the Muʿtazila in the Classical Period*, Albany, 1978 ; R. El Omari, *The Theology of Abū l-Qāsim al-Balkhī/al-Kaʿbī (d. 319/931)*, Leyde, 2016.

le plus l'intérêt des théologiens du neuvième siècle, G. Schwarb cite les titres suivants : *DD, UP, Sur les doctrines d'Hippocrate et des Platon* (*PHP*, V.181–805 K., également édité in De Lacy, *CMG* V 4, 1, 2), *Sur ses propres opinions* (*Prop.Plac.*, éd. V. Boudon et A. Pietrobelli, *Revue des études grecques* 118, 2005, 168–213), *Que les facultés de l'âme suivent les tempéraments du corps* (*QAM*, IV.767–822 K., également édité in Müller, *Galeni Scripta Minora*, vol. 2, Leipzig, 1891), *Sur les éléments selon Hippocrate* (*Hipp.Elem.*, I.413-508 K., également édité in De Lacy, *CMG* V 1, 2), *Sur les facultés naturelles* (*Nat.Fac.*, II.1–204 K., également édité in Helmreich, *Galeni Scripta Minora*, vol. 3, Leipzig, 1893) et *Sur le mélange* (*Temp.*, I.509–694 K., également édité in Helmreich, *De Temperamentis*, Leipzig, 1904[9]). Or, on note une correspondance quasi-parfaite entre ces titres et les traités les plus cités dans les *Doutes.* Dans ce même article, Gregor Schwarb indique quatre pistes prometteuses pour analyser les points de contact entre la tradition médicale grecque et le premier *kalām* : l'étude des signes, l'épistémologie en général, la théorie du langage, et la théorie de l'optimum. Il ajoute que des travaux passés ont déjà montré que la réfutation de l'atomisme par Galien avait pu également influencer l'atomisme du *kalām*[10]. Or, de ces cinq points de contact, quatre recouvrent des sujets explorés par al-Rāzī dans les *Doutes*, comme ailleurs dans son œuvre. Nul doute qu'al-Rāzī fait donc de la tradition médicale grecque un usage contextualisé.

Au-delà des théologiens de son temps, les *Doutes* permettent de repérer l'influence exercée par al-Rāzī sur certains des théologiens qui lui succédèrent, notamment Faḫr al-Dīn al-Rāzī. Le nom d'Abū Bakr al-Rāzī est cité dans les *Questions suprêmes* de Faḫr al-Dīn au sujet de la justice divine[11] ou à

9 Voir G. Schwarb, « Early *Kalām* and the Medical Tradition », in P. Adamson et P. E. Pormann (éds.), *Philosophy and Medicine in the Formative Period of Islam*, Londres, 2018, pp. 104–169.

10 Voir A. I. Sabra, « *Kalām* Atomism as an Alternative Philosophy to Hellenized *Falsafa* », in J. E. Montgomery, *Arabic Theology, Arabic Philosophy. From the Many to the One*, Leuven-Paris-Dudley, 2006, pp. 199–272 ; Y. T. Langermann, « Islamic Atomism and the Galenic Tradition », *History of Sciences* 77 (2009) 277–295. Sur la nature en général, voir aussi M. Bernand, « La critique de la notion de nature (*tabʿ*) par le *kalām* », *Studia Islamica* 51 (1980), 59–105 ; El Omari, *The Theology of Abū l-Qāsim al-Balkhī/al-Kaʿbī*, pp. 166–181.

11 Sur ce sujet, voir M. Rashed, « Abū Bakr al-Rāzī et le *kalām* », *MIDEO* 24 (2000), 39–54 ; M. Rashed, « Abū Bakr al-Rāzī et la prophétie », *MIDEO* 27 (2004), 169–184.

propos du temps[12], mais il pourrait se trouver derrière d'autres passages de l'ouvrage. Ainsi, Peter Adamson montre que dans sa critique de la théorie avicennienne et aristotélicienne du lieu, Faḫr al-Dīn défend une théorie du lieu qu'il rattache à « Platon et à des nombreux philosophes », selon laquelle le lieu est une extension qui subsiste par elle-même. Or, Abū Bakr, dont le nom n'est pas cité, défend une théorie comparable[13]. Pour Adamson, « bien que Faḫr al-Dīn ne cite pas le nom d'Abū Bakr dans la section sur le lieu, il est probable qu'il avait ce dernier en tête lorsqu'il discute l'idée que le lieu-extension est immédiatement évident et ne nécessite pas de preuve[14] ». Les *Doutes* permettent de poursuivre cette piste de recherche. Par exemple, des similitudes fortes se manifestent entre les arguments avancés par Abū Bakr en faveur de l'existence du vide et certains passages du chapitre consacré au vide dans les *Questions suprêmes*[15] (voir plus bas III. 1). Faḫr al-Din consacre également une section entière aux sophismes de Galien, dans laquelle on retrouve deux critiques logiques d'Abū Bakr contre les arguments utilisés dans *PHP*[16] (voir plus bas IV. 2).

Enfin, et peut-être surtout, al-Rāzī s'adresse aux philosophes de son temps, et notamment aux aristotéliciens. Un fil rouge relie en effet un grand nombre de passages de Galien extraits par al-Rāzī, et notamment ceux qui revêtent une portée philosophique : pour leur grande majorité, ils ont affaire avec la matière, celle des étants d'abord et celle du corps humain ensuite. Al-Rāzī s'intéresse en particulier aux textes de Galien dans lesquels celui-ci s'ingénie à réfuter les différents auteurs qu'il considère comme atomistes, d'Anaxagore aux Méthodistes, en passant par Épicure et Asclépiade. La position d'al-Rāzī en faveur de l'atomisme le conduit à croiser plusieurs thèmes abordés dans les traités biologiques d'Aristote (notamment *Sur la génération et la corruption*), au premier rang desquels la théorie des éléments, la nutrition et le mélange. À travers les objections qu'il adresse aux réfutations de

12 Sur ce sujet, voir P. Adamson et A. Lammer, « Fakhr al-Dīn al-Rāzī's Platonist Account of the Essence of Time », in A. Shihadeh et J. Thiele (éds.), *Philosophical Theology in Medieval Islam: The Later Ashʿarite Tradition.* Islamicate Intellectual History: Studies and Texts in the Late Medieval and Early Modern Periods, Leyde/Boston (à paraître). Je remercie vivement Andreas Lammer de m'avoir fait parvenir cet article avant sa publication.

13 P. Adamson, « Fakhr al-Dīn al-Rāzī on Place », *Arabic Sciences and Philosophy* 27/2 (2017), 205–236 (208–212).

14 Adamson, « Fakhr al-Dīn al-Rāzī on Place », pp. 211–212.

15 Faḫr al-Dīn al-Rāzī, *Questions suprêmes (Al-Maṭālib al-ʿālīya min al-ʿilm al-ilāhīyāt wa al-ṭabīʿīyāt)*, éd. A. Ḥ. al-Saqqā, 9 parties, Beyrouth, 1987, partie 5, art. 2, *fuṣūl* 5–6, pp. 155–177.

16 Faḫr al-Dīn al-Rāzī, *Questions suprêmes*, partie 7, art. 3, *faṣl 5*, pp. 175–184.

Galien, al-Rāzī esquisse un atomisme hybride, incluant une âme séparée, et pose les jalons d'un nouveau système physico-théologique.

La défense de l'atomisme par al-Rāzī contraste avec la domination croissante de l'aristotélisme qui s'empare de la *falsafa* à la fin du neuvième siècle et arrive à son terme avec al-Fārābī. À cet égard, un personnage récurrent des *Doutes* retient notre attention. Al-Rāzī mentionne à trois reprises ses discussions avec un homme qualifié d'« éminent ». Ces discussions portaient sur les livres de Galien, qu'ils lisaient ensemble. Cet homme apparaît pour la première fois dans la section 8, pour critiquer la théorie galénique de la vision[17] :

> (1) En effet, il (i.e. Galien) entreprend de définir et d'expliquer ces notions (i.e. les notions géométriques à l'aide desquelles Galien explique la trajectoire du rayon visuel), et il les utilise plus qu'elles ne le méritent, au point que je répète au sujet de ce passage une remarque que faisait quelqu'un qui lisait avec moi les livres de Galien. Cet homme disait souvent, au sujet de passages semblables, que Galien entreprend de « tuer les morts », c'est-à-dire d'expliquer ce qui est déjà clair.

Le milieu intellectuel de cet interlocuteur est précisé lors de sa seconde apparition, qui intervient alors qu'al-Rāzī récapitule ses objections à l'encontre du traité *Sur les médicaments simples (SMT*, I.1–377 K.[18]) :

> (2) Il y avait un homme éminent à Bagdad, partisan d'Aristote, qui lisait avec moi les livres de Galien. Lorsqu'il tombait sur de tels passages, il renforçait mes reproches et me rendait plus réfractaire à tenir [Galien] en haute estime et à le préférer. Dieu le sait, souvent, la profondeur de ses arguments contre moi sur de tels sujets me faisait honte !

Notre homme apparaît pour la dernière fois alors qu'al-Rāzī discute des différents types de pouls décrits par Galien, et doute que Galien les ait effectivement tous perçus. Il ajoute[19] :

> (3) C'est le cas en particulier lorsque je me rappelle ce que disait un homme éminent à Bagdad, qui a parcouru avec moi ce livre durant de nombreux mois. En effet, cet homme disait que si une personne se forme fréquemment l'image de quelque chose, la laisse reposer en lui-même, et se l'imagine, alors il estime souvent avoir ressenti ce qu'il s'est imaginé.

Est-il possible d'identifier ce mystérieux interlocuteur ? « Partisan d'Aristote », il s'agit très probablement d'un philosophe de la *falsafa*, à la manœuvre pour asseoir la prééminence d'Aristote sur Galien. Sur le chemin qui doit mener à la domination d'Aristote sur la philosophie arabe, Galien

17 Al-Rāzī, *Doutes*, p. 59.
18 Al-Rāzī, *Doutes*, pp. 151–153.
19 Al-Rāzī, *Doutes*, p. 273.

constitue un obstacle. Comme on l'a vu, l'influence de Galien sur les sciences et la philosophie arabes du neuvième et du début du dixième siècle, est immense, y compris hors de la sphère médicale. Comme l'explique Fritz Zimmermann[20] :

> Il semble donc qu'al-Fārābī, non seulement rabaisse la médecine pour soutenir l'autorité d'Aristote contre Galien ou contre l'un et l'autre de ses contemporains, mais qu'inversement la supériorité de la philosophie sur la médecine doive être démontrée par référence à Aristote et Galien, considérés comme les représentants principaux de la philosophie et de la médecine. À Bagdad, surtout au neuvième siècle, la philosophie était à ce point sous les ailes de la médecine que Rudi Paret (*Der Islam und das Grieschische Bildungsgut*, Tübingen, 1950), a pu soutenir sans détour que la philosophie était venue chez les Arabes « à la remorque de la médecine ».

Dans le traité *Que l'excellent médecin est aussi philosophe* (*Opt.Med.*, I.53–63 K., également édité in Müller, 1891, et Boudon-Millot, *Galien, Œuvres complètes*, vol. 1, Paris, 2007, pp. 235–314), Galien explique par exemple que le médecin doit employer la « méthode logique » pour connaître « la nature exacte du corps, en tant que résultant des éléments premiers mélangés les uns aux autres pour former un tout, en tant que résultant des éléments seconds, dits sensibles, que l'on appelle également homéomères, ainsi qu'en outre, et en troisième lieu, en tant que résultant des éléments organiques[21] ». Le médecin doit donc se préoccuper de philosophie naturelle, de logique, et d'éthique.

À l'époque d'al-Rāzī, la critique de Galien comme philosophe se diffuse, notamment au sujet de son insuffisance dans le domaine de la logique. Fritz Zimmermann attribue les débuts de cette critique à la génération des maîtres d'al-Fārābī, puis à al-Fārābī lui-même[22] :

> Galen was extensively studied by al-Fārābī. The efforts of Ḥunayn ibn Isḥāq (m. 873), who had spent a large part of his life collecting and translating the corpus Galenianum, had secured for Galen of position of pre-eminence among the Greek writers accessible in Arabic (...). Aristotle lagged behind him: and, until the gap had narrowed one or two generations later, Galen, as a philosopher and a logician, enjoyed an ascendency over Aristotle apt to scandalize Aristotelians. The Aristotelian move-

20 F. Zimmermann, « Al-Fārābī und die philosophische Kritik an Galen von Alexander zu Averroes », *Akten des VII. Kongresses für Arabistik und Islamwissenschaft, Göttingen, 15. bis 22. August 1974*, Abhandlungen der Akademie der Wissenschaften in Göttingen, Phil.-Hist. Kl., 3. Folge 98 (1976), 401–414 (407) ; trad. fr. S. Fazzo in S. Fazzo, « Alexandre d'Aphrodise contre Galien : la naissance d'une légende », *Philosophie antique* 2 (2002), 109–144 (140).

21 *Opt.Med.*, I.60 K. ; Boudon-Millot, p. 290.

22 F. Zimmermann, *Al-Fārābī's Commentary and Short Treatise on Aristotle's* De Interpretatione, Oxford, 1981, p. LXXXI.

> ment of al-Fārābī's day set out to redress the balance. Al-Fārābī regularly puts Galen in his place by scornfully referring to him as « the doctor Galen » and putting medecine, as a practical science concerned with humble possibilities, on a par with agriculture.

Il est tentant de voir dans le « partisan d'Aristote » al-Fārābī lui-même. Al-Rāzī (865–925) est né quelques années avant al-Fārābī (environ 872–950). Comme l'a rappelé Fritz Zimmermann, ce dernier ne manque pas une occasion de s'en prendre à Galien, dont il connaît très bien les textes. Il a composé une réponse à Galien, l'*Épître de réfutation de Galien à propos de ce en quoi Aristote est pris en défaut concernant les organes humains*[23]. Il a également critiqué l'utilisation par Galien de la rhétorique dans le raisonnement médical dans le *Traité sur la rhétorique* et *Sur les lieux trompeurs*[24]. Indice supplémentaire, la majorité sinon tous les passages tombant sous le coup de la critique logique d'al-Fārābī sont déjà identifiés comme invalides par al-Rāzī dans les *Doutes*[25]. Cependant, la circulation de ces arguments logiques ne suffit pas, bien entendu, à affirmer qu'al-Fārābī avait lu les *Doutes*. La remarque de la section sur le pouls contient un indice supplémentaire, non décisif là encore. L'interlocuteur d'al-Rāzī évoque la possibilité que des images détachées de toute sensation fassent l'objet du même assentiment que celui qu'on accorderait aux sensations : à force de se former l'image de ces sensations, on croit les avoir ressenties. Or, on sait que chez al-Fārābī, l'imagination possède des pouvoirs très étendus[26]. Dans les *Aphorismes* et dans *Sur la cité vertueuse*, al-Fārābī accorde à l'imagination la capacité de

23 Al-Fārābī, *Épître de réfutation de Galien à propos de ce en quoi Aristote est pris en défaut concernant les organes humains*, in *Traités philosophiques par al-Kindī, al-Fārābī, Ibn Bajjah, Ibn 'Adyy*, éd. et intr. par A. Badawī, Beyrouth, 1983, pp. 38–107.

24 Sur les critiques logiques adressées à Galien par al-Fārābī, voir aussi Zimmermann, *Al-Fārābī's Commentary and Short Treatise on Aristotle's* De Interpretatione, LXXXI–LXXXIV. Voir aussi M. Aouad et M. Rashed, « L'exégèse de la *Rhétorique* d'Aristote : recherches sur quelques commentateurs grecs, arabes et byzantins, Ière partie », *Medioevo* 23 (1997), 43–190 (104–105).

25 Al-Fārābī, *Traité sur l'analyse*, éd. M. T. Daneche Pajuh, in *Al-manṭiqīyāt li-al-Fārābī*, vol. 1, Qom, 1408 h., pp. 229–264 (p. 239) ; trad. fr. in M. Aouad, « La doctrine rhétorique d'Ibn Riḍwān et la *Didascalia in Rhetoricam Aristotelis ex glosa Alpharabii* », *Arabic Sciences and philosophy* 7/2 (1997), 163–245 (237) ; Al-Fārābī, *Traité sur la rhétorique*, §27, trad. fr. in M. Aouad et M. Rashed, « L'exégèse de la *Rhétorique* d'Aristote », pp. 104–105 ; Al-Fārābī, *Sur les lieux trompeurs*, éd. M. T. Daneche Pajuh, in *Al-manṭiqīyāt li-al-Fārābī*, vol. 1, Qom, 1408 h., pp. 197–228 (p. 208) ; trad. fr. in M. Aouad, « La doctrine rhétorique d'Ibn Riḍwān », p. 234.

26 Sur l'imagination chez al-Fārābī, voir D. Black, *Logic and Aristotle's* Rhetoric *and* Poetics *in Medieval Arabic Philosophy*, Leyde, 1990 ; S. Kemal, *The Logic and Poetry of Alfarabi and Avicenna*, Leyde, 1991.

retenir des images issues des sens ainsi que de les manipuler, en les divisant et en les combinant, et ce non seulement dans les rêves, mais aussi à l'état de veille[27]. Dans ces cas-là, l'imagination va au-delà de la reproduction d'une sensation : elle peut dissocier et réarranger certains aspects des sensations. Le problème réside dans la relation que les images entretiennent avec le jugement porté sur l'existence. Dans son commentaire au traité *Sur l'interprétation*, conformément à la théorie aristotélicienne, al-Fārābī explique que l'imagination, par elle-même, se contente de fournir des images, qui ne s'accompagnent pas du sentiment de leur existence (ni de leur non-existence[28]). Cependant, al-Fārābī accorde à l'imagination un troisième pouvoir, l'imitation (*al-muhākāh*), qui lui permet de créer des objets qui ne sont pas par eux-mêmes sources de données sensibles[29]. Cette activité est exercée surtout pendant le sommeil. Le cas du discours poétique montre que l'imagination peut alors produire un état psychique analogue à la perception sensible. En effet, le discours poétique « donne à imaginer que ce qui n'est pas est[30] », comme dans les rêves. Dans le *Livre de la poétique*, al-Fārābī remarque ainsi qu'une personne réagit au fait qu'elle imagine quelque chose « exactement comme elle agirait s'il se trouvait qu'elle connaisse, soit par la sensation soit par la démonstration, que cette chose existe dans l'état même qu'elle a imaginé, même si, en réalité, elle n'est pas comme elle a imaginé[31] ». De même, dans *Sur l'énumération des sciences*, il remarque que « lorsque nous assistons au dicours poétique, quelque chose de semblable à ce qui nous arrive quand nous percevons quelque chose nous échoit en raison de l'acte imaginatif qu'il évoque dans nos âmes[32] ». Ces formules, qui concernent le discours poétique, témoignent d'un lien très étroit entre imagination et perception sensible chez al-Fārābī. En l'absence de parallèle précis avec le passage (3), il n'est pas possible de déterminer avec certitude ici l'identité de l'interlocu-

---

27 Voir par exemple al-Fārābī, *Aphorismes*, éd. F. M. Naǧǧār, Beyrouth, 1986, p. 28.

28 Voir par exemple Zimmermann, *Al-Fārābī's Commentary and Short Treatise on Aristotle's* De Interpretatione, p. 157.

29 Al-Fārābī, *Sur la cité vertueuse*, éd. et trad. R. Walzer, Oxford, 1985, p. 168.8–13.

30 Al-Fārābī, *Dissertation sur l'analogie et la composition poétique*, éd. M. T. Daneche Pajuh, in *Al-manṭiqīyāt li-al-Fārābī*, vol. 1, Qom, 1408 h., pp. 504–506 (p. 505). Voir sur ce passage Ph. Vallat, *Farabi et l'École d'Alexandrie*, Paris, 2004, p. 323.

31 Al-Fārābī, *Livre de la poétique*, éd. M. Mahdī, *Šiʿr* 3 (1959), 90–95 (94.2–4) ; cité par Black, *Logic and Aristotle's* Rhetoric *and* Poetics, p. 195.

32 Al-Fārābī, *Sur l'énumération des sciences*, éd. U. Amin, Le Caire, 1968, p. 73.8–10; cité par Black, *Logic and Aristotle's* Rhetoric *and* Poetics, p. 195.

teur d'al-Rāzī, mais al-Fārābī constitue sans nul doute un bon candidat pour tenir le rôle[33].

Aux yeux des aristotéliciens, Galien représente une alternative médicale qui met en danger le primat de la philosophie. En effet, dans plusieurs traités, Galien met en place un récit de l'histoire des sciences dans lequel les controverses entre les différentes écoles philosophiques, notamment aristotéliciennes et stoïciennes, apparaissent comme secondaires. D'après ce récit, la vérité a été antérieurement délivrée par Hippocrate, et Aristote puis les stoïciens se fondèrent sur ce dernier. Dans un passage de *Sur la méthode de traitement* (*MM*, X.1–1021 K.) cité par al-Rāzī, Galien explique qu'il a montré ailleurs, notamment dans *Nat.Fac.*, qu'Hippocrate et Aristote s'accordaient sur le sens à donner aux principes (*archai*) de la nature[34].

> Bien sûr, j'ai donné là-dessus aussi, des explications dans d'autres aide-mémoire, dont un est formé par *Les Éléments d'après Hippocrate ;* viennent dans la foulée les trois autres rouleaux des *Crases*, puis tout de suite après deux autres aide-mémoire, d'une part la *Mauvaise crase irrégulière*, un aide-mémoire tiré du traité des *Crases*, et par ailleurs l'*Agencement corporel le meilleur*, puis en outre les trois rouleaux des *Facultés naturelles.* Ces aide-mémoire, à supposer qu'ils soient lus, feront clairement connaître en Aristote un interprète des considérations d'Hippocrate sur la nature. À coup sûr, c'est Hippocrate qui nous paraît être, à notre connaissance, le premier au monde à avoir jeté des bases correctes sur les différences entre les maladies, sur leur nombre comme sur leurs caractéristiques, de même que sur les symptômes et de plus également sur les causes afférentes à chacune de ces deux catégories de réalités. Après lui, c'est Aristote qui est allé le plus loin dans leur interprétation. Qui aura la volonté de lire les aide-mémoire que j'ai écrits sur chacun de ces sujets acquerra là-dessus aussi un savoir. En conséquence, pourvu toutefois que les Péripatéticiens siègent comme arbitres, Hippocrate, à mon avis, vaincra, tandis que Thessalos sera débouté pour son indécence et son impudence.

Galien congédie ainsi à plusieurs reprises ce qu'il considère comme d'inutiles controverses entre les philosophes. C'est le cas au sujet du mélange, par exemple. Le médecin peut et même doit rester neutre dans ces controverses, car comme l'explique Jocelyn Groisard[35],

> Le désaccord est secondaire par rapport à un consensus sur l'essentiel de la doctrine, consensus qui coïncide avec l'enseignement d'Hippocrate lui-même ; autrement dit, les philosophes peuvent bien être en désaccord entre eux, cela ne les empêche pas d'être en même temps tous d'accord avec Hippocrate, dont ils tirent l'essentiel de

---

33 Je remercie ici Stephen Menn et Fritz Zimmermann, qui les premiers m'ont fait part de cette hypothèse.

34 *MM* 1.2, X.15 K., trad. J. Boulogne, Paris, 2009, pp. 54–55.

35 Voir J. Groisard, *Mixis. Le problème du mélange dans la philosophie grecque d'Aristote à Simplicius*, Paris, 2016, p. 178. Toute la section consacrée à Galien est extrêmement éclairante ici.

leur doctrine, si bien que le médecin peut s'en tenir à ce consensus originel sans entrer dans les disputes ultérieures.

Dans *Nat.Fac.*, Galien récapitule cette nouvelle donne, qui est au cœur de sa philosophie naturelle[36]. Il divise tous les philosophes et les médecins qui s'intéressent à la nature en deux groupes. Ce passage est si important pour comprendre le changement opéré par al-Rāzī qu'il mérite qu'on le cite en entier[37] :

> Il a existé deux sectes principales et distinctes en médecine et en philosophie parmi les hommes qui ont voulu affirmer quelque chose sur la nature ; j'entends ceux qui se rendent compte de ce qu'ils disent ; qui voient les conséquences de leurs principes, et qui les maintiennent ; car pour ceux qui ne comprennent pas ce qu'ils avancent, et qui émettent les premières sottises qui leur viennent à la bouche, ils ne peuvent, à vrai dire, se fixer ni dans l'une ni dans l'autre secte ; il serait même déplacé d'en faire mention.
>
> Quelles sont les deux sectes, et quelle est la conséquence de leurs prémisses ? L'une établit que toute la substance sujette à la génération et à la mort est primitivement unie, mais qu'elle peut être altérée ; l'autre, qu'elle est immuable et inaltérable, divisée primitivement en petits fragments et séparée par des vides. Ceux qui saisissent la conséquence des prémisses croient dans la seconde secte qu'il n'existe ni substance, ni faculté propre de la nature ou de l'âme, mais que substances et facultés résultent d'un certain concours de ces corps primaires, immuables et simples.
>
> Dans le premier système la nature n'est pas postérieure aux animaux, mais de beaucoup antérieure et plus ancienne. Ainsi, d'après ses partisans, c'est elle qui crée les corps des animaux et des plantes, à l'aide de certaines facultés dont les unes attirent et assimilent les substances propres, et dont les autres éliminent les substances contraires. C'est elle qui donne à tous les corps, en les créant, une conformation artistique, qui pourvoit au sort des êtres engendrés par certaines autres facultés, facultés d'amour et de prévoyance pour la progéniture, d'association et d'affection entre les êtres de même espèce.
>
> Dans l'opinion de leurs adversaires rien de ceci n'existe dans les natures ; l'âme ne possède pas dès le principe une idée innée de la conséquence, de la contradiction, de la division, de la composition, du juste, de l'injuste, du beau, du laid ; ils prétendent que toutes les idées nous viennent des sens et par les sens, et que les animaux sont gouvernés par des imaginations et par des souvenirs. Quelques-uns d'entre eux ont même déclaré nettement qu'il n'existe dans l'âme aucune faculté de raisonnement, mais que nous sommes guidés par les impressions des sens, comme les troupeaux, sans pouvoir rien repousser, rien refuser, ni rien contredire.

---

36 Sur l'alternative entre atomisme et téléologie chez Galien, voir I. Kupreeva, « Aristotelian Dynamics in the 2nd Century Debates: Galen and Alexander of Aphrodisias on Organic Powers and Movements », in P. Adamson, H. Baltussen, et M. W. F. Stone (éds.), *Philosophy, science and exegesis in Greek, Arabic and Latin commentaries*, 2 vols., Londres, 2004, vol. 1, pp. 71–95 (en particulier p. 77).

37 *Nat.Fac.*, 1.12, II.27–28 K. (Daremberg II.226–227).

Galien attache au premier système le nom d'Hippocrate, auquel il faut ajouter ceux de Platon, d'Aristote et des stoïciens, selon l'histoire des sciences telle qu'il la retrace dans *MM.* D'après Galien, le second groupe défend l'idée que la matière est discrète et ne peut être altérée. Il comprend les atomistes et Asclépiade. Galien fait référence quelques lignes plus loin à l'un de ses ouvrages, aujourd'hui perdu, *Sur les opinions d'Asclépiade*, dans lequel il détaille la doctrine de ce second groupe. L'association d'Asclépiade aux atomistes est fréquente chez Galien, et n'est pas due au hasard. En effet, comme l'a montré David Leith, la doctrine d'Asclépiade s'inscrit dans le contexte de l'atomisme épicurien, même si la relation entre Asclépiade et Épicure est complexe. Dans ce second groupe se retrouvent également Épicure, et Érasistrate. L'association de ce dernier avec les atomistes représente un biais de la part de Galien. En effet, comme l'a montré par exemple Heinrich von Staden, ce dernier cherchait plutôt à combiner l'explication mécaniste et le principe téléologique. Ainsi, von Staden explique que le principe de « remplacement de ce qui est en train d'être évacué » est bien moins détaché de la téléologie que ce que Galien veut bien faire voir ici, et est compatible avec la théorie aristotélicienne[39].

Dans le récit de origines de Galien, le consensus entre la physiologie hippocratique, la philosophie platonicienne, et la physique aristotélicienne, s'oppose aux différentes théories alternatives, qu'il s'agisse des Méthodistes ou des différentes théories atomistes. Dès lors, il n'est guère étonnant que l'inspiration aristotélicienne infuse la philosophie naturelle de Galien, comme cela a déjà été mis en lumière par les spécialistes[40]. Ainsi, dans *Hipp.Elem.*, Galien rejette l'atomisme en raison du monisme que cette doctrine physique lui semble toujours impliquer[41], et défend une théorie conti-

38 Voir D. Leith, « The Qualitiative Status of the *Onkoi* in Asclepiades' Theory of Matter », *Oxford Studies in Ancient Philosophy* 36 (2009), 283–320.

39 Voir H. von Staden, « Teleology and Mechanism: Aristotelian Biology and Early Hellenistic Medicine », in W. Kullmann et S. Föllinger (éds.), *Aristotelische Biologie. Intentionen, Methoden, Ergebnisse*, Stuttgart, 1997, pp. 183–208.

40 Sur l'influence de la théorie aristotélicienne de la nature chez Galien, voir P. Moraux, « Galien comme philosophe : la philosophie de la nature », in V. Nutton (éd.), *Galen: Problems and Prospects*, Londres, 1981, pp. 87–116 ; R. J. Hankinson, « Philosophy of Nature », in R. J. Hankinson (éd.), *Cambridge Companion to Galen*, Cambridge, 2008, pp. 210–241. Sur la nature chez Galien, voir aussi J. Jouanna, « La notion de nature chez Galien », in J. Barnes et J. Jouanna (éds.), *Galien et la philosophie*, Genève, 2003, pp. 229–262 ; R. Flemming, « Demiurge and Emperor in Galen's World of Knowledge », in Ch. Gill, T. Whitmarsh et J. Wilkins (éds.), *Galen and the World of Knowledge*, Cambridge, 2009, pp. 59–84.

41 *Hipp.Elem.*, 2.1–22, I.415–419 K.

nuiste de la nature fondée sur la tradition aristotélicienne[42]. De même, dans le traité *Nat.Fac.*, Galien adopte une approche aristotélicienne combinée avec la critique du mécanisme[43]. Il force le trait sur le mécanisme d'Érasistrate, afin de retirer à ce dernier tout lien doctrinal avec le Lycée. Comme l'explique Rebecca Flemming, tout se passe comme si, dans *Nat.Fac.*, Galien s'adressait à une audience péripatéticienne pour les convaincre qu'Érasistrate et ses disciples ne partagent aucun des enseignements philosophiques d'Aristote[44].

Ce consensus entre la physiologie hippocratique, la philosophie platonicienne, et la physique aristotélicienne, ne saurait satisfaire un aristotélicien sérieux. Il ne satisfait pas non plus al-Rāzī, qui va le remettre en question en sapant les bases aristotélico-stoïciennes de la philosophie naturelle de Galien. Pour lui, l'alternative entre atomisme et téléologie esquissée dans *Nat.Fac.* ne tient pas. Galien a simplifié à l'extrême les doctrines des philosophes du second groupe, afin de les faire échouer. Contre cette alternative, il entend imposer sa propre solution, fondée sur un atomisme sotériologique. Al-Rāzī livre une histoire de la philosophie alternative, où Platon est étroitement associé à Empédocle[45].

> C'est là[46] l'opinion des meilleurs des anciens physiciens, qui ont fait des recherches approfondies sur les principes et les fondements des étants, et qui ne sont pas satisfaits pour leurs âmes de la mollesse et de la paresse. Par exemple, c'est le cas d'Empédocle et de Platon, et les stoïciens les ont suivis par la suite.

Al-Rāzī distingue à son tour entre deux théories de la nature : la première est continuiste et éternaliste. La seconde est discrète et créationniste. Cette alternative repeint le *Timée* aux couleurs de l'atomisme ancien. La matrice revient à la notion de « composé », qui est revisitée : ce qui est composé, explique al-Rāzī, est composé au sens où il est formé de parties indivisibles, mais aussi au sens où sa composition est générée et corruptible.

Ainsi, al-Rāzī oppose à la lame de fond aristotélicienne un retour à Platon, par-delà Galien. Comme un chant du cygne platonicien, il réactive le

42 Voir notamment Hankinson, « Philosophy of Nature », pp. 210–217.

43 Voir M. Schiefsky, « Galen's Teleology and Functional Explanation », *Oxford Studies in Ancient Philosophy* 33 (2007), 369–400 (375–376).

44 Flemming, « Demiurge and Emperor », p. 62.

45 Al-Rāzī, *Doutes*, pp. 113–115.

46 i.e. la doctrine selon laquelle le démiurge a créé le monde afin de faire naître dans l'âme la connaissance de sa véritable patrie.

projet timéique[47], et esquisse les contours d'une philosophie de la nature à la fois atomiste et théologique. La réception du *Timée* constitue l'un des grands mystères des études gréco-arabes[48]. Il est impossible de trancher ici avec certitude la question de savoir si al-Rāzī a eu accès ou non à une traduction extensive du dialogue. Mais il avait tout du moins à sa disposition l'abrégé réalisé par Galien lui-même – perdu en grec et conservé dans sa traduction arabe[49] –, le commentaire de Galien sur les lieux médicaux du *Timée*[50], une traduction au moins partielle du commentaire de Proclus, et des enseignements issus de la tradition doxographique. Outre l'abrégé et le commentaire, Galien livre aussi un accès à certains passages du *Timée via* d'autres traités traduits en arabe, en particulier *QAM* et *Sur les dispositions morales* (*Mor.*[51]). Nul besoin d'ailleurs qu'al-Rāzī ait eu à sa disposition une version intégrale du *Timée* en arabe pour retrouver des thèmes timéiques, qu'il réinterprète à chaque fois dans le contexte du neuvième siècle.

---

47 Je ne suis pas la première à relever l'importance de la référence au *Timée* chez al-Rāzī. Voir notamment M. Rashed, « Les débuts de la philosophie moderne », in Ph. Büttgen, A. de Libera, M. Rashed, I. Rosier-Catach (éds.), *Les Grecs, les Arabes, et nous. Enquête sur l'islamophobie savante*, Paris, 2009, pp. 121–169 (en particulier pp. 157–162) ; P. Adamson, « Platonic Pleasures in Epicurus and al-Rāzī », in P. Adamson (éd.), *In the Age of al-Farabi: Arabic Philosophy in the Fourth/Tenth Century*, Londres, 2008, pp. 71–94.

48 Sur la réception du *Timée* en arabe, voir R. Arnzen, « Plato's *Timaeus* in the Arabic Tradition. Legends-Testimonies-Fragments », in F. Celia et A. Ulacco (éds.), *Il Timeo. Esegesi greche, latine, arabe*, 2012, pp. 181–276 ; R. Arnzen, « Proclus on Plato's *Timaeus* 89e3–90c7 », *Arabic Sciences and Philosophy* 23/1 (2013), 1–45 ; M. Rashed, « Le prologue perdu de l'abrégé du *Timée* », *Antiquorium philosophia* 3 (2009), 89–100 ; A. Das, *Galen and the Arabic Traditions of Plato's* Timaeus, thèse non publiée, University of Warwick, 2013. Je remercie A. Das de m'avoir fait parvenir une copie de son travail.

49 *Galeni Compendium Timaei Platonis*, éd. P. Kraus et R. Walzer, Londres, 1951.

50 *Galens Kommentar zur Platons Timaos*, éd. C. J. Larrain, Stuttgart, 1992 ; C. J. Larrain, « Ein unbekanntes Exzerpt aus Galens Timaioskommentar », *ZPE* 85 (1991), 9–30.

51 Le traité *Sur les dispositions morales* est aujourd'hui perdu, mais un épitomé subsiste dans la tradition arabe, ainsi que des fragments en arabe et en hébreu. Sur la transmission de ce traité, voir P. Singer (éd.), *Galen's Psychological Writings*, Cambridge, 2013, pp. 109–134. Pour l'épitomé arabe, voir Galien, voir « *Kitāb al-Aḫlāq li-Ǧālīnūs* », éd. P. Kraus, *Journal du Département des Arts de l'Université d'Égypte* 5.1 (1937), 1–51 ; trad. angl. in J. N. Mattock, « A translation of the Arabic epitome of Galen's book *Peri êthôn* », in S. M. Stern, A. Hourani et V. Brown, *Islamic philosophy and the Classical Tradition: Essays Presented by his Friends and Pupils to Richard Walzer on his Seventieth Birthday*, Oxford, 1972, pp. 235–260 ; et plus récemment, D. Davies, in Singer (éd.), *Galen's Psychological Writings*, pp. 135–201.

Les seconde et troisième parties du *Timée*[52] irriguent les *Doutes*. Dans la seconde partie du dialogue (47e–69a), Platon considère la génération matérielle du monde (la nécessité). Celle-ci a une importance capitale pour la conception de la matière dans les *Doutes* : dans la section 15, al-Rāzī présente l'atomisme géométrique de Platon comme la source de toutes les doctrines atomistes[53] :

> Chacun d'eux[54] possède en propre [un mode] de composition de ces [atomes], au moyen duquel il acquiert la forme qui est la sienne, comme Platon le démontre, quand il dit que la composition du feu se produit à partir de triangles, et la composition de la terre à partir de cubes.

Un peu plus loin, al-Rāzī rapproche trois sources antiques : Platon, Empédocle, et les stoïciens. L'ensemble de cette section (voir plus bas II. 2) montre qu'al-Rāzī lit le *Timée* comme un texte atomiste, dont il modifie les doctrines sur certains points, où apparaît l'influence de l'atomisme ancien de Leucippe et Démocrite.

Même lorsque lui-même s'en éloigne, al-Rāzī ne laisse pas à Galien le bénéfice de l'héritage platonicien. Ainsi, sur la vision, il défend une théorie proche de celle d'Aristote, mais lance[55] :

> Quant à l'interprétation fictive qu'il (i.e. Galien) donne de Platon, selon laquelle il existe quelque chose de lumineux qui n'est pas embrasé, elle est sans fondement.

Dans un passage de *PHP* (VII.6.2–4), Galien s'appuie en effet sur un passage du *Timée* pour montrer que la vision est rendue possible grâce à la catégorie de feu la plus pure, « que Platon nomme brillance et lumière, et qu'il distingue des braises et des flammes ». Il fait référence aux passages 45b, où Platon parle au sujet des yeux d'un « feu qui ne brûle pas, mais qui procure une douce lumière », et 58c, où il distingue trois catégories de feu[56] :

> (1) Par exemple, la flamme, et (2) cette variété émanant de la flamme, qui ne brûle pas, mais qui fournit aux yeux de la lumière, et (3) ce qui, une fois la lumière éteinte, subsiste d'elle-même dans les corps qui rougeoient.

La lumière du jour et le feu interne à l'œil font partie de la seconde catégorie. Cité par Galien, ce passage était à la disposition d'al-Rāzī. Or, selon lui,

---

52 Le découpage traditionnel du *Timée* en trois parties est le suivant : les œuvres de l'Intellect (27c–47e), celles de la cause accessoire, la nécessité (47e–68d) et la production de la nature de l'homme (69c–92c).

53 Al-Rāzī, *Doutes*, p. 109. Sur l'atomisme géométrique dans les *Doutes*, voir plus bas, II. 2.

54 i.e. les quatre éléments.

55 Al-Rāzī, *Doutes*, p. 81.

56 Platon, *Timée*, 58c, trad. fr. L. Brisson, Paris, 1999, p. 163 (j'ajoute les numéros).

Platon considère ces trois catégories de feu comme des états et non des essences dotées d'une existence distincte : la lumière demeure issue de la flamme, et à l'endroit où elle ne peut se diffuser, elle demeure à l'état igné. Ainsi, quelle sera la source du pneuma, sinon une source ignée ? La critique d'al-Rāzī s'adresse tout aussi bien à la doctrine galénique qu'à la doctrine platonicienne de la vision.

La troisième partie du *Timée* considère le corps humain d'un point de vue téléologique, et même théologique. Al-Rāzī repère trois conceptions de l'âme chez Galien, – sceptique dans *Prop.Plac.*, instrumentaliste dans *UP*, et déterministe dans *QAM* –, et attribue à Galien une inclination en faveur de la dernière. Il s'appuie sur les troisième et cinquième sections de ce dernier traité, où Galien critique la théorie de l'âme dans le *Timée*, suivant laquelle l'âme rationnelle – ou l'âme tout entière selon la lecture que l'on fait du texte – est immortelle[57]. Pour al-Rāzī, non seulement Galien s'est ici écarté de l'héritage platonicien, mais il l'a fait sans autre raison que son inclination, car Platon échappe tout à fait à ces critiques. L'atomisme hybride des *Doutes*, qui allie une matière discrète et une âme séparée, livre une interprétation eschatologique de le troisième partie du dialogue : subsistant par elle-même, et grâce à la contemplation de l'ordre sage de la création, notamment dans

57 H. Biesterfeldt, *Galens Traktat «Dass die Kräfte der Seele den Mischungen des Körpers folgen»: in arabischer Übersetzung*, Wiesbaden, 1973, p. 14, l. 1–16 : «Nous avons clairement établi que les facultés de l'âme suivent leurs substances, car leurs activités suivent celles-ci. Si l'espèce rationnelle de l'âme est mortelle, alors, elle correspond également à quelque tempérament du cerveau. Il ressort alors de cela que l'ensemble des espèces et des parties que possède l'âme, ont des facultés qui suivent le tempérament, je veux dire qui suivent la substance de l'âme. Mais si cette espèce n'est pas mortelle, comme le pense Platon, qui considère la mort comme la séparation de l'âme et du corps, comment se fait-il que lorsque le sang s'écoule beaucoup, que l'on boit de la ciguë, ou lors de la fièvre ardente, il se produit une séparation entre [l'âme] et le corps ? Si seulement Platon avait clairement expliqué pourquoi l'âme se sépare du corps lorsque le cerveau se refroidit excessivement, ou qu'il se réchauffe excessivement, ou qu'il s'assèche ou s'humidifie excessivement, il y aurait excellé comme il a excellé dans le reste de ce qu'il dit sur l'âme. S'il était vivant, je lui aurais demandé de m'apprendre cela. Mais Platon n'est plus, et aucun des maîtres platoniciens ne m'a appris la cause qui pousse l'âme à se séparer nécessairement du corps. Je me risque donc à dire : c'est parce que toutes les espèces de corps ne sont pas aptes à recevoir l'âme rationnelle. Je considère que cela ne contredit pas [sa doctrine] de l'âme, mais je ne dispose d'aucune preuve de cela, car je ne connais pas la nature de l'âme, dès lors que l'on en fait quelque chose appartenant à la classe de ce qui n'est pas corporel ».

l'arrangement du corps humain, l'âme est capable de rejoindre sa véritable patrie[58].

> Le but de toute cette action[59], c'est de parachever la volonté [du démiurge] au sujet l'âme, à savoir que celle-ci acquiert la connaissance achevée et le savoir que sa patrie est séparée, afin que disparaissent d'elle le désir envers ce qui se trouve dans le monde sensible, et l'association avec les images corporelles et fluctuantes qui sont perpétuellement en train de perdre leurs compositions dans [ce monde], car cela[60] lui est difficile, et [afin] qu'elle (i.e. l'âme) revienne avec l'être de sa substance à son état initial, dans lequel elle se trouvait avant la composition, [composition] qui est la cause de la corruption et de la décrépitude. C'est là l'opinion des meilleurs des anciens physiciens, qui ont fait des recherches approfondies sur les principes et les fondements des étants, et qui ne sont pas satisfaits pour leurs âmes de la mollesse et de la paresse. Par exemple, c'est le cas d'Empédocle et de Platon, et les stoïciens les ont suivis par la suite.

L'action du démiurge lorsqu'il informe la matière, doit ainsi préparer l'âme à apprendre à revenir à son état initial, non incarné. Au début de la *Médecine spirituelle*, al-Rāzī rapporte cette visée sotériologique à la théorie platonicienne des trois âmes, celle notamment du *Timée*[61].
L'analyse des processus biologiques est pour al-Rāzī l'occasion de s'écarter de l'interprétation aristotélisante qu'en fait Galien, au profit de l'atomisme. C'est le cas, par exemple, du débat sur la vie végétative, abordé dans la section 13. Celui-ci prend son origine dans le *Timée*, et se poursuit dans la tradition grecque et arabe[62]. Dans le *Timée* (76e–77e), Platon aborde la vie végétative et se réfère aux plantes comme à des animaux privés de mouvement initié par soi, mais dotés de la partie appétitive de l'âme. Ce passage a fait l'objet de controverses depuis l'Antiquité : quel mouvement Platon accorde-t-il aux plantes, quelle est la nature de leur expérience sensorielle et notamment quelle part de cognition celle-ci peut-elle englober ? À l'inverse de Platon et d'une partie des présocratiques, Aristote sépare les facultés

58 Al-Rāzī, *Doutes*, pp. 113–115.
59 i.e. la création du monde.
60 i.e. la dissociation d'avec le monde sensible est difficile pour l'âme.
61 Al-Rāzī, *La Médecine spirituelle*, in al-Rāzī, *Opera philosophica*, pp. 30–31.
62 Sur la position platonicienne, voir A. Carpenter, «Embodied Intelligent (?) Souls: Plants in Plato's *Timaeus*», *Phronesis* 55.4 (2010), 281–303 ; sur la position aristotélicienne, voir T. K. Johansen, *The Powers of Aristotle's Soul*, Oxford, 2012, pp. 116–124 ; D. Murphy, «Aristotle on Why Plants Cannot Perceive», *Oxford Studies in Ancient Philosophy* 29 (2005), 295–339. Pour une analyse de ce débat à la fois dans la tradition grecque et arabe, voir A. Das, «Beyond the Disciplines of Medicine and Philosophy : Greek and Arabic Thinkers on the Nature of Plant Life», in P. Adamson et P. E. Pormann (éds.), *Philosophy and Medicine in the Formative Period of Islam*, Londres, 2018, pp. 206–217.

nutritive et reproductive d'un côté, et les facultés sensitive et appétitive de l'autre, et accorde aux plantes seulement les premières[63]. Dans les premières pages de *Nat.Fac.*, Galien réaffirme cette séparation aristotélicienne.

Le problème principal posé par les deux textes, le *Timée* et les *Doutes*, est d'ordre physico-théologique : il s'agit de comprendre comment le monde physique et ses étants, au premier rang desquels le corps humain, sont disposés de la meilleure manière possible. Dans les *Doutes*, le *Timée* n'est pas répété, mais réactualisé : à travers son interprétation du dialogue, al-Rāzī poursuit les discussions qu'il a engagées ailleurs avec les théologiens de son époque comme avec les philosophes. Cette discussion s'établit autour de problématiques communes, telles que la conception de la matière et des éléments, ou le principe du meilleur. Pour parvenir à résoudre le problème posé par le principe du meilleur, selon al-Rāzī, la téléologie doit répondre à la question du mal, et devenir théodicée. Contre la montée en puissance de l'aristotélisme, la véritable alternative se situe ainsi pour lui dans la revivification d'une alliance entre physique et théologie. Celle-ci a été esquissée par Galien, mais est restée inachevée aux yeux d'al-Rāzī, en raison du caractère bridé de la téléologie galénique.

I. Biologie et cosmologie.

1. Éternité ou création du monde ?

Le premier acte de l'attaque portée contre la téléologie galénique occupe la seconde section des *Doutes*. Celle-ci porte sur la question de l'éternité ou de la création du monde, envisagée comme une question physique, et non pas métaphysique : il s'agit de la génération et de la corruption des étants sensibles. Al-Rāzī aborde ce problème à partir d'un passage tiré du livre quatre de *DD*, qu'il considère comme le livre « le plus précieux et le plus utile après les livres sacrés ». Il lui consacre une longue séquence (sections 2 à 6), qui nous offre les plus importants témoignages transmis en arabe et connus

63 Aristote, *Sur l'âme*, 413a31–32, 416a19, b25–17, 413a31–b1, 414a32–33.

jusqu'à présent du traité galénique[64]. En effet, ce traité est aujourd'hui perdu dans sa version extensive à la fois en grec et en arabe, si tant est qu'une version arabe extensive ait jamais existé[65]. Ces témoignages s'ajoutent aux fragments et témoignages grecs, ainsi qu'aux rares autres fragments et témoignages arabes connus, et enrichissent considérablement notre connaissance du traité de Galien et de la philosophie naturelle d'al-Rāzī. D'après les tentatives de reconstruction, *DD* constitue un traité de « logique appliquée[66] », s'appuyant sur des questions de philosophie naturelle[67]. Ainsi, le livre quatre

64 Pour les témoignages et les fragments grecs, voir I. von Müller, « Über Galens Werk vom wissenschaftlichen Beweis », *Abh. Bayer. Ak. d. Wiss. München* 20 (1895), 403–478. Les passages des *Doutes* ont été rassemblés et traduits par G. Strohmaier, « Bekannte und unbekannte Zitate in den *Zweifeln an Galen* des Rhazes », in K.-D. Fischer, D. Nickel et P. Potter (éds.), *Text and Tradition. Studies in Ancient Medicine and its Transmission. Presented to Jutta Kollesch*, Leyde, 1998, pp. 263–287 (271–274). Les autres témoignages dans les sources arabes que nous connaissons sont : P. Kraus, *Jābir ibn Ḥayyān. Contribution à l'histoire des idées scientifiques dans l'Islam*, vol. 2, Le Caire, 1942, pp. 327–330 ; al-Fārābī cité par Averroès dans son commentaire au traité *Du Ciel* (*Averrois Cordubensis commentum magnum super libro De Celo et mundo Aristotelis*, ex recognitione Francis James Carmody † in lucem edidit Rüdiger Arnzen, Louvain, 2003, 2 vols., vol. 1, pp. 44–45); Ibn Buḫtīšūʿ, *Épître sur les relations entre la médecine et les affects de l'âme*, éd. F. Klein-Franke, Beyrouth, 1986, p. 48. Il faut leur ajouter les témoignages transmis par Abū al-ʿAlāʾ ibn Zuhr dans sa *Solution aux Doutes sur Galien.*

65 Sur la traduction en arabe de *DD*, voir G. Bergsträsser, *Épître sur ce qui a été traduit*, Leipzig, 1925, n°115.

66 J'emprunte cette expression à Riccardo Chiaradonna, qui l'utilisa lors d'une conférence donnée à Berlin le 28 mars 2012.

67 Pour des tentatives de reconstruction ainsi que des commentaires de certains passages de *DD*, voir R. Chiaradonna, « Le traité de Galien *Sur la démonstration* et sa postérité tardo-antique », in R. Chiaradonna et F. Trabattoni (éds), *Physis and Philosophy of Nature in Greek Neoplatonism, Philosophia Antiqua* 115 (2009), 43–77 ; R. Chiaradonna, « Galen on What is Persuasive (*Pithanon*) and What Approximates to Truth », in P. Adamson, R. Hansberger et J. Wilberding (éds.), *Philosophical Themes in Galen, Bulletin of the Institute of Classical Studies*, Supplement 114 (2014), 61–88 (en particulier 65–73) ; R. Chiaradonna, « Galen and the Middle Platonists on Dialectic and Knowledge », in Th. Bénatouïl et K. Ierodiakonou (éds.), *Dialectic after Plato and Aristotle*, Cambridge, 2019, pp. 320–249 ; M. Havrda, « Galenus Christianus? The Doctrine of Demonstration in Stromata VIII and the Question of Its Source », *Vigiliae Christianae* 65 (2011), 343–375 ; M. Havrda, « The Purpose of Galen's Treatise *On Demonstration* », *Early Science and Medicine* 20 (2015), 265–287 ; P. Koetschet, « Galien, al-Rāzī, et l'éternité du monde », *Arabic Sciences and Philosophy* 25 (2015), 167–198 ; P. Adamson, « Galen and al-Rāzī on Time », in Hansberger, Afifi-al-Akiti et Burnett (éds.), *Medieval Arabic Thought. Essays in Honour of Fritz Zimmermann*, pp. 1–14 ; P. Adamson, « Galen on Void », in Adamson, Hansberger et Wilberding (éds.), *Philosophical Themes in Galen*, 197–211.

aborde l'éternité du monde, les livres huit et treize la théorie de la vision, le livre huit le temps et le livre treize l'atomisme. Il semble que les philosophes et médecins arabes n'aient eu accès qu'à une version tronquée du traité. En effet, d'après ce que dit Ḥunayn ibn Isḥāq dans son *Épître sur ce qui a été traduit*, ni Ǧibrīl ibn Buḫtīšūʿ ni Ḥunayn ibn Isḥāq n'ont eu entre les mains une version complète[68]. En suivant ce que nous dit Ḥunayn, on peut imaginer qu'al-Rāzī avait potentiellement à sa disposition une partie du livre deux, la majorité du livre trois, la première moitié du livre quatre, le livre neuf (lacunaire), puis les livres dix, onze, douze, treize, quatorze et quinze (lacunaire). Les passages qui retiennent l'attention d'al-Rāzī dans les *Doutes* appartiennent aux livres quatre, douze et treize. Ceux qui portent sur l'éternité du monde sont tirés des livres quatre et douze.

Que se passe-t-il au livre quatre ? J'ai défendu ailleurs[69] l'hypothèse que dans ce livre, Galien étudie le statut épistémologique de la question de l'éternité du monde. Celle-ci est présentée comme une question indécidable dans de nombreux autres endroits de ses écrits[70]. Ainsi, dans *Prop.Plac.*, qu'al-Rāzī cite au §2, Galien explique que les questions de savoir s'il existe quelque chose à l'extérieur du monde, si le vide extra-mondain existe, ou si Dieu et l'âme sont des réalités corporelles, ne peuvent recevoir de réponse certaine, car elles ne peuvent faire l'objet d'un jugement clair fondé sur l'expérience (*peira*). Galien présenterait alors les tentatives de démonstration faites par Platon et Aristote, et étudierait notamment les objections opposées par Aristote, dans le traité *Du Ciel*, à la cosmogonie platonicienne du *Timée*. Les fragments grecs contenus dans le traité *Contre Proclus sur l'éternité du monde* de Philopon montrent en effet que Galien revient dans *DD* sur *Du Ciel*, I, 10–12. Dans ce passage, Aristote refuse que le monde puisse être à la fois généré et non corruptible. Galien opère une distinction entre d'une part, l'éternité de ce qui est non-généré et d'autre part, l'éternité de ce qui a été généré mais n'en est pas moins immortel. Il s'appuie pour cela sur la cosmogonie platonicienne du *Timée*, où le monde est fini *a parte ante* mais est éternel *a parte poste* (41ab)[71].

---

68 Voir G. Bergsträsser, *Épître sur ce qui a été traduit*, n°115.

69 Koetschet, « Galien, al-Rāzī, et l'éternité du monde ».

70 *Prop.Plac.*, éd. V. Boudon et A. Pietrobelli, dans V. Boudon et A. Pietrobelli, « Galien ressuscité : édition princeps du texte grec du *De propriis placitis* », *Revue des études grecques*, 118 (2005), 168–213 (172.22–26, 172.31–173.2) ; *PHP*, V.766 K. (= 576 De Lacy). Sur ces questions indécidables, voir R. J. Hankinson, « Galen on the Limitations of Knowledge », in Gill, Whitmarsh et Wilkins (éds.), *Galen and the World of Knowledge*, pp. 206–242 (pp. 228–231).

71 Sur les fragments transmis par Philopon, voir Chiaradonna, « Galen and the Middle Platonists », pp. 335–337.

Les fragments présentés dans les *Doutes* contrastent avec ce tableau. Selon al-Rāzī, Galien se sert d'une preuve sensible fondée sur les observations astronomiques comme d'une prémisse entrant dans le syllogisme suivant : 1) Le monde ne se corrompt pas. 2) Ce qui ne se corrompt pas n'est pas engendré. 3) Donc le monde n'est pas engendré (§2). Pour al-Rāzī, Galien considère ce raisonnement comme une démonstration. Or, cette hypothèse va à l'encontre des fragments transmis par Philopon et de la position de Galien sur le problème de l'éternité du monde. Al-Rāzī fait-il purement et simplement preuve de mauvaise foi ?

Al-Rāzī compare ce passage avec deux autres endroits de *DD* où Galien, selon lui, s'appuie sur une preuve sensible pour produire une inférence présupposant l'éternité du monde. Al-Rāzī fait référence à un autre extrait du livre quatre, où Galien s'appuie sur la biologie, notamment la composition des animaux, pour conclure à leur dépendance à l'égard du zodiaque (§7) et à un extrait du livre douze, où il infère par induction la succession perpétuelle des saisons dans le même ordre (§8).

Quel que soit le statut épistémologique accordé par Galien aux deux premières prémisses du syllogisme présenté au §2, ces passages montrent que Galien accordait un intérêt particulier, dans *DD*, aux preuves empiriques avancées dans les démonstrations de l'éternité ou de la création du monde. Galien extrait du traité *Du Ciel* un argument qui lui convient plus que les autres, car il est fondé sur les observations empiriques. Il s'agit du passage 270b12–17[72] :

> Mais cela[73] suit aussi suffisamment de l'observation sensible, dans la mesure, certes, où l'on peut se fier aux témoignages humains ; en effet dans toute l'étendue du temps écoulé, selon la tradition que les hommes se sont transmise les uns aux autres, aucun changement n'a été constaté ni dans la totalité la plus extérieure du ciel, ni dans aucune des parties qui lui sont propres.

Selon mon hypothèse, le fragment cité par al-Rāzī au §1 est tiré du commentaire que Galien apporte à cet argument empirique[74] :

> Il dit : « Si le monde se corrompait, les corps [célestes] qu'il contient ne demeureraient pas dans un seul et même état, ni les distances entre eux, ni les grandeurs, ni les mouvements. Il faudrait aussi que disparaisse l'eau de la mer qui était là avant nous. Or, aucune de ces choses ne se départit de son état ni ne change, comme l'ont observé les astronomes depuis des milliers d'années. Il s'ensuit donc que le monde ne vieillit pas, et par conséquent, qu'il n'est pas sujet à la corruption ».

72 Aristote, *Du Ciel*, 270 b12–17, trad. fr. Catherine Dalimier et Pierre Pellegrin, Paris, 2004, p. 89.

73 À savoir la thèse de l'éternité du monde.

74 Al-Rāzī, *Doutes*, p. 9.

La *Solution aux Doutes sur Galien* d'Abū al-ʿAlāʾ ibn Zuhr nous permet de compléter cette reconstruction[75]. Dans un premier passage, qui enrichit la collection de fragments de *DD*, Galien évoque deux causes possibles de changement dans le monde, le refroidissement et la condensation d'une part, l'embrasement et la diffusion d'autre part. On reconnaît ici les deux pans de la cosmogonie stoïcienne[76].

> Voilà littéralement ce que dit Galien dans le traité *Sur la démonstration* : « À l'endroit où Aristote parle des sphères et des planètes, disant qu'elles sont telles parce que leur forme et leurs mouvements n'ont pas de contraire[77], il est dit d'une chose qu'elle n'est pas engendrée à partir d'un autre argument, à savoir que la forme [des sphères et des planètes], leurs mouvements et la distance qui les sépare l'une de l'autre n'ont pas subi de changement au cours de milliers d'années. En effet, si toutes ces choses se transformaient [pour emprunter] la nature du feu et si leur substance se transformait, conformément à ce que pense Zénon, il conviendrait que leurs corps ne demeurent pas dans un seul et même état, ni les distances qui les séparent, et que l'eau de la mer qui était là avant nous disparaisse. Or, pas une seule de ces choses ne s'éloigne de son état initial ou ne change, comme l'ont observé les astronomes au cours de plusieurs milliers d'années. Donc, il s'ensuit nécessairement que le monde ne vieillit pas. De même, s'il existait une chose froide qui l'entourait de l'extérieur, le condensait, le rassemblait et le compressait, il serait nécessaire que cette cause entraîne des changements dans la taille des corps qui se trouvent dans [le monde], ainsi que dans la distance qui les sépare, dans leur mouvement, ainsi que dans la taille du soleil, de la lune et de l'ensemble des planètes, mais on ne constate pas cela ».

Ainsi, on trouvait sans doute dans le livre quatre de *DD* un développement sur le caractère indécidable de la question de l'éternité du monde, passant en revue les deux principales démonstrations en faveur de l'éternité du monde, celle de Platon dans le *Timée*, qui distingue deux concepts de « non-corruptible », et celle d'Aristote dans le traité *Du Ciel*. Dans la démonstration aristotélicienne, il semble que ce soit surtout les signes empiriques qui aient éveillé l'intérêt de Galien : observations astronomiques dans le traité *Du Ciel*, influence du zodiaque dans *Sur la génération et la corruption*, biologie dans *Sur les parties des animaux*. Les observations astronomiques constituent un signe en faveur de l'éternité du monde, tandis que l'influence du zodiaque et la composition des parties du corps constituent des signes en faveur du fait que le monde est ordonné selon un principe sage et intelligent. Il est probable que Galien ne se prononçait pas en faveur de l'une ou l'autre démonstration, mais se contentait de les prendre pour exemples, en mettant l'accent

75 Abū al-ʿAlāʾ, *Solution*, f. 3a, l. 1–12.
76 Voir par exemple *SVF* II.579 ; 804–806.
77 Aristote, *Du Ciel*, 270a14–23.

sur les arguments qui lui semblaient les plus pertinents, à savoir les arguments empiriques.

Or, al-Rāzī réfute le fait que les obervations astronomiques constituent un signe, même non contraignant, en faveur de l'éternité du monde. Il commence par opposer cette inférence au scepticisme affiché de Galien dans *Prop.Plac.* et *Sur l'expérience médicale* (*Med.Exp.*[78]). Cette remarque invite à penser que Galien reprendrait à son compte la démonstration aristotélicienne, au moins partiellement, dans *DD*. Pour al-Rāzī, cette inférence est invalide car la première prémisse (« le monde ne se corrompt pas »), tirée du traité *Du ciel*, 270b, l'est elle-même, pour trois raisons.

a) Tout d'abord, le fait que les astres demeurent dans un seul et même état ne permet en rien de conclure que l'univers est incorruptible, car certaines substances sont détruites tout d'un coup et par surprise (§3).

b) En second lieu, même si les parties composant l'univers subissaient une corruption graduelle, celle-ci pourrait être si lente qu'elle ne saurait être décelée par les astronomes ni transmise d'une génération à l'autre sur une assez longue période de temps (§4). Selon notre hypothèse, Galien interprète la transmission des témoignages des hommes dans le passage du traité *Du ciel* 270b12–15 comme une transmission continue. Al-Rāzī s'oppose à cette continuité, en reprenant l'idée des catastrophes périodiques évoquée dans le *Timée* (22c). Pour al-Rāzī, ces catastrophes périodiques empêchent la transmission continue des observations des astronomes. Dès lors, il est impossible de savoir, à partir de la comparaison des témoignages passés et présents, si l'univers a augmenté ou a diminué.

c) Le dernier argument d'al-Rāzī repose sur le caractère approximatif des mesures prises par les astronomes (§4). En effet, le fait que la masse de l'univers n'augmente ou ne diminue pas constitue, pour Aristote, un argument en faveur du caractère inaltérable du monde (270a23). Cet argument n'est pas mentionné dans le fragment cité par al-Rāzī, mais il est bien présent dans son commentaire. Il part de l'analogie suivante : les astres sont au rubis et au verre ce que le rubis et le verre sont aux matières organiques telles que les végétaux. De même que le rubis et le verre se dégradent beaucoup plus lentement que les végétaux, de même, les astres se dégradent beaucoup plus lentement que les minéraux, voire infiniment plus lentement. Aux instruments de mesure des corps que nous pouvons examiner (*ḥaddaqa*) et peser (*wazana*), correspondent les stratagèmes (*ḥiyal*) des astronomes, à savoir

78 Le traité *Sur l'expérience médicale* est perdu en grec, mais sa traduction arabe est conservée. Voir R. Walzer, *Galen on Medical Experience: Arabic Text with an English Translation*, Oxford, 1944.

l'optique et le calcul des rapports. Or, si la diminution des corps organiques est si lente qu'elle ne peut sans doute pas être mesurée empiriquement, que dire de celle des corps célestes ? La diminution des corps célestes, même si elle avait lieu, serait si lente qu'elle échapperait aux mesures des astronomes, empreintes d'approximation (*taqrīb*). Le terme d'approximation doit être compris dans le sens technique qu'il prend dans le contexte de l'astronomie, à savoir à la fois l'inexactitude due aux instruments de mesure (et la nature de l'objet mesuré) et la marge d'erreur, encadrée par des méthodes de calcul[79]. Ici encore, la comparaison avec la *Solution* est instructive[80].

> Galien dit : « Les astronomes ne font pas leurs observations à l'œil nu mais grâce à des instruments atteignant l'exactitude, qui ne laissent pas place à l'erreur ».

Ce passage montre qu'al-Rāzī émet une objection contre un argument de Galien qu'il ne cite pas, et dans lequel Galien s'appuie probablement sur l'exactitude des instruments de mesure astronomiques.

Ainsi, al-Rāzī sélectionne un seul pan du livre quatre de *DD* (la démonstration aristotélicienne de l'éternité du monde), et néglige le second (la démonstration platonicienne de la non-corruptibilité du monde). Pour lui, même si Galien ne reprend pas à son compte la démonstration aristotélicienne, il va déjà trop loin en lui accordant le même statut d'exemple qu'à la démonstration platonicienne. Al-Rāzī n'ignorait pas la visée méthodologique de *DD*, comme le montre sa réponse à l'objection virtuelle suivante (§6[81]).

> Si quelqu'un venait à l'excuser (i. e. Galien) en disant qu'il n'était pas possible à cet homme, dans ce passage, de valider que le monde ne se corrompt pas, mais [qu'il lui était possible] plutôt de faire voir d'où l'on doit tirer les prémisses, je répondrais que les reproches que je lui fais à propos de [ce passage] et mes objections à son égard sont plus graves, puisqu'il a uniquement utilisé ces exemples pour illustrer l'ensemble des prémisses, et qu'ensuite il s'est servi de principes qui ne sont pas des principes, et de conséquents qui ne sont pas nécessairement rattachés à l'antécédent, entre autres [vices logiques] à cause desquels je n'ai pas cru bon d'allonger mon livre, en les rappelant un par un, puisque toute personne qui lit ce passage de son livre avec circonspection, discernement et en s'appliquant à atteindre son sens le plus profond, s'arrête sur eux, et a tôt fait de terminer [ce passage] et de s'en méfier.

79 Sur la notion d'approximation, voir M. Rashed, « Théodicée et approximation : Avicenne », *Arabic Sciences and Philosophy* 10/2 (2000), 223–257 (en particulier 232–233).

80 Abū al-ʿAlāʾ, *Solution*, f. 3b, l. 15–16.

81 Al-Rāzī, *Doutes*, p. 15.

La visée méthodologique de *DD* était connue des sources arabes, notamment au sujet de l'éternité du monde, comme le rappelle al-Fārābī[82]. C'est aussi l'un des arguments utilisés par Abū al-ʿAlāʾ contre al-Rāzī[83].

> La raison de cela[84], c'est que Galien, dans le traité *Sur la démonstration*, traite des méthodes démonstratives, en les illustrant à l'aide de ce qu'ont dit ses maîtres, comme par exemple Platon et Aristote, sur des sujets pour lesquels nous n'avons pas trouvé de chemin menant à la certitude parfaite, car il est conforme à la raison de suivre [ce que disent Platon et Aristote]. De plus, comme il nous enseigne comment sont choisies les prémisses démonstratives et comment sont ordonnés les syllogismes valides conclusifs, il lui appartient de partir de l'exemple qui lui plaît, et il appartient à celui qui mémorise cette méthode générale de considérer si l'exemple obéit à ce qu'impose la règle, ou s'il est douteux. Tandis que dans son livre *Sur ses propres opinions*, il mentionne ce qu'il accepte et qui est validé, [en le distinguant] de ce qu'il n'accepte pas et ce qui est douteux. Ainsi, il y aurait une contradiction entre ces deux propositions, seulement s'il considérait que toutes les opinions d'Aristote étaient validées, après les avoir examinées.

Si l'on suit Abū al-ʿAlāʾ, Galien expose au livre quatre de *DD*, les démonstrations construites par Platon et Aristote sur la question de l'éternité du monde. Le lecteur du livre, poursuit Abū al-ʿAlāʾ, est ainsi en mesure de comparer l'exemple de démonstration pris par Galien avec la méthode générale que celui-ci lui a enseignée.

Il est très probable qu'al-Rāzī non plus n'ignorait pas la distinction entre les deux types d'éternité sur laquelle s'appuie Galien au livre quatre, puisqu'on la trouve plus loin citée par Abū al-ʿAlāʾ lors de son commentaire des passages des *Doutes* consacrés à *Sur le marasme* (*Marc.*, VII. 666–704 K.) dans la section 20[85]. La discussion entamée dans la section 2 autour du statut épistémologique des prémisses « ce qui ne se corrompt pas n'est pas engendré » et « ce qui est engendré se corrompt » se poursuit en effet au §27 de la section 20. Al-Rāzī critique alors le fait que Galien a transformé le résultat d'une inférence fondée sur l'induction en vérité démonstrative, en affirmant que « le marasme affecte nécessairement tous les animaux, car il n'existe pas d'animal qui ne vieillisse[86] ». Or, explique al-Rāzī, Galien lui-même considère

82 Ibn Rušd, *Averrois Cordubensis commentum magnum super libro De Celo et mundo Aristotelis,* t. 1, pp. 44–45, texte 22, ll. 83–91; trad. fr. in M. Rashed, *Essentialisme. Alexandre d'Aphrodise entre logique, physique et cosmologie,* Berlin/New York, 2007, p. 271.

83 Abū al-ʿAlāʾ, *Solution,* f. 3a, l. 17–25.

84 À savoir qu'il n'existe pas de contradiction entre la démonstration de l'éternité du monde dans *Sur la démonstration* et le scepticisme affiché par Galien.

85 Abū al-ʿAlāʾ, *Solution,* fol. 72b–73a.

86 Al-Rāzī, *Doutes,* p. 217.

dans *Marc.* que la prémisse « ce qui est engendré se corrompt » n'est pas vraie nécessairement, mais est seulement conforme à la raison. La traduction arabe de *Marc.* étant perdue, il n'est malheureusement pas possible de comparer les citations d'al-Rāzī avec le texte arabe. Dans son commentaire de *Marc.*, al-Rāzī réaffirme que dans *DD*, Galien considère la prémisse « tout ce qui ne se corrompt pas, n'est pas non plus engendré », comme un principe nécessaire, et non comme une proposition simplement conforme à la raison. Abū al-ʿAlāʾ lui rappelle alors que l'hypothèse d'un étant engendré et non corruptible a pourtant avoir été présentée comme possible par Galien, dans au moins un passage de *DD*[87] :

> (1) Abū al-ʿAlāʾ dit (...) : ce que dit Galien, c'est que la proposition selon laquelle tout ce qui est engendré se corrompt n'est pas vraie absolument, mais qu'elle est conforme à la raison, et qu'il a montré cela dans le quatrième livre du traité *Sur la démonstration,* en disant qu'il est possible qu'une chose engendrée ne se corrompe pas, car elle a acquis une permanence grâce à sa régénération perpétuelle, et parce qu'elle est empêchée de recevoir la mort. (2) Le Sophiste[88] affirme que Galien, en disant que la proposition selon laquelle tout ce qui est engendré ne se corrompt pas, n'est pas vraie absolument mais qu'elle est conforme à la raison, contredit la conclusion à laquelle il est parvenu dans le traité *Sur la démonstration*, à savoir : « tout ce qui ne se corrompt pas n'est pas engendré ». Mais il (i.e. le Sophiste) ment à ce sujet. (3) En effet, Galien ne dit pas cela, mais il dit : la proposition selon laquelle tout ce qui ne pâtit pas de la corruption doit nécessairement ne pas être engendré, requiert définition et distinction, afin qu'on l'accepte aisément. La distinction et la définition [de cette proposition] consiste à étudier en quel sens [cette chose] ne pâtit pas de la corruption : il peut en aller ainsi soit parce qu'aucun principe de corruption n'entre en elle, s'il s'agit d'une chose une, simple et impassible, soit parce qu'elle a acquis une permanence en étant perpétuellement régénérée, ou parce qu'elle est empêchée de recevoir la mort.

Dans ce passage, non seulement Abū al-ʿAlāʾ nous offre un nouveau fragment de la version arabe de *DD*, mais il indique qu'al-Rāzī connaissait probablement lui aussi la distinction entre les deux types d'éternité faite par Galien au livre quatre de *DD* à partir du *Timée.*

Le fait qu'al-Rāzī oppose *Marc.* et *DD* est d'autant plus problématique qu'on sait grâce à la version grecque du premier que Galien lui-même fait référence au second pour expliquer que la prémisse « tout ce qui est engendré se corrompt » n'est pas nécessaire, mais seulement conforme à la raison[89] :

87 Abū al-ʿAlāʾ, *Solution*, f. 76b, 16–f. 77a, 9.

88 C'est ainsi que Abū al-ʿAlāʾ désigne al-Rāzī tout au long de la *Solution.*

89 *Marc.*, VII.671 K.

> Bien qu'il n'y ait rien de choquant ou d'étonnant dans la conclusion suivant laquelle tout ce qui est engendré se corrompt, elle ne devrait pas être considérée comme scientifique ou nécessaire, mais seulement comme conforme à la raison, comme nous l'avons montré dans *Sur la démonstration*.

Abū al-ʿAlāʾ s'était d'ailleurs appuyé sur ce passage de *Marc.* dans sa *Solution* pour répondre à al-Rāzī[90] :

> Quant au passage où il déclare que Galien a tranché le problème [de l'éternité du monde] dans le traité *Sur la démonstration* en disant que ce qui ne se corrompt pas n'a pas été engendré, c'est un mensonge, car Galien dit et explique dans le traité *Sur la démonstration* que ce problème ne peut être résolu qu'après un travail de définition et de distinction. Je parlerai de ce travail de distinction lorsque j'examinerai les doutes adressés au traité *Sur le marasme*, si j'en vois la nécessité.

Dès lors, il semble qu'al-Rāzī présente un exemple de démonstration chez Galien comme un raisonnement valide pour celui-ci, alors que Galien ne le reprend pas forcément à son compte. Mais il me semble que comprendre cette présentation simplement comme une manifestation de mauvaise foi de la part d'al-Rāzī serait partiel. Il est plus cohérent avec ce que l'on sait par ailleurs de *DD*, de supposer que dans ce traité, Galien présente au moins deux tentatives de démonstration concernant la création ou l'éternité du monde, celle de Platon et celle d'Aristote, sans reprendre explicitement l'une ou l'autre à son compte. Il s'agit ici, comme le rappellent à la fois al-Rāzī et Abū al-ʿAlāʾ, de fournir des exemples de démonstration en les empruntant aux philosophes les plus illustres. Or, pour al-Rāzī, Galien va déjà trop loin en accordant ce statut d'exemple à la démonstration aristotélicienne – au moins pour sa partie empirique –, et il explique pourquoi.

De plus, al-Rāzī croit déceler chez Galien une inclination en faveur de la théorie éternaliste. Ce n'est pas le seul passage des *Doutes* dans lequel al-Rāzī identifie chez Galien un biais, malgré le scepticisme affiché par celui-ci au sujet des questions indécidables. C'est le cas, par exemple, de l'idée que l'âme n'est que le mélange des qualités corporelles (section 21). La question devient donc celle de savoir pourquoi al-Rāzī considère que Galien tend vers la thèse de l'éternité du monde. Dans la seconde section, il en veut pour preuve deux autres passages de *DD*, que nous avons mentionnés plus haut, et qui présupposent selon lui qu'ait déjà été établie l'éternité du monde. Le premier porte sur le rôle du zodiaque. Pour al-Rāzī, Galien rend le monde coexistant à un créateur éternel : le monde ne peut pas avoir un commencement avant lui ou une fin après lui. Le second est tiré du livre douze et aborde la continuité des saisons : on ne peut pas dire que les saisons se suc-

90 Abū al-ʿAlāʾ, *Solution*, f. 3b, l. 9–13.

cèderont de manière continue sans avoir d'abord établi qu'elles ont suivi cet ordre de toute éternité (§8). Al-Rāzī expliquera dans la section 7, consacrée au traité *UP*, comment la téléologie galénique demeure adossée à un arrière-fond éternaliste. Al-Rāzī prépare ainsi ici son attaque à venir contre la téléologie galénique.

À la fin du livre treize de *DD*, explique al-Rāzī, Galien revient sur la question de l'éternité du monde, en avançant que pour « la plupart des gens », les deux propositions selon lesquelles (1) aucune chose n'est générée à partir du néant, et (2) aucune chose ne se corrompt en néant, sont des principes premiers (section 6). La première prémisse nie la possibilité de la *creatio ex nihilo*, alors qu'au moins deux groupes présents à l'époque de Galien, avance al-Rāzī, la soutiennent : ce sont les Juifs et les Brahmanes. Galien ne l'ignorait pas : au livre onze de *UP*, il évoque pour la critiquer la *creatio ex nihilo* dans la cosmogonie issue de Moïse, ainsi que le fait qu'il n'y ait rien d'impossible pour le Dieu de Moïse, notamment d'agir contre les lois de la nature[91].

Comme le montre sa doctrine des cinq principes éternels, al-Rāzī reprend à son compte la critique de la *creatio ex nihilo*, et ne désapprouve pas la conclusion selon laquelle « le corps premier n'est pas engendré et n'est pas corruptible ». En effet, la matière, au sens du substrat dispersé de la génération et de la corruption, est l'un des cinq principes. Lors de la création du monde, cette matière dispersée a été composée, et lors de la destruction du monde, elle reviendra à l'état dispersé[92]. Dans cette section (section 6), al-Rāzī aborde les thématiques théologiques que cette doctrine engendre. Or, comme il le dira dans la section suivante, « Galien fuit la discussion avec les spécialistes de la science divine » (*aṣḥāb al-ʿilm al-ilāhī*). Al-Rāzī, de son côté, n'entend pas éviter le débat avec les tenants de théologies créationnistes concurrentes à la sienne.

91 *UP* 11.14, II.158-159 Helmreich. Sur ce passage, voir R. Walzer, *Galen on Jews and Christians*, Oxford, 1949, pp. 23–37. Il fera l'objet d'une critique par Maïmonide. Sur cette critique, voir J. Schacht et M. Meyerhof, « Maïmonides Against Galen, on Philosophy and Cosmogony », *Bulletin of the School of Arts of the University of Egypt* 5 (1937), 53–88 ; Maïmonide, *Medical Aphorisms, Treatises 22–25*, éd. G. Bos, Provo, 2015 (aph. XXV).

92 Al-Rāzī, *Opera philosophica*, pp. 224–225. Al-Rāzī adhère aussi à la nécessaire limitation de la toute-puissance divine, comme la section suivante le montrera.

2. *La causalité astrale.*

Al-Rāzī veut pour preuve de l'inclination de Galien en faveur de l'éternité du monde, l'idée – qu'il attribue à ce dernier – que le cercle de l'écliptique, c'est-à-dire le cercle du zodiaque, joue le rôle d'un principe organisateur dans le monde[93] :

> Galien explique qu'il est possible, dans le cas du cercle du zodiaque, de montrer qu'il est la cause de la génération des animaux, des plantes, et des arts et des sagesses qu'on trouve chez eux. Il déclare que [cette proposition] devient claire dans les livres d'Aristote consacrés aux *Parties des animaux*, dans les livres de Théophraste *Sur les plantes*, et en plus de cela, dans son livre *Sur l'utilité des parties*.

Abū al-ʿAlāʾ nous permet de replacer ce témoignage dans son contexte. Il montre que la composition parfaite des animaux est considérée par Galien, au livre quatre de *DD*, comme un signe en faveur de la causalité astrale. Il l'explique dans un passage qui est très probablement une paraphrase. Répondant à la remarque d'al-Rāzī au sujet de l'influence du zodiaque, (§7), il explique que Galien, dans ce passage, examine quatre problèmes : (1) Est-ce qu'il existe dans le monde une substance éternelle ? (2) Est-ce que cette substance est sensible ? (3) Est-ce qu'elle est savante (*ḫabīr*) ? (4) Est-ce qu'elle est sage (*ḥakīm*)[94] ? Toujours d'après Abū al-ʿAlāʾ, Galien explique qu'on ne peut pas trouver de prémisses adéquates pour répondre à la seconde question. En revanche, pour les première, troisième et quatrième questions, cela est très possible. Pour la première, trouver ces prémisses est possible « en se fondant sur les raisonnements (*qiyāsāt*) que nous avons décrits plus haut[95] ». Pour les troisième et quatrième questions, cela est possible en s'appuyant sur les « arts présents dans le monde et dans les corps célestes ». En effet, ces prémisses sont extraites de l'astronomie et de la composition des animaux que nous avons sous les yeux. Dans le cas du zodiaque, il est possible de montrer qu'il est la cause de la génération des animaux et des plantes.

Ainsi, dans le livre quatre, Galien repèrerait dans le monde sensible des signes non contraignants indiquant l'existence dans le monde d'une substance éternelle, savante et sage. Il ferait ainsi des raisonnements tenus par d'autres, des réponses possibles – et non démonstratives – aux trois questions retenues plus haut. Pour les troisième et quatrième questions, comme pour la première, il favoriserait les preuves empiriques, en premier lieu l'observation du zodiaque, et la biologie. Il est alors possible (*yumkin*) de mon-

93 Al-Rāzī, *Doutes*, p. 15.
94 Abū al-ʿAlāʾ, *Solution*, fol. 4a.
95 Abū al-ʿAlāʾ, *Solution*, fol. 4a.

trer que les planètes du zodiaque sont la cause de la génération des animaux et des plantes[96]. En effet, la composition des étants indique que leur créateur est sage et savant.

Pour Abū al-ʿAlāʾ, ce statut de simple possibilité sépare le raisonnement de Galien de celui des physiciens (*al-ṭabīʿīyūn*). En effet, Abū al-ʿAlāʾ explique, paraphrasant sans doute encore Galien, que les physiciens se répartissent en deux catégories. Le premier groupe demeure au niveau du monde sublunaire et considère que la génération et la corruption sont causées par les quatre qualités élémentaires (le froid, le chaud, le sec, l'humide). Celles-ci ont une existence sensible dans les corps qui les détiennent au plus haut point (la terre, le feu, l'air, l'eau), qui sont donc les premiers étants sensibles. L'autre groupe tourne son regard vers le monde supralunaire, et considère que celui-ci détermine (*yaqḍī*) le monde sublunaire. Les rapprochements des planètes avec les douze sphères du zodiaque, associées au feu, à l'eau, à la terre ou à l'air, sont causes de la génération et de la corruption des étants sensibles, et non les quatre substances qui détiennent les qualités premières au plus haut point[97].

Au §7 (section 2), au sujet de la détermination du monde par le zodiaque, al-Rāzī fait référence à un passage de *UP* auquel Galien ferait allusion dans le livre quatre de *DD*. Il s'agit sans doute de l'épilogue du traité. Al-Rāzī y reviendra dans la section 10. Ce court passage, qui l'intéressa tant, pose la question de la transmission de la puissance divine aux corps terrestres. En effet, Galien mentionne l'intellect envoyé en direction de la terre par les « corps situés plus haut », à savoir le soleil, la lune, et enfin les astres. Nous citons ici ce passage dans la traduction arabe de Ḥunayn, qu'al-Rāzī a pu avoir à sa disposition. Galien vient de souligner que, même de la terre, pourtant la partie la plus vile de l'univers, sont engendrés des animaux dont la structure manifeste qu'ils ont été composés suivant un dessein rationnel. Galien explique qu'un intellect (*nous*) occupe non seulement le soleil, la lune et les astres, mais aussi l'air qui nous entoure. En effet, celui-ci participe (*metalambanein*) à la puissance (*dunamis*) du soleil[98].

> S'il en va ainsi, alors on constate qu'un certain intellect parvient à elle (i.e. la terre) à partir des corps situés plus haut (*min al-aǧsām allatī fawqahu*). Lorsque l'on examine ces corps, on est immédiatement frappé par la beauté de leur substance. On est d'abord frappé par la beauté de la substance du soleil, puis après le soleil par la lune et par l'ensemble des astres. (...) En réfléchissant à cela, je considère qu'un vaste intellect est répandu dans l'air qui nous entoure. En effet, il ne serait pas cohé-

96 Abū al-ʿAlāʾ, *Solution*, fol. 4a.
97 Abū al-ʿAlāʾ, *Solution*, fol. 4a.
98 *UP*, 17, IV.360 K. ; MS Paris 2853, f. 299b.

> rent que [l'air] participe à la lumière du soleil, mais qu'il ne participe pas à sa puissance.

Galien aborde ici un aspect fondamental de sa téléologie, celui de la transmission verticale d'une part de rationalité, des corps supérieurs aux corps inférieurs. La puissance du soleil doit être comprise comme une puissance divine. En effet, l'étude de l'utilité des parties, explique Galien, conduit finalement à une « théologie parfaite » (*theologia akribēs, al-rubūbīya*). D'ailleurs, comme l'a déjà souligné Pietro Donini, la puissance du soleil dans ce passage présente une forte analogie avec la notion de puissance divine chez Alexandre. Les rapproche le lien explicite entre le corps astral et la rationalité, même si Galien ne parle pas ici de la différence entre les âmes[99]. Le soleil transmet, par le biais des rayons lumineux, une part de rationalité aux autres astres, à l'air environnant et finalement à la terre et au « bourbier de chair et d'humeurs » qu'est le corps humain. C'est dans cette transmission similaire à celle de la chaleur que consiste la puissance du soleil.

Les deux passages cités par al-Rāzī, que ce soit l'argument du zodiaque dans *DD* ou l'épilogue de *UP*, se comprennent dans un contexte aristotélicien. Le rôle de cause efficiente joué par le soleil et son mouvement le long de l'écliptique est développé dans les livres *Sur la génération et la corruption*, II 10, et la *Génération des animaux*, IV 8. Dans le premier passage, Aristote explique que « ce n'est pas le premier déplacement qui est cause de la génération et de la corruption, mais celui selon l'écliptique[100] ». Le mouvement du soleil le long de l'écliptique déclenche des processus biologiques cycliques qui décident de la durée et de la vie des êtres. C'est sans doute parce qu'ils appartiennent au corpus des traités biologiques d'Aristote que Galien attribue ces passages aux *Parties des animaux*. Dans ces deux traités, Aristote construit une conception de la biologie adossée à ses doctrines cosmologiques[101]. L'éternité des espèces biologiques est ainsi fondée sur une ordre cosmique éternel. La question de la transmission de la puissance divine s'inscrit dans le cadre plus large de la problématique aristotélicienne de l'information du monde sublunaire par le monde supralunaire. Marwan Rashed a montré que le passage II 3 de *Sur la génération des animaux* (736b29–737a8) jouait un rôle central pour l'élaboration de cette problématique chez les aris-

99 P. Donini, « Theia dunamis in Alessandro di Afrodisia », in F. Romano et L. Cardullo (éds.), *Dunamis nel neoplatonismo: atti del 2 colloquoi internazionale del centro di ricerca sul neoplatonismo*, Florence, 1996, pp. 11–29 (p. 26).

100 Aristote, *De la génération et de la corruption*, II 10, 336a31–32, éd. M. Rashed, Paris, 2005, p. 77.

101 Voir M. Rashed, introduction au traité *De la génération et de la corruption*, CLXXVI–CLXXIX.

totéliciens, notamment Alexandre d'Aphrodise[102]. Dans ce texte, Aristote explique que « la puissance de toute âme semble participer d'un corps autre et plus divin que ce qu'on appelle les éléments ». Galien connaissait ce texte[103]. Le mode de transmission dont parle Galien ici est fondé sur la distinction entre substance et puissance : une certaine puissance détachée de la substance peut être émise, et altérer les qualités dans les corps qui y participent, exactement comme la lumière du soleil atteint et transforme toutes les parties de l'air environnant, tandis que la substance du soleil demeure à sa place. Dans *PHP*, Galien fait référence à l'analogie entre la transmission de la puissance astrale aux corps terrestres et celle de l'esprit visuel au cerveau, et renvoie à *DD*[104]. L'idée d'une transmission de la puissance détachée de l'essence est ainsi essentielle à la théologie galénique[105].

L'interprétation qu'esquisse ici al-Rāzī de l'épilogue de *UP* souligne son arrière-fond aristotélicien. Ce faisant, elle tranche avec la réception du traité par ses contemporains. En effet, comme l'a montré Elvira Wakelnig, ce traité galénique a circulé parmi un public de non-médecins comme un traité philosophico-théologique dans lequel le rôle de la nature était joué par le démiurge. Cette transformation était appuyée par la traduction arabe du traité, où la nature personnifiée disparaît au profit du seul Créateur (*al-ḫāliq*)[106]. À compter de la fin du neuvième siècle, les philosophes et les théologiens travaillant en arabe se réfèrent à *UP* pour appuyer les arguments en faveur du dessein divin, dans un cadre créationniste. Malgré, ou peut-être en raison de l'influence de la téléologie galénique sur les théologiens contemporains, al-Rāzī éprouve la nécessité de pointer les limites de cette téléologie. Il

102 M. Rashed, *Essentialisme*, pp. 286–287.

103 Il le cite au livre 1.3, de son traité *Sur le sperme* (*Sem.*, IV. 512–651 K.).

104 Galien, *PHP*, 7.4, V.612 K = 448 De Lacy. Pour l'origine de cette analogie entre la transmission verticale de la puissance astrale à la vision, voir Platon, *République* VI 508b6–7.

105 Sur la transmission d'une puissance détachée de la substance, voir aussi V. Cordonier, « De la transmission à la sympathie: Plotin et la désaffection du milieu perceptif (Enn. IV, 5 [29]), *Philosophie antique* 9 (2009), 35–69 (en particulier, pour ce qui concerne Galien, pp. 47–50). Valérie Cordonier montre que ce modèle ébauche une désaffection du médium lumineux chez Galien, qui sera poursuivie chez Alexandre d'Aphrodise.

106 A. El Shamsy, « Al-Ghazālī's Teleology and the Galenic Tradition. Reading *The Wisdom in God's Creations* (al-Ḥikma fī makhlūqāt Allah) », in F. Griffel (éd.), *Islam and Rationality. The impact of Al-Ghazālī. Papers collected on his 900th anniversary*, Leyde/Boston, 2016, pp. 90–112 (pp. 98–106) ; E. Wakelnig, « Medical Knowledge as Proof of the Creator's Wisdom ».

souligne l'arrière-fond éternaliste et aristotélicien du traité, et revient au *Timée* par-delà Galien, en livrant sa propre lecture théologique du dialogue.

3. *Téléologie, théologie et théodicée.*

Pourquoi la question de la création du monde revêt-elle une telle importance pour Rāzī, au point qu'il lui consacre de longues pages au début des *Doutes* ? La réponse est à chercher du côté de la section 7, consacrée à la téléologie galénique telle qu'elle s'expose dans *UP*. Dans cette section, al-Rāzī explique alors en quoi la téléologie galénique demeure indigente, faute d'être dictée par une véritable théodicée.

La critique de la téléologique à l'œuvre dans la nature constitue l'une des principales brèches ouvertes par al-Rāzī dans le système médico-philosophique de Galien. À travers cette critique, al-Rāzī poursuit deux objectifs. 1) Il attaque la manière dont Galien a appliqué le modèle platonicien du *Timée* dans le champ de la biologie. La téléologie de *UP* demeure adossée, pour al-Rāzī, à un arrière-fond aristotélicien, comme c'est le cas pour la création du monde dans *DD*, la nature dans *Nat.Fac.* et la matière dans *Hipp.Elem.* Faute de devenir une véritable théologie, la téléologie galénique demeure une téléologie naturelle. Al-Rāzī ne s'y trompe pas : *UP* constitue effectivement un traité où la rencontre entre platonisme et aristotélisme chez Galien est très étroite. Galien y multiplie les références au principe aristotélicien selon lequel « la nature ne fait rien en vain », et au traité biologique *Sur les parties des animaux*. Le rôle de démiurge est assuré par « la nature », qui doit être vénérée comme un Dieu. 2) Al-Rāzī intervient aussi dans le débat théologique de son temps autour du meilleur (*al-aṣlaḥ*). Comme l'ont déjà souligné de précédentes études[107], la téléologie galénique croise des thèmes déjà classiques chez les théologiens muʿtazilites contemporains d'al-Rāzī. Galien affirme notamment que la volonté du démiurge est de réaliser la meilleure parmi les choses possibles[108]. Ce principe du meilleur trouve également son origine dans le *Timée*. Or, la notion du meilleur constitue la pierre de touche de la justice divine chez les théologiens muʿtazi-

107 Voir notamment M. Rashed, « Les débuts de la philosophie moderne », pp. 157–162.
108 *UP*, 11.14, III.905–906 K.

lites[109]. C'est dans ce contexte théologique que s'inscrit la réflexion d'al-Rāzī : le problème principal de la téléologie, selon al-Rāzī, est de justifier l'étendue du mal que l'on trouve dans la création. Il a croisé le fer à ce sujet avec le théologien muʿtazilite Abū al-Qāsim al-Balḫī (m. 931), au cours d'une controverse dans laquelle al-Rāzī avance que la solution au problème du meilleur repose dans la limitation de la toute-puissance divine. La section 7 présente des échos importants avec cette controverse, telle qu'elle a pu être reconstituée[110].

Comme l'ont déjà observé de précédentes études, Galien défend dans *UP* une téléologie orientée et forte, inspirée du *Timée*[111], et voit dans son traité un « discours sacré » et « la source d'une théologie parfaite[112] ». Pourtant, al-Rāzī considère que Galien est resté au milieu du gué et que cette téléologie se heurte à un problème théologique : elle ne permet pas d'expliquer pourquoi le démiurge a créé le monde. Al-Rāzī explique que la téléologie galénique demeure indigente, faute d'être dictée par une véritable théodicée. En pointant du doigt les questions auxquelles la cosmo-théologie esquissée par Galien ne peut répondre, al-Rāzī creuse la place de son propre système cosmo-théologique, qu'il détaille ailleurs[113].

Le point de départ d'al-Rāzī est constitué par la doctrine instrumentaliste telle qu'elle est exposée par Galien au premier livre de *UP*, à savoir que les corps sont les instruments des âmes[114] :

> L'utilité de toutes ces parties (i.e. les parties du corps) est sous la dépendance de l'âme, car le corps est l'instrument de l'âme ; aussi les mêmes parties sont-elles très dissemblables les unes des autres chez les divers animaux, parce que les âmes elles-

---

109 Sur la notion mu'tazilite du meilleur, voir R. Brunschvig, « Muʿtazilisme et optimum (*aṣlaḥ*) », *Studia islamica* 39 (1975), 5–23 ; E. L. Ormsby, *Theodicy in Islamic Thought : The Dispute Over Al-Ghazali's Best of All Possible Worlds,* Princeton, 1984, p. 21, pp. 45–51, pp. 218–219 ; El Omari, *The Theology of Abū l-Qāsim al-Balkhī/al-Kaʿbī,* pp. 136–148.

110 Voir M. Rashed, « Abū Bakr al-Rāzī et le *kalām* », notamment 42–45.

111 Sur la téléologie chez Galien et ce qui la distingue du modèle aristotélicien, voir R. J. Hankinson, « Galen Explains the Elephant », in M. Matthen et B. Linsky (éds.), *Philosophy and Biology, Canadian Journal of Philosophy,* Supplementary volume 14 (1988), 135–157 ; R. J. Hankinson, « Galen and the Best of All Possible Worlds », *Classical Quaterly* 39 (1989), 206–227. Parmi les nombreuses études dont la téléologie aristotélicienne a fait l'objet, citons R. Sorabji, *Necessity, Cause, and Blame,* Londres, 1980 ; J. G Lennox, *Aristotle's Philosophy of Biology,* Cambridge, 2001, pp. 225–302 ; A. Gotthelf, *Teleology, First Principles, and Scientific Method in Aristote's Biology,* Oxford, 2012.

112 *UP*, 3.10, III.237–238 K.

113 Voir par exemple al-Rāzī, *Opera philosophica,* pp. 195–216.

114 *UP*, 1.2, III.2 K., trad. Daremberg (I.111–112).

> mêmes diffèrent. Ainsi il y a des âmes fortes, il y en a de lâches, de sauvages, il y en a d'apprivoisées ; d'autres sont pour ainsi dire civilisées et propres à diriger les affaires ; d'autres ont des goûts solitaires. Chez tous, donc, le corps est accommodé aux habitudes et aux facultés de l'âme. Chez le cheval le corps est pourvu de forts sabots et de crinière, car c'est un animal rapide, fier, et non sans courage. Chez le lion, animal hardi et vaillant, le corps tire sa force des dents et des ongles. Il en est de même pour le taureau et le sanglier : chez celui-là des cornes, chez celui-ci des défenses (litt. : « des dents proéminentes »), sont des armes naturelles. Chez le cerf et le lièvre, animaux lâches, le corps est prompt à la course, mais tout à fait nu et désarmé. Il convenait en effet, ce me semble, de départir la vitesse aux animaux lâches, et les armes aux animaux vaillants.

L'origine de l'instrumentalisme est à chercher du côté du *Timée*, dans lequel le démiurge fournit des corps aux âmes qui leur préexistent. Dans la *Médecine spirituelle*, al-Rāzī se réclame de cette théorie[115]. Cette doctrine implique pour lui que soient remplies deux conditions : que l'âme possède une nature séparée et préexiste au corps ; que les animaux entendus comme association d'une âme et d'un corps ne soient pas éternels. En effet, si le monde demeure dans son état de toute éternité (*lam yazal bi-ḥālihi*[116]), il est vain de chercher à établir que les animaux ont été créés selon un principe sage. « Le monde » désigne ici l'ensemble des formes et des configurations que peut prendre la matière (*al-mādda*), et non la matière elle-même, qui peut à son tour être adventice ou éternelle. Seule une téléologie entendue comme théologie peut remplir ces conditions. Elle devra alors répondre au problème central de toute théologie et de toute téléologie entendue au sens fort, à savoir l'existence du mal.

Selon al-Rāzī, Galien ne met pas en place dans ce traité un système cosmologique qui lui permette d'asseoir, sur des bases solides, le postulat instrumentaliste, pourtant nécessaire à sa téléologie. La critique d'al-Rāzī est double. Tout d'abord, il repère trois conceptions concurrentes de l'âme chez Galien. Dans *UP*, ce dernier défend l'idée que le corps est un instrument de l'âme. Pour al-Rāzī, cette assertion implique de considérer les âmes comme « des substances possédant une essence qui subsiste sans le corps » (*ǧawāhir lahā ḏawāt qā'ima bi-ġayr ǧism*) et qui précèdent les corps (§2), et de leur

---

115 Al-Rāzī, *Opera philosophica*, pp. 28–29 ; trad. R. Brague, in al-Rāzī, *La Médecine spirituelle*, Paris, 2005, pp. 73–74.

116 On peut noter que les théologiens contemporains d'al-Rāzī utilisent souvent *lam yazal* dans un sens technique, comme prédicat et non comme copule, pour qualifier Dieu lui-même. Voir R. M. Frank, « *Lam yazal* as a Formal Term in Muslim Theological Discourse », *MIDEO* 22 (1995), 243–270.

attribuer un « être[117] ». Cependant, dans *Prop.Plac.*[118] comme d'ailleurs dans d'autres traités[119] –, Galien affiche son scepticisme quant à la nature corporelle ou incorporelle de l'âme (§2). Enfin, dans *QAM*, Galien met en place une conception matérialiste de l'âme (voir section 21). Dans *UP*, Galien part de la théorie selon laquelle l'âme est une substance comme d'un principe, mais il néglige la controverse, pourtant présente à l'intérieur même de ses écrits, au sujet de la nature de l'âme.

Surtout – et c'est un argument qui occupera al-Rāzī bien plus longuement –, tout l'argumentaire de Galien dans *UP* est affaibli par son refus de fonder une théologie au sens fort, c'est-à-dire au sens d'une puissance divine caractérisée par la sagesse, et cause de la création du monde[120]. Or, lorsqu'ils réfléchissent sur la configuration des animaux, le biologiste comme le théologien sont confrontés à trois apories.

La première concerne la matière : que celle-ci préexiste ou non à la création du monde, la question est celle de la cause qui a déterminé (*al-ʿilla al-dāʿīya*) le Créateur, à un moment donné, à la créer ou à l'informer. Al-Rāzī distingue ainsi entre la création de la matière et celle du monde. La création du monde correspond à la configuration d'une matière préexistante par le Créateur, et doit être différenciée de la *creatio ex nihilo*. En ce sens, l'acte de création (*ḫalq*) est limité au fait de faire advenir dans les atomes, à travers la composition, les attributs propres à un étant. La création de la matière elle-même ne fait pas partie de cet acte de création. Cette définition ne peut manquer de heurter les théologiens du *kalām*. Pour Abū al-Huḏayl (m. 841) par exemple, les atomes ont la même réalité ontologique que les accidents, à savoir qu'ils accèdent à l'être à travers un acte divin[121].

La seconde aporie concerne l'âme : soit l'âme est « la perfection du corps auquel elle appartient à la manière d'une différence substantielle perfective »,

117 Nous traduisons ainsi le terme *ʾanniya*. Sur la signification technique et la traduction de ce terme, voir R. M. Frank, « The Origin of the Arabic Philosophical Term *ʾanniya* », *Les Cahiers de Byrsa* 6 (1956), 181–201.

118 Voir V. Boudon et A. Pietrobelli, « Galien ressuscité », p. 173, p. 178.

119 Par exemple *PHP*, 9.6.21–22, 576–578 De Lacy.

120 Sur la notion de théologie chez Galien, voir M. Frede, « Galen's Theology », in J. Barnes et J. Jouanna (éds.), *Galien et la philosophie*, Genève, 2003, pp. 73–129.

121 Sur la création de la matière elle-même, voir R.M. Frank ; « The Metaphysics of Created Being according to Abū al-Huḏayl al-ʿAllāf : a Philosophical Study of the Earliest *Kalām* (Part 4 : "Atom" and "Accident" in the Structure of Material Reality) », *Istanbul: Nederlands Historisch-Archaeologisch Instituut*, 1966, pp. 39–44 ; réimpr. in R. M. Frank, *Early Islamic Theology : The Muʿtazilites and al-Ashʿarī. Texts and Studies on the Development and History of Kalām*, vol. 2, Aldershot, 2007, pp. 39–44.

soit l'âme est elle-même une substance, c'est-à-dire qu'elle possède une consistance par elle-même, de manière séparée du corps (§3). En dessinant cette alternative, al-Rāzī subvertit la définition aristotélicienne de l'âme comme « accomplissement d'un corps naturel qui possède la vie[122] ». D'après les études sur la tradition arabe du traité *Sur l'âme*, au moins une traduction incomplète du traité fut effectuée par Isḥāq ibn Ḥunayn, contemporain d'al-Rāzī. De plus, une paraphrase anonyme du traité, attribuée à Ibn al-Biṭrīq, circulait à cette époque, dans laquelle on trouvait cette formule[123]. Selon les termes de l'alternative, si l'âme est l'accomplissement du corps, elle ne saurait être une substance. Al-Rāzī identifie cette solution avec la thèse suivant laquelle, l'âme est un accident (*ʿaraḍ*) résidant dans une substance corporelle. Cette thèse est celle de nombreux théologiens du *kalām*.

Al-Rāzī trouve chez Galien lui-même une interprétation biologisante de la doctrine aristotélicienne. En effet, dans *QAM*, Galien explique qu'en disant que l'âme est « la forme du corps », Aristote fait de l'âme l'équivalent du mélange des quatre qualités (IV.774 K.). L'idée que les facultés de l'âme suivent les tempéraments du corps n'est pas dénuée d'ambiguïté dans le traité de Galien[124]. En effet, ce dernier semble parfois prendre parti pour un déterminisme strict des émotions et des facultés dirigeantes par les facteurs physiques, tandis que dans la dernière section du traité, il paraît se démarquer d'une telle interprétation[125].

La troisième aporie est d'ordre théologique, et concerne le principe du meilleur : dans quelle mesure le Créateur, lors de cette composition, a-t-il été à le fois sage et tout-puissant ? L'existence du mal est représentée dans le règne animal par les animaux vils, comme les bousiers ou toutes sortes de vermine, et les violences que s'infligent mutuellement les animaux (section 7,

---

122 Aristote, *De l'âme*, 412a15–20.

123 Voir R. Arnzen, *Aristoteles' De Anima. Eine verlorene spätantike Paraphrase in arabischer und persicher Überlieferung*, Leyde/New York, 1998, p. 215. Sur la transmission arabe du traité *Sur l'âme*, voir A. Elamrani-Jamal, « *De Anima*. Tradition arabe », in R. Goulet (éd.), *Dictionnaire des philosophes antiques*, Supp. I, Paris, 2003, pp. 346–358 et R. Arnzen, « *De Anima*. Paraphrase arabe anonyme », in R. Goulet (éd.), *Dictionnaire des philosophes antiques*, Supp. I, pp. 359–365.

124 Voir, à ce sujet, G. E. R. Lloyd, « Scholarship, Authority and Argument in Galen's *Quod Animi Mores* », in P. Manuli et M. Vegetti, *Li Opere Psicologiche di Galeno*, Naples, 1988, pp. 11–42.

125 De nombreuses études ont été consacrées à évaluer l'hypothèse matérialiste ou déterministe développée dans *Que les affections de l'âme suivent les tempéraments du corps*. Pour une présentation synthétique de ces études et une nouvelle interprétation de cette hypothèse, voir P. Singer (éd.), *Galen's Psychological Writings*, Cambridge, 2013, pp. 335–373. Pour al-Rāzī en tout cas, l'affaire est entendue.

§5). La question se pose aussi au médecin, à travers les maladies, la douleur et la mort[126]. Pour al-Rāzī, la contradiction est réelle entre les causes qui nous incitent à poser la sagesse et la bonté du Créateur, comme les preuves que nous trouvons lors des dissections, et celles qui nous incitent à lui retirer cette sagesse, à savoir les maladies, la tristesse, les douleurs des corps et des âmes. Comment ne pas penser qu'il aurait été plus sage de la part du Créateur de ne pas créer ces corps et ces âmes défaillants et souffrants ? Chez l'homme, les maladies, les tristesses, enfin l'inséparabilité du plaisir d'avec la douleur, sont autant de coups de couteau dans la conception d'un Créateur tout-puissant. L'étude de la biologie ne peut pas faire l'impasse sur la contradiction entre la sagesse et la puissance divine. Dès lors, la cosmologie et la biologie doivent s'achever par une théodicée. Or, la téléologie galénique s'arrête en deçà. Refusant de se prononcer sur la nature de l'âme et la création du monde, elle demeure enfermée dans un cadre naturel et ne parvient pas à répondre aux véritables problèmes posés par la biologie.

Dans sa controverse avec al-Balḫī, la réflexion d'al-Rāzī s'oriente également vers la recherche des causes qui auraient déterminé le démiurge à créer le monde. Partant des souffrances et des afflictions qui marquent la présence du mal dans le monde, il défend l'existence d'un Dieu clément et miséricordieux, au prix de la toute-puissance divine. Il réaffirme ce principe du meilleur dans plusieurs témoignages[127]. La justice divine constitue l'un des problèmes centraux du système cosmo-théologique d'al-Rāzī. La doctrine des cinq principes éternels, exposée dans des fragments transmis plus tard par ses adversaires, permet de sauver la justice divine au prix de sa toute-puissance, en imputant la responsabilité de l'association avec la matière, cause de tous les maux, à l'Âme. On note une différence importante au sujet de l'âme entre ce texte des *Doutes* et la doctrine des cinq principes : dans notre texte, ce sont les âmes qui préexistent au corps, dans la diversité de leurs substances, et non l'Âme universelle.

---

126 Sur la manière dont la maladie est abordée dans les systèmes téléologiques de Platon, Aristote et Galien, voir Ph. van der Eijk, « The Place of Disease in a Teleological World-view. Plato, Aristotle, Galen », in J. Rocca (éd.), *Teleology in the Ancient World. Philosophical and Medical Approaches*, Cambridge, 2017, pp. 217–241.

127 Voir par exemple Faḫr al-Dīn, *Questions suprêmes*, partie 4/2, art. 4, *faṣl* 1, pp. 365–366. Nous possédons peu de sources sur les débats entre les théologiens contemporains d'al-Rāzī. Sur le principe du meilleur chez al-Balḫī, voir El Omari, *The Theology of Abū al-Qāsim al-Balkhī/al-Kaʿbī*. Sur la justification de la souffrance chez les muʿtazilites, voir M. T. Heemskerk, *Suffering in the Muʿtazilite Theology. ʿAbd al-Jabbār's Teaching on Pain and Divine Justice*, Leyde, 2000. Pour une étude du débat sur la théodicée quelques siècles plus tard, au XIIe siècle, voir Ormsby, *Theodicy in Islamic Thought*.

Pourtant, Galien avait bien vu les contraintes qui pèsent sur la création divine. Al-Rāzī fait référence à un passage du livre trois de *UP*, où Galien compare la composition des astres et celle des corps. Les astres et les corps attestent d'une sagesse aussi parfaite qu'elle pouvait l'être, étant donnée la matière à partir de laquelle ils furent créés[128].

> Si donc vous admirez le bel ordre qui règne dans le soleil, dans la lune et dans le cortège des astres ; si vous contemplez avec étonnement leur grandeur, leur beauté, leur mouvement éternel, leur retour périodique, n'allez pas, en comparant les choses de ce monde, les trouver mesquines ou mal ordonnées. Ici même vous rencontrerez une sagesse, une puissance, une prévoyance égales. Examinez bien la matière, principe de chaque chose, et ne vous imaginez pas que du sang menstruel ou du sperme puisse donner naissance à un être immortel, impassible, agité d'un mouvement perpétuel, aussi brillant, aussi beau que le soleil.

On peut rapprocher ce passage d'un célèbre passage du livre onze, dans lequel Galien compare deux relations entre le Créateur et la créature. Il place d'un côté « notre opinion et celle de Platon et des autres philosophes grecs qui ont traité convenablement des questions naturelles », et de l'autre Moïse. Selon les premiers, certaines choses sont impossibles à la nature, et Dieu « se contente, parmi les choses possibles, de choisir les meilleures » (*min al-mumkināti lā yaḫtāru ilā aǧwadahā wa-awfaqahā wa-afḍalahā*). Au contraire, «pour Moïse il suffit que Dieu ait voulu orner la matière et soudain la matière est ornée ; car il pense que tout est possible à Dieu, voulût-il même, avec de la cendre, faire un cheval ou un bœuf[129] ».

Selon al-Rāzī, la justification des imperfections de la création avancée par Galien ne suffit pas. Galien avait ici assez d'éléments pour montrer que la matière précédait le Créateur, et remettre en cause la toute-puissance divine. Pourtant, il ne l'a pas fait, se contentant de penser que ce monde-ci était le meilleur possible. Ces limites sont causées, pour al-Rāzī, par l'arrière-fond éternaliste du système galénique, qu'al-Rāzī a déjà repéré dans *DD*. Dès lors, la téléologie galénique échoue devant le problème du mal, car elle ne

---

128 *UP*, 3.10, III.238 K. ; Ar. 2853, fol. 56a l. 9 sq. Sur le principe du meilleur dans la nature humaine, voir Ph. van der Eijk, « Galen on the Nature of Human Beings », in Adamson, Hansberger et Wilberding (éds.), *Philosophical Themes in Galen*, 89–134 (en particulier 86–101).

129 *UP*, 11.14, III.905-906 K; Ar. 2853, fol.203b. Ce passage est l'un de ceux qui ont fait couler le plus d'encre chez les philosophes d'inspiration chrétienne, juive ou musulmane, et chez les théologiens. G. Schwarb donne plusieurs références dans son article « Early *Kalām* and the Medical Tradition ». Voir notamment, pour al-Ǧāḥiẓ, J. E. Montgomery, *Al-Jāḥiẓ: In Praise of Books*, Edimburgh, 2013, ch. 5.1.

permet pas de comprendre pourquoi le démiurge a créé le monde (section 7, §7[130]) :

> Je dis : dans ce passage, il (i.e. Galien) atteste que les matières ne sont pas la création de l'informateur, et que l'informateur ne peut faire apparaître dans chaque matière que ce qu'elle peut devenir. Si les choses sont ainsi, et ensuite si cet informateur est sage et intelligent, et qu'il lui est impossible de faire apparaître dans la matière aucun animal qui ne souffre ni ne meure, alors il y aurait plus d'apparence pour ce qui est du jugement et de l'intelligence, dans ce cas, à renoncer tout à fait à le créer, afin de lui épargner toute souffrance, ainsi que la mort, les afflictions et les peines.

C'est dans ce cadre théologique que rentre l'analyse du plaisir dans les *Doutes*. Le principe du meilleur interdit de faire du plaisir le bien recherché. En effet, dans ce cas, les bêtes seraient supérieures aux hommes (section 7, §7). Al-Rāzī reprend ici, de manière condensée, un argumentaire qu'il a développé dans la *Médecine spirituelle*[131]. Dans ce traité, il rattache certains philosophes à la tradition platonicienne : ce sont ceux « qui pensent que l'âme possède une entité et une essence qui subsiste en soi, et qu'elle utilise le corps qui est à elle à la façon d'un instrument et d'un outil[132] ». Ces philosophes prouvent à partir de la condition même de l'homme que celui-ci n'est pas destiné à une vie de plaisirs, mais de réflexion[133] :

> Ils ont dit: « Si l'excellence consistait à obtenir les plaisirs et les désirs, ce qui possède une nature adaptée à cela serait plus excellent que ce qui n'en possède pas. Auquel cas les taureaux et les ânes seraient plus excellents que les hommes, voire que tous les vivants immortels et que le Créateur – qu'Il soit exalté et glorifié ! – puisqu'Il n'est pas doué de plaisir et de désir ».

Comme l'explique al-Rāzī juste avant ce passage, même le plus stupide des hommes ne parviendra jamais à se mettre au niveau des bêtes et à se séparer complètement des soucis et de la pensée. Ainsi, une bête qu'on est sur le point d'égorger continue d'être concentrée sur ce qu'elle mange et boit[134]. De plus, en raison de la pensée du manque, les désirs humains sont forcément insatiables[135]. C'est donc seulement en échappant à sa nature pour se mettre au niveau des bêtes que l'homme pourrait atteindre le bien recherché. En se fondant sur les traités *Sur le plaisir* et la *Médecine spirituelle*, Peter Adamson a montré que la conception du plaisir chez al-Rāzī dans ces textes

---

130 Al-Rāzī, *Doutes*, p. 47.
131 Al-Rāzī, *Opera philosophica*, pp. 25–27.
132 Al-Rāzī, *Opera philosophica*, p. 24.
133 Al-Rāzī, *Opera philosophica*, p. 25 (trad. fr. R. Brague, 2003, pp. 67–68).
134 Al-Rāzī, *Opera philosophica*, pp. 24–25.
135 Al-Rāzī, *Opera philosophica*, p. 26.

suit la doctrine du *Timée* 64a2–65b3[136]. Al-Rāzī ne mentionne pas la théorie des plaisirs « purs » présentée dans le *Philèbe* ou dans la *République*[137]. Adamson s'oppose à la théorie de Lenn Goodman qui attribue à la doctrine rāzīenne du plaisir une origine épicurienne. Ce texte des *Doutes* confirme que la référence au *Timée* est centrale dans cette doctrine.

Le plaisir n'est pas ici un concept exclusivement éthique, mais aussi et surtout théologique. Chez Galien comme chez Platon, explique al-Rāzī, le plaisir ne saurait être le bien recherché : s'il l'était, c'est seulement en échappant à sa nature (*al-ḫurūǧ min al-ṭabīʿa*) d'être rationnel que l'homme pourrait atteindre le bien recherché. Or, le caractère indissociable du plaisir et de la douleur est un signe des contraintes qui pèsent sur le Créateur, et des limites de la toute-puissance divine, au même titre que les maladies et les animaux vils. Dès lors, la question que doit se poser toute bonne téléologie, et que ne se pose pas Galien, est la suivante : si le démiurge ne pouvait faire que plaisir et douleur soient dissociés, n'aurait-il pas été préférable qu'il évite purement et simplement de créer l'homme – et le monde ? L'éthique doit ainsi s'achever en théodicée.

La conception platonicienne du plaisir endossée par al-Rāzī a fait l'objet de discussions parmi les théologiens du *kalām*. Ainsi, Ibn Mattawayh consacre une partie de la *Taḏkira* à discuter la conception du plaisir comme répit de la douleur, et défend l'idée que la douleur est une entité séparée du

---

136 La première étude à avoir exposé le lien entre la conception du plaisir chez al-Rāzī et le *Timée* est celle de M. M. Bar-Asher, « Quelques aspects de l'éthique d'Abū Bakr al-Rāzī et ses origines dans l'œuvre de Galien », *Studia Islamica* 69 (1988), 5–83. Pour la thèse défendant l'origine épicurienne du plaisir chez al-Rāzī, voir L. E. Goodman, « The Epicurean Ethics of Muḥammad ibn Zakariyyāʾ al-Rāzī », *Studia islamica* 34 (1971), 5–26 ; L. E. Goodman, « Rāzī's Psychology », *Philosophical Forum* 4 (1972), 26–48 ; L. E. Goodman, « Rāzī's Myth of the Fall of Soul : Its Function in his Philosophy », in G. F. Hourani (éd.), *Essays on Islamic Philosophy and Science*, Albany/NY, 1975, pp. 25–40 ; L. E. Goodman, « Muḥammad ibn Zakariyyāʾ al-Rāzī », in S. H. Nasr et O. Leaman (éds.), *History of Islamic Philosophy*, Londres, 1996, pp. 198–215 ; L. E. Goodman, « Rāzī and Epicurus », in L. E. Goodman, *Jewish and Islamic Philosophy : Crosspollinations in the Classical Age*, Edimburgh, 1999, pp. 35–67 ; et plus récemment L. E. Goodman, « How Epicurean was Rāzī? », *Studia graeco-arabica* 5 (2015), 247–280. Pour la réponse de P. Adamson, voir P. Adamson, « Platonic Pleasures in Epicurus and al-Rāzī » ; P. Adamson, « Abū Bakr al-Rāzī, *On Spiritual Medicine* », in Kh. El-Rouayheb et S. Schmidtke (éds.), *The Oxford Handbook of Islamic Philosophy*, Oxford, 2016, pp. 63–82.

137 À titre de comparaison, voir P. Adamson, « Miskawayh on Pleasure », *Arabic Sciences and Philosophy* 25 (2015), 199–223.

plaisir[138]. Ibn Mattawayh comprend également le plaisir comme un concept théologique : le plaisir, comme la douleur, sont des processsus physiologiques, dont le Créateur est exempt, étant auto-suffisant. Il rapproche la théorie d'al-Rāzī de celle d'un autre théologien, Abū Isḥāq ibn ʿAyyāš, qui vécut à la fin du dixième siècle et fut le professeur de ʿAbd al-Ǧabbār[139]. Cette double réfutation montre que la conception rāzīenne du plaisir fut intégrée dans les discussions des théologiens au même titre que celle du théologien muʿtazilite. Dès lors qu'il existe des plaisirs rattachés à des « désirs vrais », comme le défend Abū Hāšim, le plaisir peut être dissocié de la douleur. Ibn Mattawayh ne répond pas directement, dans ce texte, au problème posé dans les *Doutes*, qui fait du plaisir une marque de la limitation de la puissance divine. Il s'en tient à la définition rāzīenne du plaisir comme répit de ce qui cause la souffrance.

Pour al-Rāzī, la supériorité de sa propre téléologie, qu'il rattache à Platon et Empédocle, se situe donc dans sa capacité à répondre au problème du mal, et à comprendre pourquoi le démiurge a créé le monde. Il approfondit cette réflexion dans la section 15, avec la théorie des éléments.

II. La matière et les éléments.

1. *Le substrat premier.*

La matière et les éléments occupent une place primordiale dans les *Doutes*. Dans la section consacrée à *DD* (section 2), immédiatement après la discussion sur l'éternité du monde, al-Rāzī s'intéresse au substrat premier, compris comme l'une des causes de la génération et de la corruption. Les fragments et témoignages grecs du traité *DD* ont déjà montré que la philosophie naturelle y est bien présente, notamment les thèmes de la génération du monde, de la vision, du temps et du lieu. Le substrat de la génération et de la corruption, cependant, est absent de ces fragments.

Dans quel contexte apparaît la discussion du substrat dans *DD* ? Némésius d'Émèse nous apprend que le livre treize contient un exposé sur la

138 Ibn Mattawayh, *Al-Taḏkira fī aḥkām al-ǧawāhir wa al-aʿrāḍ*, éd. D. Gimaret, Le Caire, 2009, vol. 1, pp. 164–165. Sur la conception du plaisir chez al-Rāzī et la réaction des *mutakallimūn*, voir G. Schwarb, « Early *Kalām* and the Medical Tradition », pp. 138–144.

139 Sur Ibn ʿAyyāš, voir D. Gimaret, « Ebn ʿAyyas, Abū Eshaq Ibrahim », *Encyclopaedia Iranica* (en ligne).

vision, ainsi qu'une discussion sur la matière et les éléments[140]. Les sections 3 et 4 des *Doutes*, portant sur le substrat de la génération et de la corruption d'une part, et sur le temps et le vide d'autre part, sont probablement à replacer dans le contexte de ce développement sur la matière. À cet endroit du livre treize, il s'agit donc pour Galien d'établir, en-deçà des éléments, l'existence des principes, identifiés ici avec le substrat premier de la génération et de la corruption.

Ce que l'on sait de la théorie galénique de la matière s'appuie principalement sur *Hipp.Elem.*, où Galien s'oppose aux thèses atomistes – auxquelles il associe la doctrine d'Asclépiade de Bythinie – ainsi qu'à d'autres théories rivales, comme celle des Pneumatistes[141]. Il établit notamment une distinction entre la matière, considérée comme un principe premier, et les éléments. À la fin du premier livre, il opère un mouvement comparable au *Timée* 53c–54a. Platon entend alors remonter à partir du Feu, de la Terre, de l'Eau et de l'Air jusqu'aux triangles élémentaires et aux « principes » (*archai*). De son côté, Galien explique qu'il vise aussi à remonter aux « éléments les plus éloignés » (*peri tōn anōterō stoicheiōn*), qui échappent à la perception sensible[142]. Pour lui, ces éléments primordiaux correspondent aux qualités premières (chaud, froid, sec, humide), lorsque la matière (*hulē*) les possède au plus haut point. Ce sont elles qui causent l'altération de la substance sous-jacente (*hē hupokeimenē ousia*) ou substance commune (*hē koinē ousia*) qui constitue le substrat des éléments. Ce « premier principe » apparaît lors d'une discussion de la doctrine d'Athenaus d'Attalie, représentant de l'école pneumatiste. Selon le compte-rendu de Galien, les Pneumatistes font des qualités les éléments ultimes des corps vivants[143]. Galien leur oppose une

140 Voir I. von Müller, « Über Galens Werk vom Wissenschaftlichen Beweis », pp. 472–474.

141 Sur la théorie de la matière chez Galien, voir P. Moraux, « Galien comme philosophe », pp. 89–92 ; V. Cordonier, « Matière, qualités, mélange. La physique élémentaire d'Aristote chez Galien et Alexandre d'Aphrodise », in P. Porro (éd.), *La materia*, numéro thématique de *Quaestio : annuario di storia della metafisica/ Quaestio : The Yearbook of the History of Metaphysics 7*, Bari/Turnhout, 2007, pp. 79–103 ; I. Kupreeva, « Galen's Theory of Elements », in Adamson, Hansberger et Wilberding (éds.), *Philosophical Themes in Galen*, 153–196 ; D. Leith, « Galen's Refutation of Atomism », in Adamson, Hansberger et Wilberding (éds.), *Philosophical Themes in Galen*, 213–234.

142 Galien, *Hipp.Elem.*, I.481 K. = 128 De Lacy.

143 Galien, *Hipp.Elem.*, 6.1, I.457 K. = 102 De Lacy. Sur l'opposition de Galien aux Pneumatistes, voir I. Kupreeva, « Galen's Theory of Elements », pp. 172–195.

distinction entre les principes d'une part (matière et qualité), et les éléments d'autre part[144].

Les fragments de la section 3 des *Doutes* représentent une source précieuse pour enrichir notre compréhension de la théorie de la matière et des éléments chez Galien. Dans cette section, al-Rāzī cite deux témoignages[145] :

> (F1) Galien dit dans le treizième livre que la substance (*ǧawhar*) est le corps premier (*al-ǧism al-awwal*) substrat de toute génération et de toute corruption (*al-mawḍūʿ li-kull kawn wa fasād*), qui est en lui-même privé de qualité (*ġayr mukayyaf*).
>
> (F2) Le corps premier est exempt de la qualité qu'est la figure.

Le commentaire d'Abū al-ʿAlāʾ nous permet de compléter la reconstruction de la doctrine galénique. Malheureusement, il y a une lacune dans le manuscrit, et le lemme ainsi que le début du commentaire d'Abū al-ʿAlāʾ manquent. Le commentaire s'ouvre ainsi directement au milieu d'une paraphrase de *Hipp.Elem.* 6.39 – 40 où Galien opère une distinction entre les principes et les éléments. Le contexte est celui, déjà cité, de la discussion avec les Pneumatistes. À cet endroit, Galien défend l'idée, contre les Pneumatistes, que les éléments sont des corps et non pas seulement des qualités. C'est à ce moment qu'intervient la distinction entre le principe et l'élément[146] :

> (...) Voilà la différence entre le principe (*al-mabdaʾ*) et l'élément (*al-usṭuquss*) : il n'est pas nécessaire que le principe soit équivalent en genre (*musāwin bayna al-ǧins*) à la chose dont il est le principe. En revanche, les éléments sont forcément apparentés en genre (*muwāfiqa fī al-ǧins*) à ce dont ils sont les éléments. Dès lors, la qualité simple[147] est un élément pour le corps composé.

Les Pneumatistes, explique Abū al-ʿAlāʾ, ignorent la différence entre la matière (*ʿunṣur*) et les qualités. Abū al-ʿAlāʾ poursuit en disant que Galien opère ici une « analyse inversée » (*taḥlīl bi-al-ʿaks*) vers les principes. Ce détour par *Hipp.Elem.* permet à Abū al-ʿAlāʾ de rappeler la différence entre le substrat et les qualités d'une part, et les éléments d'autre part. Il revient alors à *DD.* D'après lui, Galien élabore dans ce traité la relation entre les deux principes que sont le substrat et les qualités, et défend l'idée que le substrat est un corps privé de toute qualité, dont celle de la figure[148]. Pour le montrer, il met en place une échelle des corps à trois niveaux : le corps en soi, privé de

144 Galien, *Hipp.Elem.*, 6.39 – 40, I.470 K. = 114 De Lacy.

145 Al-Rāzī, *Doutes*, p. 19.

146 Abū al-ʿAlāʾ, *Solution*, fol. 5a, l. 2 – 5.

147 Je lis *al-kayfīya* en lieu et place de *kayfīya.*

148 Sur les corps chez Galien comme résultant d'un mélange de qualités allié à une matière première dénuée de toute qualité, voir V. Cordonier, « Matière, qualités, mélange », pp. 81 – 88.

la tridimensionnalité, le corps géométrique, et le corps naturel. Les deux premiers niveaux de cette échelle sont distingués d'abord[149] :

> (F3) Si le Sophiste avait compris ce que veut dire Galien, lorsqu'il[150] dit : le corps premier privé de qualité – qui est celui qui se nomme corps en soi (*bi-nafsihi*) –, de même qu'il est privé de toutes les qualités, est aussi privé de la qualité de la figure (*šakl*), et lorsqu'on lui adjoint la figure, il devient le corps géométrique, alors il[151] n'aurait pas rejeté la vérité et ne se serait pas opposé à elle.

Dans ce témoignage, cohérent avec F2, Galien affirme clairement que le substrat est un corps, tout en étant privé de la figure, c'est-à-dire de la tridimensionnalité[152]. Le niveau du corps naturel est déterminé par le changement sensible[153].

> (F4) Voici ce qu'il (i.e. Galien) dit littéralement : « De même, tant qu'elle pâtit du changement, la substance (*ǧawhar*) est un corps, car le corps est ce qui change de manière perceptible[154]. Il est clair que ce que j'entends par "changement" dans ce substrat (*al-mawḍūʿ*) correspond au changement qui s'étend à toutes ses parties de manière perceptible ».

Après avoir été « corps en soi » puis « corps géométrique », la substance devient un corps naturel lorsqu'elle est capable de changement naturel (génération et corruption, mais aussi altération, augmentation, et mixtion).

Ces témoignages montrent que la conception du substrat chez Galien emprunte à la tradition aristotélicienne de la « matière séparée » (*chōristē hulē*)[155], infléchie par la théorie stoïcienne de la matière, et notamment par la

---

149 Abū al-ʿAlāʾ, *Solution*, fol. 5a, l. 15–18.
150 i.e. Galien.
151 i.e. al-Rāzī.
152 Sur l'attribution de la tridimensionnalité au substrat dans la tradition grecque, voir F. A. J. De Haas, *John Philoponus' New Definition of Prime Matter*, Leyde/New York/Brill, 1997, pp. 46–131.
153 Abū al-ʿAlāʾ, *Solution*, fol. 5a, l. 22–25.
154 Je lis *bādīyan* en lieu et place de *badīyan*.
155 Voir la mise au point de M. Rashed sur la *prima materia*, dans Aristote, *GC*, Paris, 2000, pp. XCII–C.

lecture du *Timée* par Zénon[156]. Trois éléments indiquent l'influence stoïcienne ici.

1) La formule de F2 et F3 « corps premier privé de qualité » fait écho à la doctrine de Zénon telle qu'elle est présentée par Diogène Laërce. Cette doctrine décrit la matière (*hulē*) comme « la substance sans qualité » (*hē apoion ousia*)[157]. De plus, en F1, le terme *ǧawhar* traduit très probablement le grec *ousia*, employé dans *Hipp.Elem.* dans un contexte similaire. L'identification de la substance (*ousia*) avec le substrat de la génération et de la corruption, est bien une possibilité chez Aristote, mais avec des restrictions[158]. En revanche, ce pas est nettement franchi par les stoïciens, qui identifient la substance avec la matière privée de qualités.

2) Cette matière est identifiée aux principes et opposée aux éléments[159] :

> Ils disent qu'il y a une différence entre les principes et les éléments : les uns sont inengendrés et indestructibles, tandis que les éléments disparaissent dans la conflagration, mais que les principes sont à la fois des corps et sans forme, alors que les autres ont acquis une forme.

On retrouve chez Galien la distinction entre les principes et les éléments attribuée par Diogène Laërce à Zénon. Cette distinction trouve son origine dans le *Timée*, qui distingue entre les éléments proprements dits et les causes premières que sont le modèle intelligible, le réceptacle et le démiurge. La définition du substrat comme « privé de forme » vient également du *Timée* (50b–51b).

---

156 Comme l'explique Valérie Cordonier, la théorie stoïcienne de la matière, développée sur fonds d'une lecture corporaliste du *Timée*, forme le cadre doctrinal dans lequel un lecteur hellénistique comme Galien aborde la question du monde corporel. Voir V. Cordonier, « Matière, qualités, mélange », p. 83, et pour l'impact de la philosophie stoïcienne sur Galien, pp. 88–96 ; P. Moraux, « Aristote et Galien », in C. Laga (éd.), *Images of Man in Ancient and Medieval Thought: Studia Gerardo Verbeke ab amicis et collegis dicata*, Louvain, 1976, pp. 127–146 (pp. 138–143). Sur la théorie stoïcienne de la matière, voir aussi J. Brunschwig, « La théorie stoïcienne du genre suprême et l'ontologie platonicienne », in J. Barnes et M. Mignucci (éds.), *Matter and Metaphysics*, Naples, 1988, pp. 21-129 ; I. Kupreeva, « Qualities and Bodies: Alexander Against the Stoics », *Oxford Studies in Ancient Philosophy* 25 (2003), 297–344 ; J.-B. Gourinat, « La théorie stoïcienne de la matière : entre le matérialisme et une lecture "corporaliste" du *Timée* », in C. Viano (éd.), *L'alchimie et ses racines philosophiques*, Paris, 2005, pp. 37–62.

157 Pour l'expression *apoion sōma*, voir *SVF* II.1108, *SVF* II.320. Voir aussi II.323, 325, 326.

158 Sur la relation entre substance et substrat de la génération et de la corruption chez Aristote, voir C. Cerami, *Génération et substance. Aristote et Averroès entre principe et métaphysique*, Berlin, 2015, en particulier pp. 167–169.

159 Diogène Laërce, VII 134, cité par J.-B. Gourinat, « La théorie stoïcienne de la matière », p. 40.

3) L'idée que les principes sont des corps amorphes, et qu'il faut distinguer différents niveaux de corporéité, est le troisième élément de convergence entre la théorie stoïcienne et la théorie galénique du substrat. L'interprétation de la fin de la citation de Diogène Laërce fait débat : faut-il considérer que les principes sont à la fois incorporels et amorphes, ou corporels et amorphes ? Jean-Baptiste Gourinat défend la lecture selon laquelle les principes sont aussi des corps mais amorphes, tandis que les éléments sont des corps qui ont reçu une forme. La suite du texte de Diogène Laërce apporte un éclairage sur la distinction opérée par Galien entre les différents niveaux de la corporéité[160] :

> Le corps est, comme le dit Apollodore dans la *Physique*, ce qui a une extension en trois dimensions, longueur, largeur et profondeur. C'est ce qu'on appelle un corps solide.

Le corps solide serait donc une espèce définie de corps. Galien reformule ici une version stoïcienne de la matière, dans laquelle les principes sont des corps mais, pas des corps en trois dimensions. Il réactive ainsi la ligne de démarcation entre les stoïciens et le matérialisme de Démocrite et des épicuriens. Continuistes, les stoïciens rejettent l'existence d'atomes infimes de matière séparés par du vide.

Abordons désormais les objections d'al-Rāzī. Celui-ci reformule la proposition de Galien selon laquelle « la substance (*ǧawhar*) est le corps premier substrat de toute génération et de toute corruption », en disant que pour Galien, « la matière est un corps ». Le problème ne vient pas de l'identification de la substance avec la matière, mais du fait que Galien fait de la matière un corps, sans le démontrer. Al-Rāzī soulève deux objections.

Tout d'abord, Galien néglige de rappeler les désaccords des philosophes à ce sujet. Le neuvième siècle est confronté à un héritage grec foisonnant autour de la question de la matière, à commencer par l'atomisme, le *Timée*, ou encore la tradition aristotélicienne issue des traités *Physique* et *Sur la génération et la corruption*. Il serait impossible de restituer l'ensemble de ces débats. Je me limiterai à rappeler que dans *Sur les opinions des philosophes sur la nature*, qu'al-Rāzī a lu avec attention, Ps-Plutarque distingue : les philosophes qui, comme Thalès, Pythagore et les stoïciens, soutiennent que le substrat (*ʿunṣur*) est tout entier susceptible d'altération, de transformation, de transfert (*muntaqil*) et est volatile (*siyāl*) ; les partisans de Démocrite, qui avancent que le substrat premier « n'est pas susceptible de pâtir, et correspond à ce qui est indivisible, au vide, et à ce qui n'est pas un corps » ; Platon

160 Diogène Laërce, VII 135, cité par J.-B. Gourinat, « La théorie stoïcienne de la matière », p. 49.

et Aristote, qui soutiennent que « le substrat est corporel tout en étant privé de forme (*ṣūra*), d'aspect (*miṯāl*) et de figure (*šakl*), et que par lui-même il est exempt de qualité[161] » ; ceux qui prétendent que le substrat est de l'eau, ou du feu, ou de l'air, ou de la terre, et « qui ne disent pas qu'il est exempt de forme, mais au contraire disent qu'il est un corps » ; et enfin « ceux qui soutiennent qu'il est ce qui n'a pas de partie et qu'il est indivisible, et impliquent qu'il n'a pas de forme[162] ».

La seconde critique d'al-Rāzī repose sur le fait que si le substrat est un corps, il est forcément dotée d'une qualité, à savoir la figure. On comprend ainsi que pour lui, la tridimensionnalité est inséparable de la corporéité. Si la matière est un corps, le premier niveau de la matière doit donc être celui des formes géométriques. Il est éclairant de lire ce passage en parallèle des fragments déjà connus du traité *Sur la matière* d'al-Rāzī d'une part, et des passages consacrés à la formation des éléments dans la section 15 des *Doutes* d'autre part. Ces textes confirment que pour al-Rāzī, la matière est un corps doté de la tridimensionnalité. Dans le traité *Sur la matière*, al-Rāzī défend l'idée que la matière absolue (*hayūlā muṭlaqa*[163]) est composée de parties indivisibles. Ces atomes possèdent une grandeur (*ʿaẓm*[164]). Dans la section 15, il explique que, selon les atomistes, les éléments sont composés de « corpuscules (*ağsām ṣiġār*), qu'ils nomment "corps premiers" ». Dès lors, le « corps premier » n'est plus le substrat aristotélico-stoïcien défendu par Galien, mais il est éclaté à travers les atomes, qui constituent le premier niveau de la matière, à savoir la matière absolue. À travers sa critique du substrat comme « corps privé de figure », al-Rāzī commence à poser les jalons d'une autre interprétation du *Timée*, compatible avec une dose plus élevée d'atomisme, et différente de celle qu'il trouve dans les *Opinions des philosophes*. Comme l'ont déjà montré de précédentes études, l'atomisme d'al-Rāzī, emprunte beaucoup à l'atomisme ancien, et notamment à Démo-

161 Il est à noter que la définition platonicienne de la matière comme « réceptacle de toutes les choses, dénuée de forme » (50b6), est absente du *Compendium*.

162 Aëtius, *Opinions des philosophes sur la nature*, I 9.4–6, éd. H. Daiber, Wiesbaden, 1980, p. 16.

163 Sur l'expression *hayūlā muṭlaqa*, voir S. Pinès, *Studies in Islamic Atomism* (trad. angl. par T. Langermann), Jérusalem, 1997, p. 49.

164 Al-Rāzī, *Opera philosophica*, p. 220.

crite[165]. Al-Rāzī reviendra à la question du substrat dans la section 14 pour souligner la faiblesse de la critique des atomistes par Galien, et surtout dans la section 15, sur la matière et les éléments.

La question de la tridimensionnalité du corps premier ou de la substance dépasse ici le cadre de l'opposition entre Galien et les atomistes anciens. En réfutant la définition galénique du substrat premier comme corps privé de figure, et en définissant ailleurs les atomes comme des corps premiers dotés de magnitude, la réflexion d'al-Rāzī s'insère aussi dans des débats qui lui sont contemporains. En premier lieu, cette réflexion sur le substrat porte la marque des discussions entre les philosophes de la *falsafa* et les théologiens du *kalām* autour de la matière. À la différence des premiers, la plupart des seconds défendent une conception atomiste de la matière. Notons ainsi qu'al-Rāzī identifie ainsi la substance (*ǧawhar*) avec la matière (*hayūlā*), alors que l'emploi du terme *ǧawhar* au sens de « matière » est rare dans la *falsafa*[166]. Par exemple, dans son traité *Sur la définition des choses*, al-Kindī distingue la matière (*hayūlā*), « puissance, en substrat pour supporter les formes, passive », et la substance (*ǧawhar*) : « c'est ce qui subsiste par soi et [ce] qui ne supporte pas les accidents[167] ». En revanche, cette identification est courante chez les théologiens du *kalām*, qui emploient fréquemment *ǧawhar* au sens de corps et d'atome[168]. En second lieu, le fait que les atomes chez al-Rāzī possèdent une magnitude renvoie à des dissensions internes chez les théologiens. En effet, si ces derniers s'accordent à dire que les atomes occupent l'espace (*taḥayyuz*), ils ne tombent pas d'accord sur ce que signifie cette occupation. Savoir si les atomes possèdent une extension et la tridimensionnalité, fait débat[169]. Ainsi, Abū ʿAlī al-Ǧubbāʾī et Abū al-Qāsim al-Balḫī

165 Voir S. Pinès, *Studies in Islamic Atomism*, pp. 157–159 ; C. Baffioni, *Antomismo e antiatomismo nel pensiero islamico*, Naples, 1982, p. 117 et p. 141 ; D. Konstan, « Democritean Atomism and the Early Islamic Tradition », in *Proceedings of the 1st International Congress on Democritus, Xanthi 6–9 October 1983*, Xanthi, 1984, vol. 2, pp. 241–249 ; H. Daiber, « Democritus in Arabic and Syriac Tradition », in *Proceedings of the 1st International Congress on Democritus, Xanthi 6–9 October 1983*, Xanthi, 1984, vol. 2, pp. 251–265. Cette filiation est également montrée par Peter Adamson dans son chapitre sur la matière du livre qu'il prépare sur al-Rāzī. Je remercie vivement l'auteur de m'avoir transmis ce chapitre avant sa publication.

166 Par exemple, dans un fragment en persan tiré du traité *Sur la matière*, in al-Rāzī, *Opera philosophica*, pp. 221–222, p. 224.

167 Al-Kindī, *Cinq épîtres*, éd. et trad. J. Jolivet, D. Gimaret *et al.* Paris, 1976, pp. 15–16/p. 31.

168 S. Pinès, *Studies in Islamic Atomism* (trad. angl. par T. Langermann), Jérusalem, 1997, pp. 3–4.

169 Voir A. Dhanani, *The Physical Theory of Kalām : Atoms, Space, and Void in Basrian Muʿtazilite Cosmology*, Leyde, 1994, pp. 90–140.

(contemporain d'al-Rāzī) soutiennent que l'atome ne possède pas de magnitude, tandis que c'est le cas pour Abū Hāšim al-Ǧubbāʾī[170]. Cependant, pour ce dernier, la magnitude ne suffit pas à constituer les trois dimensions.

2. *La composition des corps.*

La section 15 des *Doutes* est consacrée à la théorie de la matière exposée dans le commentaire de Galien aux *Éléments* et dans le traité *Sur la nature de l'homme* d'Hippocrate. Cette section représente le développement le plus long d'al-Rāzī sur la matière, mais aussi le seul à être de sa main, par opposition aux fragments ou témoignages transmis par ses adversaires. En effet, en dehors des *Doutes sur Galien*, l'atomisme d'al-Rāzī est essentiellement connu grâce à la tradition indirecte et aux témoignages transmis par ses adversaires dans des contextes polémiques[171]. Paul Kraus a rassemblé des témoignages des traités *Sur la science divine*, *Sur les cinq éternels*, *Sur la matière* et *Sur le temps et le lieu*, transmis notamment par Ibn Ḥazm, Nāsir-i Ḫosraw, Abū Ḥātim al-Rāzī, al-Bīrūnī, et Faḫr al-Dīn al-Rāzī[172]. L'ensemble de l'exposé sur la matière s'inscrit dans une perspective eschatologique. En effet, le but de l'action du démiurge sur la matière, explique al-Rāzī, est de préparer l'âme à savoir que sa patrie est séparée du monde sensible, et à revenir à son état initial, non incarné. Il formule le même souhait de séparation dans son la *Médecine spirituelle*[173].

Hipp.Elem. fut traduit en syriaque puis en arabe par Ḥunayn ibn Isḥāq, qui mentionne dans sa lettre à ʿAlī ibn Yaḥyā une traduction précédente en syriaque par Sergius[174]. Destiné à présenter les connaissances en philosophie naturelle nécessaires à l'étudiant en médecine, il fut résumé et intégré dans les *Sommaires alexandrins*, ce qui lui assura un succès considérable dans le

170 Dhanani, *The Physical Theory of Kalām*, p. 108.

171 Sur l'atomisme d'al-Rāzī, voir S. Pinès, *Beiträge zur islamischen Atomlehre*, Berlin, 1936, trad. angl. par T. Langermann, *Studies on Islamic Atomism*, Jérusalem, 1997 ; C. Baffioni, *Atomismo e antiatomismo nel pensiero islamico*. Cependant, aucune de ces deux études ne prend en compte le texte des *Doutes sur Galien*. Peter Adamson inclut une analyse de ces pages dans le chapitre sur la matière de son livre à paraître sur la philosophie d'Abū Bakr al-Rāzī.

172 Al-Rāzī, *Opera philosophica*, pp. 165–270.

173 Al-Rāzī, *Opera philosophica*, pp. 30–31.

174 Bergsträsser, *Épître*, n°11, pp. 7–8.

monde alexandrin et plus tard, islamique[175]. Al-Rāzī semble avoir eu à sa disposition la traduction de la version extensive du commentaire. En effet, même si les citations attribuées à Galien ne sont pas des citations littérales, elles suivent de près les raisonnements du texte-source pour les résumer. Elles présentent en revanche un écart beaucoup plus important avec le texte des *Sommaires alexandrins*, qui expose les différentes théories physiques selon une suite de divisions, sans suivre le fil du raisonnement de la version extensive, et n'utilise pas le même vocabulaire. Pour ne prendre qu'un exemple, le terme grec *pathētikos* est rendu dans la traduction de Ḥunayn par l'expression verbale *yaqbal al-taʾṯīr*, utilisée par al-Rāzī (par exemple aux §5, 11, et 13).

Dans *Hipp.Elem.*, Galien commence par défendre l'importance, pour la médecine, de la recherche sur les éléments, même si ceux-ci sont imperceptibles aux sens[176]. Les éléments sont « les parties qui sont premières, les plus simples par nature et qui ne peuvent être résolues en d'autres parties[177] ». Les éléments de Galien sont distincts des éléments tels que les entendent les disciples d'Épicure et de Démocrite. Ces derniers « postulent des éléments les plus petits possibles (*elachista*), sans jointure (*anarma*) et sans partie (*amerē*)[178] », et les nomment « les indivisibles » (*atoma*). Galien pose deux questions destinées à tracer la ligne de démarcation entre sa conception et le « chœur » (*choros*) des atomistes. Tout d'abord, il demande si « l'élément est quelque chose d'un seul type, ou s'ils sont plusieurs, différents et dissem-

175 Pour le résumé des *Éléments* d'Hippocrate dans les *Sommaires alexandrins*, voir *The Alexandrian Compendium of Galen's Works*, 1ère partie, fac-similé par F. Sezgin, Frankfurt am Main, 2001, vol.1, pp. 295–327. Un commentaire du traité de Galien est attribué à Yaḥyā al-Naḥwī par Ibn Abī Uṣaybiʿa (Ibn Abī Uṣaybiʿa, *Sources d'information sur les classes des médecins,* éd. A. Müller, Königsberg, vol. 1, 1884, p. 105, voir M. Ullmann, *Die Medizin im Islam*, Leyde, 1970, p. 89). Ibn Abī Uṣaybiʿa mentionne également un commentaire réalisé par Ṯābit ibn Qurrā (voir Ibn Abī Uṣaybiʿa, *Sources d'information sur les classes des médecins,* vol. 1, p. 220. 8). M. Ullmann cite aussi un commentaire par Ibn Abī al-Ašraṯ (m. 970), contemporain d'al-Rāzī (Ullmann, *Medizin*, p. 138). Dans une période postérieure à la mort d'al-Rāzī, le traité fut commenté par Ibn al-Ṭayyib (Ullmann, *Medizin*, p. 157) et par Ibn Riḍwān (Ibn Abī Uṣaybiʿa, *Sources d'information sur les classes des médecins,* vol. 2, p. 103), dont le commentaire est préservé en hébreu (voir M. Steinschneider, *Die Hebräischen Übersetzungen des Mittelalters und die Juden als Dolmetscher [Les traductions en hébreu au Moyen Âge et les Juifs en tant qu'interprètes]*, Berlin, 1893, p. 735). Enfin, Ibn Rušd écrivit lui aussi un *Abrégé des Éléments* (Ullmann, *Medizin*, p. 167).

176 *Hipp.Elem.*, 1.1, I.413 K. = 56 De Lacy.

177 *Hipp.Elem,* 1.9, I.414.16–415.2 K. = 58 De Lacy : τὰ πρῶτά τε καὶ ἁπλούστατα τῇ φύσει καὶ μηκέτ'εἰς ἄλλα διαλυθῆναι δυνάμενα.

178 *Hipp.Elem,* 2.8, I.416. 9–10 K. = 58 De Lacy.

blables[179] ». Ensuite, s'ils sont plusieurs, il faut savoir « combien ils sont, ce qu'ils sont, quelles qualités ils ont, et ce qu'ils ont en commun l'un avec l'autre[180] ».

La stratégie d'al-Rāzī consiste principalement à répondre à Galien là où celui-ci entendait réfuter « ce qui est général et commun » à toutes les théories atomistes[181]. Pour al-Rāzī, tous les adversaires de Galien ne sont pas des atomistes au sens défini par celui-ci, c'est-à-dire qu'il ne défendent pas tous l'idée selon laquelle il n'existe qu'un seul type d'élément. En revanche, ils ont en commun de soutenir que les quatre éléments que sont l'eau, la terre, le feu et l'air ne sont pas les composants ultimes des corps. Selon al-Rāzī, la faiblesse de Galien, dans son commentaire des *Éléments* d'Hippocrate, consiste à ne critiquer qu'une partie des atomistes, ceux qui considèrent que tous les étants sont composés exclusivement d'atomes et de vide[182], et de s'en prendre aux théories les plus faibles. Galien a ignoré les tenants d'un autre atomisme, au premier rang desquels al-Rāzī situe Platon et Empédocle. La principale composante de l'atomisme hybride d'al-Rāzī consiste à poser, en dehors des atomes et du vide, un troisième principe, l'âme, qui est dotée de sensation (§5), et un quatrième, le démiurge, responsable de la composition des atomes (§6).

Ces pages des *Doutes* nous aident à identifier les sources de l'atomisme d'al-Rāzī, tel qu'on le connaît grâce aux sources indirectes, et d'évaluer l'influence de l'atomisme ancien[183]. D'ailleurs, le §15 fait référence à un traité où al-Rāzī présenterait en détail la réfutation de l'atomisme par Galien dans les traités *Hipp.Elem.* et *HNH*, ainsi que les doctrines atomistes anciennes. Outre l'atomisme antique, l'atomisme des théologiens du *kalām* constitue une autre source possible d'inspiration pour al-Rāzī[184]. Shlomo Pinès considère que l'atomisme d'al-Rāzī et celui des théologiens n'ont en commun que le concept d'atome, car les atomes tels qu'il les envisage possèdent une magnitude, et pas ceux des théologiens[185]. Mais Alnoor Dhanani, en se fondant sur des sources qui n'étaient pas encore disponibles à l'époque de Shlomo Pinès, a apporté la preuve que pour certains théologiens contemporains d'al-Rāzī,

179 *Hipp.Elem*, 2.2, I.415.7–8 K. = 58 De Lacy.
180 *Hipp.Elem*, 2.2–3, I.415. 8–11 K. = 58 De Lacy.
181 *Hipp.Elem*, 2.9, I.417 K. = 60 De Lacy.
182 Al-Rāzī a déjà esquissé cette critique plus haut. Voir section 14, §8.
183 Voir plus haut n. 165.
184 Sur l'atomisme du *kalām*, en plus des ouvrages d'A. Dhanani, de S. Pinès et de C. Baffioni, voir les deux articles déjà cités de A. I. Sabra, « *Kalām* Atomism » et « The Simple Ontology of *Kalām* Atomism: An Outline », *Early Science and Medicine* 14/1 (2009), 68–78 ; T. Langermann, « Islamic Atomism ».
185 S. Pinès, *Studies on Islamic atomism*, p. 91.

notamment Abū Hāšim al-Ǧubbāʾī, l'atome possède une magnitude, entendue comme la part d'espace qu'il occupe[186]. Abū Hāšim s'oppose à ce sujet à son père Abū ʿAlī al-Ǧubbāʾī et à Abū al-Qāsim al-Balḫī. Alnoor Dhanani s'attache à retracer les points de rencontre entre l'atomisme du *kalām* et l'atomisme antique[187].

Le *Timée* apparaît comme une source primordiale pour al-Rāzī dans cette section. Deux passages citent le nom de Platon, et font référence au dialogue : le §1 renvoie à la génération des éléments à partir des solides (*Timée* 53c–55d), et le §6 renvoie au rôle des sphères célestes comme instruments de la composition des étants du monde sublunaire (*Timée* 41bd). Mais le *Timée* tel que l'interprète al-Rāzī est repeint aux couleurs de l'atomisme ancien. On retrouve en effet les deux principes qui forment la base de la génération des étants chez Leucippe, le vide et le contact. À la manière tant des polyèdres de Platon que des atomes de Leucippe ou Démocrite, les parties indivisibles chez al-Rāzī donnent naissance aux qualités primitives (chaud/froid, sec/humide) par la composition. Pour Denis O'Brien, Platon lui-même a pu s'inspirer de Démocrite dans le *Timée*[188]. Rien d'étrange donc à ce que l'atomisme décrit par al-Rāzī se présente comme un syncrétisme entre l'atomisme ancien et le platonisme du *Timée*.

Selon notre hypothèse, al-Rāzī retrouve ainsi le *Timée* par-delà Galien. Il fait une lecture atomiste du dialogue, infléchie par l'atomisme ancien, ainsi que par l'atomisme des théologiens. Un philosophe au moins a déjà rapproché le *Timée* de l'atomisme de Leucippe et Démocrite, qu'il juge supérieur à celui de Platon : il s'agit d'Aristote, dans *Sur la génération et la corruption*. La lecture atomiste du *Timée* par al-Rāzī a probablement été influencée par ce traité. Ainsi, quand il a indiqué dans la section 3 que les atomes composant la matière étaient des corps – et non des surfaces – dotés d'une magnitude, il se rapproche de l'atomisme de Leucippe tel qu'il est exposé par Aristote[189] :

> Au fondement de toutes ces difficultés, il y a la question de savoir si les êtres sont engendrés, s'altèrent, augmentent et subissent les processus contraires du fait de l'existence de grandeurs premières indivisibles, ou s'il n'existe aucune grandeur indivisible. La différence est en effet majeure. Et de plus, si grandeurs il y a, celles-ci sont-elles, comme le pensent Démocrite et Leucippe, des corps, ou bien, comme dans le *Timée*, des surfaces ?

186 Dhanani, *The Physical Theory of Kalām*, pp. 110–111.
187 Dhanani, *The Physical Theory of Kalām*, en particulier pp. 90–140.
188 Voir D. O'Brien, « Démocrite à l'Académie », in A. Brancacci et P.-M. Morel (éds.), *Democritus: Science, the Art and the Care of the Soul*, Leyde/Boston, 2003, pp. 239–263 (p. 256).
189 Aristote, *GC* I 2, 315b25–30; trad. M. Rashed, Paris, 2005, pp. 6–7.

Al-Rāzī a également pu trouver dans *Sur la génération et la corruption*, un parallèle entre l'atomisme de Leucippe et le *Timée*, au sujet de la transmutation des éléments. Al-Rāzī reprend l'idée timéique de la transmutation avec un changement important : la variation de la proportion de vide entre les atomes constitue la cause principale de cette transmutation. En effet, trois causes peuvent présider à la composition des atomes : l'âme, le Créateur, et le vide (§4). Or, le rôle du vide et du contact chez Leucippe est exposé par Aristote[190] :

> Car les seuls points de divergence entre Platon et ce que professe Leucippe, c'est que l'un dit que les indivisibles sont des solides et l'autre des surfaces, et que les figures délimitant chaque solide indivisible sont en nombre infini pour l'un et en nombre limité pour l'autre – il reste qu'ils tombent d'accord pour affirmer des êtres indivisibles et délimités par des figures. Et c'est précisément à partir de ces indivisibles qu'ont lieu les générations et les corruptions : selon Leucippe, le processus fait intervenir deux choses, le vide et le contact (c'est en effet de cette manière que chaque chose est sujette à être divisée) ; selon Platon, qui dénie l'existence du vide, il ne met en jeu que le contact.

La doctrine atomiste décrite par al-Rāzī ici soulève trois questions : 1) les atomes sont-ils homogènes ? 2) sont-ils indivisibles matériellement et conceptuellement, ou seulement matériellement ? 3) sont-ils doués de sensation ?

1) Les atomes sont-ils homogènes et ensuite composés de façon à former différents solides, dont chacun correspond à un élément, ou sont-ils hétérogènes ? Cette question recouvre un point de désaccord entre les atomistes grecs et les théologiens du *kalām*. Pour Démocrite et Épicure, les atomes revêtent différentes formes[191]. Pour les théologiens du *kalām* de la génération de Abū ʿAlī al-Ǧubbāʾī et à Abū al-Qāsim al-Balḫī, il est probable que la question de la forme des atomes ne se posait pas, étant donné que ces derniers n'avaient pas de magnitude[192]. En revanche, Ibn Mattawayh, au onzième siècle, défendra l'idée que l'atome « ressemble à un cube[193] ». De

190 Aristote, *GC*, I 8, 325b25–30, trad. M. Rashed, p. 40.

191 Simplicius, *Simplicii in Aristotelis De Caelo commentaria*, 294.33–295.36, in C. Taylor, *The Atomists : Leucippus and Democritus. Fragments. A text and translation with a commentary by C.C.W Taylor*, Toronto, 1999, pp. 70–71 ; voir aussi D. J. Furley, *Two Studies in The Greek Atomists*, Princeton, 1967 ; J. Salem, *L'atomisme antique*, Paris, 1997 ; W. K. C. Guthrie, *A History of Greek Philosophy*, vol. 2, Cambridge, 1965, pp. 392–396 ; A.A. Long et D. Sedley, *The Hellenistic Philosophers*, Cambridge, 1987, vol. 1, pp. 52–53.

192 Dhanani, *The Physical Theory of Kalām*, p. 117.

193 Dhanani, *The Physical Theory of Kalām*, pp. 113–117.

plus, les théologiens muʿtazilites et asharites des dixième et onzième siècles s'accordent sur l'idée que les atomes sont homogènes[194].

Disons-le d'emblée, al-Rāzī ne tranche pas clairement cette question de l'homogénéité ici, ni ailleurs dans le corpus connu, et nous sommes conduits à élaborer des hypothèses interprétatives. Dans la section 14, il a repris à son compte la présentation des atomistes par Galien, comme des défenseurs de l'idée que « le substrat premier de la génération et de la corruption [est] une substance une par le genre, numériquement multiple » (§9). Cependant, considérer que les atomes appartiennent à un genre unique signifie qu'ils appartiennent tous au genre de la matière, ou des corps, mais cela ne signifie pas forcément qu'ils ont la même forme. Dans la section 15, al-Rāzī décrit la génération des éléments en terminant par une référence aux solides platoniciens. Pour lui, les atomistes soutiennent tous que « la terre, l'eau, le feu, les astres et n'importe quel corps, sont composés de petits corps (*ağsām siġār*) qu'ils (i.e. les adversaires de Galien) nomment "corps premiers" (*ağsām uwal*) et "corps indivisibles" (*ağsām lā tatağazzaʾ*), selon différents modes de composition ». C'est grâce à ce mode spécifique de composition que chaque élément acquiert sa forme (*ṣūra*) propre (§1)[195] :

> [Ils disent aussi] que la composition primordiale de ces corps a lieu selon cinq types. L'un d'eux est propre au corps de l'orbe céleste, même si en lui-même, il est commun et différencié. Les quatre autres [modes] produisent les quatre éléments que sont le feu, l'air, l'eau et la terre. Chacun d'eux possède en propre [un mode] de composition de ces [atomes], au moyen duquel il acquiert la forme qui est la sienne, comme Platon le démontre, quand il dit que la composition du feu se produit à partir de triangles, et la composition de la terre à partir de cubes. Ils prétendent aussi que toute chose engendrée l'est à partir de ces [atomes], et que tout corps corruptible l'est en ces [atomes].

Al-Rāzī inscrit ici clairement la théorie de la génération des éléments qu'il décrit sous le patronage de l'atomisme géométrique du *Timée* 53c–55d. Dans le *Timée*, le composant indivisible est constitué par les triangles formant la base de tous les solides. À partir d'une matière et de deux formes basiques, le triangle rectangle isocèle et le triangle rectangle scalène, le démiurge forme cinq types de solides, qui correspondent chacun à un élément. Dans le *Compendium*, Galien rend compte de la génération des éléments au dixième chapitre[196].

---

194 Dhanani, *The Physical Theory of Kalām*, pp. 117–121.

195 Al-Rāzī, *Doutes*, p. 109.

196 *Galeni Compendium Timaei Platonis*, p. 15. Dans le *Timée*, Platon précise que les astres sont composés selon un cinquième mode (55c).

> Après que Platon a expliqué dans ce passage que toutes les choses engendrées possèdent une espèce (*naw*ʿ) intelligible, il a divisé ensuite les espèces du feu, de l'eau, de la terre et de l'air, et il a dit : l'espèce du feu est la forme pyramidale (*al-šakl al-nārī*), l'espèce de la terre est la forme cubique, l'espèce de l'eau est la forme qui possède vingt côtés, et l'espèce de l'air est l'octaèdre la forme qui possède huit côtés.

Le premier type de composition dans l'ordre de présentation d'al-Rāzī est celui de l'orbe céleste. Al-Rāzī explique que ce type est « propre à l'orbe céleste, même si en lui-même, il est commun et différencié ». La composition de l'orbe est commune, car elle correspond à la composition du tout. Dans le *Compendium*, Galien explique ainsi que la cinquième composition est « créée pour le monde dans son ensemble » (*ǧuʿilat li-al-ʿālam bi-ağmaʿihi*[197]). Qu'en est-il du second qualificatif, « différencié » ? Dans les manuscrits des *Doutes*, le mot présente une graphie peu claire, qu'on pourrait lire comme *mutafannan*, « diversifié[198] ». Abū al-ʿAlāʾ donne pour sa part la leçon *mutaʿayyan*, « différencié ». Je comprends la phrase ainsi : la composition propre à l'orbe est propre au corps de l'orbe céleste, mais elle est différenciée dans chacune des sphères célestes. En effet, chaque sphère céleste possède une composition propre. Cette idée pourrait avoir son origine dans le *Timée*, où les sphères façonnées par le démiurge sont des vivants (38e). On retrouvera cette idée chez Faḫr al-Dīn al-Rāzī notamment. Ainsi, dans le *Livre des recherches orientales sur les choses divines et naturelles*, il explique que la composition des sphères, correspondant à la « cinquième composition », est une par le genre, mais non par l'espèce : en effet, la nature de chaque sphère est différente de la suivante[199]. Je choisis la leçon *mutaʿayyan* qui me semble transmettre plus exactement le fait que chaque sphère céleste est particulière.

On sait que les atomes d'al-Rāzī sont des corps et qu'ils possèdent une forme. Mais il est difficile de savoir s'ils ont tous la même forme, ou des formes différentes. S'ils sont tous de même forme, c'est la composition qui crée les solides, sur la base desquels se différencient les éléments. S'ils ont des formes différentes, alors la différenciation s'opère également au niveau des atomes eux-mêmes. En disant que ce qui advient en premier, ce sont cinq modes de composition des atomes et que les éléments acquièrent leur forme à travers leur mode de composition respectif, al-Rāzī semble indiquer que la

197 *Galeni Compendium Timaei Platonis*, p. 15.

198 Il est tentant de lire ici une référence au passage 40a du *Timée*, dans lequel Platon explique que l'espèce divine est distribuée (*neimas*) en cercle dans tout le ciel, en une broderie (*pepoikilmenon*). Ce passage n'est pas repris par Galien dans le *Compendium*. Il faudrait donc supposer qu'al-Rāzī avait un autre accès au *Timée*.

199 Faḫr al-Dīn al-Rāzī, *Livre des recherches orientales sur les choses divines et naturelles*, Hyderabad, 1924, t. 2, p. 84.

différenciation entre les éléments se produit au niveau la composition, et non au niveau des atomes eux-mêmes, qui pourraient alors demeurer homogènes. De plus, le §14 indique que les éléments diffèrent selon la proportion de vide entre les atomes. Le critère de la densité est également présent dans plusieurs fragments ou témoignages du corpus rāzīen[200]. Ainsi, dans les traités *Sur la science divine*[201] et *Sur la matière*[202], la différence entre les éléments est ainsi entièrement expliquée par la proportion de plein et de vide qui les caractérise.

Pourtant, est-ce la seule voie de différenciation entre les éléments ? Immédiatement après avoir mis la génération des éléments sur le compte de la composition des atomes, al-Rāzī ajoute que « la composition du feu se produit à partir de triangles, et la composition de la terre à partir de carrés », en faisant référence à Platon. Cette précision semble indiquer que la différenciation entre les éléments se produit à la fois au niveau de la composition, et au niveau des solides eux-mêmes. Le mode de composition serait alors dépendant de la forme des atomes elle-même : la forme cubique permet par exemple qu'aucune part de vide ne s'immisce.

Que penser alors de la transmutation des éléments les uns dans les autres ? Ne réclame-t-elle pas l'homogénéité des atomes? À plusieurs endroits de cette section, al-Rāzī répète que la spécification des éléments est fonction de la densité de la composition (§14, §17). De plus, lorsqu'il énumère les éléments, al-Rāzī suit le plus souvent l'ordre ascendant, du plus subtil au plus dense : feu-air-eau-terre. De plus, si les atomes sont les plus petites choses existantes, ne doivent-ils pas avoir la même taille ?

On peut tenter de résoudre cette tension en revenant au *Compendium :* dans le passage que nous avons cité, la forme elle-même provient de la composition, et non des atomes. Dans ce cas, la forme cubique de la terre proviendrait de la composition des atomes en cubes, et la forme pyramidale du feu proviendrait de la composition des atomes en pyramides. Les atomes peuvent donc rester homogènes[203].

200 Voir par exemple Al-Rāzī, *Opera philosophica*, p. 218.
201 Al-Rāzī, *Opera philosophica*, p. 172.
202 Al-Rāzī, *Opera philosophica*, pp. 218–224.
203 Dans le chapitre sur la matière de son livre à paraître consacré à al-Rāzī, Peter Adamson attire l'attention sur un fragment transmis par Faḫr al-Dīn et attribué par Paul Kraus à al-Rāzī (voir *Opera philosophica*, p. 218). Faḫr al-Dīn y explique que pour les tenants de l'atomisme, il n'y a aucune part de vide dans l'élément « terre ». Dans ce cas, il est inévitable de considérer que les atomes de terre – et peut-être tous les atomes – ont par eux-mêmes une forme cubique. Cependant, ce serait un coup de force d'importer cette interprétation dans le passage des *Doutes*, pour deux raisons. Tout d'abord, dans cette section, al-Rāzī décrit la théorie atomiste des adversaires de

2) Les atomes sont-ils indivisibles matériellement ou conceptuellement, ou seulement matériellement ?

Pour les adversaires de Galien – selon al-Rāzī –, les atomes sont indivisibles (*lā tataǧazza'*) et inséparables (*lā tanqasim*), à part dans l'imagination abstraite (*bi-al-wahm*) (§2). Ils ne peuvent être dissous, mais peuvent seulement combinés les uns avec autres (§3). Qu'entend al-Rāzī par la division des atomes « dans l'imagination abstraite » ? La suite du texte nous éclaire : cette division est synonyme de division mathématique. Au §8, al-Rāzī reproche en effet à Galien d'avoir transféré la division du « corps mathématique » – la figure – au corps matériel. Il qualifie alors la division de la figure géométrique d'imaginée (*wahmī*) et de conceptuelle (*mutaṣawwar*), et l'oppose à la division en acte (*bi-al-fiʿl*) du corps matériel.

L'indivisibilité conceptuelle des atomes chez les atomistes anciens fait l'objet de nombreux débats[204]. Pour Épicure, les *minima* ne sont pas divisibles, même conceptuellement, car ils n'ont pas de parties distinctes. Cependant, les atomes sont divisibles conceptuellement[205]. Un certain nombre de sources arabes ont gardé la trace de cette divisibilité conceptuelle (*al-qisma al-wahmīya*) chez Démocrite[206]. Al-Rāzī a recours à deux arguments pour montrer que les atomes sont indivisibles matériellement. D'abord, ils ne peuvent pas être divisés car aucune chose matérielle n'est assez petite pour opérer en eux une séparation (§2[207]).

> La première[208], c'est qu'il n'existe aucune chose matérielle qui, quand elle entre en contact avec l'un de ces [atomes], est telle qu'elle est plus petite qu'eux et que eux sont en surplus sur elle, de telle manière qu'il soit possible qu'il se produise en eux, à cause d'elle, une partition, car ils constituent l'extrême de la petitesse pour la chose matérielle.

Galien, sans la reprendre explicitement à son compte. En second lieu, dans les *Doutes*, comme ailleurs dans le corpus rāzīen, il différencie la densité et la subtilité dans les éléments en termes de plus et de moins, et n'exclut pas complètement le vide de la terre.

204 Sur ces débats, voir notamment C. C. W. Taylor, in *The Atomists*, pp. 76–79 pour les fragments, et pp. 164–171 pour le commentaire ; I. M. Bodnár, « Atomic Independence and Indivisibility », *Oxford Studies in Ancient Philosophy*, 16, Supplement (1998), 35–61.

205 C. C. W. Taylor, *The Atomists*, p. 78.

206 Voir Ibn Sīnā, *Al-Šifā'. Al-Ṭabīʿīyāt*, vol. 1: *al-Samā' al-ṭabīʿī*, éd. Zā'id, Le Caire, 1983, pp. 184–185 ; Faḫr al-Dīn, *Questions suprêmes*, partie 6, art. 1, *faṣl* 6, p. 62.

207 Al-Rāzī, *Doutes*, p. 109.

208 i.e. la première raison de l'indivisibilité.

Là encore, l'origine de cet argument semble devoir être cherchée du côté du *Timée*. En effet, en 56b–61b, la dissolution des éléments est expliquée par la dislocation des solides sous l'effet d'un solide dont les faces sont plus petites et qui est plus aigu. Or, le feu est le plus coupant et le plus aigu de tous les solides. Pour cette raison, seul le feu peut disloquer la terre condensée, l'eau comprimée, ou encore l'air (s'il n'est pas fortement comprimé). Dans le *Compendium*, Galien reproduit l'argument de Platon en ce qui concerne les corps composés de terre et d'eau, et on retrouve dans la traduction arabe la racine m-s-s[209] :

> Puis, il parle des choses qui sont des mélanges de terre et d'eau : celles qui possèdent moins d'eau que de terre appartiennent au genre du verre et de toutes les pierres qui peuvent être fondues. Celles qui contiennent plus de parties d'eau que de parties de terre correspondent aux corps qui sont équivalents à la cire et aux corps qui émettent une fumée parfumée. Seul le feu dissout toutes ces choses, car les interstices que comporte la terre sont très comprimés et compressés au plus haut point à cause de l'eau, et l'eau ne peut pas les faire fondre. Ainsi, seul le feu peut pénétrer à l'intérieur de ces [choses]. En effet, l'eau ne peut pas pénétrer à l'intérieur des corps qui se trouvent dans cet état, lorsqu'elle entre en contact avec eux (*māssahā*) de l'extérieur, mais elle peut seulement couler tout autour en cercle.

L'impossible séparation évoquée par al-Rāzī semble donc bien faire référence au processus de dissociation sous l'effet de solides plus petits et plus tranchants que décrit Platon dans le *Timée*, auquel al-Rāzī a pu avoir accès, au moins via le *Compendium*, sinon par d'autres sources. L'idée que la petitesse des atomes les rend indivisibles est également présente chez Galien, mais il ne fait pas référence à ce processus de dissociation. Ainsi, dans *Hipp.Elem.*, Galien explique que les atomistes ont donné différents arguments pour expliquer l'impassibilité des atomes : pour Épicure, les atomes sont impassibles en raison de leur dureté, qui les empêche de se briser. Pour Diodore et Leucippe, les atomes sont tellement petits qu'ils ne sauraient se diviser[210]. La mention de Diodore a été rajoutée dans les manuscrits grecs à partir de la tradition arabe[211]. C'est sûrement une erreur. D'après moi, il faut lire Démocrite à la place de Diodore. En effet, comme l'explique Simplicius dans son commentaire du traité *Du Ciel*, c'est la petitesse des atomes et le fait qu'ils sont sans

209 *Galeni Compendium Timaei Platonis*, p. 17.

210 *Hipp.Elem.*, éd. Salīm Sālim, Le Caire, 1986, p. 17, l. 10–11, et Simplicius, *Simplicii in Aristotelis Physicorum libros quattuor priores commentaria*, éd. H. Diels, *CAG*, t. IX–X, Berlin, 1882–1895, 925. 10–22. Voir Aristote, *GC*, I 8, 325a30.

211 *Hipp.Elem.*, éd. Ph. De Lacy, p. 62, l. 7.

partie qui expliquent leur immutabilité selon Leucippe et Démocrite. Simplicius attribue ainsi aux disciples de Démocrite l'argument suivant[212] :

> Ils niaient la division, car ils disaient que ce qui se présente à nous comme une division n'est que la séparation d'un corps et d'un autre avec lequel il était en contact.

On trouve une variante de cet argument chez les théologiens du *kalām*, et notamment Ibn Mattawayh. Ainsi, ce dernier explique l'indivisibilité des atomes par l'adhésion (*taʾlīf*) des atomes les uns aux autres dans son premier argument : lorsque l'adhésion qui existe entre eux est épuisée par la séparation, les atomes demeurent des entités qui ne peuvent pas être divisées plus avant[213]. Dans le traité *Sur la matière*, al-Rāzī décrit également les atomes comme n'ayant pas de partie[214] :

> Il est impossible qu'aucune de ces [parties indivisibles] possède une magnitude telle qu'il puisse exister une magnitude plus petite que celle que possède [la partie indivisible]. En effet, si la partie de matière (i.e. l'atome) possédait une partie, alors la partie elle-même (i.e. l'atome) serait un corps composé, et la matière ne serait pas simple. Mais la matière (*hayūlā*) qui constitue le matériau (*mādda*) des corps est simple.

Le second argument d'al-Rāzī en faveur de l'indivisibilité est fondé sur le principe au cœur du projet des Éléates, à savoir que rien ne vient à l'existence, et rien ne disparaît. Comme les atomes sont les plus petites choses matérielles qui puissent exister, leur division signifierait leur destruction. Or, cela n'est pas possible.

3) Les atomes sont-ils doués de sensation?

Al-Rāzī reprend au §5 l'argument central de *Hipp.Elem.* Pour Galien, Hippocrate a clairement montré qu'il ne pouvait pas y avoir un seul type d'élément, car en ce cas, l'homme ne pourrait jamais ressentir la douleur. Son raisonnement est le suivant : les atomistes s'accordent pour dire que les éléments sont numériquement plusieurs mais uniques « par le genre et par la puissance[215] ». Ils n'ont aucune qualité (ils ne sont ni jaunes, ni rouges, ni amers, ni sucrés), et sont séparés par le vide ou combinés[216]. C'est seulement

212 Simplicius, *Simplicii in Aristotelis De Caelo commentaria*, III 4, éd. J. L Heiberg, CAG, t. VII, Berlin, 1894, p. 609.17 ; Simplicius, *On Aristotle on the Heavens 3.1–7*, trad. angl. I. Mueller, Londres, 2009, p. 87.

213 Ibn Mattawayh, *Taḏkira*, éd. S. Luṭf et F. ʿAwn, Le Caire, 1975, pp. 163–164. Pour les théologiens muʿtazilites contemporains d'al-Rāzī, les atomes ne sont pas divisibles conceptuellement. Voir A. Dhanani, *The Physical Theory of Kalām*, pp. 121–123.

214 Al-Rāzī, *Opera philosophica*, p. 220.

215 *Hipp.Elem.*, 2.6, I.416 K. = 58 De Lacy.

216 *Hipp.Elem.*, 2.11, I.417–418 K. = 60 De Lacy.

par le biais de cette interaction entre eux et avec le vide que naissent les corps, ainsi que leurs affections et leurs sensations[217]. Or, selon Hippocrate, si tout se passait ainsi, les hommes ne ressentiraient jamais aucune douleur, car pour ressentir de la douleur, il faut avoir une nature capable d'être altérée et de sentir. Or, les atomes ne peuvent subir d'altération et ne sont pas dotés de sensation.

Au §12, il revient à l'exemple utilisé par Galien[218]. Supposons un homme piqué avec une épingle. Un atomiste dira que l'épingle ne peut pas altérer un atome, mais peut seulement séparer deux atomes. Or, si aucune partie n'est affectée, comment le tout (l'homme) pourrait-il l'être[219] ? Galien refuse la possibilité qu'apparaisse, par le biais d'une première qualité, une qualité d'un genre différent de la première[220]. Comme la sensation est une sorte d'altération, elle émane de la capacité de la chose à être altérée, de même qu'une maison composée de briques et de tuiles acquiert une forme oblongue que ne possèdent pas ses matériaux[221]. Mais ce qui n'est pas capable d'altération ne peut être doté de sensation, de même que la maison composée de matériaux rouges ne peut être noire. Les éléments forment les ultimes composantes des corps, et interviennent à la base des trois stades de composition du corps humain : les parties homéomères, les parties organiques et enfin le corps tout entier. Donc, que l'on pose que les éléments sont des atomes ou que l'on dise qu'il s'agit du feu, de l'eau et de l'air, si ces éléments ne peuvent être altérés, alors aucune sensation n'est possible. Or, une chose ne peut être altérée que par une autre chose, dotée de qualités différentes. S'il n'existait qu'un seul type d'élément, elle ne pourrait jamais être altérée, car il n'y aurait rien qui puisse altérer son état[222]. Dès lors, s'il n'y avait qu'un seul élément, la médecine elle-même n'existerait pas, car il n'y aurait, finalement, qu'une seule maladie, qui ne pourrait être altérée par aucun remède[223].

La réponse d'al-Rāzī est inédite chez les atomistes anciens, et porte la marque du platonisme : il pose, aux côtés du vide et des atomes, une âme

---

217 *Hipp.Elem.*, 2.17, I.418 K. = 62 De Lacy.
218 *Hipp.Elem.*, 2.24–25, I.421–422 K. = 64 De Lacy.
219 *Hipp.Elem.*, 2.25, I.421–422 K. = 64 De Lacy.
220 *Hipp.Elem.*, 3.8, I. 428 K. = 70 De Lacy ; Voir Hankinson, « Philosophy of Nature », p. 213.
221 *Hipp.Elem.*, 3.9–10, I.428–429 K. = 70–72 De Lacy.
222 *Hipp.Elem.*, 3.27, I.433 K. = 76 De Lacy.
223 *Hipp.Elem.*, 3.43, I.437 K. = 80 De Lacy.

séparée, dotée de sensation[224]. Aux §5, 11, 12 et 13, il distingue la sensation, qui suppose la présence d'une âme, et l'altération. Les trois modes de composition du corps (§11) désignent la composition des atomes en éléments (premier niveau), des éléments en parties homémoères (second niveau), et des parties homéomères en parties organiques (troisième niveau). Ces trois niveaux seront explicitement décrits au §14. Le fait que les atomes ne peuvent pas subir de dissolution, mais peuvent seulement être combinés, ne suffit pas à priver le corps composé de sensation et d'altération. Au §7, al-Rāzī souligne que Galien s'est contenté de répéter l'argument hippocratique de la douleur, en le déformant. En effet, cet argument, dans le traité *Sur la nature de l'homme* tout du moins, est dirigé contre une théorie moniste adoptée dans le domaine médical. Or, Galien en fait un argument contre l'atomisme en général, et contre Démocrite et Épicure en particulier[225]. Al-Rāzī saisit cette occasion pour remettre en question les limites du savoir philosophique nécessaire au médecin fixées par Galien : à partir du moment où l'examen des éléments naturels fait partie du savoir nécessaire au médecin, il en va de même pour l'ensemble de la science naturelle, et même de la métaphysique. Or, c'est bien ce programme métaphysico-médical qui forme la base du *Timée*, telle qu'il est reçu par al-Rāzī. Sa solution au problème posé par Galien, fondée sur la combinaison entre une conception atomiste de la matière et l'existence de l'âme, fait ainsi du Platon du *Timée* l'adversaire atomiste le plus sérieux à Galien.

3. *L'ontologie des qualités.*

La réponse à l'argument de la douleur fournit à al-Rāzī l'occasion d'un premier développement sur l'altération (section 15, §13), telle que la comprennent les adversaires atomistes de Galien. Chaque chose composée aspire à « défaire » la composition opposée à la sienne, et à la transformer pour la rendre semblable à celle-ci. Pour y parvenir, elle emploie une puissance qui lui advient à travers sa composition. Al-Rāzī approfondit ici le lien qu'il a déjà exposé au §9 entre le composé et son compositeur : c'est le démiurge qui fait advenir les puissances dans les corps par la composition. La seule

224 Al-Rāzī donne une version condensée de cette solution se trouve dans le *K. al-Muršid*, où al-Rāzī fait d'ailleurs référence aux *Doutes*. Voir al-Rāzī, *K. al-Muršid*, éd. A. Z. Iskandar, *Revue de l'Histoire des manuscrits arabes* 7 (1961), aph. 10, p. 20, l.11–p. 21, l. 3

225 Pour un étude de l'inflexion de l'argument hippocratique chez Galien, voir Leith, « Galen's Refutation of Atomism », 216–218.

puissance naturelle que ceux-ci possèdent en propre est la puissance de dislocation, qui constitue un résidu irréductible. Pour illustrer la puissance de dislocation exercée par une composition sur une autre opposée à elle, al-Rāzī donne l'exemple du feu, qui est l'élément le plus mobile dans le *Timée*.

L'étude de l'altération le conduit à aborder une notion fondamentale à la fois pour Galien et pour lui, celle du mélange (*mixis* ou *krasis*) (§16) – à laquelle sera consacrée la section suivante. Galien défend une conception du mélange fondée sur l'altération aristotélicienne (telle qu'elle est présentée dans *Sur la génération et la corruption*), et son interprétation stoïcienne. Il parvient ainsi à une théorie du mélange total, qu'il oppose à la combinatoire atomiste. Dès lors, il n'est pas surprenant que le mélange constitue l'un des principaux lieux de la controverse entre Galien et al-Rāzī. Dans la théorie atomiste décrite par al-Rāzī, le mélange est indissociable de l'ontologie des qualités, qui adviennent uniquement par la composition des atomes. Au §10, al-Rāzī reproche à Galien d'avoir renoncé à expliquer comment adviennent les qualités[226].

> Or, même s'il a renoncé à entrer dans toute [cette discussion], et s'il est passé dessus rapidement en raison des nombreux doutes qu'il avait à ce sujet et de la difficulté que ce problème représentait pour lui, il ne doit pas expurger [l'exposé de] ceux qui ont travaillé sur ce sujet, et qui ont dit les choses les plus sages humainement possibles.

Galien n'a pas besoin d'expliquer d'où viennent les qualités, à partir du moment où elles sont pour lui des principes au même titre que le substrat premier. Dans *Hipp.Elem.*, il explique ainsi que les quatre éléments proviennent de l'association du substrat premier et des qualités dont il est lui-même exempt. Ce serait dès lors un faux-sens de comprendre l'expression « et il (i.e. Galien) établit clairement comment elles adviennent » au §10 comme une allusion à une quelconque ontologie des qualités premières chez Galien. Al-Rāzī reprend simplement la distinction faite par Galien entre le substrat premier, qui existe de toute éternité et n'admet pas la génération et la corruption, et ce qui advient (*yaḥduṯu fīhi*), à savoir les qualités. Ainsi, il est question ici de la venue des qualités dans le substrat premier, et pas en soi. Il fait référence au passage 6.39–40 de *Hipp.Elem.*, dans lequel Galien distingue l'élément et le principe. Les quatre éléments résultent de l'association du susbtrat premier avec les qualités que sont le chaud, le froid, le sec et l'humide.

226 Al-Rāzī, *Doutes*, p. 119.

L'ontologie atomiste des qualités permet à al-Rāzī d'expliquer chimiquement comment certaines substances, simples (*basīṭ*) en apparence, sont en réalité composées (*murakkab*)[227]:

> Tous les corps composés ne laissent pas apercevoir leur composition à l'œil nu, à moins qu'ils ne soient combinés, comme le chaton et la bague, ou le fer et la flèche. Mais ceux qui sont mélangés, nous connaissons [leur composition] par le raisonnement, sans perception immédiate. C'est le cas de l'oxymel et de la céruse, et de tout ce que nous voyons devant nous comme un, alors qu'il est en réalité composé à partir de deux [éléments] ou plus.

Ces substances naturellement composées ont des qualités contraires, bien qu'elles semblent homogènes au goût et à l'odeur, par exemple[228]. C'est le cas du vinaigre (voir section 17, §1). Dans *Sur les simples*, Galien décrit le vinaigre comme une substance leptomère, qui pénètre facilement à l'intérieur du corps[229]. Mais il ne parvient pas à expliquer comment le vinaigre peut être doté de puissances contraires, car selon lui, contrairement au lait, le vinaigre ne peut être décomposé (section 17, §2). Dans *Sur les pouvoirs des aliments*, Galien fait du lait, le paradigme des aliments qui sont par nature composés. Sa nature composée explique pourquoi, même quand il est d'excellente qualité, il lui arrive d'avoir un effet acidifiant, et en même temps de produire des éructations graisseuses, étant composé à la fois de petit-lait (partie acide) et de caillé (partie graisseuse)[230].

Al-Rāzī répond à Galien par des expériences qui permettent de séparer la partie ténue de la partie épaisse du vinaigre. Selon lui, il est possible de décomposer le vinaigre en deux substances distinctes, dotées de qualités spécifiques opposées, en utilisant la cornue et l'alambic[231]. L'une des composantes est froide, « légère » (*raqīq*), subtile (*laṭīf*), et a « la couleur et la consistance de l'eau de rose ». L'autre a la consistance des huiles, est tourbe (*ḫāṯir*), et « répandue en lui comme la lie dans le vin ». La cornue et l'alambic sont

227 Al-Rāzī, *K. al-Muršid*, aph. 60, pp. 35–36.

228 *Alim.Fac.*, VI.691 K.

229 Galien, *Kitāb al-Adwiya al-mufrada*, Escorial MS árabe fol. 793a, line 9.

230 Sur le petit-lait chez al-Rāzī, voir A. Das et P. Koetschet, « Two Pharmacological Texts on Whey by Abū Bakr Muḥammad ibn Zakarīya al-Rāzī », *JAOS* 137.1 (2017), 25–42.

231 Sur ce processus de distillation, voir M. Katouzian-Safadi, « La cornue et l'alambic, instrument d'analyse et de preuve dans les *Doutes sur Galien* de Rāzī », in R. Morelon et A. Hasnawi (éds.), *De Zénon d'Élée à Poincaré: recueil d'études en hommage à Roshdi Rashed*, Louvain, 2004, pp. 377–390 (p. 380).

deux instruments qui semblent avoir été utilisés dès l'Antiquité tardive et par les alchimistes arabes[232].

III. La nature, entre téléologie et mécanisme.

1. *Le vide et l'attraction.*

Il est important pour al-Rāzī de répondre à Galien au sujet de l'existence du vide interstitiel, afin d'imposer sa propre théorie de la matière. À la discussion sur le substrat (section 3) succède ainsi une discussion sur l'existence du vide (section 4[233]). Là encore, les *Doutes* nous offrent des informations de première main sur la philosophie naturelle d'al-Rāzī. Celles-ci s'ajoutent aux fragments transmis par ses adversaires. Ainsi, dans son traité *Sur les cinq principes*, al-Rāzī défend l'existence d'un vide « en soi », conçu comme lieu-réceptacle des corps et indépendant de ces derniers, qu'il nomme l'espace absolu (*makān muṭlaq*) ou le vide (*ḫalāʾ*[234]). Cette forme primordiale de vide est définie comme une « extension (*buʿd*) dans laquelle ne se trouve aucun corps, et dans laquelle peut se trouver un corps, tandis que le lieu est la surface partagée entre le contenu et contenant[235] ».

Je fais l'hypothèse que là encore, comme dans la partie du livre quatre consacrée au problème de l'éternité du monde, la discussion sur le vide dans *DD* se situe sur un plan épistémologique : il est question de ce qui est évident par soi, et de ce que la connaissance rationnelle peut saisir grâce à des preuves empiriques. En effet, la première question que soulève Galien est celle de savoir si le vide est sensible, et si son existence est évidente par elle-même (§1). En comparant le vide et le temps, Galien fait sans doute référence à l'exposé qu'il a tenu au livre huit de *DD*, attesté par Thémistius[236] : Galien oppose alors à la définition aristotélicienne du temps, qui mobilise des

---

232 Voir Zosimos, *Perì thoû theíou húdatos* (*On Sacred Water*), in *Collection des anciens alchimistes grecs*, vol. 2, éd. M. Berthelot and Ch.-É. Ruelle, Paris, 1888, p. 141.

233 Sur le vide chez Galien, voir P. Adamson, « Galen on Void », in Adamson, Hansberger et Wilberding (éds.), *Philosophical Themes in Galen*, 197–211. Sur les différentes doctrines du vide dans l'Antiquité, voir R. Sorabji, *Matter, Space, and Motion: Theories in Antiquity and their Sequel*, Ithaca, 1988.

234 Al-Rāzī, *Opera philosophica*, p. 197.

235 Al-Rāzī, *Opera philosophica*, p. 198. Sur la notion de vide chez al-Rāzī, voir A. Dhanani, *The Physical Theory of Kalām*, p. 72.

236 *Themistii in Aristotelis Physica paraphrasis*, éd. H. Schenkl, Berlin, 1900, p. 144 et p. 149.

notions non-temporelles, l'idée que le temps est « évident par soi[237] ». Comme Riccardo Chiaradonna l'explique, « l'objection de Galien prenait place au sein d'une discussion consacrée à la définition, dont le but était de montrer qu'il existe des entités primitives et manifestes (dont le temps) qu'il n'est ni nécessaire ni possible de définir[238] ». Dans un passage du traité *Sur les jours critiques* (*Di.Dec.*, IX.761–941 K.), Galien s'oppose également aux physiciens qui entendent fournir une définition et une explication de ce qui est évident par soi, car ils font le jeu des sceptiques[239]. D'après le compte-rendu de Ḥunayn, il semblerait que les philosophes arabes n'aient pas eu à leur disposition le livre huit de *DD*[240].

De quelle conception du vide s'agit-il ici ? Dans son commentaire, Abū al-ʿAlā identifie les adversaires de Galien avec les atomistes, partisans de l'idée que le vide existe et qu'il est « le lieu rendant possible le mouvement des corps qui le traversent[241] ». Un peu plus loin, il cite le nom de Démocrite au sujet de la thèse selon laquelle l'air est composé de parties indivisibles mobiles et de vide[242]. Puisque les atomes n'occupent pas l'ensemble de l'espace, ils peuvent se mouvoir dans les interstices laissés vacants entre eux. L'existence du vide n'étant pas évidente par soi, non plus que sa non-existence, reste donc pour Galien à infirmer l'argument des atomistes fondé sur le mouvement. Il faisait peut-être référence ici à la réfutation du vide comme condition du mouvement menée par Aristote en *Physique* IV 6–9[243] : le vide comme cause du mouvement selon le lieu (transport et accroissement) est le premier des quatre arguments attribués aux partisans de l'existence du vide par Aristote (*Physique* IV 213b4–15).

L'argumentation de Galien au livre quatre de *DD* doit être replacée dans le contexte dialectique du traité. L'expérience que cite al-Rāzī réfute l'existence du vide interstitiel (§2) : l'air ne saurait être constitué de vide et d'atomes qui s'y meuvent, car si c'était le cas, la colonne de la seringue ne devrait pas être stoppée net lorsque l'on obstrue l'orifice de la seringue. En

237 Sur ces passage, voir P. Adamson, « Galen and al-Rāzī on Time », pp. 2–4.

238 R. Chiaradonna, « Le traité de Galien *Sur la démonstration* », p. 73.

239 *Di.Dec.*, 1.5. Pour une interprétation de ce passage mise en perspective avec *DD*, voir M. Havrda, « The Purpose of Galen's Treatise *On Demonstration* », pp. 285–286.

240 Voir plus haut, p. XXXI.

241 Abū al-ʿAlāʾ, *Solution*, fol. 5b, l. 14. Sur la compréhension du vide comme condition du mouvement, voir par exemple Épicure, *Lettre à Hérodote*, in Épicure, *Lettres et maximes*, éd. et trad. M. Conches, Paris, 2009, p. 101 : « Si n'était pas ce que nous appelons vide, espace ou nature intangible, les corps n'auraient pas où être ni à travers quoi se mouvoir, comme nous voyons qu'ils se meuvent ».

242 Abū al-ʿAlāʾ, *Solution*, fol. 6a, l. 18.

243 Aristote, *Physique* IV 6–9, 214a30–217b28.

effet, l'air dans la seringue devrait alors se compresser devant l'avancée de la colonne, qui deviendrait de plus en plus difficile. Cette expérience montre, selon Galien, que l'air est un corps continu. Galien ne trouve pas cette expérience chez Aristote, qui l'aurait sans doute désavouée au même titre que les expériences d'Anaxagore et de ceux dont la réfutation consiste à montrer « que l'air est quelque chose » (*Physique* IV 213a32).

Dans deux autres fragments, transmis respectivement par Thémistius et Simplicius[244], Galien défend l'idée que le vide peut être conçu comme extension séparée[245] :

> Supposons, dit Galien, que lorsqu'on extrait l'eau d'un récipient, aucun autre corps ne prenne sa place : il demeurera alors une extension entre les surfaces du récipient.

Dans *Nat.Fac.* également, il accorde au vide hypothétique, conçu comme extension séparée, une force d'attraction, sur le modèle du remplacement de ce qui est en train d'être évacué, qui règne dans certains phénomènes physiologiques[246].

Ces deux idées, celle de la réfutation du vide interstitiel et celle de la force d'attraction exercée par le vide hypothétique, ne sont pas contradictoires. Certes, dans ce passage de *DD*, il est probable que Galien renvoie dos-à-dos les tentatives infructueuses pour établir ou réfuter l'existence du vide extra-mondain. L'existence du vide extra-mondain, ou sa non-existence, demeure impossible à démontrer car, comme Galien le souligne ici, ce vide n'est pas objet de sensation. Cela étant, parmi les tentatives qui ont été faites pour établir ou réfuter son existence, Galien semble apporter un intérêt particulier aux preuves empiriques, comme dans la section sur l'éternité du monde. Dans le cas des fragments transmis par Thémistius et Simplicius, il s'agit ainsi d'une expérience de pensée reposant sur le sensible. Certaines hypothèses au sujet du vide sont validées, comme dans le fragment sur le vide hypothétique transmis par Simplicius. D'autres sont invalidées, comme le vide interstitiel défendu par les atomistes.

La réponse d'al-Rāzī comporte deux volets. Tout d'abord, il critique la stratégie argumentative de Galien. Pour lui, si 1) Galien comprend le vide sur le modèle du lieu (*qad ʾaḫraǧa qawluhu hāhunā al-ḫalāʾa maḫraǧa al-makāni*) – ce qui correspond au cadre conceptuel fixé par les atomistes, qui définissent le vide comme « le lieu qui rend possible le mouvement des corps

244 Thémistius, *Themistii in Aristotelis Physica paraphrasis*, 114.7–12 ; Simplicius, *Simplicii in Aristotelis Physicorum libros quattuor priores commentaria*, p. 573.

245 Simplicius, *Simplicii in Aristotelis Physicorum libros quattuor priores commentaria*, p. 573.

246 Voir par exemple *Nat.Fac.*, 3.13, II.204 K.

qui le traversent » –, et si 2) l'existence du lieu a la même force d'évidence que celle du temps, alors 3) Galien est forcé de reconnaître au vide la même existence que celle que possède le lieu.

Al-Rāzī attribue à Galien la caractérisation du temps comme « substance » (*ǧawhar*). Comme l'explique Peter Adamson, cette simple mention ne suffit pas à attribuer à Galien la théorie selon laquelle le temps est une substance, dans *DD*[247]. En effet, la caractérisation comme substance pourrait être mise sur le compte de la traduction du grec vers l'arabe. Adamson cite un autre fragment, contenu dans une lettre écrite par le philosophe Ibn Abī Saʿīd al-Mawṣilī à Yaḥyā ibn ʿAdī, et dans lequel Alexandre d'Aphrodise attribue également à Galien l'idée que le temps est une substance dans sa *Réfutation de Galien sur le lieu et le temps*[248]. Or, Galien a pu caractériser le temps comme *ousia*, sans que ce terme désigne autre chose qu'*huparxis*, existence. C'est ce qui semble être le cas ailleurs, selon Riccardo Chiaradonna[249]. Le grec *ousia* est la plupart du temps traduit en arabe par le terme *ǧawhar*. Mais ce terme a un poids métaphysique plus fort qu'*huparxis*. C'est bien ce terme *ǧawhar* qu'emploient al-Rāzī et Ibn Abī Saʿīd al-Mawṣilī. Si on compare la conception galénique du temps esquissée dans ces fragments arabes avec celle qui émane du traité d'al-Rāzī *Sur le temps et le lieu*, on constate que le Galien arabe et al-Rāzī partagent une conception du temps proche : tous deux critiquent la définition aristotélicienne pour se rapprocher de l'approche du *Timée*, et faire du temps, entendu au sens absolu, une substance qui existerait par elle-même[250]. Al-Rāzī a ainsi sans doute trouvé dans *DD* un terrain favorable pour développer sa conception du temps, issue de son interprétation du *Timée*. Dans le traité *Sur les cinq principes éternels*, al-Rāzī distingue la durée absolue (*mudda*), et le temps déterminé par le nombre (*zamān*[251]). Il insiste sur le fait que l'existence du temps compris comme principe est nécessaire, indubitable, et subsiste dans l'intellect sans inférence, ni preuve ou démonstration[252].

À l'objection empirique de Galien contre le vide interstitiel (la colonne de la seringue est stoppée net par l'obstruction de l'extrémité), al-Rāzī

247 Pour cette question, voir P. Adamson, « Galen and al-Rāzī on Time », pp. 7–11.

248 Voir S. Pinès, « A Tenth-Century Philosophical Correspondence », *Proceedings of the American Academy for Jewish Research* 24 (1955), 103–136.

249 R. Chiaradonna, « Le traité de Galien *Sur la démonstration* », p. 63.

250 Al-Rāzī, *Opera philosophica*, pp. 304–305. Sur le temps dans le *Timée*, voir R. Brague, *Du temps chez Platon et Aristote*, Paris, 1982, pp. 27–31, et p. 43sq.

251 Al-Rāzī, *Opera philosophica*, p. 195.

252 Al-Rāzī, *Opera philosophica*, pp. 195, 198, 272. Sur la primauté épistémologique du temps chez al-Rāzī et pour l'ensemble de ces références, voir P. Adamson, « Galen and al-Rāzī on Time », p. 13.

répond que si la colonne de la seringue est stoppée net, c'est simplement en raison de la taille de la colonne, trop grosse par rapport aux interstices de vide. Il ajoute deux expériences qui visent à établir l'existence du vide interstitiel grâce au changement subi par l'air. Ces expériences font du vide, la condition de la condensation et de la dilatation, plutôt que du mouvement local. Dans la première expérience, on insuffle de l'air dans une carafe avant de la retourner dans l'eau. Dans la seconde, on vide une carafe d'une partie de l'air qu'elle contient, à l'aide d'une ventouse avant de la retourner dans l'eau. Dans les deux cas, l'air contenu à l'intérieur de la carafe a subi un changement, en devenant plus ou moins dense (§2). En effet, pour al-Rāzī, la densité à l'intérieur d'un corps dépend de la proportion de vide qu'il contient[253].

Ces expériences destinées à valider – ou invalider – l'existence du vide s'inscrivent dans la continuité d'une longue tradition dans les traités de philosophie naturelle de l'Antiquité et du Moyen-Âge[254]. La seconde expérience (celle de la carafe vidée de son air) est similaire à un argument opposé par Abū Hāšim al-Ǧubbā'ī[255], qui défend le vide interstitiel, à Abū al-Qāsim al-Balḫī[256]. A. Dhanani a montré que l'argument d'al-Balḫī semble être une variante d'un argument péripatéticien. En effet, Ibn Rušd attribue un argument similaire à Thémistius : on aspire de l'air hors d'une flasque avant de la retourner dans l'eau, et l'eau monte dans la carafe, car de l'air chaud provenant de notre respiration y a pris place, puis l'a quittée[257]. Le développement d'al-Rāzī s'inscrit dans le contexte de discussions sur le vide chez les théologiens du *kalām*[258], ainsi que chez les philosophes, comme le montre notamment la réfutation d'al-Fārābī[259].

---

253 Al-Rāzī, *Opera philosophica*, pp. 218–219.

254 Voir notamment D. J. Furley, « Summary of Philoponus' *Corollaries on Void and Place* », in R. Sorabji (éd.), *Philoponus and the Rejection of Aristotelian Science*, Ithaca/London, 1987, pp. 130–139 ; dans le même volume, D. Sedley, « Philoponus' Conception of Space », pp. 140–153. Pour la description de multiples expériences contre et en faveur de l'existence du vide à l'époque islamique, voir Faḫr al-Dīn al-Rāzī, *Questions suprêmes*, partie 5, art. 2, *fuṣūl* 5–6, pp. 155–177. Dans les fragments du traité *Sur la science divine*, al-Rāzī décrit d'autres expériences destinées à établir la force d'attraction exercée par le vide. Voir Al-Rāzī, *Opera philosophica*, p. 171.

255 Voir Dhanani, *The Physical Theory of Kalām*, pp. 85–86.

256 Voir Dhanani, *The Physical Theory of Kalām*, p. 74 (cinquième argument).

257 Pour ce parallèle, voir Dhanani, *The Physical Theory of Kalām*, p. 86.

258 Sur ces discussions, voir Dhanani, *The Physical Theory of Kalām*, pp. 73–89.

259 Al-Fārābī, « Al-Fārābī's article on vacuum », éd. et trad. angl. par Aydin Sayili, *Türk Tarih Kurumu Belletin* 15 (1951), 123–174 ; H. Daiber, « Fārābīs Abhandlung über das Vakuum : Quellen und Stellung in der islamischen Wissenschaftsgeschichte », *Der Islam* 60 (1983), 37–47.

La section des *Questions suprêmes* de Faḫr al-Dīn al-Rāzī consacrée aux arguments en faveur de l'existence du vide nous permet de reconstituer une version tardive de ces débats[260]. Tout d'abord, on y retrouve les deux expériences convoquées par al-Rāzī pour appuyer l'existence du vide interstitiel (§2)[261]. Le passage qui décrit l'expérience de la carafe dans laquelle on a insufflé de l'air, présente une proximité frappante avec les *Doutes*. En outre, Faḫr al-Dīn montre comment l'argument de la densification était utilisé par les partisans du plein. Il taxe le raisonnement fondé sur le remplacement de ce qui est évacué de circularité[262]. Son adversaire partisan du plein répond par la densification et la raréfaction (*bi-al-takāṯuf wa bi-al-taḫalḫul*), comprises ici comme un double avatar du remplacement de ce qui est en train d'être évacué[263].

> Les corps peuvent devenir plus ténus ou plus denses, et lorsqu'un corps se déplace hors d'une place, le volume [de la partie] de ce corps dans le côté qu'il a quitté

260 Sur la place de l'atomisme chez Faḫr al-Dīn al-Rāzī, voir ʿA. Setia, « Atomism Versus Hylemorphism in the *Kalām* of al-Fakhr [sic] al-Dīn al-Rāzī : a Preliminary Survey of the *Matālib al-ʿāliyya* », *Islam and Science* 4 (2006), 113–140.

261 Faḫr al-Dīn al-Rāzī, *Questions suprêmes*, partie 5, art. 2, *faṣl* 5, pp. 163–166 (argument six et argument huit).

262 Faḫr al-Dīn al-Rāzī, *Questions suprêmes*, partie 5, art. 2, *faṣl* 5, p. 157 : « Lorsque le corps se meut, on peut dire de l'endroit vers lequel il se meut 3.1. soit qu'il était vide avant que ce mobile ne se meuve vers lui, 3.2. soit qu'il était plein. Or, la première solution est ce qui est demandé. La seconde se divise en deux, car lorsque ce mobile se déplace vers lui, 3.2.1. soit le plein [je corrige al-*ḫalāʾ* en *al-malaʾ*] demeure à cet endroit, 3.2.2., soit il se déplace hors de lui vers un autre lieu. La première branche conduit à l'interpénétration (*tadāḫul*) des corps, ce qui est impossible. La seconde branche se divise en deux, car on peut dire 3.2.2.1. soit que ce plein se déplace vers le lieu où se trouvait ce mobile, et que ce mobile se déplace vers le lieu de ce plein, 3.2.2.2 soit que ce plein se déplace vers le lieu d'un autre corps. La première branche implique la circularité, car la validité du fait que ce mobile se déplace vers le lieu du plein est conditionnée par le fait que ce plein soit déplacé hors de ce lieu, et ce déplacement (du plein hors de ce lieu) est conditionné par l'évacuation de ce lieu par le mobile, et cette évacuation est conditionnée par le déplacement de ce mobile vers le lieu du plein. On tombe alors dans la circularité. La seconde branche consiste à dire que ce plein se déplace vers le lieu d'un autre corps. Il arrivera alors la même chose que dans le premier cas, et cela implique que l'ensemble du monde soit poussé en avant lors du mouvement du résidu, et l'intellect ne saurait l'accepter. Ainsi, il est établi que dire que le monde est plein conduit à l'une de ces branches absurdes, et donc, ce discours est absurde ».

263 De même, la traduction arabe du *Compendium* du *Timée* utilise le terme de *taḫalḫul*, raréfaction, pour expliquer la respiration. Voir *Galeni Compendium Timaei Platonis*, p. 26.

> augmente, et le volume [de la partie de ce corps] dans le côté vers lequel il se déplace diminue.

Cette compréhension de la densification est opposée à celle d'Abū Bakr al-Rāzī, pour lequel elle s'explique uniquement par la diminution de la proportion de vide. L'adversaire de Faḫr al-Dīn al-Rāzī appuie son argument sur le mouvement des poissons dans l'eau, qui fait se déplacer celle-ci. C'est exactement le même argument qu'on trouve sous la plume d'Abū al-ʿAlā répondant à Abū Bakr al-Rāzī. Comme chez ce dernier, l'argument de Faḫr al-Dīn est fondé sur l'impossibilité de l'interpénétration des corps[264].

Pour Abū Bakr non plus que pour Faḫr al-Dīn, le remplacement par ce qui est en train d'être évacué ne saurait être tenu pour équivalent à la force d'attraction du vide. À cet égard, le §10 de la section 16, qui parle de la pénétration transcutanée, offre un éclairage intéressant. Dans ce passage, al-Rāzī explique que grâce à leur dilatation, les veines attirent à elles, selon Galien, l'air et le poivre réduit en poudre. Il fait référence à un passage de *SMT* qui traite de la respiration cutanée (*diapnoē*), à cette différence près que dans ce passage, Galien ne parle que des artères, c'est-à-dire des veines pulsatiles[265].

> Non seulement elles (i.e. les artères) attirent l'air ou la vapeur, mais tout ce qui est facile à attirer et de texture ténue suit aisément le courant de la substance du pneuma.

Attirées par la dilatation des artères qui arrivent jusqu'à la surface de la peau, et transportées par l'air extérieur qui pénètrent alors en elles, les sub-

---

264 Faḫr al-Dīn al-Rāzī, *Questions suprêmes*, partie 5, art. 2, *faṣl* 5, p. 158 : « Pour que soit valide le fait qu'advienne le corps dans une place quittée, il faut que cette place soit vide, en raison de l'impossibilité de l'interpénétration des corps. Or, si le fait qu'elle soit vidée est conditionné par le fait que Dieu fasse advenir cette partie dans [cette place], alors le raisonnement est circulaire, ce qui est absurde. Il en va de même de l'argument fondé sur le fait de priver [du corps] la place sur le côté vers lequel le mobile se déplace, car cette privation est conditionnée par la non-existence du vide, et la non-existence du vide est conditionnée par le fait qu'advienne le corps qui se déplace dans cette place. Or, si nous rendons ce déplacement conditionné par le fait que cette place soit [auparavant privée [de corps], le raisonnement est circulaire, et notre réponse n'est pas différente, que nous disions que l'un des corps advient et que le second disparaît par le fait que Dieu fasse apparaître l'un et disparaître l'autre, ou que nous disions que le volume d'un corps augmente dans un des côtés, et diminue dans l'autre, en raison de la raréfaction et de la densification ».

265 *SMT*, 1.13, XI.402 K.

stances ténues accèdent alors à l'intérieur du corps[266]. Le poivre, pris comme exemple ici, apparaît à plusieurs reprises car il est très leptomère, comme l'explique Galien au début de *SMT* : si on applique sur la peau du poivre solide, on ne percevra aucune chaleur, mais si on l'applique sur la peau lorsqu'il a été réduit en poudre, et surtout si on le frotte, il produira une sensation de chaud[267]. Al-Rāzī met en doute que le poivre, même très finement réduit en poudre, puisse être attiré à l'intérieur des artères par leur dilatation.

La question du vide refait surface dans la section 14, à l'occasion d'un long développement sur l'attraction. En raison de l'opposition entre téléologie et atomisme, le débat sur l'utilité du mécanisme dans les processus physiologiques tels que la nutrition, apparaît dans *Nat.Fac.* en contrecoup d'une controverse plus vaste entre explication mécaniste et finaliste de la nature en général. Au premier livre, Galien attaque essentiellement Asclépiade, qu'il accuse de mépriser les faits les plus évidents afin de sauvegarder les éléments de base de son système. En cela, Asclépiade représente un danger plus grand encore qu'Épicure, qui reconnaît l'attraction. Galien se fonde sur l'exemple de la pierre d'aimant pour souligner ce qui le sépare de ses adversaires[268]. Le problème posé par la puissance d'attraction de la pierre d'aimant est classique dans l'Antiquité[269]. Selon Galien, Épicure entend convaincre ses lecteurs que des corpuscules s'échappent soudainement de la pierre magnétique et entrent en contact avec des corpuscules de fer, auxquels ils se rattachent par leurs extrémités crochues. Pour Galien, cette explication est absurde. En effet, les atomes de matière sont bien trop petits pour que, une fois émis à partir de la pierre d'aimant, ils parviennent à déplacer la masse de fer[270]. Le principal tort d'Épicure, selon lui, est d'avoir nié qu'il existe une puissance d'attraction d'un corps par un autre, et d'avoir expliqué tous les phénomènes d'attraction de manière mécanique.

À l'encontre d'Asclépiade (et des autres réductionnistes), Galien introduit le principe de « l'attraction de la qualité apparentée ». La grande erreur des réductionnistes serait d'avoir pensé que tous les mouvements des fluides

266 Sur la respiration cutanée et les substances leptomères, voir A. Debru, « Philosophie et pharmacologie : la dynamique des substances *leptomères* chez Galien », in A. Debru (éd.), *Galen on Pharmacology. Philosophy, History and Medicine*, Leyde, 1997, p. 96.

267 *SMT*, 1.11, XI.398 K.

268 *Nat.Fac.*, 1.14, II.44–56 K.

269 Sur la pierre d'aimant dans l'Antiquité, voir A. Radl, *Der Magnetstein in der Antike. Quellen und Zusammenhänge*, Stuttgart, 1988 ; R. Halleux, *Le problème des métaux dans la science antique*, Paris, 1974.

270 *Nat.Fac.*, 1.14 (Daremberg II.237).

dans le corps pouvaient être réduits à des principes mécaniques tels que celui du « remplacement de ce qui est en train d'être évacué[271] ». Ces principes mécaniques, selon Galien, sont incapables de rendre compte des fonctions physiologiques telles que la nutrition, la croissance ou encore la conception, car ils ne parviennent pas à expliquer le caractère spécifique de l'attraction. Pour expliquer des phénomènes physiologiques tels que la circulation des liquides dans le corps (urine, sang, biles), et contre le modèle mécaniste d'Érasistrate[272], Galien opère une distinction entre l'attraction non-sélective fondée sur la succession vers ce qui se vide, et l'attraction sélective exercée par les organes grâce à une « qualité propre[273] ». Cette théorie fait appel à la parenté (*oikeiotēs*) entre deux substances. Ainsi, dans *SMT*, Galien rappelle la règle de la parenté présentée dans *Nat.Fac.*[274] :

> Nous avons montré dans nos notes *Sur les facultés naturelles* que les attractions se produisent par la parenté (*oikeiotēs*) des qualités dans les substances.

Galien ne nie pas l'attraction du vide, qui s'exerce dans les organes creux et susceptibles de se dilater, comme les poumons, le cœur et les artères. Dans ces deux organes, celle-ci est combinée à l'attraction qualitative[275]. Comme l'explique Sylvie Berryman, pour Galien, l'hypothèse que les organes ont des puissances spécifiques (*dunameis*) est cruciale pour reconnaître la prévoyance de la nature[276]. Au livre II de *Nat.Fac.*, il attribue son principe de puissance d'attraction spécifique à tous les organes du corps, et à de nombreux phénomènes biologiques, en premier lieu la conception[277] : il existe dans le sperme, principe formateur de l'animal, explique Galien, une puissance d'attraction du sang, grâce auquel il va pouvoir devenir une certaine nature. Dans le domaine pharmaceutique, Galien conclut que les médicaments purgatifs attirent les humeurs déterminées, comme la bile noire dans le cas des médicaments contre la mélancolie, en fonction de ce lien de parenté, « comme la pierre magnétique avec le fer[278] ».

---

271 Voir Hankinson, « Philosophy of Nature », p. 223.

272 Sur le débat autour de l'attraction, voir l'introduction de D. J. Furley et J. S. Wilkie à Galien, *On Respiration and the Arteries*, Princeton, 1984, pp. 32–39 ; Adamson, « Galen on Void ».

273 *Nat.Fac.*, 3.15, II.206 K. (Daremberg II.316).

274 *SMT*, XI. 610.18–611.2 K.

275 Voir A. Debru, *Le corps respirant. La pensée physiologique chez Galien*, Leyde, 1996, pp. 105–106, 161, 197.

276 S. Berryman, *The Mechanial Hypothesis in Ancient Greek Natural Philosophy*, Cambridge, 2009, pp. 198–199.

277 *Nat.Fac.*, 2.3, II.84–85 K.

278 *SMT*, XI. 612.1–5 K.

Al-Rāzī s'insurge contre l'exemple pris par Galien dans *Nat.Fac.* 1.14 : une pointe de flèche était profondément enfoncée dans le pied d'un jeune homme, qui résistait à l'effort des doigts pour l'extraire, mais qui sortit promptement et facilement après qu'un médicament a été appliqué. Épicure, explique Galien, a bien compris que la flèche était extraite grâce à une force d'attraction, mais il en attribue la cause à la configuration des atomes du médicament et de la pointe. Galien, de son côté, l'attribue à une faculté propre que possède le médicament d'attirer la flèche[279]. Il reproche alors à Épicure de donner une explication intenable face à l'évidence sensorielle[280].

> Je ne sais pas comment convaincre quelqu'un que des corpuscules (*ağsām siġār*) s'échappant de la pierre d'aimant par le rebond à partir d'elle (*ʿan-hā*) pour s'unir aux autres parties semblables du fer, sont ensuite capables, par cet entrelacement, lequel n'est nullement perceptible aux sens, d'entraîner une substance aussi lourde ?

Al-Rāzī retourne contre Galien ce procès en irréalisme. Apparaît pour la première fois dans les *Doutes* le terme *habāʾ*, littéralement « grain de poussière visible dans la lumière » (section 14, §11). Ce terme possède un sens technique à l'époque d'al-Rāzī, notamment chez Ps-Ǧābir : il désigne alors le substrat premier à partir duquel s'opère la composition des corps, comme l'a déjà souligné Paul Kraus[281]. Un peu plus loin (section 15, §12), on retrouve *habāʾ* utilisé dans un sens similaire, comme terme de comparaison avec la petitesse des atomes : le grain de poussière fait alors office de la plus petite quantité perceptible, chaque grain de poussière étant composé de nombreux atomes. On trouve déjà ces deux variantes – atome et plus petite quantité perceptible –, dans la traduction arabe de *Nat.Fac.*[282] :

> Imagine une petite pierre d'aimant suspendue dans une maison, et que de très nombreux fers (*ḥadāʾid kaṯīra*) touchent en l'entourant, alors que d'autres fers touchent les premiers, d'autres encore touchant ceux-ci, et ainsi de suite en continuant : imagine que tous les fers sont remplis de corps (*ağsām*) qui se détachent (*tağazzaʾa*) de la petite pierre. Ne crains-tu pas que cette petite pierre se perde et s'épuise en se dissolvant dans ces particules qui émanent d'elle (*ḏalika al-habāʾ allaḏī yaḫruğu minhu*) ? Et même si aucun fer ne s'approchait d'elle, elle se dissiperait dans l'air, surtout si l'air est chaud. Assurément, dit Asclépiade : mais il faut se représenter ces corps si petits qu'un seul de ces corpuscules (*al-ḥabba al-wāhid minhā*) est l'une des

279 *Nat.Fac.*, 1.14, II.44 K. Galien expose également sa théorie de la faculté d'attraction de la qualité propre plus longuement dans *UP*, 14.11.

280 *Nat.Fac.*, AyaSofya 3593, fol. 61a.

281 Voir P. Kraus, *Jābir ibn Ḥayyān*, vol. 2, p. 154, en particulier n. 6. En ce sens, le terme *habāʾ* a le même sens que le grec *xusmata* (voir Aristote, *De l'âme*, I 2, 404 a 3 et 18). Par exemple, voir Ps-Ǧābir Ibn Hayyān, *Textes choisis*, éd. P. Kraus, Le Caire, 1935, p. 429.

282 *Nat.Fac.*, Ayasofya 3593, fol. 61b.

> dix-mille parties des corpuscules des particules (*habb al-habāʾ*) dont nous voyons qu'elles sont extrêmement petites. Après cela, osez-vous dire que des corps si pesants (i.e. les corpuscules de fer) sont suspendus à des corps si petits ? Car si chacun des corps est l'une des dix-mille parties de l'un des corpuscules des particules emportées dans l'air (*ḥabba min ḥabbāt al-habāʾ al-mutağazzaʾa fī al-hawāʾ*), quelle dimension devons-nous supposer à l'extrémité crochue par laquelle ils s'enlacent les uns aux autres ?

Contre le principe d'attraction spécifique, al-Rāzī utilise trois arguments. Le premier est fondé sur l'interprétation de la parenté (*al-muwāfaqa*) entre les substances comme une similitude entre elles (section 14, §12). Or, cet argument est faible. En effet, chez Galien, la parenté désigne simplement le fait que deux substances sont appropriées l'une à l'autre, comme le montre l'exemple de la conception : en II. 3, Galien se sert aussi de l'image de la pierre magnétique pour expliquer la génération de l'embryon. Dans un autre passage des *Doutes*, consacrée au traité *Sur les médicaments purgatifs* (*Purg.Med.Fac.*, XI.323–342 K.), al-Rāzī réitère sa critique de l'explication galénique de l'attraction exercée par les purgatifs. Il s'appuie alors sur le fait que le même médicament peut purger deux humeurs distinctes, comme le phlegme et la bile.

Le second argument d'al-Rāzī est mieux choisi. Il remet en question la notion même de puissance chez Galien. Comme le reconnaît ce dernier, la notion de puissance désigne simplement la première cause d'une fonction donnée, lorsqu'on ignore quelle est l'essence de la cause agissante[283]. Aux yeux d'al-Rāzī, expliquer l'attraction par la parenté est donc simplement un aveu d'ignorance. En réalité, on ne sait pas comment fonctionne l'attraction du fer par la pierre magnétique, ou celle de certaines humeurs par les médicaments purgatifs adéquats. C'est ce qu'il explique en distinguant trois formes d'attraction : (a) la plus puissante est celle exercée soit par le vide pour ses partisans, soit par la nécessité de remplir un lieu qui est en train d'être évacué pour ceux qui refusent son existence. Cette attraction s'exerce de manière mécanique ; (b) la seconde est celle qu'exerce ce qui est sec sur l'humide en raison de sa nature propre, comme l'attraction exercée par la chaux et la cendre sur ce qui est humide, ou encore, pour reprendre

283 *Nat.Fac.*, 1.4, II.9–10 K. (Daremberg, II.10) : « La faculté qui existe dans les veines, faculté qu'on nomme *sanguifique*, et toute autre faculté, est conçue comme quelque chose de relatif. Car la faculté est la première cause de la fonction ; elle l'est aussi accidentellement de l'œuvre. Mais si la cause est quelque chose de relatif, puisqu'elle se rapporte uniquement à son produit et à rien d'autre, il est évident que la faculté entre aussi dans la catégorie du relatif, et en tant que nous ignorons l'essence de la cause agissante, nous la nommons *faculté* ».

l'exemple donné dans *Nat.Fac.*, par le blé sur l'eau[284]. On peut noter que l'auteur d'un traité de tradition alexandrique, *Pourquoi la pierre d'Héraclia attire le fer*, explique que celle-ci tend à « ce dont elle manque elle-même mais que le fer possède[285] ». (c) Le troisième type d'attraction a une cause inconnue, comme c'est le cas pour l'attraction exercée par la pierre magnétique sur le fer, et l'attraction exercée par certains médicaments purgatifs sur certaines humeurs. Dans *Sur la métaphysique*, al-Rāzī utilise l'image de la pierre magnétique pour illustrer l'attraction de l'embryon par l'utérus[286]. De même, au §17, al-Rāzī attribue à une propriété présente dans le mélange constituant la vésicule biliaire, la puissance d'attirer la bile, à une propriété dans le mélange constituant les reins, la puissance d'attirer le sang et à une propriété dans le mélange constituant la rate, la puissance d'attirer la bile noire.

Le troisième argument d'al-Rāzī s'attache à réhabiliter l'attraction causée par la force nécessitante du vide. Il exploite une faille dans l'argumentation dans *Nat.Fac.* En effet, dans le passage 1.16–17, Galien infère, de ce que l'attraction de l'urine dans les reins ne s'opère pas grâce au remplacement de ce qui est en train d'être évacué, qu'il en va de même pour la distribution de la nourriture dans les organes, et pour la circulation du sang et de la bile. Or, dans *DD* comme dans d'autres traités, Galien met en garde contre les dangers de l'utilisation de l'induction en médecine (§16). Al-Rāzī lui oppose le fait qu'il reconnaît lui-même que « la plupart des choses qui sont attirées vers nous pour que la vie perdure le sont seulement par le remplacement de ce qui est en train d'être évacué » (§14), au premier rang desquels l'air dans les poumons, dans les deux formes de la respiration que sont les respirations manifeste et cachée (§16). Cette distinction fait référence à celle entre la respiration orale et l'évaporation au travers de la peau de substances contenues dans le corps. Galien mentionne ce phénomène comme étant admis par tous les médecins de son temps[287].

L'attraction est un processus central pour le médecin, car elle est à l'œuvre dans la plupart des processus vitaux, notamment la nutrition. Ainsi, dans le second livre de *Nat.Fac.*, Galien critique la théorie mécaniste d'Érasistrate, qui explique la nutrition par le principe du « remplacement de ce qui

284 *Nat.Fac.*, 1.14, II.55 K.

285 Alexandre d'Aphrodise, *Quaestiones* 74.23–26. Voir le commentaire de M. Rashed in Al-Ḥasan ibn Mūsā al-Nawbaḫtī, *Commentary on Aristotle* De Generatione et corruptione, éd., trad. et commentaire par M. Rashed, Berlin, 2015, p. 171.

286 Sur ce passage, voir G. Lucchetta, *La natura e la sfera. La scienza antica e le sue metafore nella critica di Rāzī*, Bari, 1987, p. 164.

287 Sur la perspiration chez Galien, voir A. Debru, *Le corps respirant*, pp. 184–210.

est en train d'être évacué[288] ». Qu'en est-il pour al-Rāzī ? Au §14, il fait trois observations en faveur de ce principe. Tout d'abord, le bain, le sport et l'air chaud provoquent un intense besoin de boire. Ensuite, la faim qu'on nomme « liée à ce qui est dissous », entraîne la boulimie. Al-Rāzī vise ici le désir irrépressible de nourriture causé par des dissolutions excessives dans le corps[289]. Enfin, al-Rāzī mentionne le besoin, causé par la maladie, de faire grossir la partie du corps qu'elle a affaiblie. Cette observation fait écho à un argument de Galien contre Érasistrate dans *Nat.Fac.*, 2.6. Galien prend alors pour point de départ les individus malades et considérablement amaigris. Toutes les parties du corps, chez ces malades, sont atrophiées et ont besoin d'une restitution des matières perdues. Selon Galien, le sang arrivant en remplacement de celui qui est en train d'être évacué ne saurait nourrir l'individu arrivé à ce point d'amaigrissement, « car la succession dans les choses continues est nécessairement proportionnée à l'écoulement[290] ». Or, cette proportion suffit à la nutritition chez les gens bien portants, car chez eux l'addition de l'aliment doit être égale à la perte par écoulement. Mais chez les personnes excessivement amaigries, si l'application de l'aliment n'était pas beaucoup plus considérable que le sang évacué, jamais elles ne pourraient reprendre leur premier embonpoint. Al-Rāzī ne retient que la première partie de l'argument, le lien entre l'amaigrissement et le besoin de nourriture. La même idée réapparaît au §16 : selon al-Rāzī, le fait que le corps émacié grossisse ne suffit pas à invalider l'explication de la nutrition par le remplacement de ce qui est en train d'être évacué.

Cependant, pour al-Rāzī l'hypothèse du remplacement n'apporte pas une solution définitive au problème de la nutrition. Il semble favoriser une solution qui combinerait cette explication mécaniste et le principe d'attraction spécifique tel qu'il l'a reformulé, c'est-à-dire comme attraction grâce à une

288 *Nat.Fac.*, 2.7, II.106–107 K. Sur le principe du remplacement de ce qui est en train d'être évacué, voir S. Berryman, « *Horror Vacui* in the Third Century B.C.E.: When is a Theory not a Theory », in R. Sorabji (éd.), *Aristotle and After, Bulletin of Classical Studies*, Supplement 68 (1997),147–157 ; R. Wood, « What Price the Horror Vacui? Interstitial Vacua and Aristotelian Science », in J. Biard et S. Rommevaux (éds.), *La nature et le vide dans la physique médiévale*, Turnhout, 2012, pp. 39–66.

289 Ibn Sīnā, dans le *Canon de la Médecine*, développe l'explication fondée sur le remplacement de ce qui a été perdu : souvent, écrit-il, ce désir irrépressible de nourriture fait suite à des évacuations ou à des fièvres prolongées qui ont eu un effet dissipant (*muḥallila*), ou à une faiblesse de la faculté rétentive, qui a entraîné dans le corps une dissipation excessive (*al-taḥallul al-mufraṭ*). On sait que ce désir est causé par des dissipations excessives lorsque le corps attire beaucoup de nourriture sans qu'augmentent les résidus. Voir Ibn Sīnā, *Canon de la médecine*, III.13.2.

290 *Nat.Fac.*, 2.6 (Daremberg, II.264).

propriété dans le mélange du corps exerçant l'attraction. Sur la nutrition, al-Rāzī renvoie à un traité qu'il a composé, *Sur la manière dont procède l'alimentation*, aujourd'hui perdu, à notre connaissance, mais qu'al-Bīrūnī mentionne dans son *Épître*[291].

2. Altération et latence.

L'explication des processus vitaux, au premier rang desquels la nutrition, pose la question de l'altération. Al-Rāzī part du débat entre altération et latence tel qu'il le trouve formulé au second chapitre de *Nat.Fac.* La discussion du couple latence/apparition ouvre la porte à une critique plus vaste de la doctrine galénique de l'altération (*alloiōsis*), et en particulier de ses présupposés aristotéliciens. Or, l'ontologie aristotélicienne revêt des enjeux très actuels pour al-Rāzī, qui est contemporain d'al-Fārābī, l'un des acteurs centraux du tournant aristotélicien. La réfutation de la latence a un second arrière-plan, cette fois-ci auprès des théologiens du *kalām*. En effet, la doctrine de la latence (*kumūn*) et de l'apparition (*ẓuhūr*) a été soutenue par le théologien al-Naẓẓām (mort entre 835 et 845[292]). L'objectif d'al-Rāzī est donc double : récuser la latence sans pour autant endosser la doctrine aristotélicienne de l'altération.

Au second chapitre du premier livre de *Nat.Fac.*, Galien part des similitudes qu'il observe entre les théories hippocratique, aristotélicienne et stoïcienne de la nutrition, qui voient toutes dans la nutrition une altération. Pour Galien, les germes de la doctrine aristotélicienne, selon laquelle il s'opère un « mélange absolu des qualités » lors de la nutrition, seraient à chercher du côté d'Hippocrate. Au chapitre 10, Galien définira la nutrition comme un processus d'assimilation et d'altération, suivant en cela *Sur la génération et la corruption* I 5 (321a29–322a30), et *Sur l'âme* II 4. Les stoïciens, pour leur part, pensent que les substances, comme les qualités, se mélangent

291 Al-Bīrūnī, *Épître sur les écrits d'Abū Bakr al-Rāzī*, éd. P. Kraus, Paris, 1936, p. 11, n. 67. Ce traité est distinct de *Sur les aliments et comment repousser leurs effets nocifs* (*Maqāla fī al-aġḏīya wa daf' maḍārrihā*). Sur ce dernier traité, voir F. Sezgin, *GAS*, Frankfurt am Main, 1970, vol. 3, p. 286. Al-Rāzī consacre également une partie du *Livre à Al-Manṣūr* aux pouvoirs des aliments. Voir Al-Rāzī, *Livre à Al-Manṣūr*, éd. Siddiqi, Kuwait, 1987, pp. 109–202.

292 J. van Ess, « Kumūn », EI², V, pp. 384–385 ; J. van Ess, « Al-Naẓẓām », EI², VII, pp. 1057–1058 ; J. van Ess, *Theologie und Gesellschaft im 2. und 3. Jahrhunderdt Hidschra*, vol. 3, Berlin, 1992, pp. 296 sq ; J. van Ess, « Theology and Science: The Case of Abū Isḥāq an-Naẓẓām », in J. van Ess, *Kleine Schriften by Josef van Ess*, éd. H. Biesterfeldt, 3 vols., Leyde, 2018, vol. 2, part. VI, pp. 1147–1169.

intégralement. Mais cette différence est négligeable en comparaison de la véritable fracture qui traverse les théories de la nutrition, et qui oppose, selon Galien, les tenants de cette approche hippocratico-aristotélico-stoïcienne, et les tenants de la latence[293].

> Faut-il croire que les substances, comme les qualités, se mélangent intégralement, ainsi que, plus tard, l'a affirmé Zénon de Cittium? C'est une question, je pense, que nous n'avons pas à examiner dans cet ouvrage. Pour le cas actuel, j'ai besoin seulement qu'on connaisse l'altération opérée dans la substance tout entière, afin qu'on n'imagine pas que la substance de l'os, du nerf, de la chair et de chacune des autres parties est renfermée dans le pain comme dans une source commune, et qu'ensuite, sécrétée dans le corps, elle va s'agréger à la susbtance homologue. Et cependant, avant la séparation, tout le pain se montre transformé en sang. Que pendant un temps fort long quelqu'un se nourrisse de pain seulement, ce n'en est pas moins du sang qui sera renfermé dans ses veines. Ce fait, évidemment, convainc d'erreur l'opinion qui considère les éléments comme immuables. Il en est de même, je pense, de l'huile qui se consume tout entière dans la flamme de la lampe, et du bois qui bientôt devient du feu.

Galien s'oppose à la description de la matière par Anaxagore, selon laquelle il n'y a pas de changement dans la qualité, mais seulement dans la quantité. Nos sens, qui perçoivent la qualité, nous conduisent à juger qu'une chose nouvelle est apparue. Cette conception est celle d'Anaxagore, que Galien ne nomme pas ici, mais que nous connaissons par de fragments. D'après ces fragments, Anaxagore va même plus loin, puisqu'il défend l'idée que « dans tout coexistent toutes choses[294] », c'est-à-dire que dans tous les composés coexistent des « germes » (*spermata*[295]) de toute chose. Or, cette théorie, si l'on en croit la tradition doxographique, se fonde en particulier sur le phénomène biologique de la nutrition. En effet, selon cette tradition, Anaxagore observe que, du pain que nous mangeons et de l'eau que nous buvons, résulte la nutrition et avec elle la croissance des diverses parties homéomères de notre corps, cheveux, chair, os, ongles, veines, etc. Or, comme il le note dans un autre fragment, « comment un poil pourrait-il venir de ce qui n'est pas poil, et la chair de ce qui n'est pas chair[296] » ? Il doit donc déjà y avoir des germes de cheveux, os, chair, dans le pain et l'eau. Il devient alors possible d'inférer, par analogie, que dans tout composant se trouvent les germes de tous les composants.

La théorie d'Anaxagore reçut un écho profond auprès des théologiens de l'époque islamique, et en particulier dans la première partie du neuvième

293 *Nat.Fac.*, 1.2 (Daremberg, II.214–215).
294 Voir par exemple B1, B11 Diels-Kranz.
295 B4 Diels-Kranz.
296 B10 Diels-Kranz.

siècle. Le couple de concepts (*kumūn/ẓuhūr*, latence/apparition) occupe une place particulièrement importante dans la réflexion du théologien al-Naẓẓām[297], qui s'en servit pour attaquer certaines thèses atomistes et défendre l'idée qu'aucun des accidents n'existe, sinon le mouvement[298]. En effet, les théologiens qui reconnaissaient l'existence des atomes et des accidents considéraient la plupart du temps le changement comme le remplacement d'un accident par un autre. Le problème du changement est particulièrement aigu lorsqu'un étant d'un nouveau type, comme le feu, apparaît à partir d'un autre étant, comme le bois ou le silex. Pour al-Naẓẓām, le feu existe déjà dans le silex et dans le bois. Toutes les qualités, à part le mouvement, sont ainsi des corps déjà présents dans d'autres corps. Le feu n'est pas chaud et lumineux, mais il est composé de chaleur et de luminosité. Ainsi, le feu est présenté par al-Naẓẓām comme un ingrédient (*ḫilṭ*) du bois, où il demeure latent jusqu'à ce que le bois brûle. Les cendres, la fumée, l'eau, sont d'autres ingrédients du bois. Les quatre éléments eux-mêmes entrent dans la composition les uns des autres : les sels minéraux montrent que la terre est déjà présente dans l'eau, par exemple.

Comme dans *Nat.Fac.*, la réfutation de la latence s'intègre dans les *Doutes* dans une discussion plus vaste autour de l'altération dans les processus biologiques tels que la croissance et la nutrition, et de là, autour de la nature. Al-Rāzī remet en question l'alternative dressée par Galien dans *Nat.Fac.*, 1.12. Dans ce passage, que nous avons déjà cité intégralement plus haut, Galien oppose, parmi « les médecins qui ont voulu expliquer la nature », ceux qui soutiennent que la substance sujette à la génération et à la corruption est continue, mais peut être altérée, et ceux qui soutiennent qu'elle est immuable et inaltérable, divisée primitivement en parties indivisibles, et séparée par des interstices de vide. Conséquence de cette opposition, le débat sur le mécanisme apparaît comme le contre-coup d'un débat plus vaste opposant l'explication finaliste et l'explication mécaniste (et atomiste) de la nature en général. Al-Rāzī revient sur l'alternative mise en place par Galien. Là encore, explique-t-il, Galien a réduit la diversité des positions adverses à la plus faible, interdisant par là même de penser une conception de la nature qui allie téléologie et atomisme. La discussion sur le mélange dans la section 16 montre comment al-Rāzī entend sortir de l'alternative mise en place par Galien entre altération entendue au sens aristotélicien et latence.

297 Voir M. Chase, « Anaxagoras and al-Naẓẓām », conférence donnée le 29 octobre 2017 au Northwest Ancient Philosophy Workshop, University of Victoria, Canada.
298 Dhanani, *The Physical Theory of Kalām*, p. 50.

3. *Le mélange.*

Comme l'attraction, le mélange est un terrain de controverse entre Galien et al-Rāzī, Galien défendant une théorie du mélange total, qu'il oppose à la combinatoire atomiste[299]. Il se fonde sur la notion d'altération présentée par Aristote dans le traité *Sur la génération et la corruption* et surtout sur l'interprétation stoïcienne de celle-ci, négligeant au passage les profondes différences entre l'altération aristotélicienne et le mélange stoïcien.

La controverse fait irruption dans les *Doutes* au terme du développement sur la matière, dans une section consacrée à *Hipp.Elem.* et *HNH* (section 16). La théorie atomiste qu'al-Rāzī vient de décrire lui permet de revisiter complètement la notion galénique d'altération. Il part d'une autocitation de Galien dans *HNH*[300] :

> J'ai clairement établi, au début de mon traité *Sur la méthode de traitement*, qu'il n'est pas possible de guérir les maladies des parties homéomères en utilisant le raisonnement, sans savoir si chacune de ces [parties] est simple ou composée, et si le mélange des choses dont la composition de [chacune] résulte s'opère dans leur intégralité, ou par contact entre l'une et l'autre seulement.

Difficile de savoir à quel passage de *MM* Galien fait référence dans *HNH*. Il y a bien un endroit de *MM* qui traite du mélange. Il n'y est cependant pas question d'une alternative entre atomisme et mélange total, mais entre mélange des qualités et mélange des substances elles-mêmes[301] :

> Les concepts de chaud, de froid, de sec et d'humide, c'est Hippocrate qui fut le premier à les introduire. Ils furent, après lui, démontrés par Aristote. Chrysippe et ses disciples ont donc hérité de concepts tout prêts et, loin de les contester, ils soutiennent que l'ensemble des choses résulte de la crase de ces qualités, que celles-ci entretiennent mutuellement des relations passives et actives et que la nature relève de l'art. Ils acceptent toutes les autres doctrines d'Hippocrate sur la nature, mis à part le différend qui, sur un détail, les oppose à Aristote. Hippocrate soutient – et il a raison – que la totalité du corps est animée d'un même pneuma et d'un même flux et que toutes les parties des êtres vivants sont solidaires. Or, si l'une et l'autre de ces deux Écoles l'acceptent, elles divergent sur un point : pour Aristote, seules les qualités s'interpénètrent et font une crase totalement, tandis que pour les philosophes du Portique ce ne sont pas seulement elles, mais aussi les substances elles-mêmes. Cette différenciation est superflue pour un médecin et, pour la pratique

299 Sur la théorie du mélange chez Galien, voir V. Cordonier, « Matières, qualité, mélange », pp. 88–96 ; J. Groisard, *Mixis*, pp. 176–195; V. Boudon-Millot, « La notion médicale de mélange chez Galien : *mixis* ou *crasis* ? », *Revue des études grecques* 124/2 (2011), 261–279.

300 Al-Rāzī, *Doutes*, p. 129 (voir Galien, *HNH*, XV.8 K. = 6-7 De Lacy).

301 *MM*, X.16–17 K. ; trad. J. Boulogne, pp. 55–56.

> médicale, il suffit d'être d'accord avec les démonstrations des deux Écoles. Dans les formations des crases, les qualités et les propriétés se mélangent intégralement dans leur intégralité.

Dans ce passage de *MM*, Galien met en scène le débat entre aristotéliciens et stoïciens sur la question de savoir si les qualités seules ou les substances aussi se mélangent, comme il le fait en plusieurs autres endroits de son œuvre. Comme l'explique Valérie Cordonier, « peu importe [à Galien] l'issue théorique du prétendu débat – à vrai dire latéral et largement issu d'une déformation doxographique – qui opposerait aristotéliciens et stoïciens sur la question de savoir si les qualités seules ou les substances aussi se mélangent, pourvu à ses yeux que les deux écoles se rejoignent dans l'idée que ce mélange modifie les ingrédients en profondeur et non par simple recombinaison des particules »[302]. Il s'agit avant tout pour Galien de lutter contre l'atomisme.

Al-Rāzī compare l'autocitation de Galien dans *HNH* et un passage de *Hipp.Elem.* qu'il rapporte ainsi[303] :

> La question de savoir comment les choses qui se mélangent complètement se mélangent, si c'est par interaction de leurs qualités seulement ou si leurs substances corporelles passent l'une dans l'autre et s'interpénètrent, ne relève pas de ce que doivent connaître les médecins.

Galien dit en substance dans *HNH :* il faut que le médecin sache si le mélange, dans les parties homéomères, est fondé sur des bases atomistes ou aristotélico-stoïciennes ; et dans *Hipp.Elem.* : inutile en revanche qu'il sache si le mélange total concerne toute la substance (comme le pensent les stoïciens) ou seulement les qualités (comme le pense Aristote). Or, al-Rāzī déplace le débat entre aristotéliciens et stoïciens dans *Hipp.Elem.* pour en faire un débat entre atomistes et anti-atomistes au sujet de l'altération. Il installe une équivalence entre l'interpénétration des substances (*mudāḫila*) et la composition intégrale (*imtizāǧ tilka al-ašyāʾ ... bi-kullīyatihā)* d'une part, et entre l'interaction des qualités (*tanfuḏu kayfīyātuhā baʿduhā fī-baʿdin)*, et le mélange par contact (*mumāssa*) d'autre part. Il parvient ainsi au résultat que dans les deux cas, Galien oppose un mode atomiste de mélange (mélange « par contact » ou « mélange des qualités »), et un mode aristotélico-stoïcien (mélange « total » où les substances elles-mêmes « s'interpénètrent »). Ce glissement est facilité par l'autocitation de Galien : si al-Rāzī,

302 Cordonier, « Matières, qualité, mélange », p. 95.

303 Al-Rāzī, *Doutes*, p. 129. Voir Galien, *Hipp.Elem.* I.489 K. = 136 De Lacy : « Comment les choses qui se mêlent se mêlent de part en part, si ce sont les seules qualités, comme Aristote l'a supposé, ou bien aussi les substances corporelles qui pénètrent l'une à travers l'autre, il n'est pas nécessaire au médecin de le savoir ».

qui connaissait bien *MM*, a tenté de retrouver la citation, il a pu être conduit en toute bonne foi à cette double équivalence. Dans tous les cas, le compte-rendu d'al-Rāzī aboutit à une clarification de ses positions : c'est bien en défendant une conception atomiste du mélange qu'al-Rāzī va s'opposer à la conception aristotélico-stoïcienne défendue par Galien.

La section 16 se répartit comme suit : les §1 à 3 traitent de *Temp.*, et les §4 à 13 se concentrent sur *SMT*. La relation entre les deux traités est très étroite, et al-Rāzī ne s'y est pas trompé. D'ailleurs, Galien lui-même explique dans *SMT* que le troisième livre de *Temp.* contient les principes généraux qu'il applique dans *SMT*. C'est dans cette seconde partie que la théorie du mélange est la plus développée : al-Rāzī oppose deux « règles » du mélange, la mixtion et la transformation, et subvertit l'explication galénique de la seconde pour lui donner un fondement atomiste. Le mélange le plus intéressant en pharmacologie est celui des substances dites leptomères par Galien, c'est-à-dire constituées de parties très fines. Ces substances sont à la fois facilement altérables et altèrent à leur tour le corps. Elles se meuvent aussi facilement et pénètrent dans les profondeurs d'un corps. Grâce à ces deux qualités, elles permettent d'expliquer un problème central en pharmacologie, celui de comprendre comment les médicaments conservent leur puissance dans les organes situés dans les profondeurs du corps.

Al-Rāzī commence par une discussion autour du « canon » de l'équilibre absolu, entendu comme équilibre entre les quatre éléments (§1). Galien propose d'effectuer deux mélanges, qu'al-Rāzī résume ainsi[304] :

> Tu peux mélanger de l'eau bouillante et de la glace de poids équivalent, puis toucher [ce mélange], et aussi mélanger de la terre à de l'eau de poids équivalent, et toucher [ce mélange]. Tu apprendras grâce à cette règle que la peau de la paume de l'homme est au point d'équilibre entre le chaud, le froid, l'humide et le sec, que l'homme est ce qu'il y a de plus équilibré parmi les étants, et que la peau de sa paume est ce qu'il y a de plus équilibré en lui.

Le premier mélange – qui allie l'eau bouillante et la glace – se trouve à équidistance du chaud et du froid. Le second mélange doit aboutir au même résultat, cette fois-ci pour l'humide et le sec. Galien propose de mélanger une quantité de terre sèche (*turāb*) ou de cendre, et une quantité égale d'eau.

Al-Rāzī s'oppose à l'idée que le tempérament de l'homme soit une règle, au sens où il correspondrait à l'équilibre des qualités premières (§1). En effet, pour ne prendre que le cas de l'humide et du sec, l'homme ne se situe pas à équidistance entre les deux, mais contient une plus grande proportion d'humide que de sec. Al-Rāzī en veut pour preuve le cheveu, qu'il identifie

304 Al-Rāzī, *Doutes*, p. 133.

comme ce qu'il y a de plus sec chez l'homme, en se référant au livre deux de *Temp.*

Surtout, il reproche à Galien d'annoncer que toutes les substances qui réchauffent notre corps sont rapidement inflammables, en référence au livre trois de *Temp.* Il oppose à Galien cinq substances : le sel (*milḥ*), le borax (*bawraq*), le minerai de cuivre (*zāǧ*), la marcassite (*marqašīṯā*) et le vert-de-gris (*zanǧār*). Galien peut aisément répondre à cette objection. En effet, il mentionne lui-même le borax et le minerai de cuivre comme exemples de substances qui ne sont pas inflammables, mais qui réchauffent notre corps. Dans ce passage, Galien explique que certaines substances sont chaudes en acte, et d'autres en puissance. Les premières, comme le feu par exemple, ont un effet échauffant immédiat. Les secondes ont besoin de temps et de conditions particulières pour que leur propriété échauffante s'actualise. L'une de ces conditions est d'avoir reçu au préalable une chaleur qui va ranimer la chaleur en puissance. Certaines substances deviennent rapidement chaudes, comme les substances aisément inflammables. Parmi celles-ci, Galien distingue les substances d'où émane facilement une flamme et celles qui se transforment en charbon. Dans les deux cas, ces substances se transforment facilement en feu (*tastaḥīlu bi-suhūla ilā al-nār iḏā laqaytuhā*). Le principe général qu'il énonce est donc le suivant : toutes les substances qui se transforment facilement en feu réchauffent notre corps. Les substances telles que le borax et le minerai de cuivre ne sont pas inflammables au sens premier, c'est-à-dire qu'elles ne produisent pas facilement une flamme, mais elles pourraient se transformer en feu en devenant du charbon. Al-Rāzī précise son objection un peu plus loin : ces substances (i.e. le sel, le borax, le minerai de cuivre, la marcassite, et le vert-de-gris) ne sont pas inflammables au sens premier, ni ne sont transformables en charbon, sauf si on l'entend comme résidu de la combustion de n'importe quelle substance, même froide.

Galien explique que les substances chaudes en puissance tirent leur principe d'action du corps lui-même : la chaleur innée exerce sur elles une action et les transforme, exactement comme le fait le feu avec le bois. C'est là que veut en venir al-Rāzī (§2). En effet, Galien s'étend alors sur le phénomène d'altération des substances leptomères, c'est-à-dire à la fois fines et friables : ces substances doivent être brisées en petites parties et demeurer en contact quelque temps avec notre corps, avant de libérer leur pouvoir échauffant. Aussi, lorsque le corps est refroidi, applique-t-on certaines de ces drogues par massage : on rend les parties du corps moins denses, ce qui permet à la substance d'y pénétrer, de rentrer en contact avec la chaleur naturelle, d'être chauffée, et de libérer à son tour sa chaleur en puissance.

Al-Rāzī part de cette altération des substances chaudes au contact du corps pour imposer une conception atomiste du mélange. Il s'appuie pour cela sur la contradiction entre deux paradigmes du mélange chez Galien, dont un seulement est correct (§4 à 8), et pour lequel al-Rāzī fournira une explication atomiste. Al-Rāzī repère les deux règles (*qānūn*) du mélange dans *SMT :* la transformation (*istiḥāla*) et la mixtion (*ḫilṭ*). La première règle explique l'action des médicaments dans le corps par leur altération au contact du corps. Suivant cette règle, les substances dont la température est modérée auront un effet aggravant sur les corps excessivement chauds ou froids : effet très échauffant pour les substances modérément chaudes employées sur des corps excessivement chauds, et effet très refroidissant pour les substances modérément froides employées sur des corps excessivement froids. Le paradigme de cette règle est fourni au §4 par l'effet de l'eau tiède sur le corps à température modérée : cet effet est toujours refroidissant.

La seconde règle explique l'action des médicaments sur le modèle du mélange des liquides (mixtion). Galien l'illustre également grâce à l'eau tiède (§6) : l'effet de l'eau tiède sera refroidissant lorsqu'elle est mélangée à de l'eau chaude, et échauffant lorsqu'elle est mélangée à de l'eau froide[305].

> La règle qui le conduit à dire cela, je vais te la dire. Il (i.e. Galien) dit que si tu utilises de l'eau tiède, et que tu la mélanges une fois avec de l'eau froide, et une fois avec de l'eau bouillante, tu verras que dans un cas [l'eau tiède] réchauffe, et dans l'autre cas elle refroidit. Puis il dit, peu après : « C'est la raison pour laquelle nous voyons que l'huile de rose, qui est modérément chaude, apaise et refroidit la chaleur de la tête frappée par la chaleur du soleil, et réchauffe légèrement la tête souffrant du froid : dans un cas elle réchauffe, dans l'autre elle refroidit, car c'est là l'action de la chaleur modérée ».

Suivant cette règle, les mêmes substances à température modérée n'auront donc pas du tout les mêmes effets que suivant la première règle : les substances modérément chaudes devraient refroidir les corps excessivement chauds, et les substances modérément froides devraient réchauffer les corps excessivement froids. Plus une chose est froide proportionnellement à une autre, plus elle devrait refroidir cette dernière. De même, plus une chose est chaude proportionnellement à une autre, plus elle devrait l'échauffer.

Selon al-Rāzī, l'expérience montre que cette règle n'est pas transposable dans le domaine de la médecine, où la première règle – celle de l'altération – l'emporte. Al-Rāzī s'appuie sur l'expérience : une personne dont le tempérament est déjà échauffé par la fièvre le sera encore plus par des dattes ou le vin sucré. Pourtant, ces substances n'entraînent pas de tels effets sur les personnes en bonne santé, au tempérament modéré. Inversement, d'autres sub-

305 Al-Rāzī, *Doutes*, pp. 141–143.

stances n'ont pas d'effets manifestes sur les tempéraments modérés, mais refroidissent manifestement lorsqu'elles sont appliquées en cas de maladie froide. De même, la seconde règle est contredite par l'exemple des effets refroidissants de l'eau tiède (§4), et celui des effets échauffants ou refroidissants de certaines substances (§5[306]) :

> Suivant cette règle, il faut que toutes les substances qui outrepassent légèrement l'équilibre en direction du chaud ou du froid, n'aient pas d'effets manifestes sur les corps et les membres sains, car elles agissent faiblement [sur eux]. En revanche, si l'on teste celles qui sont chaudes sur les maladies chaudes, et celles qui sont froides sur les maladies froides, leurs effets deviennent manifestes et t'apparaissent très clairement. Ainsi, l'effet échauffant de celles qui échauffent devient manifeste et clair, lorsqu'elles sont utilisées dans les maladies chaudes, comme par exemple si on applique de l'huile sur l'érysipèle. De même, l'effet refroidissant de celles qui sont froides [devient manifeste] lorsqu'elles sont utilisées dans les maladies froides, comme lorsque l'on verse de l'huile de rose sur la tête de celui qui souffre d'un rhume, ou d'une apoplexie phlegmatique. Dans ces cas-là, leur caractère nocif est clair, car leur effet refroidissant devient extrêmement manifeste et fort.

L'échec de cette règle en médecine s'explique par le fait qu'au contact des corps, ces substances subissent « une altération produite par la nature, qui fait passer ce qui se trouve en elle[s] de la puissance à l'acte » (§7).

Al-Rāzī revisite complètement le paradigme de l'altération chez Galien pour mettre en place sa propre théorie du mélange, à dominante atomiste, et ouvre par là-même une brèche dans la médecine humorale. Ainsi, il attire l'attention sur un passage de *Temp.*, dans lequel Galien fait référence à *SMT*, pour expliquer l'altération par le fait que les substances leptomères, ou ténues, « se divisent en petites parties » et « acquièrent un mouvement » (§3).

Dans cette section, al-Rāzī n'explique pas en détail le processus de transformation des substances. Cependant, dans la section précédente, consacrée à *Hipp.Elem.*, il a avancé que les substances pâtissent les unes des autres et agissent les unes sur les autres lorsque les modes de composition de leurs atomes sont opposés (section 15, §13). Que se passe-t-il dans le cas où deux choses qui s'opposent par leur composition se rencontrent[307] ?

> Chacune des deux aspire à défaire celle qui possède une composition opposée à la sienne, et à l'altérer [pour lui donner] sa propre composition, en employant la puissance qui lui advient grâce à la composition.

Il n'est pas question chez Galien de voir dans ces « petites parties » des atomes, mais le cas des substances leptomères, qui allient l'altération et la cinétique, n'a pas manqué de susciter l'intérêt d'al-Rāzī.

---

306 Al-Rāzī, *Doutes*, p. 141.
307 Al-Rāzī, *Doutes*, p. 125.

Quelles sont les controverses suscitées par les notions de mélange et d'altération qu'al-Rāzī évoque au §8 de la section 16 ? Abū Ǧaʿfar Muḥammad ibn Mūsā (m. 873), auquel al-Rāzī attribue une critique de Galien, est l'aîné des trois frères Banū Mūsā. Dans son *Épître*, Ḥunayn ibn Isḥāq rapporte qu'une trentaine de traités de Galien furent traduits à la demande des frères Banū Mūsā. Le traité *SMT* fut en partie traduit en arabe par Ḥubayš, à la demande d'Aḥmad ibn Mūsā. Contemporains d'al-Kindī, les frères Banū Mūsā furent aussi ses rivaux à la cour, et précipitèrent sa disgrâce. Le fait qu'al-Rāzī qualifie Abū Ǧaʿfar Muḥammad ibn Mūsā de «philosophe des Arabes» – si tant est que cette qualification ne soit pas une interpolation-, indiquerait qu'al-Rāzī prend position en sa faveur dans ces intrigues. Plus tard, Ibn Rušd adressera aussi une critique à la pharmacologie d'al-Kindī, mais sa solution sera fondée sur une élaboration de la théorie galénique.

IV. Épistémologie médicale.

1. La découverte des puissances des médicaments.

L'un des problèmes centraux de la pharmacologie gréco-arabe est celui de la découverte des puissances des médicaments. Al-Rāzī en fera la ligne directrice de son *Abrégé du traité Sur la méthode de traitement.* Dans les *Doutes*, ce problème est abordé aux §6 à 11 de la section 17. À cette occasion, al-Rāzī oppose la découverte inférentielle des puissances des médicaments à partir des données des sens ou de leurs puissances premières aux enseignements de l'expérience.

Al-Rāzī s'empare au §11 de l'exemple de la racine de l'iris pris par Galien au livre cinq du traité *SMT*[308]. Grâce à cet exemple, explique-t-il, Galien entend montrer qu'il est possible de découvrir (*istiḫrāǧ*) les puissances secondes à partir des puissances premières. En réalité, il était plutôt question pour Galien de montrer qu'il est possible d'exposer les qualités secondes à partir des qualités premières[309], mais cela revient au même pour al-Rāzī. D'après al-Rāzī, l'inférence fondée sur les puissances premières permet seulement d'obtenir des connaissances insignifiantes et minimales, au contraire de l'expérience, qui est la seule source de connaissance valable

308 *SMT*, 5.2, XI.712–713 K.

309 Voir aussi *SMT*, XII.2.15–3.1 K.

dans ce cas[310]. Il fait référence à la controverse qui oppose Galien à Dioclès[311] dans *Alim.Fac.* Galien attribue à Dioclès une position exclusivement empiriste, qu'il oppose à sa propre méthode, fondée sur le signe[312] :

> Ce sont là les mots de Dioclès, qui pense que les pouvoirs contenus dans les aliments sont connus seulement sur la base de l'expérience et non pas sur la base de l'indication donnée par le tempérament ou de l'indication donnée par les humeurs.

Comme l'a noté Philip van der Eijk, le fragment de Dioclès figurant dans *Alim.Fac.* montre que sa position remplit tout à fait les critères de l'expérience déterminée (*diōrismenē peira*), notion centrale de la pharmacologie galénique[313]. L'expérience est déterminée lorsqu'elle est guidée par des divisions, qui forment autant de conditions entourant le passage des observations des sens à la formulation d'une proposition universelle.

La distinction entre puissances premières et puissances secondes se fonde sur la physiologie aristotélicienne. Au deuxième livre du traité *Sur la génération et la corruption*, Aristote distingue les qualités premières et les qualités dérivées : les qualités premières rassemblent les couples de contraires tangibles susceptibles d'agir (chaud et froid), ou de pâtir (humide et sec). Seules les qualités actives et passives, selon le sens du toucher, sont premières, car l'interaction des éléments dépend d'elles[314] :

> (...) le chaud et le froid, le sec et l'humide, sont les premiers employés pour signifier une action, les seconds une affection : le chaud est ce qui unit les corps homogènes (le fait de dissocier que certains attribuent au feu revient à unir les choses de même

310 Sur ce problème chez al-Rāzī, voir aussi A. Z. Iskandar, « *Al-Rāzī al-ṭabīb al-ʾiklīnīkī* », *Al-Mashreq* (1962), 217–282 ; trad. angl. Z et P. E. Pormann, in P. E. Pormann (éd.), *Islamic Medical and Scientific Tradition, Critical Concepts in Islamic Studies*, 4 volumes, Londres, 2011, vol. 1, pp. 207–253, en particulier pp. 224–225.

311 Sur Dioclès, voir Ph. van der Eijk, *Diocles of Carystus. A Collection of the Fragments with Translation and Commentary*, éd. Ph. van der Eijk, vol. 1 : *Text and Translation*, *Studies in Ancient Medicine* 22, Leyde, 2000 ; vol. 2 : *Commentary*, *Studies in Ancient Medicine* 23, Leyde, 2001.

312 *Alim.Fac.* 203 Helmreich.

313 Sur l'empirisme de Dioclès et sa critique chez Galien, voir Ph. van der Eijk, « Diocles and the Hippocratic Writings on the Method of Dietetics and the Limits of Causal Explanation », in R. Wittern et P. Pellegrin (éds.), *Hippokratische Medizin und antike Philosophie*, Hildesheim, 1996, pp. 229–257. Sur la notion d'expérience déterminée chez Galien, voir Ph. van der Eijk, « Galen's Use of the Concept of "Qualified Experience" in His Dietietic and Pharmacological Works », in Ph. van der Eijk, *Medicine and Philosophy in Classical Antiquity. Doctors and Philosophers on Nature, Soul, Health and Disease*, Cambridge, 2005, pp. 279–298. L'expression *ē diōrismenē peira* apparaît par exemple dans : *SMT*, XI.685 K. ; *MM*, X.204 K.

314 Aristote, *GC*, II 2, 329b24–32, trad. M. Rashed, 2005, p. 54. Voir aussi *Météorologiques*, IV 1, 378b10–28.

famille, car il a pour effet d'éliminer les corps étrangers) ; le froid, lui, est ce qui rassemble et unit les choses de même genre et celles qui ne sont pas de même famille indifféremment ; l'humide est ce qui, tout en étant sans principe de délimitation propre, est d'une délimitation aisée ; le sec est ce qui, tout en se laissant facilement délimiter selon un principe de délimitation propre, est difficile à délimiter.

Toutes les autres qualités sensibles sont secondes par rapport à ces quatre qualités premières et relèvent d'elles[315]. Ainsi, par exemple, « le visqueux ressortira de l'humide (car le visqueux est un humide affecté d'une certaine manière, comme l'huile[316]) ». Chaque élément est dominé par le mélange entre l'une des qualités actives et l'une des qualités passives[317].

Chez Galien, la définition des puissances secondes est centrée autour des effets que le médicament a sur le corps : échauffant, refroidissant, asséchant, humidifiant, mais aussi amollissant, purgeant, etc. Ces puissances ne s'exercent pas par elles-mêmes, mais par relation avec un corps[318]. Ainsi, l'humidité appartient par nature au vinaigre et à l'eau de mer, mais ces deux substances ont en outre un effet asséchant sur le corps. Ils l'exercent seulement « en relation à nous » (*pros hēmas*), c'est-à-dire quand ils sont en contact avec le corps humain. Ainsi, lorsqu'il s'agit de découvrir les puissances secondes des aliments ou des médicaments, la distinction entre les qualités premières et les qualités secondes croise la distinction entre les puissances « par soi » (*kath'heauto*) et les puissances « par accident » (*kata sumbebēkos*), également d'origine aristotélicienne[319].

Cela fait partie des nombreuses choses qu'a très bien dites Aristote, à savoir que parmi les pouvoirs des corps chauds, froids, secs et humides, certains leur appartiennent par eux-mêmes, d'autres par accident. Ainsi, l'eau est par elle-même froide, mais par accident elle est parfois aussi chaude. Cependant, cette chaleur acquise est rapidement perdue, tandis que le froid qui vient avec sa nature demeure. C'est pourquoi, de même que l'eau chaude, jetée sur une flamme, éteint celle-ci, de même l'opium, même s'il est chauffé à un haut degré, refroidit la chaleur interne de l'animal, et met sa vie en danger.

315 Aristote, *GC*, II 2, 329b33–330a12.
316 Aristote, *GC*, II 2, 330a4–6, trad. M. Rashed, p. 55.
317 Aristote, *GC*, II 3, 330b22–331a1.
318 Sur la pharmacologie chez Galien, voir S. Vogt, « Drugs and Pharmacology », in Hankinson (éd.), *Cambridge Companion to Galen*, pp. 304–322.
319 *Temp.*, 3.3, I.666.10–667.2 K.

Les pouvoirs « par soi » ou « par nature » correspondent aux qualités premières (chaud/froid, sec/humide) que la substance renferme dans sa nature[320] :

> Car ce qui du début à la fin, autant qu'il est possible, échauffe constamment et de plus en plus, exerce une telle action non pas par accident, mais par sa nature propre. De même aussi ce qui refroidit du début à la fin est froid par sa faculté propre et non par accident.

La différence entre pouvoirs par soi et par accident fait partie des divisions (*diorismoi*) qui permettent de valider le savoir acquis grâce à la constitution d'une « expérience déterminée ». Ces divisions interrogent notamment l'état physique du patient, les différentes composantes des substances, le moment de l'année, le lieu où l'on se trouve, c'est-à-dire toutes les conditions particulières qui ont une influence sur les qualités secondes.

L'inférence des puissances secondes à partir des puissances premières est rendue possible par la théorie galénique des degrés[321].

> Les variations des effets individuels sont dues au degré de chaud, de froid, de sec et d'humide qu'elles [i.e. les substances] possèdent, ou au fait qu'elles sont composées de particules petites ou grandes.

Quatre classes sont distinguées, en fonction du degré auquel les corps possèdent chacune des qualités premières. Au degré le plus faible, imperceptible pour les sens, le raisonnement demeure capable d'attribuer un pouvoir au composant[322] :

> Il semble que quatre classes (*taxeis*) peuvent être distinguées : la première est obscure aux sens, si bien que le raisonnement (*logos*) est requis pour la découvrir ; la seconde correspond à ce qui est manifeste aux sens ; la troisième à ce qui échauffe modérément, mais pas au point de brûler ; et enfin la quatrième : caustique. De mêmes pour les remèdes refroidissants : la première classe de ces [remèdes] nécessite le raisonnement pour rendre évident son effet refroidissant, la seconde correspond à ceux qui ont un effet refroidissant manifeste ; la troisième à ceux qui sont modérément refroidissants, et la quatrième à ceux qui causent la nécrose. De manière analogue, il existe quatre classes de substances humidifiantes et asséchantes.

320 *SMT*, 1.3, XI.384 K., trad. fr. in C. Petit, « La tradition manuscrite du traité des *Simples* de Galien. Editio princeps et traduction annotée des chapitres 1 à 3 du livre I », in V. Boudon-Millot, J. Jouanna, A. Garzya, A. Roselli (éds.), *Histoire de la tradition et édition des médecins grecs, Storia della tradizione e edizione dei medici greci*, Naples, pp. 143–165 (p. 163).

321 Sur la théorie des degrés chez Galien, voir G. Harig, *Bestimmung der Intensität im medizinischen System Galens*, Berlin, 1974.

322 *SMT*, XII.3.8–4.2 K.

Faute de distinguer ces degrés dans les qualités des corps, le médecin se trompe sur l'intensité des effets que la substance produit sur le corps malade. Ainsi, au livre I du traité *SMT*, Galien corrige une erreur communément admise à propos du vinaigre, qui consiste à considérer que celui-ci a la qualité d'être chaud et donc échauffant, en montrant que le vinaigre ne possède pas le degré de chaleur qui lui était lui attribué. Les variations des degrés, qui influent directement sur les variations des effets des substances, entrent dans les déterminations nécessaires à apporter aux expériences menées sur les pouvoirs des substances.

Cette théorie des degrés suscitera de nombreuses critiques et commentaires chez les Arabes[323]. Dans les *Doutes*, elle intéresse al-Rāzī comme problème épistémologique, celui de l'inférence (*istidlāl*) fondée sur le signe (*dalīl*).

2. *Exemple, induction et démonstration.*

La critique de l'inférence fondée sur les puissances premières pour découvrir les puissances secondes entre dans le cadre d'une réflexion épistémologique plus large, menée dans les *Doutes* autour du signe[324]. Dans la section 14 (§15 et 16), al-Rāzī s'oppose à un argument inductif grâce auquel Galien entend appliquer la même explication au trajet de tous les liquides dans le corps. Pour lui – selon le compte-rendu d'al-Rāzī –, si est validé le fait que l'urine est secrétée parce que les reins l'attirent grâce à une puissance naturelle en eux, alors il faut aussi que la distribution de nourriture dans les organes, ait lieu de la même manière. Al-Rāzī distingue alors entre trois types de prémisses, et renvoie à *DD*[325] :

> Ne nous a-t-il (i.e. Galien) pas lui-même appris à éviter ce type de critères dans son traité *Sur la démonstration*, et dans beaucoup d'autres traités, en faisant montre de la plus grande habileté et de l'examen le plus approfondi ? Dès lors, pourquoi – j'aime-

323 Sur la réception de cette théorie chez les Arabes, voir P. E. Pormann, « The Formation of the Arabic Pharmacology between Tradition and Innovation », *Annals of Science* 68/4 (2011), 493–515.

324 Sur l'*istidlāl* chez al-Rāzī, voir P. Koetschet, « Abū Bakr al-Rāzī et le signe : fragment retrouvé d'un traité logique perdu », *Arabic Sciences and Philosophy* 27/1 (2017), 75–114. Pour une étude de la notion de signe chez Al-Fārābī, voir J. Lameer, *Al-Fārābī and Aristotelian Syllogistics*, Leyde, 1994, pp. 133–175 pour l'induction, pp. 176–203 pour le paradigme, et pp. 204–232 pour l'*istidlāl bi-al-šāhid ʿalā al-ġāʾib* ; et pour l'étude du signe chez Ibn Rušd, voir C. Cerami, *Génération et Substance*, p. 319 sq.

325 Al-Rāzī, *Doutes*, p. 105.

rais le savoir –, s'en satisfait-il ici et l'utilise-t-il, sinon parce qu'il incline excessivement à valider cette opinion et parce qu'il penche pour elle au détriment des autres ?

DD est perdu, mais comme le dit al-Rāzī, Galien distingue entre les prémisses dans d'autres endroits, notamment *PHP*[326]. Il identifie alors quatre prémisses : 1) les prémisses scientifiques, qui font référence à la nature de la chose examinée et prennent celle-ci pour guide ; 2) les prémisses dialectiques, utilisées par les dialecticiens pour réfuter les sophistes ; 3) les prémisses persuasives (*pithana*) ou rhétoriques, qui se basent sur des exemples; 4) les prémisses sophistiques, qui sont encore plus éloignées de la chose examinée. Les prémisses scientifiques englobent les premiers principes (axiomes) et les données des sens. Dans les deux cas, elles sont évidentes par elles-mêmes. Comme de précédentes études l'ont montré, Galien reprend à son compte une conception forte de la démonstration, dérivée des *Seconds Analytiques*[327]. Il s'oppose à plusieurs reprises à l'utilisation de l'induction, qui ne saurait être un outil scientifique. Dans *Sur la question de savoir si l'hygiène appartient à la médecine ou à la gymnastique* (*Thras.* V.809–898 K.), Galien explique qu'il a montré « dans le traité *Sur la démonstration* que les inductions sont inutiles dans les démonstrations scientifiques[328] ». Les inférences fondées sur de simples exemples ont encore moins leur place dans les démonstrations[329]. La seule inférence fondée sur le signe qui peut entrer dans une démonstration est l'indication (*endeixis*), qui fait référence à la nature cachée de la chose. Galien définit l'*endeixis* comme « la réflexion de la conséquence » (*emphasis tēs akolouthias*[330]). Comme l'explique Ph. van der Eijk, « le corps du

---

326 *PHP*, 2.3.8–11, V.220–222 K. = 110–111 De Lacy. Sur cette distinction, voir T. Tieleman, *Galen and Chrysippus on the Soul. Argument and Refutation in the De Placitis Books II-III*, Leyde, 1996, pp. 12–18.

327 Sur la notion de démonstration chez Galien, voir J. Barnes, « Galen on Logic and Therapy », in F. Kudlien et R. J. Durling (éds.), *Galen's Method of Healing*, Leyde, 1991, pp. 50–102 ; B. Morison, « Logic », in Hankinson (éd.), *Cambridge Companion to Galen*, pp. 66–115 ; R. J. Hankinson, « Epistemology », in Hankinson (éd.), *Cambridge Companion to Galen*, pp. 157–183 (pp. 165–169).

328 *Thras.* V.812 K. Sur ce passage, voir Hankinson, « Epistemology », p. 168.

329 Voir par exemple *Sem.*, IV.581 K. Ce passage est également cité dans Hankinson, « Epistemology », pp. 168–169. L'auteur fait références à d'autres passages encore.

330 *MM* X.126 K. Sur l'*endeixis*, voir notamment Barnes, « Galen on Logic and Therapy », p. 98 ; F. Kudlien, « *"Endeixis"* as a Scientific Term: Galen », in Durling et Kudlien (éds.), *Galen's Method of Healing*, pp. 102–111. Ph. van der Eijk, « Therapeutics », in Hankinson, *Cambridge Companion to Galen*, pp. 283–303 ; R. J. Hankinson, « Galen on the Limitations of Knowledge », in Gill, Whitmarsh, Wilkins (éds.), *Galen and the World of Knowledge*, pp. 206–242 (pp. 231–233).

patient, ou une partie de ce corps, indique ce qui ne va pas, et comment cela devrait être soigné[331] ».

La critique du signe chez Galien fait écho aux débats médico-logiques hellénistiques, auxquels al-Rāzī a ainsi pu avoir accès[332]. Dans le traité *Sur les sectes*, traduit par Ḥunayn ibn Isḥāq, Galien mentionne le signe parmi les trois procédés utilisés par les rationalistes pour passer du manifeste au caché[333] :

> De même : les rationalistes (*aṣḥāb al-qiyās*), dans leur recherche de la déduction (*istiḫrāǧ*) des choses cachées (*al-ašyāʾ al-ḫafīya*), louent la dissection, le signe partant de la chose, en direction de ce qui est nécessité en elle (*al-istidlāl min al-šayʾ ʿalā mā yuḥtāǧu ilayhi fīhi*), et la logique.

Quel est ce « signe partant de la chose, en direction de ce qui est nécessité par elle » ? Dans *Sect.Int.*, comme dans *Med.Exp*, Galien oppose l'usage empiriste et l'usage rationaliste du signe : tandis que les empiristes refusent de conclure du visible à l'invisible[334], les rationalistes emploient une inférence qui permet de conclure d'une chose apparente (*al-šayʾ al-ẓāhir*) à une chose cachée (*al-šayʾ al-ḫafīy*). Cette distinction fait écho à celle établie par Sextus entre, d'une part le signe commémoratif, qui nous amène au souvenir de ce qui a été observé en même temps que lui et ne tombe pas à l'évidence sous le sens, d'autre part le signe indicatif, qui n'a pas été observé avec son signalé, mais signifie par sa nature et sa constitution. Par exemple, la fumée est un

---

331 Ph. van der Eijk, « Therapeutics », in Hankinson, *Cambridge Companion to Galen*, pp. 283–303 (p. 292).

332 Sur ces débats, voir P. Pellegrin, « Scepticisme et sémiologie médicale », in R. Morelon et A. Hasnawi (éds.), *De Zénon d'Élée à Poincaré*, p. 645–664. Sur la théorie épicurienne du signe, voir en particulier E. Asmis, *Epicurus' Scientific Method*, Ithaca, 1984 ; D. Sedley, « On Signs », in J. Barnes, J. Brunschwig, M. Burnyeat et M. Schofield (éds.), *Science and Speculation. Studies in Hellenistic Theory and Practice*, Cambridge, 1982, pp. 239–272 ; J. Barnes, « On Epicurean Signs », *Oxford Studies in Ancient Philosophy*, Supplement (1988), 91–134 ; A. Long, « Reply to Jonathan Barnes: "Epicurean Signs" », *Oxford Studies in Ancient Philosophy*, Supplement (1988), 135–144 ; G. Manetti, *Theories of Signs in Classical Antiquity*, trad. Ch. Richardson, Bloomington, 1993 ; J. Allen, *Inference from Signs: Ancient Debates About the Nature of Evidence*, Oxford, 2001.

333 Galien, *Sur les sectes*, éd. Salīm Sālim, Le Caire, 1977, p. 38. Sur la traduction arabe du grec *endeixis*, voir I. Cassels, « A Brief Note on Arabic Equivalents to Galen's Ἔνδειξις », in Durling et Kudlien (éds.), *Galen's Method of Healing*, pp. 114–116.

334 *Sect.Int.*, I.76 ult.-77. 10 K. ; trad. fr. P. Pellegrin, pp. 73–74 :
[Les empiristes] n'acceptent pas du tout l'existence de l'indication, ni qu'une chose puisse être connue à partir d'une chose différente – car toutes les choses doivent être connues à partir d'elles-mêmes –, ni qu'il existe le moindre signe d'une chose cachée par nature.

signe commémoratif du feu, et la cicatrice de la blessure. Et pour le signe indicatif : comme un liquide ne peut s'écouler à travers un corps compact, l'existence de la sueur signifie l'existence des pores, même si, par nature, les pores restent toujours cachés. L'*endeixis* est proche du signe indicatif stoïcien[335].

Dans les *Doutes*, al-Rāzī reprend à son compte les trois premières catégories de prémisses distinguées par Galien, et retourne contre ce dernier l'exclusion de l'induction et de l'exemple du domaine de la démonstration[336].

> Et pourquoi s'ensuit-il nécessairement – j'aimerais le savoir – de ce que l'urine ne se déplace pas vers les reins par la force nécessitante du vide, que le trajet du sang dans le corps ne peut pas non plus être causé par la force nécessitante du vide, sinon parce qu'il (i.e. Galien) se sépare ici de la voie démonstrative et emprunte celle qu'utilisent les rhéteurs, c'est-à-dire celle du syllogisme par les exemples, ou [celle qu'utilisent] les dialecticiens, c'est-à-dire celle du syllogisme inductif ?

Ces deux niveaux de preuve dégradés s'opposent au syllogisme démonstratif, dont les prémisses font référence à « la nature même de la chose », selon une procédure démonstrative qui emprunte à la fois à Aristote et à Galien.

Al-Rāzī repère ces deux formes de raisonnement invalides à plusieurs endroits chez Galien, et notamment dans *PHP*. Dans la section 11, al-Rāzī commence réfuter un argument grâce auquel Galien conclut que les nerfs sont les causes de la sensation et du mouvement (§2). Quel est cet argument ? En 2.6.13–16, Galien explique que certains médecins ont fait l'observation que l'animal était frappé de stupeur, c'est-à-dire d'une absence de sensation et de mouvement volontaire, lorsque les artères étaient ligaturées ou sectionnées. Ils en ont déduit que le cœur transmettait le pouvoir de la sensation et du mouvement volontaire au cerveau. Le cerveau doit alors être considéré comme un « second principe », ou un « satrape du Grand Roi ». Pour Galien, cette conclusion n'est pas valide : croyant sectionner ou ligaturer uniquement les artères, ces médecins ont aussi sectionné les nerfs. Cette erreur s'explique par l'anatomie, trois types de canaux reliant le cerveau et le cœur : les veines jugulaires, les artères carotides, et les nerfs situés le long de ces artères. Il faut supprimer chacun de ces canaux et observer ce qui s'ensuit. Or, les veines et les artères doivent être ligaturées avant d'être sectionnées, sinon, l'animal mourra d'hémorragie avant qu'un quelconque résultat ait pu être observé. Lorsqu'on ligature correctement les artères, l'animal ni ne perd la voix, ni n'est frappé de stupeur, mais la partie des artères située au-dessus de la ligature n'a plus de pouls. Si on ligature correctement les

335 Hankinson, « Galen on the Limitations of Knowledge », p. 232.
336 Al-Rāzī, *Doutes*, p. 105.

veines, l'animal ne perd pas sa voix non plus, ni n'est frappé de stupeur[337]. De ces observations, Galien conclut, d'une part que le cœur n'a nul besoin du cerveau pour faire battre le pouls, d'autre part que le cerveau n'a nul besoin du cœur pour accomplir ses opérations de perception et de mouvement volontaire. Pour al-Rāzī cependant, cette inférence n'est pas valable, tant que le médecin n'aura pas compris quelle est la cause (*sabab*) de la condition qui frappe l'animal dans chacune de ces vivisections.

Al-Fārābī développera la critique logique de l'argument déjà identifié par al-Rāzī, et lui donnera le nom de « syllogisme rhétorique hypothétique ». Dans *Sur les lieux trompeurs*[338], al-Fārābī explique ce type de syllogisme grâce à l'exemple suivant : « Si l'être avait été engendré, il aurait un principe ; or, il n'a pas été engendré ; il n'a donc pas de principe ». Le syllogisme se fonde sur la prémisse vraie suivante : tout ce qui est engendré a un principe. Le locuteur convertit cette proposition, ce qui donne : tout ce qui a un principe est engendré. Puis il convertit le contraire de cette proposition, pour aboutir à : ce qui n'est pas engendré n'a pas de principe. Or, dans le *Traité sur l'analyse*, al-Fārābī illustre ce type d'erreur par l'argument grâce auquel Galien conclut que les nerfs sont les causes de la sensation et du mouvement[339] :

> On a l'opinion que l'on découvre par ce lien les causes des choses, car on a l'opinion que, lorsqu'une chose est détachée et qu'une autre chose l'est aussi par le même fait, l'existence de la première est la cause de l'existence de cette autre chose, comme on voit Galien, le médecin, utiliser souvent cela à propos de ce qu'il observe en disséquant les membres de l'homme, car il a fait de cela les causes d'autres choses qu'il n'observe pas, en utilisant ce lieu. Ainsi, par exemple, il dit : « Lorsque nous coupons tel nerf, la voix, le mouvement ou le sens se trouvent annulés ; donc l'existence de ce nerf est la cause de l'existence de la voix, du mouvement ou du sens » ; et il n'a pas conscience qu'il a excepté l'opposé de l'antécédent et conclu à l'opposé du conséquent.

---

337 Sur ces expériences, voir H. von Staden, « Anatomy as Rhetoric : Galen on Dissection and Persuasion », *Journal of the History of Medicine* 50 (1995), 47–66 et « Body, Soul, and Nerves : Epicurus, Herophilus, Erasistratus, the Stoics, and Galen », in J. P. Wright and P. Potter (éd.), *Psyche and Soma: Physicians and Metaphysicians on the Mind-Body Problem from Antiquity to the Enlightenment*, Oxford, 2000, pp. 79–116, ainsi que sa conférence « Experiments on Animals in Ancient Greece and Rome : Private and Public Science », donnée le 7 mai 2010 à l'Institute for Advanced Studies, Princeton.

338 Al-Fārābī, *Sur les lieux trompeurs*, éd. M. T. Daneche Pajuh, Qom, 1408 h., vol. 1, pp. 197–228.

339 Al-Fārābī, *Traité sur l'analyse*, éd. M. T. Daneche Pajuh h., vol. 1, p. 239 ; trad. fr. in M. Aouad, « La doctrine rhétorique d'Ibn Riḍwān », p. 237.

Or, de ce que la voix, le mouvement ou le sens sont annulés quand le nerf est annulé, il ne s'ensuit pas que la voix, le mouvement ou le sens existent lorsque le nerf existe, ni que le nerf est la cause de leur existence. Galien exclut que la voix, le mouvement ou le sens puissent être annulés alors même que le nerf n'est pas sectionné. La première proposition est transformée et, de « lorsque le nerf est sectionné, la voix, le mouvement ou le sens sont annulés », elle devient « lorsque le nerf n'est pas sectionné, la voix, le mouvement ou le sens ne sont pas annulés ». Or, cette dernière proposition est fausse. On ne peut donc pas conclure que le nerf est la cause de l'existence de la voix, du mouvement et du sens.

Al-Rāzī identifie une autre forme de raisonnement invalide au livre six de *PHP*. Dans ce passage, Galien entend montrer que la partie végétative (ou nutritive) de l'âme se situe dans le foie. Il prévient qu'il aura besoin ici d'un type particulier de démonstration (*idia apodeixis*) : celle-ci ne sera pas fondée sur la nature de la chose, mais partira d'attributs propres à cette chose (*ek tōn toutō sumbebēkotōn idia*[340]). Il part d'observations faites sur les plantes, car il estime qu'elles peuvent être transférées au foie. En effet, les plantes sont dotées seulement de la faculté nutritive, celle-là même qu'on cherche à situer dans le foie. Elles peuvent ainsi servir de signe (*tekmērion*) indiquant la source de la partie nutritive chez l'animal[341]. Or, les observations menées sur les plantes montrent que les parties les plus épaisses (le tronc, et l'endroit d'où partent les racines) correspondent à ce qui est le plus proche de l'origine (la graine). Même sans cet exemple, explique Galien, « quiconque est versé dans la science naturelle sait que le plus grand est la source du plus petit, comme la source d'une rivière est plus large que les canaux qui en partent[342] ». On peut transférer ces observations des plantes aux animaux : les artères les plus larges émanent du cœur vers les poumons, et la colonne vertébrale émane du cerveau. Enfin, les veines non pulsatiles qui émanent du foie vers l'estomac sont les plus larges[343]. Pour al-Rāzī, cet argument correspond à la voie « la plus faible », et ressort de l'induction (§5[344]) :

> Or, alors qu'il (i.e. Galien) pouvait acquérir ces prémisses[345] de deux manières, il les a prises de la manière la plus faible et la plus semblable à ce qui ne peut faire l'objet

340 *PHP*, 6.3.2, V.519 K. = 372 De Lacy.
341 *PHP*, 6.3.7, V.521 K. = 374 De Lacy. Sur le *tekmērion* chez Aristote, voir *Seconds Analytiques* 70a24–70b6. Sur le *tekmērion* chez Galien, voir M. Frede, *Galen. Three treatises on the Nature of Science*, Indianapolis, 1985.
342 *PHP*, 6.3.20, V.525 K. = 378 De Lacy.
343 *PHP*, 6.3.40, V.582 K. = 382 De Lacy.
344 Al-Rāzī, *Doutes*, p. 75.
345 i.e. que les veines ont leur origine dans le foie.

> d'une induction, et a renoncé à acquérir [ces prémisses] de la [manière] la plus forte et la plus semblable au [raisonnement] fondé sur la nature de la chose.

Ici, le texte arabe est susceptible de deux lectures. Tandis que les manuscrits des *Doutes* donnent la leçon *bi-mā lā yustaqrā*, « à ce qui ne saurait faire l'objet d'une induction », le manuscrit de la *Solution aux Doutes* donne *bi-al-istiqrā'*, « à l'induction ». Je choisis ici la première solution, qui correspond à une *lectio difficilior.* En effet, au §5 de la section 8, al-Rāzī fixe des conditions à l'induction, même si celle-ci reste en deçà du raisonnement scientifique. Plus loin, au §16 de la section 14, au sujet de l'attraction, il formalisera la différence entre le syllogisme inductif et le syllogisme fondé sur des exemples. Pour al-Rāzī, le raisonnement de Galien n'est pas valide car il se fonde sur un simple exemple, celui des racines des arbres, et en aucun cas sur une règle générale. Or, rien ne permet de dire, selon al-Rāzī, que le modèle de l'arbre soit pertinent, ni dans le cas du foie avec les veines, ni dans celui du cerveau avec les nerfs. Il distingue entre deux manières d'inférer la source des veines, et celle des nerfs. La première – la plus faible – demeure même en deçà de l'induction selon al-Rāzī, car elle est fondée sur un exemple. La seconde – la plus forte – part de la nature même de la chose. L'inférence opposée par al-Rāzī à Galien s'appuie sur un principe universel : tout ce qui pousse doit le faire à partir de quelque chose, et donc se fondre en espèce avec son origine, à l'endroit d'où il part. Puis, à mesure qu'il s'éloigne de cette origine, il prend une autre forme et une autre consistance. En appliquant cette règle universelle au cas particulier des nerfs, on constate que ceux-ci ne peuvent prendre leur origine dans le cœur : en effet, lorsqu'ils parviennent au cœur, ils sont dotés d'une espèce bien différente de celle du cœur. Ainsi, Galien se fonde sur une communauté supposée d'espèce entre les racines et les nerfs, qui permettrait de transférer aux seconds un prédicat attaché aux premières.

L'argument fondé sur les plantes sera également critiqué par al-Fārābī. Dans son *Traité sur la rhétorique*, tandis qu'il critique l'usage de la rhétorique dans les énoncés scientifiques, il donne les exemples suivants[346] :

> Par exemple : [1] les veines non pulsatiles ont leur naissance ou origine dans le foie, parce que celle de ces veines qui est proche du foie est plus grosse alors qu'au fur et à mesure qu'elle s'éloigne du foie, elle est plus endiguée et devient plus fine ; [2] l'excellence qui dirige le cœur a sa demeure dans le cerveau parce que le roi habite toujours l'endroit le plus élevé de la cité ; [3] l'homme intellige par son cerveau parce que les hommes disent de celui qu'ils voient souffrir d'un défaut d'intelligence, qu'il est sans cerveau ; [4] le courage et la lâcheté sont dans le cœur parce que les

346 Al-Fārābī, *Traité sur la rhétorique*, §27, trad. fr. in M. Aouad et M. Rashed, « L'exégèse de la *Rhétorique* d'Aristote », pp. 104–105.

> hommes disent du lâche qu'il n'a pas de cœur. Toutes les choses de cette sorte sont des propos ou des raisonnements selon la méthode rhétorique utilisée dans les sciences et dans les choses dont la nature est qu'ils soient utilisés en elles.

La première proposition renvoie au passage de *PHP* déjà critiqué par al-Rāzī dans la section 11, §5. Les propositions 3 et 4, d'extraction galénique, sont aussi critiquées par al-Rāzī dans les *Doutes* (voir la section 20). Dans *Sur les lieux trompeurs*, al-Fārābī identifie le syllogisme rhétorique qui conclut que le foie est à l'origine des veines avec le lieu trompeur appelé « le conséquent de la chose ». Celui-ci consiste à prendre un prédicat appartenant à une chose, son appartenance étant connue soit par les sens, soit par une autre faculté, et à voir ensuite que ce prédicat est dans une autre chose, de telle sorte qu'on a l'impression que la seconde chose est la première, et que l'une des deux est l'attribut de l'autre.

En plus d'al-Fārābī, on trouve chez Faḫr al-Dīn al-Rāzī, dans un chapitre des *Questions suprêmes* consacré aux « sophismes de Galien », une critique comparable à celle d'Abū Bakr visant les mêmes passages de *PHP*[347]. Faḫr al-Dīn identifie quatre arguments invalides. Le premier cherche à établir que la source de la perception se trouve dans le cerveau, et s'appuie sur le syllogisme suivant[348] :

> Le cerveau est l'endroit où sont implantés les nerfs, et les nerfs sont l'instrument de la perception. Or, il est nécessairement impliqué que l'endroit où est implanté l'instrument de la perception, soit la source de la puissance de percevoir.

Faḫr al-Dīn explique que Galien fonde la première prémisse – que le cerveau est l'endroit où sont implantés les nerfs – sur la preuve suivante : les nerfs sont plus nombreux et plus forts dans le cerveau, alors que seul un petit nerf est contigu avec le cœur. Les adversaires de Galien, identifiés comme des partisans d'Aristote par Faḫr al-Dīn, remettent en question cette preuve[349]. Abū

347 Faḫr al-Dīn al-Rāzī, *Questions suprêmes*, partie 7, art. 3, *faṣl* 5, pp. 175–184.

348 Faḫr al-Dīn al-Rāzī, *Questions suprêmes*, partie 7, art. 3, *faṣl* 5, p. 175.

349 Faḫr al-Dīn al-Rāzī, *Questions suprêmes*, partie 7, art. 3, *faṣl*. 5, pp. 176–177 :

Ils disent : la première prémisse ne produit pas le résultat recherché, mais il faut adjoindre à cette prémisse que vous avez rappelée, une autre prémisse qui consiste à dire : la puissance et le nombre n'existent qu'à partir du principe, et le petit nombre et la petitesse n'existent qu'à distance du principe. Sauf que cette prémisse n'est pas démonstrative, et qu'elle est réfutée de trois manières.

La première : le nerf creux qui portent la puissance visuelle est très fin là où il est implanté, et lorsqu'il pénètre dans l'orbite où se trouve la pupille, ce nerf devient plus épais et s'élargit. Cela contredit cette prémisse qui est décisive pour Galien.

La seconde : la graine à partir de laquelle naît le tronc d'un arbre, est plus petite que le tronc de l'arbre. Pourquoi n'est-il pas possible non plus de dire que le petit nerf qui

Bakr avait déjà invalidé dans les *Doutes* l'argument fondé sur la petitesse du nerf contigu avec cœur (section 11, §4), et l'implication entre la force et l'épaisseur d'une part, et l'origine d'autre part (§5). Le second argument critiqué par Faḫr al-Dīn correspond aux indications tirées par Galien des expérience de vivisection des nerfs. Là encore, Abū Bakr avait pointé les limites de ces preuves empiriques (§2). Le troisième argument fait référence au fait que les philosophes s'accordent pour dire que le vecteur de la puissance de sentir et de se mouvoir est un corps fin qui pénètre dans les nerfs – le pneuma –, et qu'il est plus conforme à la raison que le cerveau, comme il comporte des cavités, soit le principe du pneuma, plutôt que le cœur. Le quatrième argument est fondé sur la position élevée du cerveau par rapport au cœur. Ces deux derniers arguments sont absents des *Doutes*. Pour chaque argument, les réponses de Faḫr al-Dīn offrent des divergences avec celles d'Abū Bakr. Celui-ci est sans doute une source de Faḫr al-Dīn ici, mais il n'est pas la seule. Ce dernier avait sans doute également à sa disposition les critiques logiques adressées par les aristotéliciens à l'égard de Galien, au premier rang desquels al-Fārābī. Cependant, il est probable que les doutes d'Abū Bakr ont joué un rôle important dans la construction de ces critiques.

Le « syllogisme par l'exemple » représente un niveau de preuve inférieur à l'induction. C'est ce que montre la section 8 (§5), où al-Rāzī refuse de transférer la luminosité des animaux luminescents, même en acceptant que celle-ci leur appartienne en propre (ce qui n'est pas le cas), à l'œil et au cerveau[350].

> Et si quelqu'un mentionne à cet endroit la luciole, la mouche et le poisson qui sont lumineux dans la nuit par nature, qu'il sache que cette lumière ne leur appartient pas en propre, mais qu'elle advient uniquement parce qu'ils reçoivent une lumière qui se reflète sur eux, comme la reçoivent l'eau ou les choses polies. Et même si cette faible lumière leur appartenait en propre, il serait impossible de transférer cet exemple à l'œil et au cerveau, serait-ce par la plus faible des inductions, qui se sert d'un exemple seulement, ou de deux ou trois, car l'œil et le cerveau n'éclairent pas la nuit comme le font [ces êtres luminescents].

En effet, même l'induction la plus faible doit être fondée sur le fait que le particulier de départ et celui d'arrivée possèdent un prédicat commun, qui

---

se trouve dans le cœur, est comme la graine d'où se ramifie les nombreux nerfs qui sont dans le cerveau ?

La troisième : si ce qu'a dit Galien était valide, alors il faudrait dire que l'origine des veines pulsatiles est le filet qui ressemble au réseau rétinien qui se trouve dans le cerveau, pas le cœur, car dans ce filet, il y a un grand nombre de veines, et elles ressemblent beaucoup aux branches d'un arbre.

350 Al-Rāzī, *Doutes*, p. 55.

justifie que l'on transfère au second particulier un autre prédicat possédé par le premier. Or, il n'y a aucun prédicat commun entre les insectes et le cerveau, comme il n'en existait aucune entre les plantes et le foie. Le raisonnement est donc circulaire et n'atteint même pas la probabilité de la plus faible des inductions.

Tandis que l'induction la plus faible est fondée sur un seul exemple, l'induction la plus forte est « claire et immédiate », et possède quasiment la force d'une démonstration, comme l'explique al-Rāzī au sujet de la vision (section 8, §3[351]):

> En effet, la vision pourrait très bien se produire par le fait que cette trace soit transmise par l'air lumineux lui-même jusqu'à ce qu'elle soit transmise à l'œil, à la manière de ce qui se passe dans le cas de l'ouïe et de l'odorat, où l'air se trouvant entre [les organes] et l'objet entendu et senti agit comme un intermédiaire : la transformation ou le déplacement dans l'air sont transmis jusqu'aux [organes]. Pourquoi est-ce que ce sens (i.e. la vision) ne procède pas [aussi] de cette manière, puisque cela est possible et qu'il n'y a pas d'obstacle à cela, et puisque le fait qu'il procède de cette manière est ce qu'il y a de plus vraisemblable et de plus conforme [à la raison] ? En effet, l'ordre sage de la création se déroule suivant [des principes] similaires à celui-ci, et nous constatons que pour tous les autres sens, il n'émane et n'est issu d'eux rien qui atteigne les objets sensibles, mais que plutôt, quelque chose leur parvient et les heurte. Puisqu'il en va ainsi, on peut acquérir [l'idée], grâce à une induction immédiate et certaine, qui s'ensuit à tel point de la nature de l'objet recherché qu'elle confine à la démonstration, que la vision se produit parce que quelque chose est transmis depuis l'objet sensible à celui qui voit, et non l'inverse.

Même forte, l'induction n'atteint pas la certitude de la démonstration, car elle n'est pas fondée sur la nature même de la chose. Al-Rāzī s'appuie pour cela sur un passage de *Marc.*[352], dans lequel Galien opère cette distinction[353].

> Il dit dans le traité *Sur le marasme :* « Le marasme affecte nécessairement tous les animaux, car il n'existe pas d'animal qui ne vieillisse ». Or, cela est fondé sur l'induction, et non sur la nature de l'animal.

La critique du signe dans les *Doutes* fait écho à la théorie de l'inférence développée dans un fragment attribué à al-Rāzī[354]. Dans ce texte, al-Rāzī étudie « l'indication passant du manifeste au caché ». Il distingue trois modalités de la connexion (*awǧuh al-taʿalluq*) permettant de passer du manifeste au caché : l'homogénéité (*al-muǧānasa*), le cours de l'habitude (*maǧrā al-ʿāda*), et les traces (*al-āṯār*). Pour expliquer la première modalité, al-Rāzī donne

351 Al-Rāzī, *Doutes*, p. 53.

352 *Marc.*, 2, VII.669 K. ; trad. angl. in T. Theoharides, « Galen on Marasmus », *J. Hist. Med. Allied Sci.* 24/4 (1971), 369–390 (373).

353 Al-Rāzī, *Doutes*, p. 217.

354 Sur ce fragment, voir P. Koetschet, « Abū Bakr al-Rāzī et le signe ».

l'exemple du paradigme (*al-anmūḏağ*), « comme [lorsqu'] un homme montre à son ami une partie (*baʿḍ*) d'une chose pour prouver grâce à [cette partie] que le tout de cette chose est semblable (*mušābih*) à cette partie ». Or, ce signe n'est pas valide (*lā taṣiḥḥu*) tant qu'on n'a pas prouvé que ces paradigmes sont des parties d'un tout. Les syllogismes par l'exemple identifiés dans les *Doutes* fonctionnent sur le même modèle que le paradigme, la seule différence étant que dans le cas du syllogisme par l'exemple, on passe du particulier au particulier – comme dans le cas du paradigme aristotélicien – tandis que dans le cas du paradigme, on passe du particulier à l'universel. Cette différence ne remet pas en question la similitude de ces deux signes, car le passage du particulier au particulier suppose une puissance universalisante[355]. L'inférence fondée sur le cours de l'habitude utilise l'induction (*istiqrāʾ*) à partir de cas équivalents (*naẓāʾir*), pour faire témoigner ceux-ci en faveur de l'objet de la recherche. Elle connaît des variations, même si elle n'atteint jamais la certitude démonstrative[356].

> Sa force et sa faiblesse sont fonction du grand ou du petit nombre de cas équivalents et d'exemples semblables, au point qu'une partie des gens a supposé qu'il était possible grâce à cette catégorie d'atteindre une connaissance démonstrative certaine, lorsqu'on ne trouve pas dans le passé un seul cas qui s'oppose à ce qu'on observe pour un problème donné.

Les deux catégories de signe que sont le paradigme et l'induction – même la plus forte – restent en deçà de la connaissance démonstrative. Qu'en est-il de la troisième catégorie de signe, fondée sur les traces ? Les traces sont-elles des signes contraignants, voire démonstratifs ? Cette section étant malheureusement manquante, difficile d'apporter une réponse définitive à cette question. Pour tenter une hypothèse de reconstruction, on peut se référer à la critique du signe chez Galien : les traces pourraient renvoyer à l'*endeixis*, ou au signe indicatif stoïcien.

On retrouve la distinction entre l'habitude (au pluriel, *ʿawāʾid*) et les traces (*āṯār*) dans un passage du *Livre de la recherche*, appartenant au corpus de Ps-Ǧābir (f. 146a) : l'action des sphères célestes s'exerce seulement sur ceux des étants qui sont susceptibles, par leur nature, de recevoir ces traces. Mais les hommes, parce qu'ils négligent la nature des choses, construisent des inférences en direction de l'influence des sphères uniquement à partir de leurs observations habituelles. Si l'on s'appuie sur ce texte, les traces se rapprocheraient de l'*endeixis* galénique, qui repose sur la nature de la chose. Les

355 Voir M. Rashed, « Les définitions d'Aquilius », *Bulletin of the Institute of Classical Studies*, 55 (2012), 131–172 (148).

356 Koetschet, « Abū Bakr al-Rāzī et le signe », p. 83.

signes-traces seraient ceux qui indiquent ou expriment la cause, c'est-à-dire la nature de la chose. Ils représenteraient alors la seule catégorie de signes contraignants.

3. *Les différents degrés de certitude.*

Les critiques épistémologiques des *Doutes* insistent sur la nécessité, pour le médecin, de partir de prémisses tirées de la nature de la chose, et d'exhiber la cause permettant de lier nécessairement les prémisses à la conclusion. Même l'induction la plus forte, comme celle qui montre que la vision se produit parce que quelque chose est transmis depuis l'objet sensible jusqu'à celui qui voit, car tous les autres sens fonctionnent de la sorte, ne saurait être confondue avec une démonstration, car l'induction ne part pas de la nature de l'objet[357]. En conséquence de cette notion forte de démonstration[358], sont exclues du champ de la connaissance démonstrative l'inférence par l'exemple et l'induction[359]. D'où la nécessité pour al-Rāzī de s'intéresser de près à la connaissance non-démonstrative, qui comprend des niveaux de certitude très variables. Ce domaine est celui de la connaissance conforme à la raison (*awlā*), qui fait écho au grec *pithanon*[360]. Dans le fragment logique cité plus haut, al-Rāzī oppose la connaissance conforme à la raison, et la connaissance démonstrative[361] :

> L'inférence qui est tirée du cours de l'habitude ne mène pas du tout à une connaissance certaine (*ʿilm yaqīn*), nécessaire (*iḍṭirārī*), et démonstrative (*burhānī*), mais à

357 Voir plus haut pp. CII–CIII.

358 D'après al-Bīrūnī (*Épître*, p. 14), al-Rāzī est lui-même l'auteur d'un commentaire des *Catégories*, ains que des *Premiers* et des *Seconds Analytiques*.

359 Sur les théories de la connaissance chez les philosophes arabes, voir M. Maróth, *Die Araber und die Antike Wissenschaftstheorie*, Leyde, 1994. Voir en particulier le chapitre III sur le rôle des *Seconds Analytiques*.

360 Sur la notion *pithanon* dans les débats hellénistiques et notamment chez Galien, voir D. Sedley, « On Signs », p. 251. R. Chiaradonna, « Galen on What is Persuasive (*Pithanon*) », in Adamson, Hansberger, Wilberding (éds.), *Philosophical Themes in Galen*, 61–88. Plusieurs passages des *Doutes* mobilisent la notion de *awlā*. Pour un autre passage attribué à al-Rāzī où elle intervient, voir Ph. Vallat, « Between Hellenism, Islam, and Christianity: Abū Bakr al-Rāzī and His Controversy with Contemporary Muʿtazilite Theologians as Reported by the Ashʿarite Theologian and Philosopher Fakhr al-Dīn al-Rāzī », in D. Janos (éd.), *Ideas in Motion in Baghdad and Beyond. Philosophical and Theological Exchanges between Christians and Muslims in the Third/Ninth and Fourth/Tenth Century*, Leyde, 2015, pp. 178–220 (p. 212).

361 P. Koetschet, « Abū Bakr al-Rāzī et le signe », pp. 82–83.

> une connaissance persuasive (*ʿilm iqnāʿī*), qui peut être plus adéquate (*aḥrā*), plus conforme à la raison (*awlā*) et plus adaptée (*aǧdar*), rien d'autre.

À l'instar de la notion de *pithanon*, l'adjectif *awlā* ne qualifie pas une connaissance probable, mais plutôt conforme à la raison. Ainsi, dans le fragment logique précédemment identifié, al-Rāzī explique que l'inférence inductive repose sur « sur une supposition (*ẓann*) et une anticipation (*ḥusbān*) dans l'âme ». L'erreur consiste à lui donner force de démonstration. Ainsi, lorsqu'il entend montrer pourquoi le sperme est blanc, Galien – d'après al-Rāzī – se contente d'arguments persuasifs, alors même qu'il déclare vouloir s'en éloigner[362] :

> Il dit dans *Sur le sperme :* « Il ne convient pas d'entreprendre cette explication grâce à des arguments persuasifs, mais [il faut employer des arguments] démonstratifs[363] ». Puis, dans sa réponse à Aristote, il dit que les nerfs, les membranes, et les premiers organes (litt : instruments) sont blancs et non-sanguins, de sorte qu'il est plus conforme à la raison qu'ils soient formés à partir du sperme, plutôt qu'à partir du sang[364]. Or, c'est là un raisonnement persuasif et non démonstratif, car tout ce qui est formé à partir de quelque chose ne conserve pas la couleur de sa matière. Au contraire il la conserve rarement ! Mais en disant « plus conforme à la raison », il a déjà exprimé clairement que ce raisonnement n'a rien de démonstratif.

« Arguments persuasifs » traduit *al-kalām al-muqniʿ*, qui renvoie à son tour au grec *pithanon*. Quels sont ces arguments ? Pour Galien, les membranes, les nerfs, et les organes premiers (le cerveau, le foie et le cœur) doivent être constitués à partir du sperme, et non du sang, car le sang n'est « ni blanc, ni visqueux, ni assez épais pour retenir de lui-même son propre flux continu, une fois qu'il a été étendu et creusé pour former un tube[365] ». C'est la raison pour laquelle il est plus facile (*rhadiōs*) selon lui de soutenir l'idée selon laquelle ces parties du corps sont formées à partir du sperme. L'argument de Galien est fondé sur une erreur portant sur le conséquent de la chose, qui joue sur le fait que le même prédicat (« blanc ») est attribué à deux extrêmes.

Pour autant, la théorie rāzīenne de connaissance « conforme à la raison » n'est pas exclusivement réfutative. Elle désigne bien une forme de connaissance, plus ou moins vérifiée selon la force de l'inférence qui en est la source. Dans le fragment logique, seule l'induction produit une connaissance « conforme à la raison », à l'inverse du paradigme qui semble être purement rhétorique. Ainsi, plusieurs passages des *Doutes* mettent en avant cette forme de connaissance. Al-Rāzī estime par exemple que la théorie de la vision par

---

362 Al-Rāzī, *Doutes*, p. 225.
363 *Sem.*, IV.512–513 K. = 64 De Lacy.
364 *Sem.*, IV.528 K. = 78–80 De Lacy.
365 *Sem.*, IV, 527.17–529.2 K. = 78–80 De Lacy.

extramission est « plus vraisemblable et plus conforme à la raison » (section 8, §3). Il considère aussi qu'il serait plus conforme à la raison que l'origine des deux axes des deux cônes se trouve dans les deux pupilles, plutôt que le point de contact des deux nerfs [optiques] (section 8, §9). En effet, explique-t-il, « si nous exerçons avec notre doigt une faible pression sur un œil, en direction du haut ou du bas, nous voyons la chose double, en particulier ce qui est loin de nous, comme la lune et les étoiles. Or, il n'est pas possible que le point de contact entre les deux nerfs s'efface ou subisse une distorsion sous l'effet d'un faible plissement de l'un des yeux, puisque ces [nerfs] se trouvent en contact à l'intérieur de l'encéphale ». Ainsi, il existe différents degrés de certitude, non seulement entre la connaissance démonstrative et la connaissance conforme à la raison, mais aussi à l'intérieur de la connaissance conforme à la raison.

V. La vision.

L'optique est l'un des sujets traités les plus extensivement dans les *Doutes.* Al-Rāzī l'aborde en cinq endroits de l'ouvrage[366]. Ces différentes sections constituent une voie d'accès inégalée à la théorie rāzīenne de la vision, comme l'avait déjà souligné Shlomo Pinès[367]. Al-Rāzī esquisse également quelques réflexions sur la lumière qui viennent enrichir sa théorie de la matière.

1. *L'optique avant al-Rāzī.*

L'optique a grandement intéressé les philosophes et médecins arabes. Les développements mis en place par Ḥunayn ibn Isḥāq, al-Kindī, et, bien

366 Sections 5, 8, 12, 19 (à deux endroits). Pour une étude synthétique de la doctrine de la vision dans les *Doutes*, voir aussi P. Koetschet, « Abū Bakr al-Rāzī on Vision », in Adamson et Pormann (éds.), *Philosophy and Medicine in the Formative Period of Islam*, pp. 170–189.

367 S. Pinès, « Rāzī critique de Galien », in *Actes du Septième Congrès international d'Histoire des Sciences*, Jérusalem, 1953, pp. 480–487 ; réimpr. in *Collected Works of Shlomo Pinès, volume II: Studies in Arabic Versions of Greek Texts*, Jérusalem, 1986, pp. 256–263.

évidemment, Ibn al-Hayṯam, ont déjà fait l'objet de plusieurs études[368]. Mais les idées d'al-Rāzī n'ont pas reçu une attention équivalente, notamment parce qu'aucun des nombreux traités consacrés par al-Rāzī à la vision n'a survécu. Ibn Abī Uṣaybiʿa cite les titres suivants : *Sur comment fonctionne la vision, et qu'elle ne fonctionne pas grâce à des rayons qui sont émis par l'œil et émanent de lui, en objection au traité d'Euclide sur l'optique, Sur la raison pour laquelle la pupille se contracte à la lumière et se dilate dans l'obscurité, Sur la structure de l'œil, Sur les conditions de la vision*[369]. Ibn Abī Uṣaybiʿa note que dans le premier de ces traités, al-Rāzī critique la théorie de la vision selon laquelle des rayons de lumière sont émis par l'œil et atteignent l'objet visible[370]. Ces quelques passages laissent apercevoir qu'al-Rāzī s'oppose à Galien, défenseur d'une théorie de l'émission, mais aussi qu'il se distingue de la plupart de ses contemporains. La critique par al-Rāzī de la théorie de la vision chez Galien marque la première défense de l'intromission dans les textes arabes, avant qu'elle soit endossée, de manière beaucoup plus élaborée, par Ibn al-Hayṯam[371].

Pour mesurer l'originalité de sa position, il est utile de récapituler rapidement les différentes théories de la vision au neuvième siècle. Les médecins et philosophes contemporains d'al-Rāzī connaissaient les doctrines anciennes grâce à la traduction arabe de l'*Optique* d'Euclide, celle du traité *Sur l'âme* d'Aristote et sa paraphrase[372], et des doxographies telles que les *Opinions des philosophes sur la nature*. On sait qu'al-Rāzī a lu et étudié cet ouvrage, où Aëtius rapporte trois théories de la vision : 1) Pour les atomistes Démocrite et Épicure, la vision procède grâce à des images (*taḫayyulāt*), qui sont formées (*tataṣawwaru*) dans les rayons lumineux (*al-šuʿāʿ al-baṣrī*) et

368 Voir, entre autres : Ḥunayn ibn Isḥāq, *Dix traités sur l'œil*, éd. M. Meyerhof, Le Caire, 1928 (introduction) ; D. Lindberg, *Theories of Vision from al-Kindī to Kepler*, Chicago/Londres, 1976, pp. 18–32; R. Rashed, « Optique géométrique et doctrine optique chez Ibn Al Hayṯham », *Archive for History of Exact Sciences* 6/4 (1970), 271–298 ; R. Rashed, *Œuvres philosophiques et scientifiques d'al-Kindī*, vol. 1 : *L'Optique et la Catoptrique d'al-Kindī*, Leyde, 1997 (notamment pp. 67–96); P. Adamson, « Vision, Light and Color in al-Kindī, Ptolemy and the Ancient Commentators », *Arabic Sciences and Philosophy*, 6/2 (2006), 207–236.

369 Ibn Abī Uṣaybiʿa, *Biographie des médecins*, vol.1, p. 317.

370 Ibn Abī Uṣaybiʿa, *Biographie des médecins*, vol.1, p. 317.

371 Pour une étude synthétique de la controverse entre les théories de l'émission et les théories de l'intromission à l'époque islamique, voir D. Lindberg, « The Intromission-Extramission Controversy in Islamic Visual Theory: Alkindi versus Avicenna », in P. Machamer and R. Turnbull (éds.), *Studies in Perception. Interrelations in the History of Philosophy and Science*, Ohio, 1978, pp. 137–159.

372 Sur la transmission arabe du traité *Sur l'âme*, voir plus haut, p. XLVIII.

retournent (*tarǧaʿu*) à l'organe de la vision. 2) Empédocle présente une variante de cette théorie. Pour lui, les images (*amṯila*) sont mélangées aux rayons. 3) Hipparque soutient que des rayons lumineux émanant de l'œil s'étendent jusqu'à (*tanbasiṭu*) l'objet visible, sans que l'air environnant joue le rôle d'intermédiaire, exactement comme dans le cas du toucher. 4) Enfin, pour Platon, la vision procède par la fusion (*ištirāk*) entre la lumière émanant de l'œil (*al-ḍaw' al-baṣrī*), et la lumière émanant de l'air environnant (*al-ḍawʾ al-hawāʾī*)[373]. Il s'agit de la théorie développée dans le *Timée*, 45a–46c, et 67c–68d[374].

Les nombreux traités de Galien où la vision est abordée[375] représentent l'une des principales sources d'accès des Arabes à l'optique. Reprenant probablement l'exposition des théories de la vision dans *DD*, comme nous le montrerons plus bas, Ḥunayn distingue à son tour trois théories de la vision, qui reprennent peu ou prou les trois groupes mentionnés par Aëtius[376].

> Le corps de ce que l'on voit ne manque pas d'être vu de l'une des trois manières suivantes : (1) La première est qu'il envoie, de lui à nous, une chose par laquelle il se signale lui-même à nous afin que nous connaissions ce qu'il est ; (2) La seconde est qu'il n'envoie rien, mais demeure dans sa position sans discontinuer, tandis qu'une puissance de sensation part de nous et va à lui, grâce à laquelle nous connaissons ce qu'il est ; (3) La troisième est qu'il y a autre chose, aussi bien de notre côté que du sien, intermédiaire entre nous et lui, qui nous procure sa connaissance, afin que nous connaissions ce qu'il est.

La première théorie, celle de l'intromission qui se passe du médium lumineux, est défendue principalement par certains atomistes, pour lesquels les simulacres (*ašbāḥ*) des choses parviennent aux yeux. L'air joue un rôle ambigu dans la théorie démocritéenne de la vision : dans un fragment transmis par Théophraste (*Sur les sensations*, §36), l'air semble constituer un moyen, et un obstacle dans le fragment transmis par Aristote dans *De l'âme*

---

373 Aëtius, *Opinions des philosophes sur la nature*, IV 13.1–11, p. 202.

374 Sur la vision chez Platon, voir A. Merker, *La vision chez Platon et Aristote*, Sankt Augustin, 2003, pp. 7–129.

375 Sur la doctrine galénique de la vision, voir H. Cherniss, « Galen and Posidonius' Theory of Vision », *American Journal of Philosophy* 54 (1933), 154–161 ; R. Siegel, *Galen on sense perception*, Basle/New York, 1970 ; H. von Staden, « La théorie de la vision chez Galien : la colonne qui saute et autres énigmes », *Philosophie antique* 12 (2012), 115–155 ; K. Ierodiakonou, « On Galen's Theory of Vision », in Adamson, Hansberger, Wilberding (éds.), *Philosophical Themes in Galen*, 197–211.

376 Ḥunayn ibn Isḥāq, *Dix traités sur l'œil*, p. 103.

II 7[377]. Il semble que dans la tradition arabe, le rôle de l'air comme moyen ne soit pas associé à la doctrine démocritéenne. Avec cette première catégorie, Ḥunayn vise aussi ici la tradition aristotélicienne : dans le commentaire qui suit cette typologie, il précise que ce qui provient de l'objet visible peut être soit un simulacre (*šabḥ*), soit une forme (*sūra*), faisant référence à la doctrine aristotélicienne. La seconde théorie, l'émission qui se passe du médium lumineux, est celle des anciens géomètres, plus ou moins enrichie par le pneuma stoïcien. La troisième manière, qui a la faveur de Ḥunayn, est majoritairement représentée par la doctrine stoïco-galénique, selon laquelle la vision opère par l'émission de rayons lumineux issus des yeux, qui transforment l'air environnant en organe de la vision.

Le traité *Sur les aspects* d'al-Kindī s'ouvre sur une présentation des doctrines concurrentes de la vision, dans laquelle il ajoute la doctrine aristotélicienne de la vision[378].

> Je dis donc qu'il est impossible que l'œil ne reçoive pas les sensibles (1) [soit] par le moyen des formes de ces sensibles qui lui parviennent et se dirigent vers lui, comme l'ont pensé la plupart des Anciens, [formes] qui s'inscrivent en lui ; (2) soit [du fait] qu'une puissance émane de lui vers ses sensibles, grâce à laquelle il les reçoit ; (3) soit de ces deux façons à la fois ; (4) soit [du fait] que les formes de ces sensibles sont inscrites et imprimées dans l'air (*sigillate in aere et impresse*) et que l'air les inscrit et les imprime dans l'œil, l'œil s'en emparant par sa faculté de recevoir ce que l'air imprime en lui par la médiation de la lumière.

La première doctrine correspond à la théorie atomiste de l'intromission. La seconde dérive d'une théorie géométrique de l'émission. Al-Kindī, qui défend une version modifiée de l'*Optique* d'Euclide, s'y range. La troisième, évoquée brièvement, semble faire référence à la doctrine platonicienne de la vision, mais elle pourrait aussi faire écho à la doctrine galénique, qui s'y rapporte. La dernière explication fait clairement référence à la doctrine aristotélicienne, telle qu'elle est exposée notamment dans le traité *Sur l'âme*.

En réalité, la doctrine stoïco-galénique, portée par Ḥunayn ibn Isḥāq, domine nettement chez les médecins à la fin du neuvième siècle. Pour la réfuter, al-Rāzī tente de faire une synthèse entre les théories atomiste et aristotélicienne de la vision. Le traité *Sur l'âme* avait déjà fait l'objet de plusieurs

---

377 Sur ce problème, voir K. Rudolph, « Democritus' Perspectival Theory of Vision », *Journal of Hellenic Studies* 131 (2011), 67–83 ; W. Burkert, « Air-Imprints or Eidola: Democritus' Aetiology of Vision », *Illinois Classical Studies* 2 (1977), 97–109. P.-M. Morel a proposé une solution à ce problème dans *Démocrite et la recherche des causes*, Paris, 1996, pp. 194–195.

378 Al-Kindī, *Sur les aspects*, trad. R. Rashed in *Œuvres philosophiques et scientifiques*, t. 1, p. 452.

traductions à l'époque d'al-Rāzī[379], et le traité *Sur le sens et le sensible* avait probablement également été traduit[380]. Alexandre d'Aphrodise emploie aussi de nombreux éléments de la théorie aristotélicienne de la vision dans sa *Réponse à ceux qui croient que la vision se produit par de rayons extérieurs issus des yeux*, traduit en arabe[381].

2. *L'optique dans* Sur la démonstration.

Dans la section 5, al-Rāzī extrait des passages du livre treize de *DD*. Pour reconstruire le contexte d'origine chez Galien, nous disposons – outre les fragments grecs et les citations fournies par al-Rāzī – de deux autres sources : tout d'abord, la *Solution*, où Abū al-ʿAlāʾ replace lui-même les passages critiqués par al-Rāzī dans leur contexte chez Galien ; en second lieu, le troisième des *Dix traités sur l'œil*, et notamment la section sur « la vision et ses conditions[382] », où Ḥunayn suit l'exposé du livre treize de *DD*.

Les fragments grecs de *DD* prouvent que Galien aborde également la question de la vision au livre cinq, pour critiquer la théorie aristotélicienne[383]. Dans le *Compendium du Timée*, il note qu'au livre treize, il argumente en faveur de la théorie platonicienne, « en utilisant de véritables démonstrations[384] ». Cette position est confirmée par Abū al-ʿAlāʾ ibn Zuhr, qui explique que Galien a étudié les théories d'Aristote et de Platon, et considéré que seule celle de Platon avait force de démonstration[385]. Cependant, dans l'interprétation que Galien en donne dans le *Compendium*, la théorie

379 Ibn al-Nadīm, *Al-Fihrist*, éd. Flügel, Leipzig, 1871–2, p. 251. Sur les traductions arabes du traité *De l'âme*, voir A. Ivry, « The Arabic Text of the *De Anima* and Its Translator », *Oriens* 36 (2001), 59–77. Voir aussi A. Badawī, *Arisṭūṭālīs fī-l-nafs*, Le Caire, 1954.

380 Sur la transmission arabe des *Parva naturalia*, voir R. Arnzen, *Aristoteles' De Anima. Eine verlorene spätantike Paraphrase in arabischer und persischer Überlieferung. Arabischer Text nebst Kommentar, quellengeschichtlichen Studien und Glossaren*, Leyde, 1998 ; R. Hansberger, « Kitāb al-Ḥiss wa-l-Maḥsūs. Aristoteles' *Parva Naturalia* in Arabic Guise », in C. Grellard and P.-M. Morel (éds.), *Les* Parva Naturalia *d'Aristote*, Paris, 2010, pp. 143–162.

381 Alexandre d'Aphrodise, *Réponse à ceux qui croient que la vision se produit par de rayons extérieurs issus des yeux*, in A. Badawī (éd.), *Commentaires sur Aristote perdus en grec et autres épîtres*, Beyrouth, 1971, pp. 26–30.

382 Ḥunayn ibn Isḥāq, *Dix traités sur l'œil*, pp. 103–106, trad. 31–33.

383 I. von Müller, « Über Galens Werk », pp. 465–6; voir aussi *PHP*, 7.5.36–41, 7.6.24–26, 7.7.5–6.

384 *Compendium Timaei Platonis*, p. 12.

385 Abū al-ʿAlāʾ, *Solution*, f. 6b.

platonicienne est privée des particules issues des objets visibles qui viennent à la rencontre des rayons visuels (67d-e), ainsi que de l'analogie entre la vision et la réflexion dans le miroir (46a-c). Par conséquent, elle devient effectivement tout à fait assimilable à la théorie de l'extramission défendue par Galien.

Selon le compte-rendu d'al-Rāzī (section 5, §1), Galien distingue au livre treize trois théories de la vision.

(A) Tout d'abord, il s'oppose à la théorie suivant laquelle des représentations (*tamāṯīl*) issues des objets atteignent l'œil. Le terme *tamāṯīl*, souvent employé dans les traductions pour le Grec *eidōla*, indique que Galien a probablement en tête la théorie atomiste, également identifiée dans la présentation de Ḥunayn. Cette hypothèse est confirmée par la critique émise quelques lignes plus loin[386] :

> Galien poursuit : « Cette opinion est une plaisanterie (*hamz*) et un bavardage insensé (*haḏayān*), car elle implique que les images des montagnes les plus hautes pénètrent dans la pupille (*al-nāẓir*) ». Et il poursuit: « Plus étonnant encore, [elle implique] qu'accourent dans un temps unique de nombreuses images, en proportion du nombre d'yeux qui les regardent ».

Galien vise probablement la théorie épicurienne, comme le montre une référence au rebond des atomes (*ḥaraka al-nabw*) dans la *Solution*[387]. On retrouve les deux mêmes arguments au livre sept de *PHP*[388], et il sont à nouveau repris par Ḥunayn ibn Isḥāq dans le troisième des *Dix traités*[389]. Ces deux objections font également partie de l'arsenal argumentatif déployé par Alexandre d'Aphrodise contre la théorie atomiste de la vision[390]. On sait qu'Alexandre a

386 Al-Rāzī, *Doutes*, p. 25.

387 Abū al-ʿAlāʾ, *Solution*, f. 7b. Sur la théorie épicurienne de la vision, voir E. Asmis, *Epicurus' Scientific Method*, pp. 107–117.

388 *PHP*, 7.5.2–4, IX.615–616 K. = 452–454 De Lacy.

389 Ḥunayn ibn Isḥāq, *Dix traités sur l'œil*, p. 104.

390 Alexandre d'Aphrodise, *Sur la sensation*, 57.1–10, *Mantissa*, 134.30–135.2. Voir I. Avotins, « Alexander of Aphrodisias on Vision in the Atomists », *Classical Quaterly* 30 (1980), 429–454. Sur la théorie de la vision chez Alexandre d'Aphrodise, voir aussi R. Sharples, « Alexander of Aphrodisias on the Nature and Location of Vision », in R. Salles (éd.), *Metaphysics, Soul, and Ethics: Themes from the work of Richard Sorabji*, Oxford, 2005, pp. 345–362.

lu certains traités de Galien[391], même si on ne sait pas si la réciproque est vraie. Cela étant, ces arguments pourraient avoir circulé dans les cercles d'enseignement aristotéliciens que fréquentaient Galien et Alexandre.

Dans la *Solution*[392], Abū al-ʿAlāʾ explique que Galien commence par utiliser contre les atomistes le mouvement de rebond : celui-ci ne permettrait pas aux atomes d'avoir la force et la vitesse nécessaires pour parcourir instantanément la distance qui sépare l'objet de l'œil. Galien énonce ensuite les arguments qui « viennent immédiatement à l'esprit » : croire que des images des plus hautes montagnes pénètrent dans la pupille est insensé. De même, pour que ces images reproduisent fidèlement ce dont elles sont l'image, explique Galien, il faudrait que les atomes composant les images de chaque partie aient exactement la même vitesse, et conservent entre eux les distances qui correspondent à leur forme et à leur emplacement, et frappent la vue ensemble. Or, cela est très improbable. Soit chaque image que composent ces atomes a la même taille que ce dont elle est l'image, et alors il est impossible qu'elle pénètre dans l'œil – *a fortiori* si l'image est plus grande encore. Soit l'image est plus petite, et on ne pourrait pas connaître la taille réelle de l'objet. De même, est-ce que l'objet émet une seule image, ou plusieurs ? S'il émet une seule image, et que dix mille personnes regardent le même objet en même temps, alors une seule d'entre elles le verrait, et d'ailleurs, elle ne le verrait que d'un œil ! Si de multiples images sont émises, alors il faudrait qu'on voit les choses en double, car chaque œil recevrait une image. Le

391 Alexandre d'Aphrodise, *Topiques*, 549, 23. Les sources arabes mentionnent plusieurs traités écrits par Alexandre en réponse à Galien dont certains ont été préservés en arabe. Voir M. Marmura and N. Rescher, *Alexander of Aphrodisias: the Refutation of Galen's Treatise of the Theory of Motion*, Islamabad, 1965. Sur la relation entre Galien and Alexandre d'Aphrodise en général, voir P. Thillet, « Introduction », in Alexandre d'Aphrodise, *Traité du destin*, Paris, 2002, pp. xxxvi–xlix ; S. Fazzo, « Alexandre contre Galien : la naissance d'une légende », *Philosophie Antique* 2 (2002), 109–144 ; R. B. Todd, « Galenic Medical Ideas in the Greek Aristotelian Commentators », *Symbolae Osloenses* LII (1977), 117–134 ; P. L. Donini, « L'anima e gli elementi del De anima di Alessandro di Afrodisia », *Atti della Accademia delle scienze di Torino. Classe di scienze morali, storiche e filologiche* 105 (1971), 61–107 ; P. Moraux, « Le *De Anima* dans la tradition grecque. Quelques interprétations du traité, de Théophraste à Thémistius », in G. E. R Lloyd et G. E. L Owen (éds.), *Aristotle on Mind and the Senses. Proceedings if the VIIth Symposium Aristotelicum*, Cambridge, 1978, pp. 281–324. Sur l'influence possible de Galien sur Alexandre au sujet de la vision en particulier, voir T. Tieleman, « The Hunt for Galen's Shadow : Alexander of Aphrodisias, *De anima* 94.7–100.17 Bruns Reconsidered », in K. Algra, P. W. Van Der Horst, D. T. Runia (éds.), *Polyhistor: Studies in the History and Historiography of Ancient Philosophy presented to Jaap Mansfeld,* Leyde, 1996, pp. 265–283.

392 Abū al-ʿAlāʾ, *Solution*, fol. 7b.

second argument cité par al-Rāzī, la multiplicité des images émises, pose problème car elle implique, selon Galien, que l'objet diminue sous l'effet des multiples émanations qui se détachent de lui.

(B) La seconde théorie rejetée par Galien est une théorie mathématique de l'extramission telle qu'on la rencontre chez Hipparche ou Ptolémée. Selon cette théorie, des rayons lumineux sont émis par l'œil et atteignent directement l'objet, sans l'aide de l'air environnant (section 5, §2). Pour Galien, cette théorie est absurde, car il est impossible que ces rayons lumineux s'étendent d'eux-mêmes jusqu'aux planètes. L'origine de cet argument se trouve chez Aristote (*Sur l'âme*, 418b20–25, *Sur la sensation et le sensible*, 438a26).

Là encore, il est possible de compléter cette critique de Galien en se tournant vers la *Solution*, qui offre un second argument[393].

> Galien dit : « [la thèse] que la lumière émise par l'œil parvient jusqu'aux objets visibles, est d'un déshonneur similaire à [la thèse] d'Épicure, parce qu'après avoir passé en revue les catégories de mouvement, on n'a pas trouvé de catégorie qui atteigne cette vitesse. De plus, il est fort improbable que cette lumière s'étende d'elle-même sur cette distance ».

Galien renvoie ici aussi aux théories atomistes du mouvement.

(C) Une troisième branche est jugée plus probable par Galien (section 5, §2), et consiste dans un infléchissement de la seconde pour inclure le médium représenté par l'air environnant[394] :

> Mieux vaut mieux dire que la forme (*ṣūra*) des planètes et des choses vues est rendue continue à la vision par l'intermédiaire de [l'air] lumineux (*bi-tawassuṭ al-muḍī*ʾ).

Abū al-ʿAlāʾ ibn Zuhr permet de compléter notre reconstruction. Selon la *Solution*, Galien commence par rejeter deux théories, l'une fondée sur l'intromission (A) et l'autre sur l'émission (B), qui partagent l'idée que la vision se produit sans l'aide de l'air environnant. Au §3, al-Rāzī oppose à Galien qu'il serait tout à fait insensé d'admettre que l'œil d'un oiseau émette assez de lumière pour atteindre les étoiles. Cet exemple paraît au premier abord relativement incongru. On le comprend mieux à la lecture de la *Solution*. Galien explique : supposons qu'un objet, par exemple un oiseau, soit vu par dix mille personnes. Selon la théorie atomiste, il devrait alors se détacher de l'oiseau autant d'images qu'il y a d'yeux qui le regardent ! La taille de l'oiseau ne diminuerait-elle pas sous l'effet de ces multiples émanations ? S'il y avait assez d'émanations pour faire disparaître un éléphant, que dire d'un oiseau ? Al-Rāzī retourne ainsi contre Galien ses propres exemples. Galien en vient

393 Abū al-ʿAlāʾ, *Solution*, fol. 7a.
394 Al-Rāzī, *Doutes*, p. 25.

alors aux théories (C) qui ont pour point commun d'accorder à l'air le rôle de médium, et opère alors plusieurs distinctions parmi elles. On note la proximité de cette présentation avec celle de Ḥunayn dans les *Dix traités*. Nous citons ce passage en entier[395] :

> (1) Galien dit: « L'air environnant devient un médium, soit en étant altéré, soit en n'étant pas altéré, et en demeurant dans son état initial. S'il est altéré, cette altération a lieu soit sous l'action de la vue (C-1), soit sous l'action de l'objet visible (C-2), soit sous l'action des deux ensemble (C-3). S'il demeure dans son état initial, il lui apparaît alors quelque chose de semblable à ce qui apparaît au bâton, grâce auquel on peut distinguer le dur du mou ».
>
> (2) Galien a réfuté [l'idée] que percevoir un objet visible procède de la même manière que percevoir le dur du mou grâce à un bâton, parce que la vision ne s'opère pas après un raisonnement, mais instantanément – alors que nous connaissons [l'objet] que le bâton a rencontré après avoir exercé notre esprit au moment où il l'a rencontré (...) –, et aussi parce que nous voyons les étants, ainsi que le lieu, la distance, la taille et l'aspect.
>
> (3) Il (i.e. Galien) réfute également la théorie selon laquelle la vision s'opère grâce à la transformation de l'air sous l'action des objets visibles, qui serait ainsi transmise de manière continue jusqu'à l'organe de la vision. En effet, si les choses se passaient ainsi, nous ne connaîtrions pas la taille des objets, ni leur lieu, ni leur distance, ni leur forme, et l'œil n'aurait jamais besoin de bouger, puisque la couleur seule l'atteindrait par l'intermédiaire de l'air environnant. En effet, nous ne savons pas dans quel lieu se trouve telle chose, si cette connaissance ne se produit pas dans le lieu même où elle se trouve. De même, nous ne pouvons pas percevoir la distance qui nous sépare de l'objet, si le pneuma visuel ne parcourt pas l'ensemble de cette distance, par l'intermédiaire de l'air environnant, jusqu'à l'objet visible. Enfin, nous ne pouvons pas connaître la taille des objets visibles, sans les entourer et les contenir complètement.
>
> (4) Après qu'il a réfuté cette théorie, il est nécessaire que nous connaissions les choses soit parce que l'air tout entier partage la nature de la faculté visuelle qui est en nous, soit parce qu'il est capable d'acquérir cette nature en étant en contact avec la faculté visuelle, pour devenir cette faculté. Et s'il ne s'agit pas de l'air tout entier, alors il s'agit seulement de l'air lumineux. Puis, il montre que l'air est altéré lorsque la lumière de la vue est émise et lui parvient.

On peut récapituler le raisonnement de Galien par la présentation analytique suivante :

1. La vision ne s'opère pas par l'intermédiaire de l'air environnant.
1. 1. Les images parviennent directement à l'œil (A).
1. 2. L'œil émet une lumière qui parvient directement aux objets (B).
2. La vision s'opère par l'intermédiaire de l'air environnant.

395 Abū al-ʿAlāʾ, *Solution*, fol. 9a.

2. 1. L'air ne subit pas d'altération.
2. 2. L'air subit une altération.
2. 2. 1. L'air subit une altération sous l'effet des rayons lumineux (C-1).
2. 2. 2. L'air subit une altération sous l'effet des objets (C-2).
2.2.3. L'air subit une altération sous l'effet des objets et des rayons lumineux (C-3).

Ainsi, après avoir éliminé les théories concurrentes, il parvient à la conclusion que l'air est altéré lorsqu'une lumière émise par l'œil lui parvient (C-1). Même si l'air n'a pas, selon lui, la même nature que la faculté visuelle, il peut acquérir cette nature et se rendre semblable à la faculté visuelle. L'élément central de cette théorie réside dans le pneuma visuel, qui est émis par l'œil et transforme l'air en sa propre nature. L'action exercée par le pneuma visuel sur l'air est expliquée dans d'autres traités. L'air est au pneuma visuel ce que les nerfs sont à la sensation : une fois transformé par le pneuma visuel, il joue pour l'œil le même rôle que les nerfs pour le cerveau. Grâce à l'air environnant, le pneuma visuel peut ensuite atteindre les objets sensibles[396].

Le second passage cité par al-Rāzī (§4) est à replacer dans le contexte de la critique de C-2[397] :

> Galien dit: « Si la couleur seule atteignait la vue grâce au rôle intermédiaire de l'air environnant, l'œil n'aurait pas besoin de se mouvoir, et nous ne connaîtrions pas la taille de la chose, sa distance et sa forme ».

Abū al-ʿAlāʾ permet de replacer cette citation dans son contexte (voir le §3 du passage cité) : si la vision se produisait par une altération de l'air transmise aux organes de la vision, on ne pourrait connaître le lieu de l'objet, car il faudrait pour cela que la sensation ait lieu à l'endroit même où se trouve l'objet. On ne pourrait pas non plus connaître la distance qui nous sépare de l'objet, car il faudrait que le pneuma visuel parcoure cette distance. Enfin, on ne pourrait pas connaître sa taille, car il faudrait que le pneuma visuel entoure cet objet. Resterait donc la seule couleur[398]. Pour al-Rāzī, c'est bien plutôt la théorie galénique, qui requiert que les rayons issus de l'œil enveloppent (*yaġšāhā*) la chose et la contiennent (*yaḥtawī ʿalayhā*), qui rend impossible de saisir la distance qui nous sépare de l'objet, puisque la sensa-

396 Voir par exemple *PHP*, 7.5.5–13.
397 Al-Rāzī, *Doutes*, p. 27.
398 Sur la perception de la couleur, voir D. E. Hahm, « Early Hellenistic Theories of Vision and the Perception of Color », in P. Machamer et R. G. Turnbull (éds.), *Studies in Perception: Interrelations in the History of Philosophy and Science*, Columbus, 1978, pp. 60–95 ; et H. Lorenz, « The Assimilation of Sense to Sense-object in Aristotle », *Oxford Studies in Ancient Philosophy* 33 (2007), 179–220.

tion se produit à l'endroit de l'objet (§4). En effet, la vue est un sens qui opère à distance.

Toujours d'après Abū al-ʿAlāʾ, Galien établit l'émission du pneuma lumineux grâce à cinq arguments, à la fois empiriques et physiologiques, c'est-à-dire fondés sur l'observation du nerf optique[399]. On retrouve une partie de ces arguments dans les *Doutes*. Al-Rāzī s'attaque d'abord aux preuves empiriques (§5 et §6). La plupart de celles-ci sont reprises au livre sept de *PHP*. Ainsi, en 7.4.18–19, Galien donne alors comme exemple des « animaux dont l'œil est très lumineux » (§5) les lions, les léopards ou encore les guépards, et précise que cette projection d'un halo lumineux sur leur museau s'observe la nuit : à mesure que ce halo s'éloigne de la pupille, qui constitue sa source, il s'agrandit. Dans le second argument, d'après le compte-rendu d'al-Rāzī, Galien explique qu'il arrive à certaines personnes, dont lui-même, après un long sommeil, de voir ce qui se trouve près d'eux pendant un temps, avant que cette vision ne s'estompe. Cet argument présente des similitudes avec *PHP* 7.4.17[400] :

> Je connais une personne atteinte par cela (i.e. une défaillance visuelle) qui m'a dit que, avant de perdre la vue, dans son sommeil elle avait ouvert les paupières, et avait vu une grande lumière devant ses yeux – en vérité, cela m'est arrivé à moi et à d'autres –, et petit à petit, la lumière elle-même est devenue de plus en plus faible, jusqu'à ne plus être visible du tout. Et sa perception visuelle a baissé de manière similaire, jusqu'à ce qu'elle la perde totalement.

Des différences existent cependant entre cette version de l'argument et celle des *Doutes :* dans *PHP*, ce qu'on voit est une lumière, pas les objets visibles dans l'obscurité. De plus, dans ce traité, Galien explique que cette vision advient « lors des rêves » (*epi tois hupnois*). Phillip De Lacy suggère qu'elle se produit « au moment de dormir[401] ». Dans la citation des *Doutes*, un tel phénomène arrive après le sommeil. Abū al-ʿAlāʾ précise que cette vision s'opère dans l'obscurité, et qu'elle concerne seulement les personnes dont la faculté visuelle est très puissante[402]. La citation d'al-Rāzī, son commentaire ainsi que celui d'Abū al-ʿAlāʾ, montrent que le texte arabe de *DD* comprend la relation entre le sommeil et la vision comme une relation de succession et/ou de causalité.

Al-Rāzī s'intéresse en particulier à la dilatation (*ittisāʿ*) observée dans une pupille lorsque l'autre est obstruée (§6). Pour lui, ce phénomène n'est

399 Par exemple, le fait que beaucoup de gens, quand ils ferment les yeux longtemps dans l'obscurité puis les rouvrent, voient devant leurs yeux une lumière.

400 *PHP*, 450 De Lacy.

401 *PHP*, 677 De Lacy.

402 Abū al-ʿAlāʾ, *Solution*, fol.10b

pas dû au fait que tout le pneuma visuel se dirigerait alors vers la pupille non obstruée, mais à l'action du sens premier (*al-ḥāss al-awwal*) : comme la vision a besoin d'un bon équilibre entre lumière et obscurité, le sens premier compense le manque d'exposition d'un côté en exposant plus largement le cristallin (*al-ǧalīdīya*) de l'œil qui transmet (*al-ʿayn al-munhyī*) le simulacre. Ainsi, à la suite d'Aristote, al-Rāzī ne situe pas la sensation dans l'organe lui-même. Celle-ci a lieu plutôt grâce à un sens premier auquel sont transmises les données des sens. Un passage du *Livre à al-Manṣūr* rejoint ce point de vue : dans la section consacrée à la disposition de l'œil, al-Rāzī explique que la pupille se contracte et se dilate en fonction de la quantité de lumière externe requise par le cristallin (*al-ruṭūba al-ǧalīdīya*), et non en raison de la circulation du pneuma visuel[403].

3. *La théorie de l'optique d'al-Rāzī, une tentative de synthèse entre les doctrines atomiste et aristotélicienne.*

Qu'en est-il maintenant de la théorie d'al-Rāzī[404] ? Pour al-Rāzī, la vision est comprise comme un signe qu'il s'agit pour le sens premier de décrypter[405]. Les informations sont fournies par des simulacres (*ašbāḥ*) des objets visibles, transmis (*yataʾaddā*) à la personne qui les voit, « à la façon dont les simulacres arrivent dans les miroirs » (section 8, §8).

La comparaison avec la réflexion dans un miroir, centrale chez al-Rāzī, s'inscrit dans la continuité d'une riche tradition grecque, à la fois platonicienne, aristotélicienne et néo-platonicienne. Dans le *Timée*, juste après avoir expliqué que la vision procède par la rencontre du feu intérieur et extérieur, Platon extrapole en notant que « comprendre ce qui concerne la production d'images sur des miroirs et sur toutes les surfaces reluisantes et lisses, n'offre plus aucune difficulté » (46a), et tire de l'exposé précédent sur la vision des explications sur les phénomènes de réflexion. Aristote rend l'analogie à la fois plus limitée et plus fine. En effet, comme il l'explique dans *Sur la sensation*, l'affection qui se produit à la surface de l'œil est bien une réflexion, mais la vision n'est pas réductible à l'image réfléchie. En effet, la vision n'est pas dans l'œil, mais dans celui qui voit (438a6–10). Bien que la traduction arabe extensive du traité soit perdue, on trouve un écho de ce passage dans

403 Al-Rāzī, *Livre à al-Manṣūr*, p. 59.

404 Sur la théorie rāzīenne de la vision, voir P. Koetschet, « Abū Bakr al-Rāzī on Vision », pp. 170–189.

405 Sur la vision comme analyse d'une information, voir R. Rashed, *Œuvres philosophiques et scientifiques d'al-Kindī*, vol. 2, p. 85.

l'*Abrégé du traité Sur la sensation et le sensible (Talḫīṣ Kitāb al-Ḥiss wa-l-Maḥsūs)* composé par Ibn Rušd. Dans ce texte, Ibn Rušd explique que l'œil est principalement composé d'eau, car c'est le seul élément qui permette aux formes (*ṣuwar*) des objets de se refléter (*tursamu*) sur lui, exactement comme elles se reflètent dans un miroir[406]. L'analogie entre la vision et la réflexion sera reprise par les commentateurs néo-platoniciens d'Aristote, notamment Priscianus Lydus[407].

La principale difficulté posée par la théorie d'al-Rāzī réside dans le statut des *ašbāḥ* : sont-ils matériels, à la manière des *eidōla* épicuriens, ou immatériels, à la manière des formes aristotéliciennes ? On remarque que dans les *Dix traités*, Ḥunayn emploie déjà *šabḥ* comme un synonyme de *ṣūra*[408]. Pour Ibn Sīnā également, dans le *Livre sur la guérison*, le *šabḥ* correspond à ce qui est émis depuis l'objet visible et parvient à l'œil, et est comparé à une réflexion dans un miroir[409]. Ibn Sīnā désigne même par l'expression de *aṣḥāb al-aṣbāḥ* les partisans d'une théorie de l'intromission dématérialisée, issue d'Aristote[410].

Pour al-Rāzī, il est conforme à la raison que la vision procède à la manière de deux autres sens, l'ouïe et l'odorat (section 8, §3)[411].

> En effet, la vision pourrait très bien se produire par le fait que cette trace soit transmise par l'air lumineux lui-même jusqu'à ce qu'elle soit transmise à l'œil, à la manière de ce qui se passe dans le cas de l'ouïe et de l'odorat, où l'air se trouvant entre [les organes] et [l'objet] entendu et senti agit comme un intermédiaire : la transformation ou le déplacement dans [l'air] sont transmis jusqu'aux [organes].

La comparaison avec l'ouïe et l'odorat opère comme un contre-exemple de celle entre la vue et le toucher. Al-Rāzī rejoint ici la tradition aristotélicienne, où la comparaison entre la vue et le toucher était déjà critiquée chez les atomistes et les tenants des rayons visuels, et remplacée par la comparaison avec l'ouïe et l'odorat, qui opèrent également à distance[412]. De plus, pour

---

406 Ibn Rušd, *Talḫīṣ Kitāb al-Ḥiss wa-l-Maḥsūs*, in A. Badawī, *Arisṭūṭālīs fī al-nafs*, Le Caire, 1954, p. 193, l. 10–11.

407 Priscianus Lydus, *Metafrasis in Theophrasti De anima disputationem*, in *Supplementum Aristotelicum*, éd. Bywater, 1886, 1.2, p. 15.6 ; aussi *Theophrastus of Eresus. Sources for his Life, Writings, Thought and Influence*, éd. W. Fortenbaugh *et al.*, 2nde partie, Leyde, 1992, F277B, pp. 14–16. Voir aussi, pour un passage similaire, Olympiodore, *In.Alc.*, pp. 217.23–218 (= Proclus, *In. Alc.*, fragment 12). Je remercie Dimitri Vasilakis d'avoir porté ce passage à mon attention.

408 Ḥunayn ibn Isḥāq, *Dix traités sur l'œil*, p. 104.

409 Ibn Sīnā, *Avicenna's De Anima*, éd. F. Rahman, Oxford, 1959, p. 118.

410 Voir par exemple Ibn Sīnā, *De Anima*, p. 119, l. 6.

411 Al-Rāzī, *Doutes*, p. 53.

412 Aristote, *Sur l'âme*, 419a25–30.

Aristote, il serait faux de penser que le toucher ou le goût procèdent par contact sans intermédiaire[413]. De son côté, Galien critique également la comparaison avec le bâton d'aveugle, notamment dans *DD* et dans *PHP*[414]. Deux différences séparent la vue et le toucher à ses yeux : la vue opère grâce au médium de l'air lumineux, et instantanément. Cependant, pour Galien, comparer la vue au toucher demeure plus opérant que la comparer à l'odorat et à l'ouïe. En effet, comme Galien l'explique dans *PHP* en se référant au cinquième livre de *DD*, le toucher perçoit « par accident » (*kata sumbebēkos*) la taille et la forme des objets, que l'odorat et l'ouïe ne perçoivent pas du tout[415].

L'analogie entre les différents sens fait débat à l'époque d'al-Rāzī. Dans le *Prologue* à l'*Optique* d'Euclide attribué à Théon d'Alexandrie[416], l'auteur rejette l'induction qui transfère à la vue les attributs de l'odorat, de l'ouïe et du goût. En effet, ces trois derniers sens sont organisés « d'une manière propre à la réception », c'est-à-dire en cavités internes. Si la vue était elle-même destinée à recevoir, l'organe de la vision devrait être concave, ce qui n'est pas le cas. Or, il semble bien qu'al-Kindī connaissait ce prologue et se fonde sur lui dans plusieurs endroits de son traité *Sur les aspects.* Au sujet de ce passage, il glose en expliquant que l'organe de la vision est sphérique afin que ce qui vient à lui ne s'attarde pas à la surface, tandis que les centres de tous les autres sens sont des « lieux d'arrêt ».

Comment comprendre la transformation (*al-istiḥāla*) et le déplacement des simulacres (*al-naqla*) dans l'air ? Les sons, les odeurs et les simulacres se déplacent-ils dans l'air, à la manière de corps, ou transforment-ils l'air, comme des empreintes ? Le déplacement désigne-t-il le déplacement de l'air lui-même, sous l'effet de l'objet sensible, à la manière d'une répercussion ? L'alternative sera tranchée dans le paragraphe suivant, où apparaît la première modification importante de la théorie issue de l'atomisme ancien : pour al-Rāzī, les simulacres ne sont pas des corps (section 8, §4), au contraire des simulacres défendus par Démocrite. Ainsi, leur transmission ne s'opère

---

413 Aristote, *Sur l'âme*, 423b5–25.

414 *PHP*, 7.5.40–41, V.627 K. = 460 De Lacy, et 7.7.20, V.642 K. = 474 De Lacy. Sur l'origine stoïcienne de ce modèle, voir V. Cordonier, « De la transmission à la sympathie », 43.

415 *PHP*, 7.5, V.626 K. = 460 De Lacy. Sur cette critique d'Aristote par Galien, voir K. Ierodiakonou, « Galen's Criticism on the Aristotelian Theory of Colour Vision », in C. Natali et S. Maso (éds.), *Antiaristotelismo*, Amsterdam, 1999, pp. 123–141.

416 Sur les problèmes posés par cette attribution, voir R. Rashed, *Œuvres philosophiques et scientifiques d'al-Kindī*, vol. 2, pp. 45–54 ; R. Rashed, « Le commentaire par al-Kindī de l'*Optique* d'Euclide : un traité jusqu'ici inconnu », in *Arabic Sciences and Philosophy* 1997 (17), 9–56 (en particulier pp. 11–18).

pas sur le modèle du transport de corpuscules, mais comme une impression instantanée[417].

> [Galien] dit : si une chose corporelle émanait de l'objet visible jusqu'à celui qui voit, l'objet visible diminuerait ou disparaîtrait avec le temps. Or, les tenants de cette doctrine disent que ce qui émane de l'objet visible n'est pas une chose corporelle.

Dématérialisés, les *ašbāḥ* rāzīens sont très éloignés des simulacres matériels atomistes[418]. Un peu plus loin, al-Rāzī précise sa théorie de la vision en parlant d'impression (*inṭibāʿ*) pour décrire le trajet des reflets issus de l'objet visible aux yeux. Ce terme rappelle l'exemple de la cire utilisé par Aristote dans le traité *De l'âme*[419]. Pour autant, Aristote ne dit pas que les formes (*schēma*) impriment l'air. Dans la théorie aristotélicienne, le visible – c'est-à-dire la couleur – met en mouvement l'air environnant, et s'étend de manière continue depuis l'objet jusqu'à l'organe. Ce sont surtout les commentateurs d'Aristote qui influencent al-Rāzī. Par exemple, dans le commentaire de Théophraste sur le traité *De l'âme*, traduit en arabe à l'époque d'al-Rāzī[420], celui-ci explique que les « réflexions (*anaklaseis*) se produisent à la manière de l'impression (*apotupōsis*) de la forme (*morphē*) dans l'air[421] ».

Revenons à al-Rāzī : s'il est établi qu'un simulacre dématérialisé émane de l'objet, il n'est plus besoin de supposer que la vision procède d'une autre manière que par la transmission de ce reflet à travers l'air environnant, à la manière d'une impression (*ʿalā ṭarīq al-inṭibāʿ*) qui se transmet dans l'air plan par plan (*min saṭḥ fī saṭḥ*), instantanément, jusqu'à atteindre la cornée et le cristallin, exactement comme sur un miroir (section 8, §8).

---

417 Al-Rāzī, *Doutes*, p. 53.

418 La question de savoir si toutes les théories atomistes considèrent les images des objets des sens comme matérielles a été soulevée par R. Siegel, qui défend l'idée que Démocrite et Épicure les tenaient pour des émanations non-corporelles. Voir R. E. Siegel, « Did the Greek Atomists consider a Non-corpuscular Visual Transmission ? Reconsideration of some Ancient Visual Doctrines », *Archives internationales d'histoire des sciences* 22 (1969), 3–16. Cependant, une conception non-corpusculaire des émanations semble incompatible avec la description des *eidōla* comme des projections de l'épaisseur d'un atome. Pour une discussion de ce problème, voir D. Lindberg, *Théories de la vision*, pp. 2–3.

419 Aristote, *De l'âme*, 424a17.

420 Ibn al-Nadīm, *Al-Fihrist*, p. 252.7–8; voir aussi D. Gutas, « The Life, Works and Sayings of Theophrastus in the Arabic Tradition », in W. W. Fortenbaugh, P. M. Huby and A. Long (éds.), *Theophrastus of Eresus. On his Life and Work*, New Brunswick/Oxford, 1985, pp. 81–82.

421 Priscianus Lydus, *Metaphrasis in Theophrasti De anima disputationem* 1. 33–88, in *Supplementum Aristotelicum*, éd. Bywater, 1886, 1.2, p. 15.24–25; voir aussi *Theophrastus of Eresus. Sources for his Life, Writings, Thought and Influence*, éd. W. Fortenbaugh *et al.*, 2nde partie, Leyde, 1992, F277B, pp. 14–16.

La dématérialisation s'appuie sur des bases physiologico-théologiques dans les *Doutes*. En opposition au pneuma galénique, censé circuler dans le nerf optique pour atteindre le cristallin, al-Rāzī donne une autre explication du caractère creux des nerfs (section 5, §7)[422] :

> Au contraire, si ces nerfs sont implantés dans le cerveau lui-même et s'ils ont été créés creux, c'est parce que le sensible qui leur correspond est le sensible le plus ténu, puisqu'il s'agit du simulacre. En conséquence, il faut que [le simulacre] puisse atteindre le pneuma psychique contenu dans les ventricules du cerveau sans rencontrer de barrière corporelle, car le corps, lorsqu'il n'est pas lumineux, empêche le simulacre d'arriver à destination. Ainsi, il faut qu'il se trouve, entre [le simulacre] et le pneuma psychique, un passage comportant non pas un corps dense et obstruant, mais seulement l'air disposé de telle sorte que les simulacres se propagent en lui.

Cet argument ne fonctionne pas seul, mais est articulé au principe finaliste selon lequel rien ne saurait avoir été créé par la nature, ou, pour rester fidèle au vocabulaire d'al-Rāzī, rien ne saurait exister dans « l'ordre sage de la création » (*amr al-ḫilqa fī al-ḥikma*) sans but. Or, ce principe est incompatible avec la circulation d'une substance corporelle à travers le nerf creux qui relie le cerveau au cristallin (section 5, §7). En effet, si cette substance existait, elle ne pourrait traverser la cornée, trop dure et compacte. Dans *Sur la génération et la corruption*, I 8 (326b6–10), Aristote considère également l'hypothèse des conduits chez les empédocléens comme « superflue » (*periergon*). Dans l'abrégé qu'il composa de ce traité, Nawbaḫtī emploie le terme même de *faḍl* pour traduire ce caractère superflu[423]. La progression des simulacres à travers les nerfs optiques jusqu'au cerveau représente l'une des innovations de la théorie rāzīenne de la vision, qui combine la dématérialisation aristotélicienne et la physiologie galénique : grâce à l'air, les simulacres atteignent le pneuma psychique présent dans le cerveau. Ainsi, en se fondant sur l'anatomie de l'œil héritée de Galien, al-Rāzī situe la sensation dans le pneuma psychique, et non dans l'organe des sens.

L'opposition d'al-Rāzī à la circulation du pneuma lumineux dans les nerfs s'articule également à sa théorie de la lumière, sur laquelle ces pages des *Doutes* nous fournit des informations nouvelles. En effet, au §5 (section 8), al-Rāzī a attaqué l'assimilation par Galien de certaines parties du corps humain, notamment le cerveau, à la lumière. Pour réfuter cette assimilation, il explique la lumière comme un accident essentiel (*ʿaraḍ lāzim*) aux corps subtils, comme le feu, et non aux corps denses. Par opposition à la lumière, l'obscurité appartient essentiellement aux corps denses. Cette définition de la

---

422 Al-Rāzī, *Doutes*, pp. 33–35.

423 Voir Al-Ḥasan ibn Mūsā al-Nawbaḫtī, *Commentary on Aristotle* De generatione et corruptione, éd., trad. et commentaire M. Rashed, Berlin, 2015, p. 193.

lumière prend tout son sens dans le cadre de la doctrine atomiste de la matière chez al-Rāzī, comme le montre un passage du traité *Sur la matière*, où il fait de la luminosité le résultat du caractère plus ou moins dense des corps, c'est-à-dire de la proportion de vide entre les atomes[424].

Ces sections consacrées à la vision représentent la première occurrence du débat entre intromission et extramission à l'époque islamique, dans l'un des rares domaines, l'optique, où al-Rāzī se rapproche de la tradition aristotélicienne.

424 Al-Rāzī, *Opera philosophica*, pp. 227–228. Je remercie Peter Adamson d'avoir attiré mon attention sur ce passage.

Introduction textuelle

Les *Doutes sur Galien* ont déjà fait l'objet de deux éditions : la première par Mahdī Muḥaqqiq, publiée à Téhéran en 1993, et la seconde par Muṣṭafā Labīb, publiée au Caire en 2005. Ces éditions sont précieuses. Cependant, il nous est apparu que leur travail pouvait être amélioré, en prenant en compte les deux ensembles de textes suivants : tout d'abord, les textes de Galien auxquels al-Rāzī fait référence, et notamment, lorsqu'elles sont encore disponibles, les traductions arabes de ces textes ; ensuite, la tradition indirecte, et principalement la *Solution aux Doutes sur Galien* d'Abū al-ʿAlāʾ ibn Zuhr, et qui contient environ les trois quarts du texte des *Doutes*, sous forme de lemmes. J'ai placé en annexe de l'édition critique tous les passages que j'ai pu repérer dans les textes galéniques. Ils forment l'arrière-plan des citations d'al-Rāzī. L'annexe à la traduction comporte les références correspondantes aux citations dans l'édition des textes grecs réalisée par Kühn.

Les *Doutes sur Galien* sont conservés de manière complète dans trois manuscrits connus :

1. MS Téhéran, Mağlis 3821, 150b–185b, 1006/1597.
2. MS Istanbul, Bagdatlı Vehbi 1488/26, 231b–248a, 1058/1647
3. MS Téhéran, Malik 4573, 1086/1675.

Je reprends ici la datation établie par Fuat Sezgin dans son ouvrage *Geschichte der Arabischen Schrifttums* (Leyde, 1970), vol. III, p. 77.

Le manuscrit Mağlis 3821 présente une écriture *nastaʿliq* et comporte des marques de corrections de la main du copiste dans la marge (accompagnés de signes comme les lettres *ḫ* pour *nusḫa* et *ba* pour *bayān*), et dans le texte lui-même, à travers des signes tels que les parenthèses ou les abbréviations (comme par exemple *mim* et *ḫ* pour *muqaddam* et *muʾaḫḫar*). Le texte présente des particularités orthographiques qu'il ne partage pas avec les autres mansucrits, notamment l'accord des verbes précédent des sujets inanimés au masculin singulier dans la grande majorité des cas. Le manuscrit Bagdatlı Vehbi 1488 présente également une écriture *nastaʿliq*, très souvent dénuée de signes diacritiques. Le manuscrit Malik 4573 présente une écriture *nasḫ* très lisible. Celle-ci s'accompagne de marques de correction dans la marge, accompagnées des signes *ṣḥ* (*ṣaḥḥa*) pour les mots omis, *ẓ* (*ẓāhir* ou *ẓann*) pour les conjectures, et *lam* (*badal*) pour la correction d'erreurs graphiques.

Autant que possible, l'apparat critique fait référence à ces marques de corrections.

L'étude des codex montre que les *Doutes* ont circulé aux seizième et dix-septième siècles parmi des collections de textes médicaux et pharmaceutiques de plusieurs auteurs[425]. La plupart des textes sont communs à ces codex. Ainsi, les codex Mağlis 3821 et Bagdatlı Vehbi 1488 contiennent des copies extensives ou partielles de *Sur la phlébotomie* (*Fī al-faṣd*), *Sur la division des maladies* (*Fī taqsīm al-ʿilal*). Les codex Bagdatlı Vehbi 1488 et Malik 4573 contiennent en commun, en plus des *Doutes* : *Sur la présentation de fruits avant le repas et après* (*Fī taqdīm al-fawākih qabl al-ṭaʿām wa-taʾḫīrihā*), *Être son propre médecin* (*Kitāb Man lā yaḥḍuruhu al-ṭabīb*), *Le guide* (*Kitāb al-Muršid*[426]), *Sur la guérison en une heure* (*Burʾ al-sāʿa*). Le codex Mağlis 3821 contient plusieurs textes qu'on ne retrouve pas dans les autres manuscrits, notamment : *Sur les rapports sexuels* (*Kitāb al-Bāh*), *Sur les douleurs des articulations* (*Awğāʿ al-mafāṣil*), *Sur les différences* (*al-Furūq*), *Leçon utile* (*al-Fāʾida*), *Sur la colique* (*Fī al-qawlanğ*), et un *Formulaire* (*al-Aqrābāḏīn*).

La tradition indirecte est constituée par un texte principal, la *Solution aux Doutes sur Galien* composée par Abū al-ʿAlāʾ ibn Zuhr. Ce traité s'inscrit dans la lignée de plusieurs ouvrages écrits en réaction aux *Doutes sur Galien* et en défense de ce dernier. Ainsi, on sait que ʿAlī ibn Riḍwān (m. 1068[427]), Ibn Abī Ṣādiq (m. 1068[428]), et ʿAbd al-Laṭīf al-Baġdādī (m. 1162[429]) composèrent également chacun un ouvrage connu sous le titre *Ḥall Šukūk al-Rāzī* (ou *Ḥall Šayʾin min Šukūk al-Rāzī*). Tous sont aujourd'hui perdus[430]. Seul demeure l'ouvrage d'Abū al-ʿAlāʾ ibn Zuhr, ce qui le rend d'autant plus précieux.

---

425 Par exemple, le manuscrit Malik contient cinq textes attribués à Ibn Sīnā, dont *al-Urğūza fī al-ṭibb* (*Poème sur la médecine*), *Fuṣūl ṭibbīya* (*Aphorismes médicaux*), *al-Adwiya al-qalbīya* (*Remèdes pour le cœur*), *Ḥifẓ al-ṣiḥḥa* (*Sur la conservation de la santé*), and *Fī al-Qawlanğ* (*Sur la colique*), et un de Qusṭā ibn Lūqā, *al-Fāʾida* (*Leçon utile*).

426 Ce traité circula également sous le titre *Kitāb al-Fuṣūl* (*Livre des Aphorismes*); voir A. Z. Iskandar, *Rhazes K. al-Murshid aw al-Fuṣūl* (*Le Guide ou Aphorismes*), Le Caire, 1961.

427 L'ouvrage d'Ibn Riḍwān est cité par Ibn Abī Uṣaybiʿa, *Biographie des médecins*, vol. 2, p. 104. Ibn Riḍwān lui-même y fait allusion dans son *Livre utile sur la manière d'enseigner l'art médical*, éd. Kamāl al-Sāmarāʾī, Bagdad, 1986, p. 143.

428 Ibn Abī Uṣaybiʿa, *Biographie des médecins*, vol. 2, p. 23.

429 Ibn Abī Uṣaybiʿa, *Biographie des médecins*, vol. 2 , p. 212.

430 M. Ullmann, *Die Medizin im Islam*, p. 68.

À notre connaissance, ce traité est uniquement conservé dans le manuscrit MS Riḍawī 13997, conservé à la bibliothèque Āstān Quds Riḍawī à Mašhad. Le manuscrit MS Riḍawī 13997 est daté de la fin du sixième siècle de l'Hégire, c'est-à-dire la fin du douzième siècle, dans le *Catalogue de la librairie Āstān Quds Riḍawī*[431]. Il est donc très antérieur aux manuscrits composant la tradition directe. Malheureusement, le manuscrit est incomplet : la fin et le colophon manquent, et le texte comprend des lacunes. Ṣalāḥ al-Dīn al-Munaǧǧid cite un autre manuscrit, conservé à la bibliothèque al-ʿAbdalīya à Tunis (2867/1), et connu sous le titre *Kitāb al-Tabyīn fī Qatʿ al-Šakk li-al-yaqīn intiṣāran li-Ǧālīnūs ʿan al-Šukūki al-mansūbati li-Abī Bakr al-Rāzī*[432]. D'après les recherches que nous avons menées auprès de la Bibliothèque nationale de Tunis, qui détient désormais le fonds ʿAbdaliyya, ce manuscrit n'a jamais fait partie des fonds transférés. Il est aujourd'hui introuvable.

Le manuscrit MS Riḍawī 13997 est composé en écriture *nasḫī* très lisible. Le manuscrit, incomplet, s'interrompt avant le colophon. Dans son introduction, Abū al-ʿAlāʾ explique qu'il a repris le travail de son père, qui avait lui-même recopié, en les divisant en section, les *Doutes*, en laissant un blanc entre chaque section, destiné à recevoir son commentaire. Abū al-ʿAlāʾ étant mort en 1131, on peut estimer que son père a vécu à la fin du onzième-début du douzième siècle. Il aurait ainsi travaillé sur une version des *Doutes* potentiellement très antérieure à celle que nous avons dans la tradition directe, pour laquelle tous les manuscrits datent de la fin du seizième et du dix-septième siècle. Le fait qu'il ait lui-même recopié le texte, diminue le nombre d'intermédiaires et augmente la fiabilité du texte. Il faut noter qu'Abū al-ʿAlāʾ – ou son père – avance en 42b qu'il a retranscrit les *Doutes sur Galien* à partir du manuscrit de l'auteur lui-même, et qu'il a disposé de plusieurs copies des *Doutes sur Galien*. Dans une autre remarque, Abū al-ʿAlāʾ explique qu'il a pu consulter « la copie de l'auteur lui-même et d'autres copies des *Doutes* ».

L'ouvrage procède en séquences, dont chacune commence par l'en-tête *masʾala*, suivie d'une citation des *Doutes* (*qāla al-sūfisṭāʾī*), suivie à son tour du commentaire d'Abū al-ʿAlāʾ (*qāla Abū al-ʿAlāʾ ibn Zuhr*). La première citation des *Doutes*, qui porte justement sur l'éternité du monde, pose problème. En effet, l'entame *masʾala* est absente, et rien ne marque le début de la séquence. À la fin du feuillet 2b de notre copie, Abū al-ʿAlāʾ explique qu'il a entrepris, « à partir de là, de clarifier le raisonnement de Galien qu'ignorait le

431 Voir le *Catalogue des manuscrits de la bibliothèque Āstān Quds Riḍawī* (*Fihrist-i nuskha-yi khatti-yi Astan-i Quds-i Ridawi*), vol. 19, Mašhad, pp. 167–171.

432 Voir Ṣalāḥ al-Dīn al-Munaǧǧid, « Maṣādir ǧadīda ʿan taʾrīḫ al-ṭibb ʿinda al-ʿarab », *Maǧalla Maʿhad al-Maḫṭūṭāt al-ʿarabīya* 5/2 (1959), 229–348 (259).

Sophiste» (*šaraʿtu min hāhunā fī tabyīni ġaraḍa Ǧālīnūs fī mā ǧahilahu al-sūfisṭāʾīu*). En bas du feuillet, le premier mot du feuillet suivant est *Aflāṭun*. Effectivement, le feuillet 3a commence bien par *Aflāṭun*. Mais la suite ne forme pas une continuité avec le feuillet précédent. Abū al-ʿAlāʾ reste à la fin du feuillet 2b au niveau de critiques générales adressées contre al-Rāzī et n'aborde pas encore la question des objections présentées à l'encontre de *DD*. Tout porte donc à croire qu'il y a là une erreur du copiste, et une lacune dans le manuscrit, probablement assez importante. Au début du feuillet 3a, il semble qu'on soit déjà au cœur de la *masʾala* portant sur le fragment du livre quatre sur l'éternité du monde cité par al-Rāzī. Plus précisément, si l'on suit le déroulement des autres séquences, il s'avère qu'on prend la discussion directement à l'étape du commentaire d'Abū al-ʿAlāʾ. Manque à la fin le commentaire d'environ un cinquième des *Doutes sur Galien*, à savoir les derniers sept folias, si l'on suit le manuscrit Mağlis. Manque également le début du commentaire des *Doutes*, après l'introduction de l'auteur. Une autre tradition indirecte est constituée par la tradition latine, qui est malheureusement très pauvre[433].

D'après notre étude, les trois manuscrits Mağlis 3821, Bagdatlı Vehbi 1488, et Malik 4573, sont fondés sur la même source. De plus, Bagdatlı Vehbi 1488 et Malik 4573, sont fondés sur la même source intermédiaire, comme le montrent les indications suivantes. Avant toute chose, certaines erreurs leur sont communes. De plus, les deux manuscrits présentent certaines similarités, notamment au niveau des abréviations utilisées : *ǧr* pour *Ǧālīnūs*, *hm* pour *dirham*, *lā maḥa* pour *lā maḥāla*. Mais Malik 4573 n'est pas une copie de Bagdatlı Vehbi 1488. En effet, Bagdatlı Vehbi 1488 comporte des lacunes que l'on ne retrouve pas dans Malik 4573.

Riḍawī 13997 représente une autre tradition. Bien que celle-ci soit plus ancienne, la comparaison des citations de Galien dans Mağlis 3821, Bagdatlı Vehbi 1488, et Malik 4573 d'un côté, et dans Riḍawī 13997 de l'autre, avec les traductions arabes des traités de Galien, ne montre pas que les leçons de Riḍawī 13997 sont toujours meilleures que Mağlis 3821, Bagdatlı Vehbi 1488, et Malik 4573. De plus, Riḍawī 13997 présente en règle générale une *lectio facilior*, et Abū al-ʿAlāʾ entreprend parfois de condenser le texte, avec pour résultat de produire un nouveau texte des *Doutes*. Partout où cela a été possible, nous avons privilégié la tradition directe. Cependant, Riḍawī 13997 a constitué une aide précieuse pour reconstruire certains passages corrompus

433 Sur cette tradition, voir Ch. Burnett, «Encounters with Rāzī the Philosopher: Constantine the African, Petrus Alfonsi et Ramon Martí», in J. M. Soto Rábanos (éd.), *Pensamiento hispano medieval: Homenaje a Horacio Santiago-Otero*, Madrid, 1998, pp. 973–992.

dans la tradition directe. Ainsi, à titre d'exemple, dans la section 14, les trois manuscrits de la tradition directe donnent le nom d'Aristote, alors qu'Abū al-ʿAlāʾ donne le nom d'Érasistrate, ce qui est correct. La tradition latine a également permis de combler une lacune dans la seconde section du texte. Lorsque ma conjecture n'est pas assez fondée pour se trouver dans l'édition, je l'ai placée dans l'apparat critique avec la mention *laʿalla al-ṣawāb*.

L'édition conserve, lorsque cela est possible, les particularités orthographiques que l'on retrouve dans les trois manuscrits de la tradition directe (et parfois également dans le manuscrit de la tradition indirecte). Par exemple, les trois manuscrits opèrent une assimilation entre les suffixes *-nī* et *-nā* et les terminaisons *-ūna* et *-anna*, si bien que l'on trouve la forme *yastaġhilūnī* à la place de *yastaġhilūnanī* par exemple, et *li-annā* à la place de *li-annanā*. De même, les trois manuscrits ajoutent l'article *al-* à l'expression *ġayr*, si bien que l'on trouve *al-ġayr al-nāmī*, par exemple. Sur le plan syntaxique, l'édition conserve les accords en genre du verbe tels qu'on les trouve dans les manuscrits. Ainsi, le verbe précédent un pluriel brisé se trouvera accordé au féminin ou au masculin. À l'inverse, j'ai corrigé des irrégularités qui nuisaient excessivement, à mon avis, à la clarté du texte. Ainsi, les trois manuscrits de la tradition directe emploient souvent, en cas de duels au cas sujet, les terminaisons du cas direct ou indirect. De même, ils ignorent la plupart du temps les diptotes et la chute de la voyelle *ya* en troisième radicale.

J'ai également corrigé d'autres erreurs qui ne relèvent pas de l'orthographe mais du contenu lui-même, lorsque j'ai estimé qu'il était plus probable que ces erreurs ne relèvent pas d'al-Rāzī lui-même mais d'une main venue par après. Ces erreurs concernent la plupart du temps des titres et des noms propres. Ainsi, dans la section 2, le texte donne le titre du traité *Sur l'art médical* (*Ars Med.*, I.305–412 K. ; V. Boudon-Millot, *Œuvres complètes de Galien*, vol. 1, Paris, 2007) en lieu et place de *Med.Exp.*, alors que plus loin, c'est bien *Med.Exp.* qui est cité dans le même contexte. Dans la section 26 (§1), au sujet de la démonstration de l'éternité du monde, le texte donne le titre de *Sur la crise* (*Cris.*, IX.550–760 K.) en lieu et place de *DD*, alors qu'al-Rāzī a consacré un long développement à ce sujet dans *DD* dans la seconde section.

Certaines erreurs, à l'inverse, sont peut-être dues à al-Rāzī lui-même. J'ai alors conservé la leçon des manuscrits. Ainsi, la section 20 cite le quatrième livre du traité *Sur les lieux affectés* (*Loc.Aff.*, VIII.1–452 K.), alors qu'il s'agit du cinquième[434]. Il est évident que la démarcation entre les deux types d'er-

434 L'annexe à la traduction contient les références correctes.

reurs est délicate et ouverte à la discussion. C'est pourquoi, bien entendu, j'ai partout mentionné les interventions que je faisais.

Texte et traduction

الرموز :

[م] : مخطوطة مجلس 3821

[ب] : مخطوطة بغدادي وهبي 1488

[ك] : مخطوطة ملك 4573

[ر] : مخطوطة رضوي 13997

[ل] : بوجيو فيدي (*Pugio Fidei*) لرامون مارتي (Ramón Martí)

< > : إضافة على نصّ المخطوط

كتاب الشكوك للرازي على كلام فاضل الأطباء جالينوس في الكتب التي نسبت إليه

< فصل ١ >

بسم الله الرحمن الرحيم

١. قال محمد بن زكريا الرازي: إنّي لأعلم أنّ كثيراً من الناس يستجهلوني في تأليف هذا الكتاب وكثيراً منهم يلوموني ويعنّفوني، إذ كان يجري إلى تحليتي تحليةَ مَن يقصد باستنعام واستلذاذ منه لذلك إلى مناقضة رجل مثل جالينوس في جلالته ومعرفته وتقدّمه في جميع أجزاء الفلسفة ومكانه فيها، وأجد أنا لذلك - يعلم الله - مضضاً في نفسي، إذ كنتُ قد بُليتُ بمقابلة من هو أعظم الخلق عليّ منةً وأكثرهم لي منفعةً وبه اهتديتُ وأثَرَه اقتفيتُ ومن بحره استقيتُ، بما لا ينبغي أن يقابل به العبد سيده والتلميذ أستاذه والمنعَم عليه وليّ نعمته. وبودّي - يشهد الله - أنّ هذه الشكوك التي أذكرها في هذا الكتاب لم تكن في كتب هذا الرجل الخير الفاضل العظيم قدره الجليل خطره العامّ نفعه الباقي بالخير ذكره لكنّ صناعة الطب لَفلسفةٌ لا تحتمل التسليم للرؤساء والقبول منهم ولا مساهلتهم وترك الاستقصاء عليهم ولا الفيلسوف يحبّ ذلك من تلاميذه والمتعلّمين منه كما قد ذكر ذلك أيضاً جالينوس في كتابه في منافع الأعضاء حيث وبّخ الّذين يكلّفون أتباعهم وأشياعهم القبول منهم بلا برهان.

---

1 التي] الذي [م،ب،ك] | نسبت] نسب [ب،ك] **4** أنّ] ناقصة [م] **5** تحليةَ] ناقصة [م] | باستنعام] باستغنام [ك] **7** فيها] منها [م،ب،ك] | بُليتُ] همت [ب،ك] **8** من] تحت السطر [م] **9** عليه] علي [م] | وبودّي] وبودني [م،ب،ك] **10** أذكرها] ذاكرها [م،ب،ك] | تكن] يكن [م] **11** الخير] الحبر [م] | خطره] خطيره [ك] **12** تحتمل] يحتمل [م]

Al-Rāzī, *Doutes sur Galien.*

⟨Section 1⟩

1. *Au nom de Dieu le Clément et le Miséricordieux.* Muḥammad ibn Zakariyya al-Rāzī dit : je sais fort bien que beaucoup me croiront insensé[1] pour avoir écrit ce livre, qu'ils me blâmeront et m'accableront de reproches, parce qu'il serait destiné à me donner le beau rôle, comme se donne le beau rôle celui qui, en raffinant et en prenant plaisir à cela, entreprend de réfuter un homme semblable à Galien pour ce qui est de son éminence, sa connaissance, sa préséance dans toutes les parties de la philosophie, et de la place qu'il y occupe. Et je me trouve moi-même – Dieu le sait – à l'agonie pour [avoir composé ce livre], car j'ai été éprouvé par le fait de m'opposer à celui qui, d'entre tous les hommes, m'a le plus couvert de bienfaits, m'a été le plus secourable, par qui j'ai été guidé, dont j'ai suivi les pas, et à la source duquel j'ai étanché ma soif, en [m'opposant à lui] comme il ne convient pas à un esclave de s'opposer à son maître, ni un étudiant à son professeur, ni un bénéficiaire à son bienfaiteur. Je préfèrerais – Dieu m'en est témoin – que les doutes que j'ai soulevés dans ce livre ne se trouvent pas dans les ouvrages de cet illustre homme de science, dont la compétence est immense, le statut éminent, le secours universel, et la mémoire éternellement saluée. Mais l'art de la médecine est bel et bien une philosophie, qui ne supporte pas que l'on se soumette aux chefs et que l'on accepte [aveuglément] ce qui vient d'eux, ni qu'on les traite avec une indulgence excessive et que l'on renonce à examiner [leurs dires][2]. Le philosophe n'apprécie pas non plus cette [soumission] de la part de ses étudiants ni de ceux qui apprennent auprès de lui, comme l'a également rappelé Galien dans son livre *Sur l'utilité des parties*, lorsqu'il s'élève contre ceux qui imposent à leurs disciples et leurs partisans d'accepter [leurs dires] sans démonstration.

٢. وكان أكثر ما جرّأني وسهّل عليّ بأنّ هذا الرجل / ب٢٣٢و الجليل لو كان حياً حاضراً لم يلمني على تأليف هذا الكتاب ولم يثقل ذلك عليه إيثاراً منه للحق وحباً لتقصّي المباحث وبلوغ أواخر لها بل كان سيَشْرَع بجد ونشاط إلى تصفّحه والنظر فيه، وإمّا حلّ جميع الشكوك التي فيه وحمدني على أنّه صوّب شيئاً، لأن يكون كلامه في هذه المواضع المشكوك فيها صار له فضل بيان وحراسة من المطاعن على ما كان عليه قبل، وإمّا أنّه رجع عنها كلها فكان يحمدني حمداً أكثر إذ صرتُ منبّهاً له على السهو والغفلة المُوكّلة بالبشر، وإمّا حلّ بعضاً ورجع عن بعض وكان يجتمعُ لي فيه الأمران. وأمّا من لامني وجهّلني في استخراج هذه الشكوك والكلام فيها فإني لا أرتقع به ولا أعدّه فيلسوفاً إذ كان قد نبذ سنّة الفلاسفة / ك٢٠٢ وراء ظهره وتمسّك بسنّة الرعاع من تقليد الرؤساء وترك الاعتراض عليهم. فإنّه لم تزل سنّة المتفلسفين جارية بإعلاء الرؤساء والتشدّد في شدة المطالبة وترك المساهلة. هذا أرسطاطاليس يقول: «اختلف الحقّ وفلاطن وكلاهما لنا صديقان إلا أنّ الحقّ أصدق لنا من فلاطن» ويقاومه ويناقضه في أجلّ آرائه. وهو ذا ثاوفرسطس يناقض أرسطاطاليس في أوضح أجزاء /الفلسفة م١٥١و بعد الهندسة الذي هو المنطق وهو ذا ثامسطيوس يبيّن غلطه أيضاً في كثير من المواضع حتى أنّه ربما بَقِيَ يتعجّب ويقول: «لستُ أدري كيف ذهب على الحكيم هذا المعنى وهو من الوضوح في غاية القُرب».

٣. فأما جالينوس فلست أحتاج أن أقول في كثرة ردّه على القدماء والأجلّة من أهل زمانه وصبره على ذلك وقوته عليه وإطالة الكلام فيه إذ كان ذلك أكثر من أن أحصيه وإذ ذلك بَيِّنٌ لقارئ كتبه أنّ ذلك أعظم هِمّته. ولا أحسب <أنّه> نجا منه أحد من الفلاسفة ولا من

3 سيَشْرَع] يستشرع [م،ب] | بجد] بخير [ك] **4** التي] الذي [م،ب،ك] | أنّه] أن [م،ب،ك] | المشكوك] المشكوكة [م،ب،ك] **5** أنّه] أن [م،ب،ك] **7** لي] تحت السطر [م] | فيه] بهذا [ب] **8** والكلام] الكلام [ب] ؛ فوق السطر [ك] | أرتقع] أرتفع [م،ب،ك] **9** ظهره] ظهر [م] | الاعتراض] الإعراض [ك] | تزل] يزل [م] **10** في] وفي [ك] **11** وفلاطن] وأفلاطن [ب] | أصدق] ناقصة [ب] **12** ثاوفرسطس] تاوفرسطس [م] ؛ تاورسطس [ب،ك] **13** ثامسطيوس] ثامسطوس [ب] ؛ مسطوس [ك] **14** ويقول] ونقول [م] **17** وقوته] وقوة [ب] | عليه] هامش [ك]

2. Ce qui m'a le plus encouragé et facilité [la tâche], c'est que cet homme, s'il était vivant actuellement, ne me blâmerait pas pour avoir écrit ce livre, et celui-ci ne lui serait pas un poids, car il accordait sa préférence à la vérité et aimait que l'on examinât à fond les objets de recherche et que l'on atteigne les ultimes [enseignements] à leur propos. Loin de [me blâmer], il entreprendrait, sérieusement et activement, de l'étudier et de le considérer. Soit il trouverait une solution à tous les doutes qui se trouvent dans ce livre et me remercierait pour [lui avoir permis] d'apporter quelque correction, car ce qu'il a dit dans ces passages sujets au doute aurait reçu un surcroît d'explication et serait mieux protégé contre les attaques portées envers ce qui s'y trouvait auparavant. Soit il reviendrait sur l'ensemble de ces passages, et alors il me remercierait plus encore, car j'aurais attiré son attention sur l'inattention et la négligence qui sont le lot de l'espèce humaine. Soit il trouverait une solution à certains de ces passages et il reviendrait sur d'autres, et les deux motifs [de louange] se combineraient pour moi dans [ce livre]. Quant à celui qui me blâme et me croit insensé pour avoir extrait ces passages douteux et pour en avoir parlé, je ne me soucie pas de lui ni ne le compte parmi les philosophes, car il a tourné le dos aux usages philosophiques pour suivre les usages de la populace, à savoir imiter les autorités et renoncer à s'opposer à elles. En effet, l'usage des aspirants-philosophes a toujours consisté à célébrer les autorités, et [en même temps] à multiplier les exigences envers elles, et ne point les traiter avec une indulgence excessive. Ainsi, Aristote a dit : « La vérité et Platon sont en désaccord, et tous deux nous sont chers, mais la vérité nous est plus chère que Platon »[3], et ainsi il l'a combattu et a critiqué ses thèses les plus importantes. À son tour, Théophraste a critiqué Aristote à propos de la partie la plus claire de la philosophie après la géométrie, c'est-à-dire la logique. Thémistius lui aussi montre les erreurs que fit [Aristote] dans de nombreux passages, au point qu'il en demeure par moments ébahi et dit : « Je ne sais comment cette notion a échappé au Sage, alors qu'elle est très immédiatement évidente ».

3. En ce qui concerne Galien, je n'ai nul besoin de rappeler les nombreuses [occasions] auxquelles il a répondu à la fois aux Anciens et à ses contemporains les plus éminents, ni la persévérance et la vigueur qu'il y apporta, ou la longueur [des développements] qu'il y consacra, puisque [ces réfutations] sont plus nombreuses que je n'en peux compter, et puisqu'il apparaît clairement au lecteur de ses livres que ces [réfutations] représentent le plus grand souci de [Galien]. Je ne crois pas qu'aucun philosophe ou médecin ne s'en soit tiré sans être brisé. Or,

الأطباء إلا مشدوخاً وجُلّ كلامه عليهم حقٌّ - بل لو شئتَ لقلتَ كله حقّ - وذلك مما يدلّ على سعة علمه وذكاء طبعه وكثرة تحصيله. وإن سُئِلْتُ عن السبب الذي من أجله يستدرك المتأخرون في الزمان على أفاضل القدماء مِثْلَ هذه الاستدراكات قلتُ إنّ لذلك أسباباً: فمنها السهو والغفلة الموكّلة بالبشر، ومنها غلبة الهوى على الرأي فإنّه ربمّا طمس الهوى عين الرأي في رجل من الناس لأمر ما، حتى يقول فيه بقول ما خطأ إمّا وهو يعلم خطأه وإمّا وهو لا يعلم، حتى إذا تصفّح ذلك القول رجل لبيب عارٍ من ذلك الهوى، لم يذهب عليه ما ذهب على الرجل الأوّل ولم يدعه الهوى إلى ما دعاه إليه. ومنها أنّ الصناعات لا تزال تزداد وتقرب من الكمال على الأيام ويُجعل ما استخرجه الرجل القديم في الزمان الطويل للذي جاء من بعده في الزمان القصير حتى يُحْكِمه ويصير سبباً يسهّل له استخراج غيره به. فيكون مَثَلُ القدماء في هذا الموضع مَثَلَ المكتسبين ومَثَلُ من يجيء من بعد مَثَلَ المورَّثين المسهِّل لهم ما ورثوا اكتساباً أكثر وأكثر. فإن قِيلَ لي: هذا يدعو إلى أن يكون المتأخرون من أهل الصناعات أفضلُ فيها من القدماء، قلتُ إنّي لا أرى أنْ أطلقَ ذلك إلا بعد أن أشترط في وصف هذا المتأخرِ في الزمان بأن أقول: إذا كان مكمّلاً لِما جاء به القديم.

<فصل ٢>

١. في بيان تناقض آراء جالينوس في قدم العالم وحدوثه. فلنأخذ الآن في غرضنا الذي قصدنا ونبدأ من ذلك بكتاب البرهان إذ كان أجلّ الكتب عندي وأنفعها بعد كتب الله المنزلة. ولا نذكر منها ما ليس بحقّ فقط بل ما حادَ فيها عن عادته وطريقته التي لا يزال يسلكها في أكثر الأمر وإن كان المخبَر به حقاً غير أنّه قصّر في بيانه أو أخذه من غير مأخذه

3 إنّ] لأنّ [ب،ك] | لذلك] ذلك [ك] **4** والغفلة] الغفل [م] | الهوى[1]] الهواء [م،ب،ك] | الهوى[2]] الهواء [م،ب،ك] **5** بقول] ناقصة [م] | خطأه] خطأوه [م،ب،ك] **6** يعلم] نعلم [م] | الهوى] الهواء [م،ب،ك] **7** يدعه] يدعوه [م،ب،ك] | الهوى] الهواء [م،ب،ك] | دعاه] ادعاه [م] **8** ويُجعل] وتجعل [ك] | للذي] الذي [م،ب،ك] **11** ورثوا] ورثو [ب،ك] **12** فيها] منها [م] **15** في[1]...وحدوثه] هامش [م]؛ ناقصة [ب،ك]

la plus grande partie de ce qu'il dit contre eux est vraie ; et même, si tu veux, tu peux dire que tout est vrai. Cela indique l'étendue de sa science, l'acuité naturelle de son intelligence, et le nombre de choses qu'il est parvenu à comprendre. Si on me demande la cause qui pousse ceux qui viennent après à apporter de telles corrections aux dires des Anciens les plus illustres, je dirais qu'il y a à cela plusieurs causes. L'une d'elles réside dans l'inattention et la négligence qui sont le lot de l'espèce humaine. Une autre réside dans le fait que la passion l'emporte sur le jugement, car parfois la passion offusque l'œil du jugement chez un homme sur un problème donné, si bien qu'il tient à ce sujet un discours erroné – qu'il ait connaissance de son erreur, ou qu'il n'en ait pas connaissance. De la sorte, lorsqu'un homme sagace et dénué de cette passion examine ce discours, il ne lui échappe pas ce qui a échappé au premier, et la passion ne le pousse pas dans [les erreurs] dans lesquelles elle a poussé [le premier]. Une autre [cause] réside dans le fait qu'avec le temps, les arts ne cessent de progresser et de s'approcher de la perfection. C'est pourquoi ce qu'un Ancien a mis longtemps à découvrir est transmis à son successeur très rapidement, si bien que celui-ci devient capable de l'établir fermement et d'en faire un moyen de parvenir à d'autres conclusions. Dans ce domaine, il y a une analogie entre les Anciens et ceux qui ont acquis [des biens] grâce à leurs efforts, d'une part, et entre ceux qui leur succèdent et les héritiers, à qui le fait même d'hériter rend plus aisée l'acquisition de nouveaux biens, d'autre part[4]. Maintenant, si l'on me dit : cette théorie signifie que les scientifiques modernes sont supérieurs dans les [sciences] aux Anciens, je réponds que je ne pense pas pouvoir porter ce jugement avant d'avoir posé comme condition, parmi les caractéristiques du scientifique moderne, qu'il maîtrise parfaitement ce que l'Ancien a produit.

⟨Section 2⟩

1. *Explication de la contradiction des doctrines de Galien au sujet de l'éternité et de la création du monde.* Tournons-nous maintenant vers l'objectif que nous visons, en commençant par le livre *Sur la démonstration*, car c'est à mes yeux le livre le plus précieux et le plus utile après les Livres révélés de Dieu. Nous n'aborderons pas seulement [les passages] erronés [des livres de Galien], mais aussi les passages où il s'est éloigné de sa pratique habituelle et de sa méthode – qu'il suit fidèlement la plupart du temps –, même si ce qui est avancé est juste, mais qu'il néglige néanmoins de l'expliquer, ou qu'il le présuppose sans le

أو اقتحَم السنّة فيه ولم يتوقّف عن الحكم عليه، أو ناقضَ فيها نفسه. فأقول إنّ جالينوس قد منع بل قد حكم في المقالة الرابعة من البرهان بأنّ العالم لا يفسد وذلك أنّه قال: «لو فسد العالم لكانت لا تلبث الأجسام التي فيه بحال واحدة بعينها ولا الأبعاد التي فيما بينها والمقادير والحركات. وكان ينبغي أيضاً أن يفنى ماء البحر الذي قَبْلَنا. وليس شيء من هذه الأشياء زائلاً عن حاله أو تغيّر وقد رصدها المنجّمون / ألوفاً من السنين كثيرة. فيجب إذن أن م١٥١ظ يكون العالم لا يهرم فهو إذن غير قابل للفساد».

٢. أوّل ما أقول في هذا أنّه يناقض ما قاله في كتابه الذي يسمّيه ما يعتقده جالينوس رأياً فإنّه قال <هناك إنّه ليس له علم يثق به هل العالم قديم أو محدَث وما قاله> في كتابه الموسوم بالتجربة الطبية. فإنّه يروم هناك أن يبرهن ببرهان أنّه لا يمكن أن يُعلم أقديمٌ العالم أم محدَثٌ، وقد أقرَّ في الرابعة من كتاب البرهان فأطلق القول في غير موضع بأنّ ما لا يفسد فليس بمكوَّن. ومعلوم عند من قرأ جميع كتب جالينوس أنّ هذا الكتاب الموسوم بما يعتقده جالينوس رأياً لم يؤلّفه إلاّ بعد استحكامه وثبات آرائه وأنّه آخر كتبه وآخر تأليفاته. فإن كان ما ذكره في كتاب البرهان حقاً، فليس لتوقفه عن إطلاق القول بقدم العالم وجهٌ البتّة، إذ كانت النتيجة عن هاتين المقدمتين - أعني القائلة بأنّ العالم لا يفسد، والقائلة إنّ ما لا يفسد فليس بمكوّن - أنّ العالم ليس بمكوّن وقد ناقض قوله إنّه لا يمكن أن يُعلم أقديم العالم أم محدَث.

---

3 تلبث] يلبث [م] **5** زائلاً] إلا [م] | حاله] حالة [م] | المنجّمون] المنجمين [م،ب،ك] | إذن] إذا [م] **7** يناقض] تناقض [ك] **8** فإنّه] ناقصة [ك] | هناك...قاله] ناقصة [م،ب،ك]؛ وهذا افتراض من [ل]. **9** بالتجربة] بالصناعة [م،ب،ك] **11** من] جميع من [ب،ك] | جميع] ناقصة [ب،ك] **13** فليس] ليس [م] ؛ وليس [ب،ك] لتوقفه] كتوقفه [ب،ك] **13–14** إذ...النتيجة] ناقصة [ب]

2–6 لو...للفساد: جابر ابن حيّان، كتاب التصريف، مختار رسائل جابر ابن حيان، ت. كروس، القاهرة، ١٩٣٥، ص.٤٢٠-٤٢١: وقد استعمل هذا أيضاً في كتابه المسمّى <...> فإنه قال هناك مغالطاً أو على سبيل أنه خافٍ عليه. فإنه قال: وقد ينبغي لنا أن نعلم أنّ هذا الجزء الشريف - يعني جزء السماء - غير مكوّن من أنّ آباءنا وجميع القدماء لم يزالوا يرونه على مثال واحد، وقد رصده المنجّمون قبل ألوف السنين فوجدوه على مثال واحد في أعظامه وحركاته. ومدّ في هذا الكلام وتوسّع فقد تعلّق بهذا الاستدلال وما يأتيه، واعتمد عليه الدهريّة حتى أوجبوا أنه يجب من أجل أنهم لم يروا ولم يشاهدوا رجلاً إلّا عن امرأة وأن لا يكون يوم إلّا بعقب ليلة ولا ليلة إلّا بعقب يوم، وذهبوا واطّرحوا جميع ما شاهدته البراهين بخلاف ذلك.

fonder, ou qu'il a suivi l'usage avec précipitation sans suspendre son jugement à son sujet, ou qu'il se contredit lui-même. Ainsi, je dis : Galien a nié [que le monde se corrompe] et même il a décrété dans le quatrième livre du traité *Sur la démonstration*, que le monde ne se corrompt pas. Il dit : « Si le monde se corrompait, les corps [célestes] qu'il contient ne demeureraient pas dans un seul et même état, ni les distances entre eux, ni les grandeurs, ni les mouvements. Il faudrait aussi que disparaisse l'eau de la mer qui était là avant nous. Or, aucune de ces choses ne se départit de son état ni ne change, alors que les astronomes les ont observées depuis de nombreux milliers d'années. Il s'ensuit donc que le monde ne vieillit pas, et par conséquent, qu'il n'est pas sujet à la corruption ».

2. La première chose que je voudrais dire, est qu'il [i.e. Galien] contredit ce qu'il a dit dans son livre *Sur ses propres opinions* où il dit ne pas savoir de science certaine si le monde est éternel ou créé[5], et ce qu'il dit dans son livre *Sur l'expérience médicale*[6]. En effet, il entreprend dans ce livre de démontrer apodictiquement qu'il est impossible de savoir si le monde est éternel ou créé. Or, il admet dans la quatrième partie du livre *Sur la démonstration,* et tient le même discours en plusieurs endroits, que ce qui ne se corrompt pas n'est pas non plus engendré. Or, il est connu, pour qui a lu tous les livres de Galien, que le livre intitulé *Sur ses propres opinions* a été composé seulement après qu'il a atteint la perfection et après avoir établi fermement ses opinions, et que c'est le dernier de ses livres et de ses traités. Ainsi, si ce qu'il dit dans *Sur la démonstration* est vrai, alors il n'y a aucune raison de suspendre son jugement au sujet de l'éternité du monde. En effet, la conclusion de ces deux prémisses, je veux dire [la prémisse] selon laquelle « le monde ne se corrompt pas » et la prémisse selon laquelle « ce qui ne se corrompt pas n'est pas engendré », est la suivante : « le monde n'est pas engendré ». [Cette conclusion] contredit ce qu'il dit, à savoir : qu'il est impossible de savoir avec certitude si le monde est créé ou non.

٣. ثمّ أقول من بعد إنّه قد فارق الوصية التي لا يزال يوصينا بها من التحفّظ في أخذ المقدمات واكتسابها من المواضع اللازمة للأمر المطلوب ضرورةً. وليس في أن تكونَ أعظام الكواكب والأرض ومقدار ماء البحر وسائر أجزاء العالم محفوظة بأعيانها وجوبُ امتناع العالم من الفساد، إذ كان ليس سبيلُ كل فاسد أن يكون ذلك يقع به على سبيل التناقص والذبول بل قد يكون يمكن أن يفسد الشيء وهو أعظم ما كان وأكمله كالبيت المَبْنيّ على عُمَد إذا خَرّت عُمَده من تحته وكالشجرة التي تُقلع والنار التي تُطفأ ونحو ذلك. فلم يكن ينبغي له أن يُثْبِت الحكم بما أثبت به دون أن يبيّن أنّ العالم من الأشياء التي <لا> يمكن فسادها إلاّ على جهة الذبول، ولم يعرّض لهذا بتّة، بل ضمّ إلى هذا المقدّم وهو قوله «لو فسد العالم» هذا التالي وهو قوله : «لكانت لا تلبث الأجسام التي فيه بحالة واحدة بعينها» كأنّه لا يمكن أن يكون فسادٌ إلاّ على هذه الجهة فقط. وإنّما يصحّ لزوم هذا التالي لهذا المقدّم بزيادة / ب٢٣٢ظ شرطٍ فيه - حتى يكون على هذه الصفة : لو فسد العالم فساداً ذبولياً لكانت الأجسام التي فيه لا تلبث بحالة واحدة بعينها - أو مقدّمٍ فتبيّنَ أنّ الفساد لا يعرض لشيء بتّة إلاّ على جهة الذبول فقط، لكن ذلك ممّا لا يمكن. وذلك أنّه ليس إنّما لا تخلع الأشياء صورها إلاّ على طريق الانحلال فقط بل لا يكاد يكون فساد الصورة في الجواهر البطيئة التحلّل والسيلان إلاّ بانتقاضها وهي أكمل ما كانت وأتمّ كالإناء من الزجاج إذا اتّفق أن يصدمه الصخر والقصر المُشَيَّد إذا اتّفق أن ينخسف ما تحته من الأرض ضربةً. وكذلك يمكن أن يفسد العالم بهذا النحو من الفساد وإن كانت صورته / م١٥٢و محفوظة بحالها إلى وقت فساده. وعلى هذا الوجه يكون فساد العالم عند القائلين بفساده من المتديّنين، أعني على طريق الانتقاض لا على طريق الذبول.

---

2 تكونَ] يكون [م،ب] **4** التناقص] التناقض [م،ب،ك] **6** خَرّت] جرت [م،ب،ك] | تُطفأ] يطفى [م،ب] **7** فسادها] فساده [م،ب،ك] **10** فسادٌ] فسادا [م] | بزيادة] زيادة [م] **12** مقدّمٍ] يتقدم [م] **13** تخلع] يخلع [م] **15** بانتقاضها] بانتقاصها [م] **17** وعلى هذا] وبهذا [م] **18** الانتقاض] الانتقاص [م] **19** طريق[2] ناقصة [ب]

3. Ensuite, je note qu'il va à l'encontre de la recommandation qu'il n'a de cesse de nous donner, à savoir d'être sur ses gardes lorsqu'on choisit les prémisses et de les acquérir en partant des lieux qui accompagnent nécessairement l'objet demandé. Or, que les grandeurs des astres et de la terre, la quantité d'eau dans la mer, et l'ensemble des parties du monde conservent leurs dispositions, n'entraîne pas nécessairement qu'il est impossible que le monde se corrompe. En effet, toute corruption ne s'opère pas par la diminution et le marasme, mais il se peut aussi qu'une chose se corrompe alors qu'elle est la plus grande et la plus parfaite qu'elle puisse être, comme la maison construite sur des colonnes, quand s'affaissent ses colonnes, ou comme l'arbre qu'on déracine, ou comme le feu qu'on éteint, et autres choses semblables. Ainsi il ne devait pas asserter cette proposition grâce aux [prémisses] dont il est parti, sans expliquer que le monde fait partie des choses qui se corrompent seulement par le marasme. Non seulement il n'a pas du tout fait allusion à cela, mais en plus, il a adjoint à cet antécédent, à savoir « si le monde se corrompait », le conséquent suivant, « alors les corps ne demeureraient pas dans un seul et même état », comme s'il était impossible que rien ne se corrompe sinon de cette manière. Or, l'implication de ce conséquent par cet antécédent est validée si on ajoute une condition à [cet antécédent], de sorte que [cette implication] s'énonce ainsi : « si le monde se corrompait par la [voie du] marasme, alors les corps qui s'y trouvent ne demeureraient pas dans un seul et même état », ou un [autre] antécédent, de sorte qu'il apparaisse clairement qu'aucune chose n'est jamais corrompue sinon par la [voie du] marasme. Cela, cependant, n'est pas possible. En effet, non seulement les choses ne perdent pas leur forme respective par voie de dissolution uniquement, mais même, on ne trouve quasiment pas de corruption de la forme dans les substances lentes à se dissoudre et à s'écouler, sinon lorsqu'elles sont détruites alors même qu'elles sont les plus parfaites et les plus complètes qu'elles puissent être. C'est le cas par exemple d'un vase en verre, s'il arrive qu'il soit écrasé par un roc, ou d'une imposante forteresse, s'il arrive que le sol sous elle se dérobe d'un coup. De même, le monde pourrait se corrompre sous l'action de ce type de corruption, même si sa forme était conservée dans son état initial jusqu'au moment de sa corruption. C'est de cette manière que [le monde] se corrompt d'après ceux qui soutiennent, en accord avec leur religion, qu'il se corrompt, c'est-à-dire par la voie de la destruction [soudaine], et non par la voie du marasme.

٤. وأيضاً فإنّ بين الأجسام في الانحلال والذبول بَوْناً بعيداً جداً، فإنّه ليس يعرض للذهب والياقوت والزجاج من الانحلال والذبول في ألف يوم ولا في مائة ألف يوم ما يعرض للبقول والفواكه والرياحين في يوم واحد، على أنّها جميعاً من الكائنة الفاسدة. وكذلك تكون نسبة جوهر الفلك إلى جوهر الياقوت في قلّة قبول الفساد والذبول كنسبة الياقوت إلى البقول، بل أكثر من ذلك جداً - ما شئتَ أن تزيد بعد إلا بقولٍ «بلا نهاية». ويمكنُ لذلك أن يكون الفسادُ يأتي على جوهر الفلك ولو في ألف ألف سنّة وأن يكون النقصان الحادث فيها في المُدّة التي يمكن أن تتناهى فيها تواريخ بعض الناس إلى بعض شيئاً قليلاً جداً لا يتبيّن لرصد، إذ كان ممتنعاً أن يدرك الراصد مقدار هذه الأعظام إلا بالقرب، وكان الذي يمكن أن يظهر من نقصانها للرصد لا يكون إلا في المُدّة التي لا يمكن أن تتناهى في مثلها تواريخ الناس وأخبارهم وأرصاد بعضهم إلى بعض /طولاً وامتداداً للمُبيرة المهلكة كالطوفان والمَوتان ونحو ك٢٥٣ ذلك. وكم عسى يكون ينقص من الياقوت الأحمر والزجاج من لَدُنِ أبرخس المنجّم إلى عصر جالينوس ؟ أما أنا فأحسب أنّه لا ينقص منها بالتحلّل ما يمكن أن يُدرك بأدقّ ما يمكن من الوزن، هذا على أنّه يمكن أن تكون نسبته إلى جوهر الفلك في التحلّل كنسبة الحشيش إليه بل وأكثر من ذلك كثيراً وعلى أنّه موضوعٌ بين أيدينا يمكننا أن نحدّق إليه وأن نزنه وليس يمكننا أن نلحق مقادير أعظام الكواكب وأبعادها إلا بضروب من الحيل المساحية كالمناظر والنسب التي لا تبلغ التحقيق أبداً بل تقف على التقريب. فلو زاد في جرم الشمس أو نقص منها مثل أعظم الجبال، لَما لحق رصدنا منه إلا مثل ما يلحَق منه قَبْل الزيادة به أو النقصان منه. وبالجملة فإنّه لا يصحّ أنّ العالم لا يفسد ولا بواحد من المقدّمات التي قَدَّمَها في هذا الموضع من هذا الكتاب ولا هي أيضاً أوائل كما اقتضاها وأخذها على أنّها أوائل.

---

2 يوم[2]] ناقصة [م] **3** تكون] يكون [م] **6** يأتي] باقي [ك] | ألف[1]...ألف[3]] ألف ألف [ب] **7** في[2]] من [م] تتناهى] يتناها [م] **8** إذ] إذا [م] **9** تتناهى] يتناها [م] **10** وامتداداً] امتداد [ب] | للمُبيرة] المبيرة [م،ب،ك] ونحو ذلك] كذلك [ب] **13** تكون] يكون [م] **14** نحدّق] يحدق [م] | نزنه] يزينه [م] **15** نلحق] يلحق [م] **16** تبلغ] يبلغ [م] | جرم] جوهر [ب،ك]؛ جرم (في الشرح) [ر] ؛ corpori [ل] **17** لحق] فوق السطر، تصحيحاً كلمة غير مقروءة [م] **18** وبالجملة] وفي الجملة [م] **19** أوائل[1]] هامش [م]

4. De plus, les corps sont loin d'être égaux devant la dissolution et le marasme. Ainsi, l'or, le rubis et le verre ne subissent pas, ni en mille ni en cent mille jours, la dissolution et le marasme que subissent les légumes, les fruits et plantes aromatiques en un seul jour, même si tous sont des choses engendrées corruptibles. De même, la sphère céleste pâtit d'un degré de corruption et de marasme aussi faible, en comparaison au rubis, qu'est faible le degré de corruption dont pâtit le rubis en comparaison des légumes, et même beaucoup plus [faible] – autant que tu voudras, pour ne pas dire indéfiniment. Pour cette raison, il est possible que la corruption affecte la substance de la sphère céleste – même si c'est après un millier de milliers de milliers d'années –, et que la diminution qui s'y produit sur une période durant laquelle les annales de quelques personnes peuvent parvenir à d'autres, soit [une diminution] très infime, qui n'apparaisse pas clairement à l'observation [astronomique]. En effet, l'observateur (i.e. l'astronome) ne peut appréhender la taille de ces grandeurs que de manière approximative. Toute diminution de celles-ci qui pourrait se manifester à l'observateur, se déroulerait forcément sur une période durant laquelle les annales, les chroniques et les observations de quelques personnes ne pourraient pas parvenir aux autres continûment et sans interruption, en raison des forces dévastatrices comme les inondations, les épidémies, ou autres choses semblables. Quelle diminution ont pu subir le rubis et le verre, depuis l'astronome Hipparque jusqu'à l'époque de Galien ? J'estime pour ma part qu'ils n'ont pas diminué, sous l'effet de la dissolution, dans une [proportion] telle qu'elle pourrait être saisie par [les instruments] les plus précis possibles de mesure du poids. Et cela, en dépit du fait que le degré de corruption du [rubis], par comparaison à la sphère céleste, est sans doute similaire au degré de corruption des plantes, par comparaison au [rubis], et même la différence [entre le rubis et les astres] pourrait être beaucoup plus importante. De plus, ce qui se trouve devant nous, nous pouvons l'examiner et le peser, mais nous ne pouvons atteindre la mesure des grandeurs des astres et la distance [qui les sépare], sinon grâce aux différents procédés de mesure permettant de mesurer l'étendue, comme l'optique et le [calcul des] proportions, qui ne sont absolument pas précis mais s'arrêtent à approximer. Ainsi, si on ajoutait à la masse du soleil l'équivalent de la plus grande montagne, ou qu'on le lui soustrayait, nos observations n'appréhenderaient pas [cette masse] autrement qu'elles ne le faisaient avant cet ajout ou cette soustraction. Pour résumer, le fait que le monde ne se corrompt pas n'est validé par aucune des prémisses dont est parti [Galien] dans ce passage de ce livre, et ces prémisses ne sont pas non plus des principes premiers, comme il exige qu'elles soient, et comme il les considère.

٥. وليس يصحّ أنّ العالم لا يفسد دون أن يصحّ أنّه لا نهاية له أو أنّه لا شيء غيره وينبغي أن يُعلم أنّ الشيء قد يقال على الجواهر التي ليست بأجسام. فأما إن كان متناهياً أو كان يوجد غيره، فليس يصحّ أنّه لا يفسد دون أن يصحّ أنّ هذا الغيرَ لا يقدر على إفساده وأنّ جوهره لا يقبل الاستحالة ولا يتحلّل منه شيء البتّة.

٦. وإن اعتذر معتذر منه بأن يقول إنّ هذا الرجل لم يمكنه في هذا الموضع أن يصحّح أنّ العالم لا يفسد، بل أن يُرِيَ من أين ينبغي أن تؤخذ المقدّمات، / قلتُ إنّ لومي له على م١٥٢ظ هذا وتشكّكي فيه أشدّ، إذ كان إنّما مثّلَ هذه الأمثلة لكي تُمَثَّل في سائر المقدمات، فأخذ أوائل ليستْ بأوائل وتوالي لا تَلزَم المقدّم ضرورة، ممّا لم أر تطويل كتابي في هذا بذكرها واحدة فواحدة، إذ كان قد يقف عليها مَن يقرأ هذا الموضع من كتابه بتثبّت وتفقّد وعناية ببلوغ أقاصي معانيه ومنذ قريب كان ينتهي عن ذلك ويحذَر منه.

٧. وقال جالينوس في هذه المقالة أيضاً إنّه يمكن في مثل دائرة البروج أن يبيّن أنّها سبب كون الحيوان والنبات وما يوجد فيها من الصنائع والحِكَم وقال: وذلك يتبيّن في كتب أرسطاطاليس الموضوعة في أعضاء الحيوان وفي كتب ثاوفرسطس في النبات ومع ذلك في كتابنا في منافع الأعضاء. وأقول إنّ جالينوس لو جعل في كلامه هذا مكانَ دائرةِ البروجِ المشتريَ لكان يمكن المعتذر عنه أن يقول إنّه إنما أراد بكلامه هذا مساعدة أهل زمانه والتسلّم منهم لا صحّة هذا القول، على أنّه مع ذلك كان لا ينفكّ من العذل في جعلِه كلاماً غير صحيحٍ مثالاً وقانوناً وتسطيرِه في كتاب غرضه فيه تعلّمُ الناسِ اكتسابَ البرهان وسياقته والتنبيهُ على المواضع التي فيها تدخل الشُبه والأغاليط عليهم في ذلك. فأما وهو يضيف ذلك

---

6 تؤخذ] يؤخذ [م] **7** فيه] عنه [م،ب،ك] | تُمَثَّل] يمثل [م] **8** أوائل] أوائلا [م،ب،ك] | وتوالي] وتواليا [م،ب،ك] | تَلزَم] يلزم [م] | أر] أرى [م،ب،ك] **10** كان] كما [م،ب] **11** يبيّن] يتبين [م] **12** الصنائع] الصناعة [م،ب،ك] | والحِكَم] ناقصة [ر] | وقال] ناقصة [ر] | يتبيّن] بين [ب] ؛ موجود [ر] **14** في[2]...هذا] ناقصة [ر] | مكانَ] فوق السطر [ر] **15** يمكن] ناقصة [ر] | إنّه] ناقصة [ر] | أراد...هذا] فعل ذلك [ر] | أهل] لأهل [ر] **16** والتسلّم منهم] العلم منهم [م] ؛ ناقصة [ر] | صحّة] يصحه [ر] **16–18** على...ذلك[1]] ناقصة [ر] **16** العذل] العدل [م،ب،ك،ر] **18** التي] الذي [م،ب،ك،ر] | تدخل] يدخل [م،ب] | يضيف] تضيف [ك]

5. De plus, le fait que le monde ne se corrompt pas n'est pas validé tant que n'est pas validé le fait qu'il n'a pas de limite [spatiale] ou qu'il n'y a aucune chose autre que lui – et il faut savoir que « chose » peut se dire des substances qui ne sont pas corporelles. En effet, si [le monde] a une limite [spatiale], ou s'il y a quelque chose autre que lui, alors le fait qu'il ne se corrompt pas n'est pas validé, sans que soit validé le fait que cet autre que lui est incapable de le corrompre, que sa substance (i.e. la substance du monde) n'est pas affectée par le changement et qu'absolument aucune de ses parties ne se dissout.

6. Si quelqu'un venait à l'excuser (i. e. Galien) en disant qu'il n'était pas possible à cet homme, dans ce passage, de valider que le monde ne se corrompt pas, mais [qu'il lui était possible] plutôt de faire voir d'où l'on doit tirer les prémisses, je répondrais que les reproches que je lui fais à propos de [ce passage] et mes objections à son égard sont plus graves, puisqu'il a uniquement utilisé ces exemples pour illustrer l'ensemble des prémisses, et qu'ensuite il s'est servi de principes qui ne sont pas des principes, et de conséquents qui ne sont pas nécessairement rattachés à l'antécédent, entre autres [vices logiques] à cause desquels je n'ai pas cru bon d'allonger mon livre, en les rappelant un par un, puisque toute personne qui lit ce passage de son livre avec circonspection, discernement et en s'appliquant à atteindre son sens le plus profond, s'arrête sur eux, et a tôt fait de terminer [ce passage] et de s'en méfier.

7. Dans ce même livre (i.e. le livre quatre de *Sur la démonstration*), Galien explique qu'il est possible, dans le cas du cercle du zodiaque, de montrer qu'il est la cause de la génération des animaux, des plantes, et des arts et des sagesses qu'on trouve chez eux. Il déclare que [cette proposition] devient claire dans les livres d'Aristote consacrés aux *Parties des animaux*, dans les livres de Théophraste *Sur les plantes*, et en plus de cela, dans son livre *Sur l'utilité des parties*. Je dis : si Galien avait, dans ce passage, mis à la place du zodiaque « Jupiter », son défenseur aurait pu argumenter que [Galien] entendait seulement, dans ce passage, [afficher] son soutien à ses contemporains et se protéger d'eux, et non affirmer que cette opinion est vraie. Mais, même avec [cette défense], il n'est pas au-dessus du reproche [consistant à dire] qu'il se sert d'une proposition qui n'est pas vraie comme d'un exemple et d'une règle, et l'insère dans un livre où il vise à ce que les gens apprennent à acquérir la démonstration et la conduire, et à attirer [leur] attention sur les lieux à partir desquels adviennent chez eux les incertitudes et les erreurs dans [la démonstration]. Cependant, dès

إلى دائرة البروج فمعلوم أنّه يرى هذا الرأي لا يقوله فقط. وهذا يناقض أيضاً ما قاله في كتابه فيما يعتقده رأياً وفي التجربة الطبية، إذ كان هذا الرأي يدعو إلى سرمدية العالم لأنّه يجعله لم ينفكّ من بارئه ولم يتأخر عنه في المُدّة وكذلك تقول الفرقة المعتقدة لهذا الرأي. وكان قد ذكر في آخر هذين الكتابين أنّه لا يمكن القضاء على العالم بقدم أو حَدَث وفي الآخر أنّه لا يدري هو ما يختار من هذين القولين. ولم يبيّن في كتابه في منافع الأعضاء أنّ دائرة البروج هي المركِّبة للحيوان ولا عرّض في ذلك بشيء فضلاً عن أنّ يبيّنه، بل إنّما كان كلامه في أنّ مركِّب الحيوان حكيم مُتْقِن الصنعة وهو يضع الأشياء في مواضعها عاملٌ ذلك بأفضل ما يمكن فقط ولم يعرّض للقول بأنّ هذا الفاعلَ دائرةُ البروجِ أو شيءٌ آخر البتّة فضلاً عن أن يبيّن ذلك. ولذلك - يعلم الله - تعتريني حيرة عظيمة متى فكرتُ في السبب الحامل له على هذا الكلام. فهَبِ الإنسان يعتذر له في باب اعتقاده لهذا الرأي أو لا اعتقاده بشيء، فبما يعتذر له في قوله أنّه قد بيّن ما لم يرم القول فيه أصلاً ؟

٨. وقال جالينوس / في الثانية عشرة من هذا الكتاب حيث ذكر التوالي الضرورية اللازمة ب٢٣٣و
للمقدّم هذا القولَ: «أمّا في أوقات السنّة فالاتصال على الوجهين جميعاً واجبٌ ضرورةً. وذلك
/ أنّه متى كان الوقت شتاءً فإنّه كان لا محالة بِعَقِبِ خريف قد تَقَدَّمَهُ وكان الخريف بعقب م١٥٣و
الصيف وأنّ هذا الصيف إذا كان في وقت من الأوقات تبعه لا محالة خريفٌ وتبع الخريف شتاءٌ». هذا نصّ قوله ولستُ أحسبُ أنّ لزوم هذا التالي لهذا المقدّم يكون اضطراراً ما لم يشترط فيه الشريطة فيقال على هذه الجهة: إن كانت الأزمنة لم تزل ولا تزال تجري على ما هي عليه جارية عليه الآن، وكان هذا الزمان شتاءً، فإنّه لم يكن إلا بعقب خريفٍ لا محالة قد تقدّمه ؛ وكذلك إن كان صيف في وقت من الأوقات تبعه لا محالة خريف. فأما ما لم تصحّ

---

1 وهذا] وهذا مما [ر] **1–2** يناقض...الرأي] ناقصة [ر] **3** في المُدّة] في المادة أيضا [ر] | وكذلك] كذلك [ب] **3–5** وكذلك...القولين] ناقصة [ر] **5** يبيّن] يبيّن ذلك [ر] **6–16,18** بل...الشكل] ناقصة [ر] **7** مركِّب] تركب [ك] | وهو يضع] مواضع [ب،ك] **8** يبيّن] يتبيّن [ك] **10** له في[1]] فوق السطر [م] | فبما] فيما [م،ب،ك] **12** عشرة] عشر [م،ب،ك] **13** فالاتصال] فللاتصال [م] ؛ فلاتصال [ب،ك] **14** لا محالة] لامحة [ب،ك] **15** لا محالة] لامحة [م،ب،ك] **17** تزل] يزل [م] | تزال] يزال [م] | تجري] يجري [م] **18** إلا] ناقصة [م] | لا محالة] لامحة [م،ب،ك] **19** لا محالة] لامحة [م،ب،ك] | تصحّ] يصحّ [م]

lors qu'il rattache [cette proposition] au zodiaque, il est connu qu'il embrasse cette opinion et ne se contente pas de la citer. Or, cette [opinion] contredit aussi ce qu'il dit dans ses livres *Sur mes propres opinions* et *Sur l'expérience médicale.* En effet, cette opinion entraîne l'éternité du monde, car elle fait que le monde n'est pas disjoint de son créateur et ne peut advenir après lui dans le temps. C'est bien ce que disent les tenants de cette opinion (i.e. l'éternité du monde). Pourtant, il a dit, à la fin de ces deux traités, que la question de savoir si le monde est éternel ou créé ne peut être tranchée, et qu'en dernier lieu, il ne sait pas laquelle de ces deux options choisir. De plus, il n'a pas montré, dans son livre *Sur l'utilité des parties*, que le zodiaque est ce qui donne leur configuration aux animaux, et n'a pas fait une seule allusion à [cette proposition], sans parler de la rendre claire. Il a seulement dit alors que [le principe] qui donne leur configuration aux animaux est sage et qu'il excelle dans son art lorsqu'il met chaque chose à sa place, et qu'il fait cela de la plus belle manière possible exclusivement. Mais il n'a pas fait allusion au fait que cet agent est le zodiaque ou autre chose, sans parler de rendre cela clair. Pour cette raison, Dieu m'est témoin, j'ai été plongé dans une profonde perplexité quand j'ai réfléchi à la cause qui l'avait conduit à tenir ce discours. En effet, supposons qu'un individu le défende pour avoir soutenu cette opinion (i.e. l'éternité du monde), ou ne pas l'avoir soutenue, grâce à quelque argument : quel argument [ce défenseur] utilisera-t-il pour le défendre quand il dit avoir expliqué quelque chose dont il n'a même pas voulu parler ?

8. Au douzième livre de ce traité, alors qu'il parle des conséquents qui suivent nécessairement l'antécédent, il déclare : « En ce qui concerne les saisons, la continuité dans les deux directions ensemble est nécessairement impliquée. En effet, l'hiver suit nécessairement l'automne, qui l'a précédé, et l'automne suit nécessairement l'été. De même, si c'est l'été, alors l'automne suit nécessairement, et après l'automne l'hiver ». Voilà ce qu'il dit littéralement. Or, je n'estime pas que cet antécédent implique nécessairement ce conséquent, tant qu'on ne lui a pas adjoint une condition, si bien que [le raisonnement] s'énonce ainsi : si [l'alternance] des saisons a toujours eu lieu et aura encore lieu de la manière dont elle a lieu en ce moment, et que nous sommes en hiver, alors celui-ci vient forcément à la suite de l'automne, qui le précède forcément ; de même, si [la saison] se trouve être l'été, l'automne la suivra forcément. Mais, tant que la condition que nous avons énoncée n'est pas validée, alors le fait que ces conséquents soient nécessairement impliqués par ces antécédents n'est pas validé non

الشريطة التي ذكرناها فلا يصحّ لزوم هذه التوالي لهذه المقدّمات. وإن كان لم يصحّ عند جالينوس أقديمٌ العالم أو مُحْدَثٌ، لم يكن ينبغي له أن يطلق هذا الكلام إلا مشترطاً على ما ذكرناه، وأكثر من ذلك إن كان قد عَلِمَ وتيقّن أنّه لا يعلَم ذلك البتّة. وإن كان قد تيقّن قدمَ العالم فلم يكن ينبغي له أن يأخذها على أنها أوائل بل على أنها نتائجُ مقدّماتٍ سابقةٍ، إذ ليس العلم بقدم العالم من العلوم الأوائل بل من العسرة البعيدة الاستنباط. ويُعلم ذلك من اختلاف الأقاوم المختلفين في ذلك وبقاء خلافهم على طول الزمان. وقد ناقض أيضاً ما قاله في كتاب آرائه وكتابه في التجربة الطبية.

<فصل ٣>

١. مناقضة جالينوس في رأيه أنّ موضوع الكون والفساد جسم غير مكيف. وقد قال في الثالثة عشرة إنّ الجوهر هو الجسم الأوّل الموضوع لكلّ كون وفساد الذي هو بذاته غير مُكَيَّفٍ. فأطلق أنّ الهيولى جسم من غير أن يبيّن ذلك في هذا الكتاب ولا دلّ على موضع قد بيّن ذلك فيه كأنّ ذلك من العلوم الأوائل. وكيف يكون كذلك وقد كَثُرَ اختلاف الفلاسفة في الموضوع للكون والفساد أجسمٌ هو أم غير جسمٍ ؟ وناقض أيضاً في قوله «جسم غير مكيّف»، والجسم لا محالة ذو شكل والشكل كيفية فكيف يكون غير مكيّف ؟ ثم قال بعد قليل: «الجسم الأوّل هو عارٍ من كيفية الشكل» وليس يمكن أن يخلو ما له طولٌ وعرضٌ وعمقٌ من الشكل.

---

3 وتيقّن] فوق السطر تصحيحا ينبغي [م] **4** سابقةٍ] سالفة [ك] **5** العلوم] الأمور العلوم [ب] ؛ الأمور للعلوم [ك] العسرة] القسيرة [ب] **6** الأقاوم] تقاوم [م،ب،ك] **9** مناقضة…مكيف] هامش [م] ؛ ناقصة [ب،ك،ر] | أنّ] مقرّر [م] **9–16** وقد…الشكل] ناقصة [ر] **10** عشرة] عشر [م،ب،ك] | الذي] والذي [م] **14** لا محالة] لامحة [ب] **15** يخلو] يخلوا [م،ب،ك]

plus. Or, puisque le fait que le monde est créé ou éternel n'a pas été validé pour Galien, il ne convient pas que ce dernier tienne ces propos sans la condition que nous avons dite, et même plus encore, puisqu'il savait et était certain qu'il n'avait aucune science de cette question[7]. Et s'il avait établi que le monde est éternel, il ne convenait pas de considérer [cette prémisse] comme un principe, mais comme le résultat de prémisses antérieures, car la question de l'éternité du monde ne fait pas partie des connaissances premières, mais des connaissances difficiles [à atteindre] et longues à déduire. Le fait que plusieurs positions s'affrontent à ce sujet, et que les disputes perdurent au fil du temps, rend cela manifeste. De surcroît, [Galien] a contredit ce qu'il dit dans le livre *Sur ses propres opinions* et dans le livre *Sur l'expérience médicale.*

⟨Section 3⟩

1. *Réfutation de Galien à propos de son opinion que le substrat de la génération et de la corruption est un corps dénué de qualité.* [Galien] dit dans le treizième livre que la substance est le corps premier substrat de toute génération et de toute corruption, qui est en lui-même privé de qualité. Il énonce ainsi que la matière est un corps, sans rendre [cette proposition] claire dans cet ouvrage, ni faire référence à un passage où il l'aurait déjà rendue claire, comme si elle faisait partie des connaissances premières. Or, comment cela pourrait-il être le cas, alors que les désaccords entre les philosophes ont déjà été nombreux au sujet de savoir si le substrat de la génération et de la corruption est un corps ou non ? De plus, il se contredit quand il dit « un corps privé de qualité » : un corps a forcément une figure, et la figure est une qualité. Dès lors, comment pourrait-il être privé de qualité ? Peu après, il dit : « Le corps premier est exempt de la qualité qu'est la figure ». Or, il n'est pas possible que ce qui est doté de longueur, de largeur et de profondeur, soit dénué de figure.

<فصل ٤>

١. مناقضته في الخلاء والزمان والمكان. وقال إنّ الخلاء ليس بمحسوس ولم يُبيِّن هل هو موجود أم لا، وأمّا الزمان فهو موجود لا محالة، والكمّ غير مفارق له إلا أنه ليس بجسم. وصرّح أنّ الزمان عنده جوهر إذ كان قد حَمَلَ الكمّ. ومعلوم أنّه قد أخرج قولُه ههنا الخلاءَ مخرجَ المكان، وما يسبق إلى النفس في وجود الزمان يسبق إليها في وجود المكان. وكذلك إذا لم يكن الزمان كمّاً بل حاملاً الكمّ فالمكان أيضاً كذلك.

٢. وقد ذهب حيث تكلّم في هذا إلى أنّ الهواء جسمٌ يدفع وجود الخلاء، فكيف حكم قَبْلُ أنّه لا يمكن أن يعلمَ أموجود هو أم لا ؟ ولمّا بيّن أنّ الهواء جسم، اعتمد / في أنّه ليس م١٥٣ظ في خلاله خلاءٌ البتّة بامتناع دخول عمود الزرّاقة فيها ما لم يفتح الثقب الذي في فمها. وخصوم جالينوس يقولون إنّ في خلال الهواء خلاء، إذ الشيء الذي لا خلاء فيه لا يُمَكِّن غيرَهُ في نفسه، وقد نجد الهواء / يُمَكِّن غيرَهُ في نفسه. ك٢٥٤ فإنّا إذا أخذنا قارورة ضيقة الرأس ونفخنا فيها ووضعنا الإصبع مع قطع النفخ سريعاً على فمها لئلا يخرج ما نفخنا فيها، تمكّن في الهواء الذي فيها. ويُعلم ذلك من أنّا متى غمسناها منكوسةً والإصبع موضوعة على فمها في الماء، يبقبق الماء، وليس يبقبق متى نكسنا عليه قارورة غير منفوخ فيها. وكذلك إن مصصناها وحفظنا الفم، ثم قلبناها على الماء، جُذِبَ من الماء بمقدار ما أخرجنا من الهواء عنها بالمصّ. فمعلوم إذن أنّ الهواء الذي في القارورة في هاتين الحالتين ليس كالهواء الخارج الباقي على طباعه وأنّ سبب البقبقة إنّما هو خروج الفضل منه ليرجع إلى حاله الطبيعي، وأنّ سبب الجذب وقوع خلاء أكثر مما كان فيها بالطبع. ولولا ذلك، لم يكن للماء موضعٌ، إذ

---

2 مناقضته…والمكان] هامش [م] ؛ ناقصة [ب،ك،ر] | ولم] ولا [ر] | هل] بل [م] **3** وأمّا] فأمّا [ر] | لا محالة] لامحة [ب،ك] **4** وصرّح] فصرّح [ر] | قولُه] ناقصة [ر] **6** إذا] ناقصة [ر] | الكمّ] للكمّ [ر] **7** ذهب] ذهب جالينوس [ر] **9** خلاءٌ] هذه [م] | البتّة] بتة [ر] | في فمها] فيها [ر] **10** لا[1]] ناقصة [ر] **11** غيرَهُ[1]] تغيره [م،ب،ك] | نجد] يجد [ك] | غيرَهُ[2]] تغيره [م،ب،ك] | في[2]] من [ر] | فإنّا] فأما [ك] | الرأس] الفم [ر] **12** ونفخنا] نفخنا [م] | سريعاً] ناقصة [ر] | على فمها] عليها [ر] | تمكّن] تمكّن منها [ر] **13** متى] إذا [ر] **13–15** منكوسةً…مصصناها] هامش [م] **14** في الماء] ناقصة [م] | نكسنا…قارورة] نكسنها عليه [ر] **15** وحفظنا] وحفضنا [ب،ك] | على] في [ر] | جُذِبَ] جذبت [ر] | بمقدار] بقدر [ر] | الهواء] المائية [م] ؛ الماء [ب،ك] **16** بالمصّ] ناقصة [م،ب،ك] | إذن] إذا [م] | أنّ] هامش [ك] | الهواء] ذلك الهواء [ر] **17** هو] فوق السطر [ك] | منه] معه [م] **18** سبب] كان سبب [م] | خلاء] خلال [ر]

⟨Section 4⟩

1. *Réfutation au sujet du vide, du temps et du lieu.* [Galien] dit : « Le vide n'est pas sensible et le fait qu'il existe ou non n'est pas clair, tandis que le temps existe sans aucun doute, et la quantité est indissociable de lui, même s'il n'est pas corporel ». Il (i.e. Galien) déclare ainsi que le temps, selon lui, est une substance, puisqu'il est sujet de la quantité. Or, il est connu qu'il entend ici sous le mot de « vide » le lieu. Or, ce qui vient l'esprit au sujet du temps, vient également à l'esprit au sujet du lieu. Dès lors, si le temps n'est pas une quantité, mais qu'il est sujet de la quantité, alors il en va de même pour le lieu.

2. Plus loin, il en vient à dire que l'air est un corps qui réfute l'existence du vide. Mais alors, comment a-t-il auparavant décrété qu'il est impossible de savoir si [le vide] existe, ou non ? De plus, lorsqu'il explique que l'air est un corps, il s'est appuyé, pour montrer qu'il n'y a absolument pas de vide entre les interstices de l'air, sur le fait que la colonne d'une seringue ne peut remonter dans celle-ci tant que l'orifice qui se trouve à l'extrémité n'est pas ouvert. Or, les adversaires de Galien disent qu'il y a du vide dans les interstices de l'air, puisqu'une chose dans laquelle il n'y a pas de vide, ne permet pas qu'une chose autre prenne place en elle-même. Or, nous constatons que l'air permet qu'une chose autre que lui prenne place en lui-même. En effet, si nous prenons une fiole au col étroit et y insufflons de l'air, tandis que nous appliquons prestement les doigts sur son orifice dès que l'on arrête de souffler afin que [l'air] insufflé ne s'échappe pas, [celui-ci] prend place dans l'air qui se trouve déjà dans [la fiole]. Nous le savons, car lorsque nous plongeons [la fiole] à l'envers dans l'eau, tandis que nos doigts sont toujours appliqués sur son orifice, l'eau clapote, alors qu'elle ne clapote pas lorsque nous plongeons à l'envers [dans l'eau] une fiole dans laquelle nous n'avons pas insufflé d'air. De même, si nous en aspirons l'air et bouchons l'orifice, puis que nous la retournons dans l'eau, une quantité d'eau équivalente à la quantité d'air aspiré est attirée à l'intérieur. Ainsi, il est connu que l'air qui se trouve dans la fiole, dans ces deux cas, n'est pas semblable à l'air extérieur, qui demeure à l'état naturel, que le clapotement est uniquement causé par le fait que [la partie] excédentaire [de l'air] est expulsée afin que [l'air initial] revienne à son état naturel, et que l'attraction est causée par le fait qu'il y a plus de vide que dans [la fiole] [où l'air est] à l'état naturel. S'il n'en était pas

كان ممتلئاً بالهواء، وكان محالاً أن يكون جسمان في موضع واحد. فقد بان وجودُ الخلاء على الوجهين جميعاً.

٣. وأما الزراقة المشدودة الرأس، فإنّه لا يدخل فيها من العمود شيءٌ لأنّ رأس العمود لعظمه وغلظه يعظم عن أن يتمكّن في الخلاء الذي بين أجزاء الهواء، فيدافع لذلك جملةَ الهواء مدافعةَ ضبطٍ على كله ولا يمكنه الغوص والتمّكن في خلاله كما يمكن الريح المتمكّن فيها عند النفخ بل يضبط على كل الهواء المحصور في تجويف الزراقة ويدافعه بجملته، ولا يتدافع الهواء له لأنّه محصور بل لمقاومته. فمن ههنا تبطل المقدمة التي هي : أنّه إن <لم> يدخل شيءٌ من العمود في الزراقة المشدودة الفم فليس في الهواء الذي في جوفها شيءٌ من الخلاء. وفي هذا المعنى وقع له الغلط وذلك أنّه لمّا <لم> يدخل شيء في الزراقة في تجويفها وهي مشدودة الفم، ظنّ أنّه لا خلاء في خلال الهواء الذي في تجويف الزراقة. ولو لم يكن في خلال الهواء الذي في تجويف الزراقة خلاءٌ، لَما أمكن أن يدخل من النفخ شيء في القارورة، ولو لم يدخل من النفخ شيءٌ في القارورة، لم يبقق الماء إذا نُكِسَت عليه. ولكنّ جالينوس، لمّا لم تقع له هذه المحنة في القارورة، خفي عليه الأمر في الزراقة، إذ كان ذلك خفياً جداً.

<فصل ٥>

١. مناقضته في أمر الإبصار. ثم قال أيضاً في هذه المقالة إنّه من البيّن عند جميع الناس أنّه ليس يكون البصر بأنّ تماثيلَ تجري إليه من كلّ واحد من الأشياء المبصرة. فأقول إنّي

1 وكان] وهذا [ر] | واحد] [ر] **3–14** وأما...جداً] ناقصة [م،ب،ك] **3** المشدودة] المشددة [م] | رأس] فليس [م،ب،ك] **4** لذلك] كذلك [م] **7** تبطل] يبطل [م] | إن] ناقصة [ب] **8** المشدودة] المشددة [م] الفم] ناقصة [ب] **9** وفي] في [ب،ك] | شيء] فليس [م،ب،ك] **12** ولو...القارورة[2]] ناقصة [م] | إذا] إن [ب] نُكِسَت] نكس [م،ب،ك] **13** عليه] عليها [م،ب،ك] **14** خفياً] خفى [م،ب،ك] **16** مناقضته...الإبصار] ناقصة [ب،ك،ر] **17** تماثيلَ] تماثيلا [م،ب،ك] | تجري] يجري [م]

ainsi, l'eau n'aurait pas de lieu, car celui-ci serait [déjà] plein d'air, et qu'il est impossible que deux corps partagent le même lieu. Ainsi, l'existence du vide est mise en évidence des deux manières à la fois.

3. Quant à la seringue dont l'extrémité est obstruée, la colonne ne peut pas du tout pénétrer dans la [seringue], car la tête de la colonne, en raison de sa grosseur et de son épaisseur, est trop grosse pour prendre place dans le vide qui se trouve entre les parties de l'air. Pour cette raison, elle lutte pour repousser l'ensemble de l'air en exerçant une pression sur lui en bloc, et elle ne peut pas s'enfoncer ni prendre place dans ses interstices, comme a pu [le faire] le souffle qui a pris place dans [les interstices de l'air] quand on a soufflé dans [la fiole]. Au contraire, elle exerce une pression en bloc sur l'air enfermé dans la cavité de la seringue, et elle lutte pour le pousser dans son ensemble. L'air lutte pour la repousser en retour, non pas parce qu'il est enfermé, mais parce qu'il exerce une force opposée. De là, la prémisse suivante est invalidée, à savoir : si la colonne ne pénètre pas du tout dans la seringue dont l'extrémité est obstruée, alors il n'y a pas du tout de vide dans l'air qui se trouve dans la partie creuse de la seringue. Sur ce sujet, il (i.e. Galien) s'est trompé. En effet, comme rien ne pénètre dans la partie creuse de la seringue, quand l'orifice est obstrué, il a supposé qu'il n'y a pas de vide dans les interstices de l'air qui se trouve dans la partie creuse de la seringue. Or, s'il n'y avait pas de vide dans les interstices de l'air qui se trouve dans la partie creuse de la seringue, il ne serait pas possible d'insuffler le moindre air dans la carafe. Or, si on ne pouvait rien insuffler dans la carafe, l'eau ne clapoterait pas quand [la carafe] est plongée à l'envers [dans l'eau]. Mais comme Galien ne connaissait pas cette expérience avec la carafe, ce qui se passe dans le cas de la seringue lui est demeuré caché, car cela est très caché.

⟨Section 5⟩

1. *Réfutation au sujet de la vision.* Il dit aussi dans ce livre : « Il est clair pour l'ensemble des gens que la vision ne procède pas par des images qui lui parviennent à partir de chacune des choses visibles ». Je dis : je m'étonne qu'il

لأعجب من قوله «أنّه من البيّن عند جميع الناس» كأنّ ما جاء به من العلوم الأوائل البيّنة عند جميع الناس، لا من الأشياء العسرة الشاقّة الاستنباط التي قد اختلف فيها الفلاسفة. وما أدري كيف استجاز لنفسه الإقدام على هذا وهو يعلم أنّ ناساً كثيراً يخالفونه في ذلك ولستُ أشكّ أنّه كان يعلم مخالفة أرسطاطاليس أيضاً له. فإنّ أرسطاطاليس يقول : قد كان ينبغي لطيماوس / وأنبدقليس أن يُفْصِحا لِمَ صارت العين وحدها تقبل أصنام الأشياء، ثم يقول: إنّما صارت كذلك لأنّها جسم مستشف كالهواء والمرآة والبلور. فهذا مخالفة منه لأرسطاطاليس نصاً. / وكيف يمكن أن يقال إنّ هذا الحكم من البيّن عند جميع الناس وأرسطاطاليس أحد من يخالف فيه ؟

م١٥٤و ب٢٣٣ظ

٢. ثم قال جالينوس : «وقول مَن زعم أنّه يخرج من العين شعاعٌ حتى يأتي المبصَرَ محالٌ لأنّه لا يمكن الشعاع أن يمتدّ إلى الكواكب، بل أفضل من هذا أن يقال إنّ صورة الكواكب والمبصرات تتّصل بالبصر بتوسّط المضيء». قال جالينوس: «فإنّ هذا الرأي همزٌ وهذيانٌ إذ كان يُوجِبُ أنّ تماثيل الجبال العظام تقع في الناظر. قال: وأعجب من ذلك أن تكون تجري في وقت واحد تماثيل كثيرة بحسب عدد الأعين التي تبصر إليها».

٣. فأقول إنّ طول الاعتياد للشيء يدعو إلى الإلف له والأنس به والاستنكار لما خالفه ولولا ذلك، لم يكن ليذهب مثل هذا الشيء القريب على جالينوس. ولكن من أجل أنّه منذ صباه كان منغمساً في آراء أصحاب التعاليم وكان والده منهم، مال به الهوى إلى هذه الناحية فاستنكر ما ليس بمستنكرٍ بل محسوسٍ مشاهدٍ وهو تَأَدِّيُ أشباح الأشياء المبصرة. ونحن إذا أقمنا بحذاء المبصَر مرآةً، رأينا شبحه فيها، حتى أنّه لو كان المبصَر وراءنا والمرآة أمامنا،

---

1 من[2]] ليس من [م،ب،ك] | كأنّ ما] كأنما [م،ب،ك]؛ كأنّه ما [ر] | البيّنة] اليقينة [م] **2** العسرة الشاقّة] الشاقة العسرة [ر] | التي] الذي [م،ب،ك] | قد] ناقصة [ر] | اختلف] اختلفت [ر] | فيها] فيه [م،ب،ك] **3** استجاز] استجاد [ب،ك] **4** أيضاً...أرسطاطاليس[2]] ناقصة [ب] | قد] ناقصة [م] ؛ وقد [ر] **5** يُفْصِحا] يفصي [م] | تقبل] يقبل [م] | أصنام] صور أصنام [ر] | إنّما] إنها إنما [ر] **6** كالهواء] ناقصة [ر] | مخالفة منه] منه مخالفة [ر] **7** نصاً] ناقصة [ر] **7–8** وكيف...فيه] ناقصة [ر] **7** الحكم] المعنى [ب،ك] **10** أن يقال] ناقصة [ر] | صورة] صور [ر] **11** الكواكب[2]] الكوكب [م،ب] | تتّصل] متصل [م،ب،ك] | فإنّ] إنّ [ر] **12** كان] ناقصة [ر] تقع] يقع [م] **13** تكون] يكون [م] | تجري] يجري [م] | التي] الذي [م] | تبصر] يبصر [م] ؛ تنظر [ر] إليها] إليه [م،ب،ك] **14** الاعتياد للشيء] الاعتبار بالشيء [ر] | الإلف] الفلة [ر] | والأنس به] ناقصة [ر] | لما] لمن [ر] **15** مثل] ناقصة [ر] | من أجل] ناقصة [ر] | منذ] مذ [ر] **16** مال] مد [م،ب،ك] **17** وهو... المبصرة] وهو أنّ أشباح الأشياء المبصرة ممتدة إلى البصر [ر] **18** مرآةً] مرآتا [م]

dise « il est clair pour l'ensemble des gens », comme si ce qu'il avance faisait partie des principes premiers évidents pour l'ensemble des gens, et non des propositions (litt. « choses ») difficiles et ardues à déduire, à propos desquelles les philosophes sont en désaccord. Je ne comprends pas comment il se permet de s'aventurer à [dire] cela, alors qu'il sait que beaucoup de gens s'opposent à lui à ce sujet. En particulier, je ne doute pas qu'il sache qu'Aristote s'oppose aussi à lui. En effet, Aristote dit : « Il fallait que Timée et Empédocle expliquent pourquoi l'œil est le seul à recevoir les effigies des choses », puis il dit : « Cela se passe ainsi uniquement parce que [l'œil] est un corps diaphane, comme l'air, le verre (litt. "le miroir"), ou le cristal ». Voici littéralement ce que lui oppose Aristote. Dès lors, comment peut-on dire que cette proposition est évidente pour l'ensemble des gens, alors qu'Aristote [lui-même] fait partie de ceux qui s'y opposent?

2. Ensuite, Galien dit : « Ce que dit celui qui prétend que des rayons émanent de l'œil jusqu'à atteindre la chose vue est absurde, car il est impossible que des rayons s'étendent jusqu'aux astres. Mieux vaut dire que la forme des astres et des choses vues est rendue continue avec la vision par l'intermédiaire de [l'air] lumineux ». Galien poursuit : « Cette opinion[8] est une plaisanterie et un bavardage insensé, car elle implique que les images des montagnes les plus hautes pénètrent dans la pupille ». Et il poursuit : « Plus étonnant encore, [elle implique] qu'accourent dans un temps unique de nombreuses images, en proportion du nombre d'yeux qui les regardent ».

3. Je réponds : le temps passé à s'habituer à quelque chose invite à devenir familier et coutumier de cette chose, à s'y plier et à refuser ce qui s'y oppose. Si tel n'était pas le cas, une idée d'une telle évidence [que celle qui va être évoquée] n'aurait pas échappé à Galien. Mais, comme depuis son enfance il était plongé dans les opinions des mathématiciens et que son père était l'un d'entre eux, la passion a incliné chez lui (i.e. Galien) dans cette direction. En conséquence, il a contesté ce qui n'était pas contestable, mais au contraire tombait sous le sens et l'observation, à savoir que les simulacres des choses vues sont transmis à la vue. Si nous plaçons en face de la chose visible un miroir, nous verrons son simulacre dans [le miroir], de telle sorte que, même si la chose visible était derrière nous et

لأبصرناه بجميع أحواله حتى نخبر عنه كإخبارنا عنه لو كان محاذياً للبصر نفسه. ولو أقمنا حواليه وفوقه وتحته مرايا كثيرةً، لرأينا شبحه في كلّ واحدة. فكيف يكون الظاهر للحسّ مستنكراً والقائل به هاذياً وهامزاً، ولا تكون الآبدة التي تجب عن قول جالينوس - وهو أنّه يخرج من ثقب حدقة عين عصفور من الضوء ما يحيل ما بينه وبين فلك الكواكب الثابتة من الهواء إلى جوهره حتى يدركها ؟ ونحن نعلم أنّ ذلك العصفور أو الإنسان أو الفيل مثلاً، لو كان نوراً كله، ما امتد ولا أحال من الهواء عشرة فراسخ، فضلاً عن أن يحيل ما بينه وبين فلك الكواكب الثابتة وبلا زمان أيضاً. وإن لم يكن هذا منكراً، فما في الدنيا منكر. وإن لم يكن قائل هذا هو الهامز الهاذي، فما في الأرض هامز ولا هاذٍ.

٤. قال جالينوس: «لو كان اللون وحده يأتي البصر بتوسّط الهواء المحيط، لم تحتج العين أن تتحرّك ولا كنّا نعلم مقدار عظم الشيء وبعده وشكله». وأقول إنّ العين إنّما تحتاج إلى الحركة لتقابل المحسوس كما أنّا نحرّك المرآة حتى يقابل لها ما نريد شبحه فيها. ولذلك جُعِلَ لها العضل الذي يحرّكها لتقابل المبصَر. ومتى لم يكفها ذلك، فزعت إلى حركة جملة الرأس. وأما البعد والعظم والشكل / فيتشبّح كله في العين على ما يُدرك ذلك كله في الزجاجة م١٥٤ظ
المنصوبة في الحائط التي تسمّى مرآة الدار. فإنّا <لم> ندرك فيها مجالس الدار وفرشها وأوانيها وأناسها وأحوالهم في البعد والشكل والعظم إلا بقدر ما يَلْزَم الشبحَ من الصغر والانخراط. وقد يَلْزَم جالينوسَ على قولِه ألا تُبصر الأشياء البعيدة أصغر لأنه قد قال هنا إنّه

---

1 عنه[1]] عنها [م،ب،ك] | عنه[2]] عنها [م،ب،ك] | كان] كانت [م] | محاذياً] محاذية [م،ب،ك] **2** وتحته] ناقصة [ر] | مرايا] مرارا [م،ب] ؛ مرآة [ك] | في] من [ر] | واحدة] واحد [م،ب،ك] | فكيف] كيف [م،ب،ك] الظاهر] الظ [م] **3** تكون] يكون [م] | عن] أن [ك] **4** من[1]] عن [م،ب،ك] | عين] ناقصة [ر] | عصفور] عصبة [م] ؛ العصفور [ر] | من[2]] ومن [م] | ما[2]] ناقصة [ر] | فلك] ناقصة [ر] **5** يدركها] يدرك بها [ر] | أو الإنسان] ناقصة [ر] **6** نوراً كله] كله نوراً [ر] | ما[1]] لا [م] | عشرة] عشر [م،ب،ك] **7** فلك] ناقصة [ر] | وبلا] بلا [ر] | منكراً] ممكن [ر] | منكر] ممكن [ر] **7–8** وإن[2]...الهاذي] وإن لم يكن القائل به هاذيا [ر] **8** هامز] غامز [ر] | هاذٍ] هاذي [م،ب،ك] **9** وحده] ناقصة [ر] **10** أن] إلى أن [ر] | تتحرّك] يتحرك [م] | نعلم] لنعرف [ر] | إنّما] ما [ر] | تحتاج] يحتاج [م] | تحتاج إلى] احتياج فيها [ر] **11** حتى يقابل] لنقابل [ر] | شبحه] تشبحه [ك] **12** العضل] الفضل [ر] | لتقابل] ليقابل [م] | ومتى] ومن [م] | يكفها] يكفنا [ر] | حركة] حركنا [ر] **13** كله[1]] ذلك كله [ر] | على ما] كما [ر] **14** وفرشها] ناقصة [م،ب،ك] **15** وأوانيها] وأونيه [م،ب،ك] وأناسها] وناسه [ر] **16** والانخراط] للانخراط [ر] | قولِه] قوة قوله [ر] | ألا] أن لا [م،ب،ك] | تُبصر] يبصر [م] لأنه] مما هي لأنه [ر]

le miroir devant nous, nous la verrions sous tous ses aspects, au point de communiquer à son sujet les mêmes informations que celles que nous communiquerions si elle était en face-même de la vue. Et si nous placions tout autour d'elle, au-dessus et au-dessous d'elle plusieurs miroirs, nous verrions son simulacre dans chacun d'eux. Dès lors, comment ce qui est manifeste pour les sens est-il contestable – et celui qui l'affirme [qualifié] de plaisantin et bavard –, mais pas le prodige impliqué par ce que dit Galien, à savoir qu'il émane de la percée dans l'uvée d'un oiseau assez de lumière pour transformer l'air qui se trouve entre lui et les astres célestes fixes en sa propre substance, de manière à les percevoir ? Nous savons que cet oiseau – ou cet homme ou cet éléphant par exemple –, même s'il était entièrement composé de lumière, ne pourrait s'étendre ni transformer l'air sur une distance de quinze *farāsiḫ*, sans parler de transformer [l'air] qui se trouve entre lui et les astres célestes fixes, qui plus est instantanément. Si cette idée n'est pas contestable, il n'y a rien au monde qui le soit. Et si celui qui l'affirme n'est pas, lui, le plaisantin et l'insensé, il n'y a pas de plaisantin ni d'insensé sur la surface de la terre.

4. Galien dit : « Si la couleur seule atteignait la vue par l'intermédiaire de l'air environnant, l'œil n'aurait pas besoin de se mouvoir, et nous ne connaîtrions pas la taille de la chose, sa distance et sa forme ». Je réponds : l'œil n'a besoin du mouvement qu'afin de se trouver face à [l'objet] sensible, de la même manière que nous déplaçons le miroir afin que ce dont nous souhaitons [voir] apparaître le simulacre dans [le miroir] se trouve face à lui. C'est la raison pour laquelle [l'œil] est doté du muscle qui le meut afin qu'il se trouve face à la chose visible. Lorsque [ce muscle] ne lui suffit pas, il (i.e. l'œil) recourt à un mouvement de l'ensemble de la tête. Quant à la distance, la taille et la figure, leur simulacre apparaît dans l'œil, de la même manière qu'il est perçu dans le verre [réfléchissant] accroché au mur, que l'on appelle « miroir d'intérieur ». En effet, nous ne percevons dans [ce miroir] ni les banquettes de la maison, ni ses meubles, ni ses ustensiles, ni ses habitants, pour ce qui est de leur distance, leur grandeur et leur figure, sinon en fonction de la petitesse et des contours (litt. « le découpage ») nécessairement attachés au simulacre. Or, il est nécessaire pour Galien, suivant ce qu'il dit, qu'on ne voie pas les choses lointaines plus petites,

لم يمكن أن نعرف عظم الأشياء المبصرة من غير أن نكون نغشاها حتى نحتوي عليها. وعلى هذا المثال سَواء بَعُدَ الشيء أم قَرُبَ، بعد أن يكون مبصَراً. فإنّ القوة الباصرة إنّما تعرف عظمه وصغره بالاحتواء عليه والغِشاء له والشيء بقدر واحد في نفسه بَعُدَ أم قَرُبَ. ولا أيضاً كان ينبغي أن يعرف مقدار البعد بينه وبينه إذ كان لحوقه له ليس يكون بزمان، وسواء عليه قرب منه أم بعد، إذ كان ليس يحتاج أن يقطع المسافة في زمان.

٥. ثم أتى جالينوس بأشياء يروم أن ينتج منها أنّه يخرج من العين ويبرز عنها جوهرٌ منيرٌ. منها قوله إنّ ما كان من الحيوان كثير ضياء العين فإنّه إذا نظر نحو أنفه، رأيتَ عليه دائرةً من الضياء. ونحن نقول إنّ ذلك ليس يكون لأنّه يخرج من العين نورٌ، بل لأنّ النور الخارج، إذا وقع على العين، انعكس فطلع على الأنف، كما ينعكس النور عن المرآة والماء، فيقع على الجدار أو شيء آخر مما يقابل مطرح شعاعه. ومنها ما قال إنّه يعرض له ولكثير من الناس بعقب النوم الطويل، إذا فتحوا أعينهم، أن يبصروا ما قرب منهم هنيهةً ثم يفقدون ذلك. وأنا أقول إنّ ذلك إنّما يكون لعلّتين، إحداهما أنّ العين تجيئها في وقت النوم رطوبات تغذوها شبيهة بها في الصفاء والرقة غزيرة كثيرة، ولذلك تربو على النوم وتغوّر على السهر، ولذلك تكون أذكى حسّاً / وأسرع لتأثّرها من الأشباح ؛ ولأنّ عهدَها أيضاً بالتأثر من الأشباح عهدٌ ك٢٠٥ طويلٌ، محا أثرَ الأشباح كلّها عنها حتى أراحها منها البتّة. ولمّا لم يطل الطول الذي يُفْقِدُها عادة التأثّر، صار ذلك أيضاً سبباً للإحساس بما لم تكن تحسّه قبل حيث كانت رطوباتها

1 يمكن] يكن [ك] | نعرف] تقرب [ر] | نكون] ناقصة [ر] | وعلى] مقرر [ر] 2 أم] أو [ر] | تعرف] يعرف [م] 3 عظمه] بها عظمه [ر] | والغِشاء] الغشى [م] فوق السطر، تصحيح من العيش ؛ والتغشي [ر] | بَعُدَ...قَرُبَ] قرب أم بعد [م] 4 لحوقه له] لحاقه [ر] | ليس] لا [ر] 5 أن...زمان] في قطع المسافة إليه إلى زمان [ر] 6 أن] بها أن [ر] | ينتج منها] تفتح له [ر] | ويبرز] نور ويمتد [م] 7 منها] فوق السطر، تصحيحاً : فيها [م] | إنّ ما] إنما [م،ب،ك] 8 الضياء] الضوء [ر] | نورٌ] نورا [ر] | بل] ناقصة [ر] 9 العين] العرنين [ر] | فطلع] وطلع [ر] عن] على [ر] 10 شيء] على شيء [ر] | مما] كما [م] | له ولكثير] لكثير [ر] 11 يبصروا] يبصرا [ر] | منهم] ناقصة [ر] 11–12 وأنا أقول] والمشكك يقول [ر] 12 إنّما] ناقصة [ر] | إحداهما] أحدهما [م،ب،ك] رطوبات] ناقصة [م،ب،ك] | تغذوها] لغذوها [ك] 13 بها] لها [م،ب،ك] | ولذلك[1]...السهر] ناقصة [ر] | تربو] يربو [م] ؛ توبوا [ب،ك] | وتغوّر] يغوره [م] | على[2] في [م] 14 تكون] يكون [م،ب،ك] | لتأثّرها من] لتأثيرها في [ر] | أيضاً] ناقصة [ر] | بالتأثّر] والتأثر[م،ب،ك] ؛ بالثأثير [ر] 15 أراحها] أزاحها [ك] ؛ أراجها [ر] | منها] منه [ر] | البتّة] العضو [م] | ولمّا لم] ولو يطل [م،ب،ك] 16 عادة] عاد [م،ب،ك] | التأثّر] هامش [ك]، ظاهر: الغاير ؛ التأثير [ر] 16–1,30 صار...فيها] هامش [ر] 16 ذلك] ناقصة [ر] | تكن] يكن [م] | تحسّه] يحسه [م]

car il dit ici : « Il n'est pas possible de connaître la taille des choses vues sans les embrasser en sorte de les contenir ». Selon cette règle, il revient au même que la chose soit lointaine ou proche, une fois qu'elle est vue. En effet, la faculté de vision connaît la grandeur et la petitesse [de la chose] seulement grâce au fait qu'elle l'embrasse et la contient. Or, la chose a en elle-même une seule grandeur, qu'elle soit lointaine ou proche. De même, il ne faudrait pas non plus qu'on connaisse la grandeur de la distance entre [celui qui voit] et [la chose], puisqu'elle (i.e. la faculté de vision) atteint [la chose] instantanément : il revient au même pour elle que [la chose] soit proche ou lointaine, puisqu'il n'est pas besoin de temps pour parcourir la distance qui la sépare d'elle.

5. Ensuite, il en vient aux arguments dont il espère conclure qu'une substance lumineuse sort de l'œil et émane de lui. Parmi ces arguments, [on trouve] le suivant : « Lorsque les animaux dont l'œil est très lumineux regardent leur museau, tu vois sur celui-ci un cercle de lumière ». Pour notre part, nous disons que ce [phénomène] n'est pas dû au fait qu'une lumière parte de l'œil, mais que la lumière extérieure, lorsqu'elle parvient à l'œil, se reflète sur le museau, de même que la lumière qui se reflète dans le miroir ou l'eau tombe sur les murs ou sur autre chose qui rencontre la portée des rayons. Autre argument : il dit qu'il lui arrive, ainsi qu'à de nombreuses personnes, à la suite d'un long sommeil, lorsqu'ils ouvrent les yeux, de voir ce qui se trouve près d'eux pendant un moment, puis de perdre [cette sensation]. Je réponds que cette [sensation] a seulement deux causes. La première est que l'œil reçoit durant le sommeil des [matières] humides qui le nourrissent, dont la pureté et la finesse sont semblables à la sienne, et qui sont nombreuses et abondantes. En raison de cela, elles augmentent durant le sommeil et décroissent durant la veille. C'est pourquoi [l'œil] a une sensibilité plus fine et est plus prompt à pâtir des simulacres [après un long sommeil]. [Quant à la seconde cause], comme la période qui le sépare du fait de pâtir de ces simulacres est longue, elle a effacé la trace de tous les simulacres, au point de reposer tout à fait [l'œil] de ces [simulacres]. Même lorsque la période qui entraîne [l'œil] à perdre l'habitude de pâtir [des simulacres] n'est pas longue, cela conduit également à ce que l'on perçoive ce qu'on ne percevait pas auparavant, lorsque les [matières] humides manquaient et que la douleur des traces demeurait dans [l'œil]. C'est la raison

ناقصة وألم الآثار فيها باقٍ. ومن أجل ذلك أحسّتْ في هذا الوقت بهذا الشبح وإن لم تكن
له قوة الشبح المنير للجامها، كما يحسّ المشتمّ بأضعف الأراييح إذا كان بعيد العهد
بمشموم آخر. وكذلك الحال في السمع وسائر الحواسّ الأُخر. ومنها قوله إنّ البصر إذا كَلَّ،
كان دواؤه تغميض العين. وأنا أقول إنّ ذلك إنّما يكون لتستريح من ألم آثار المحسوسات على
ما ذكرناه قبل. ودليل ذلك أنّ هذا الكلال يصيبها من الألوان المنيرة أسرع، كما أنّه يصيبها
من الشمس من ساعته، إذ محلّ هذه الألوان من البصر محلّ الصوت الحادّ من السمع. / م١٥٥و
ومنها قوله إنّا إذا غمضنا إحدى العينين، اتّسع ثقب الناظر من الأخرى، فيُعلم يقيناً أنّه يملؤه
جوهرٌ جسميٌ. <وأنا أقول> إنّ هذا لا يوجب هذا الأمر. وذلك أنّه لو لم يتّسع ثقب العين
إلا لأنّه يجري إليه جوهر جسمي وكان هذا الجوهر الجسمي لا يجري إليه إلا في حال
تغميض الأخرى، لم يكونا يتّسعان جميعاً في حالة ويضيقان في أخرى. وقد تَجد النواظر كلها
تتّسع في الظلمة وتضيق في الضوء. هذا أحد ما ذهب على جالينوس فلم يذكره ولا خبر
بمنفعته. والمنفعة في ذلك أنّه لمّا كان النور شديد التأثير في حاسّة البصر حتى أنّه يؤذيها
ويؤلمها بإفراطه والظلمة مانعة من الإبصار، احتاج البصر إلى اعتدال منهما يقع معه الإبصار
بغير أذىً. فهُيِّئَت العين هيئةً يمكن معها أن يتّسع ثقبها في حالة ويضيق في أخرى لكي إذا
كان المبصِر في موضع نيّر جداً، ضاق فوصل من النور بمقدار ما يبصر به ولا يؤذي. وإذا
كان في موضع أقل نوراً، اتّسع ليصل / من النور أيضاً ما يقع به الإبصار، كرجل له بستان ب٢٣٤و
يجري إليه الماء في بربخ معلوم لئلا يفسد بكثرته ولا يقصّر بقلّته. فجعل على فم هذا البربخ
لوحاً وصماماً يزن به الماء ليدخل بقدر حاجته. فمتى نقص الماء، شاله عن فم البربخ بقدر
الحاجة، ومتى زاد، مدّه عليه بقدر الحاجة أيضاً.

---

1 الآثار] التأثير [ر] | باقٍ] باقية [م،ب،ك] | هذا] هذه [ب] | بهذا] لهذا [م] | تكن] يكن [م] **2** له] ناقصة [ر] | قوة] قوما [ب،ك] | للجامها] بحالها [م] ؛ لجامها [ك،ب،ر] | المشتمّ] المشيم [م] **3** الحال] ناقصة [ر] | وسائر] وفي سائر [ر] **3–6** ومنها...السمع] ناقصة [ر] **3** كَلَّ كان] كان كل [م] وفوق السطر : خ (مؤخّر) و م (مقدّم) **4** لتستريح] تريح [م] **7** إذا] تحت السطر [م] ؛ مقرر [ب] | الأخرى] الآخر [م،ب،ك] **8** وأنا أقول] ناقصة [م،ب،ك]؛ وصاحب الشكوك يقول [ر] **8–9** إنّ...جسمي] ناقصة [م،ب،ك] **10** يكونا] يكون [م،ب،ك] يتّسعان] ن فوق السطر [ك] | في حالة] ناقصة [ر] | تَجد] يجد [م] **11** هذا] وهذا [ر] | على] إليه على [ر] يذكره] يدركه [م،ب،ك] | ولا خبر] ولم يخبر [ر] **13** البصر] البتصر [ر] | منهما] منها [ر] **14** بغير] هامش [ك] | فهُيِّئَت] مهيأة [ر] | في[1]] من [ر] | لكي] لكن [م،ر] **15** ضاق] أضاق [م،ب،ك] | به] بتوسطه [ر] **16** موضع] هواء [م،ب،ك] | كرجل] لرجل [م،ب،ك] **17** يجري] يحتاج أن يجري | في] ناقصة [م] | بكثرته] كثرته [ك] **18** وصماماً] وضماما [ب،ك،ر] | يزن به] ينزله [ر] **19** زاد] شاء [ر] | مدّه] ردّه مدّة [ر]

pour laquelle [l'œil] perçoit à ce moment ce simulacre, même si celui-ci ne possède pas la force du simulacre lumineux, car celle-ci est restreinte, de la même manière que celui qui sent perçoit les plus subtiles odeurs, si la période qui le sépare d'une autre odeur est longue. Il en va de même pour l'ouïe et l'ensemble des autres sens. Autre argument : « Lorsque la [faculté de] vision se fatigue, le médicament consiste à appliquer un cache sur un œil ». Je dis : cela est seulement fait pour que [l'œil] se repose de la douleur [causée] par les traces des [objets] sensibles, conformément à ce que nous avons expliqué auparavant. Le signe de cela est que cette fatigue frappe plus vite l'œil [lorsqu'on regarde] des couleurs vives, de même qu'elle le frappe immédiatement [lorsqu'on regarde] le soleil. En effet, ces couleurs sont à la vue ce qu'est un son aigu est à l'ouïe. Autre argument : « Si l'on applique un cache sur l'un des yeux, la pupille de l'autre se dilate. On apprend ainsi de manière certaine qu'une substance corporelle la remplit ». Je dis : ce fait n'entraîne pas nécessairement cette conclusion (litt. « ce cas »). En effet, si la pupille se dilatait seulement parce qu'une substance corporelle affluait vers elle, et si cette substance corporelle affluait vers elle seulement lorsque l'autre œil est caché, alors [les pupilles] ne se dilateraient pas ensemble tantôt, ni ne rétréciraient ensemble tantôt. Or, nous constatons que les deux pupilles se dilatent dans l'obscurité et rétrécissent à la lumière. C'est l'une des choses qui échappa à Galien, qui ne la mentionne pas ni n'informe de son utilité. Son utilité consiste en ce que, comme le sens de la vision est très affecté par la lumière, au point qu'elle lui cause du tort et le fait souffrir par son excès, tandis que l'obscurité empêche la vision, la vision a besoin d'un équilibre entre les deux, qui lui permette de s'effectuer sans douleur. C'est pourquoi l'œil est constitué de manière à ce qu'il soit possible que ses pupilles se dilatent tantôt, et rétrécissent tantôt, afin que, si celui qui voit se trouve dans un environnement très lumineux, elles rétrécissent, si bien qu'il parvient à [l'œil] une quantité de lumière qui lui permet de voir sans douleur. S'il se trouve dans un environnement moins lumineux, elles se dilatent, de manière à ce que lui parvienne également assez de lumière pour voir. Tout se passe comme dans le cas d'un homme possédant un jardin, vers lequel s'écoule l'eau grâce à un canal donné, afin que le [jardin] ne s'abîme pas à cause d'une surabondance [d'eau], ni ne manque [d'eau] si celle-ci est insuffisante. Cet homme place à l'entrée du canal un panneau et une valve, qui permettent de contrôler l'eau, afin qu'elle arrive selon la quantité requise. Lorsque l'eau manque, il soulève [le panneau] et dégage l'ouverture du canal, autant qu'il en a besoin. Et lorsqu'elle est en surplus, il abaisse [le panneau] sur elle (i.e. l'ouverture), autant qu'il en a besoin là aussi.

٦. أما اتّساع أحد الناظرين في حال تغميض الآخر، فلأن الحاسّ الأوّل متى فاته من المبصَر بعين واحدة ما فات، يروم أن يستدرك ذلك بالعين الأخرى. فيوسَع لذلك ثقب العين المُنهي لذلك لينكشف للشبح من الجليدية بمقدار ما استتر عنه من العين الأخرى أو يقارب ذلك بأكثر ما يمكن، كالرجل يجري إلى بستانه ما يكفيه من الماء من مجريين، فحدث على أحدهما حادثٌ، فيستدرك بسعة المجرى الآخر ما فاته من المجرى المنسدّ. فقد بان أنّ العلّة في اتّساع أحد الناظرين في حال تغميض الآخر ليست هي أنّ جوهراً جسمياً يجري إلى الآخر، إذ كانا قد يتسعان ويضيقان في حال وهما مفتوحان، لكن الاستدراك بالكشف عن الجليدية من المبصَر ما فاته من الآخر. وبيّن أنّه لو صحّ أنّه يجري في هذين الثقبين جوهر جسماني، لم يصحّ بصحّة ذلك أنّ هذا الجوهر منير، بل قد كان يحتاج في تصحيح ذلك إلى كلام آخر. وأيضاً فإنّ هذه العصبة المجوفة نفسها تنقسم كلّها في الجليدية إلى أقسام أرقّ من الشعر ويُعدم تجويفُها هناك لا محالة ولا يبلغ العنبيّ بتّة، والناظر إنّما هو ثقب العنبيّ، فكيف يمكن اتساعه بما يجري في هذه العصبة وهي قد انقسمت وعدمت تجويفَها الذي به يكون اتّساع الناظر بزعمه ؟

٧. وأما قوله أنّ هاتين العصبتين لمّا كان فيهما منفذ محسوس ولمّا كانتا تنبتان من بطني الدماغ نفسه، يجب أن يجري فيهما جوهرٌ جسميٌ، فإنّ ذلك غير واجب، بل إنّما أنبتتا

---

1 أحد] إحدى [م،ب،ك،ر] | الناظرين] الحدقتين [ر] | الآخر] الأخرى [م،ب،ك،ر] **1–2** فلأن...الأخرى] ناقصة [ر] **2** العين] الغشاء [ر] **3** المُنهي] المنتهي [ر]، ولعلّه الصواب المتهيّء | للشبح] الشبح [م] | بمقدار] بقدر [ر] | استتر] انستر [ك]؛ يستر [ر] **4** إلى] على [ر] | ما[2]...الماء] من الماء ما يكفيه [ر] | مجريين] موضعين [ر] | فحدث] فيحدث [ر] **5** فيستدرك] فاستدرك [م،ب،ك] | الآخر] الآخر الآخر [ك] ؛ من الآخر [ر] | أنّ] ناقصة [ر] **6** في[1]] هي [ر] | أحد] [م،ب،ك،ر] | الآخر] الأخرى [م،ب،ك،ر] | ليست] ليس [م] | هي] هو [م] **7** الآخر] الأخرى [م،ب،ك،ر] | الآخر] الأخرى [م،ب،ك،ر] | إذ] إذا [ك] | قد] ناقصة [ر] | لكن] ناقصة [ر] | الاستدراك] ليستدرك [ر] **8** الجليدية] الجليدة [ر] | فاته] فات [م،ب،ك] | من[2]] في [ر] | لو صحّ] وأوضح [م،ب،ك] | أنّه يجري] مجرى [ر] | الثقبين] الثقبتين [م،ب،ك] **9** في] من [ر] **10** فإنّ] إن [ر] العصبة] القصبة [ر] | نفسها] بنفسها [ر] | تنقسم] ينقسم [م] **11** يبلغ] تبلغ [ك] | العنبيّ[1]] الغشيتين [ر] **12** فكيف] وكيف [م،ب،ك] | بما] مما [م] | العصبة] القصبة [ر] **14** العصبتين] القصبتين [ر] **14–1,34** لمّا...العصبتان] هامش [م] **14** كانتا] كانا [م،ب،ك] | تنبتان] ينبتان [م،ب،ك] ؛ تنفذان [ر] | من] ناقصة [ر] | بطني] بطن [ب،ك] **15** فإنّ] وصاحب الشكوك يقول إنّ [ر] | أنبتتا] منبت [ر]

6. Quant au fait que l'une des pupilles se dilate lorsque l'autre est cachée, c'est parce que, lorsque manque au sens premier [la part de] l'objet visible qui manque à cause de l'un des yeux, il (i.e. le sens premier) entreprend de percevoir [ce qui lui manque] grâce à l'autre œil. En conséquence, la pupille de l'œil disposée à cela se dilate, afin de dévoiler au simulacre la même [portion] du cristallin que celle qui lui est cachée du côté de l'autre [œil], ou [une portion] qui s'en approche le plus possible. Tout se passe alors comme dans le cas de l'homme, qui fait s'écouler dans son jardin autant d'eau que nécessaire grâce à deux canaux : arrivât-il à l'un de ces canaux un accident, il compense en élargissant le second canal ce qui manque à cause du [canal] obstrué. Il apparaît ainsi avec évidence que la cause qui fait que l'une des deux pupilles se dilate, lorsque l'autre est cachée, ce n'est pas le fait qu'une substance corporelle s'écoule vers l'autre [pupille], puisque les deux pupilles peuvent se dilater et rétrécir toutes deux en même temps, alors qu'elles sont toutes les deux ouvertes[9]. Mais c'est le fait que [le sens premier] compense, en dévoilant le cristallin, la part de [l'objet] visible qui lui a échappé par l'autre [pupille]. De plus, il est clair que, même si le fait qu'une substance corporelle s'écoulait dans ces pupilles était validé, cela ne suffirait pas à valider que cette substance est lumineuse. Au contraire, pour l'établir, [Galien] avait besoin d'autres arguments. De plus, ce nerf creux lui-même se divise entièrement dans le cristallin en parties plus fines qu'un cheveu. À cet endroit, sa partie creuse est totalement absente, et elle n'atteint pas du tout l'uvée. Or, la pupille est simplement une percée dans l'uvée. Dès lors, comment est-il possible qu'elle se dilate grâce à une [substance] qui lui arriverait par ce nerf, alors que ce dernier s'est divisé et qu'il n'a plus de partie creuse, grâce à laquelle se dilateraient les pupilles, à ce qu'il prétend ?

7. Quant à ce qu'il dit, à savoir que, comme il y a un passage perceptible à travers les deux nerfs optiques, et comme [ces nerfs] sont implantés dans le cerveau lui-même, alors une substance corporelle doit nécessairement s'écouler à travers eux, cela n'est pas nécessairement impliqué. Au contraire, si ces nerfs

هاتان العصبتان من بطني الدماغ نفسه وجعلتا مُجوفتين لأنّ محسوسهما ألطف المحسوسات إذ هو الشبح. فاحتيج لذلك أن يصل إلى الروح النفساني المحصور في بطون الدماغ بلا حاجز جسماني، لأنّ الجسم، إذا لم يكن منيراً، يمنع الشبح من الوصول. فلذلك وجب أن يكون بينه وبين الروح النفساني منفذ ليس فيه جسم كثيف ساتر بل الهواء المُنهي لشبح الأشباح فيه. ومن الدليل أيضاً على أنّه ليس يجري في هذا المجرى جوهر جسمي ما عليه أمر الخلقة في الحكمة، وجري جوهر جسمي في هذا المجرى فضلٌ وباطلٌ، إذ كان لا يمكنه أن ينفذ الطبقة / القرنية على صلابتها واندماجها وليس فيها ثقب ولا شقّ يبرز منها م١٥٥ظ حتى يدرك المبصَر خارجاً عنها وفي مكانه البعيد منه، كما ذكر وزعم أنّ الإبصار لا يكون إلا بذلك، فيكون جريه من أجل ذلك فَضْلاً وباطلاً. فالأَوْلى إذن والأقنع في هذا الأمر ما ذكرنا، لا ما ذكر. فماذا حصّل جالينوس بهذه المقدمات التي رام بها إثبات رأيه في المبصر؟ وهل هي إلا من المقدمات الخطبية التي نهانا عن أخذها والركون إليها في الأمور الحقيقية ؟ وما ربح أيضاً من المقدمات التي رام بها الشنعة على من خالف رأيه في المبصَر، إلا مخالفة الحسّ ؟ وما عسى أن يمكن أن يُتوهم في هذا الموضع على هذا الرجل الفاضل، إلا طمس الهوى عين العقل الذي أسئل اللّه واهب العقل أن يكفينا ويحرسنا منه ؟ وقد أفردتُ للنظر في هذا الرأي مقالة ضخمة وبيّنتُ أنّ الإبصار يكون بشبح الأشباح في البصر ونقضتُ ما قاله في هذا الرأي في كتاب البرهان <و>في سائر كتبه نقضاً شافياً. وما قلته ههنا يجزي في غرض كتابنا هذا. وأقول إنّه قد ناقض رأيه هذا في الإبصار في كتاب منافع الأعضاء وفي حيلة البرء وفي العلل والأعراض، وسنبيّن ذلك إذا قلنا في الشكوك التي في هذه الكتب إن شاء الله.

1 هاتان العصبتان] هاتين العصبتين [م،ب،ك] ؛ هاتين القصبتين [ر] **2** إذ] ا [ر] | هو] هي [م] | أن] ناقصة [ر] يصل] يصير [ر] **2–4** المحصور...النفساني] ناقصة [م] **3** فلذلك] ولذلك [ب،ك] **4** ساتر] ساير [م] | بل الهواء] ناقصة [ر] | المُنهي] المنتهي [م،ب،ك]؛ المسهى [ر]، ولعلّه الصواب المتهيّء **5** ومن] من [ك] | ليس] ناقصة [ر] | في] من [ر] **5–6** ما...جسمي] ناقصة [ر] **6** المجرى] الموضع [ر] **7** الطبقة] الطبيعة [م،ب،ك] | واندماجها] اندماخها [ب] ؛ اندراجها [ر] | يبرز] ويبرز [م،ب،ك] **8** وفي] في [ر] **9–18** فالأَوْلى... الله] ناقصة [ر] **9** إذن] إذا [م] **9–10** لا...ذكر] هامش [ك] **10** بها] لها [م] **11** نهانا] منهانا [م،ب،ك] **12** في] من [ك] **13** الحسّ] الحسن [ك] | وما] وممّا [م،ب،ك،ر] **14** للنظر] النظر [م،ب،ك] **15** بشبح] بتشبح [ك] | ونقضتُ] تعصبت [ك] **16** نقضاً] تعصبا [ك] | ههنا] هاهنا [ب،ك] **17** قد] ناقصة [م]

sont implantés dans le cerveau lui-même et s'ils ont été créés creux, c'est parce que le sensible qui leur correspond est le sensible le plus ténu, puisqu'il s'agit du simulacre. En conséquence, il faut que [le simulacre] puisse atteindre le pneuma psychique contenu dans les ventricules du cerveau sans rencontrer de barrière corporelle, car le corps, lorsqu'il n'est pas lumineux, empêche le simulacre d'arriver à destination. Ainsi, il faut qu'il se trouve, entre [le simulacre] et le pneuma psychique, un passage comportant non pas un corps dense et obstruant, mais seulement l'air qui transmet l'apparition des simulacres en lui. Un autre signe indiquant qu'aucune substance corporelle ne passe par ce canal est l'ordre sage de la création : il est superflu et vain qu'une substance corporelle passe par ce canal, puisque [cette substance] ne pourrait pas [ensuite] pénétrer dans la tunique de la cornée. En effet, [la cornée] est dure et compacte, et elle ne présente aucune percée ni ouverture, d'où [cette substance] pourrait sourdre, afin de percevoir l'objet visible placé à l'extérieur d'elle et loin d'elle – puisqu'il dit et prétend que la vision procède seulement de cette manière. Ainsi, il est superflu et vain qu'une [substance corporelle] passe par [ce canal], et le plus conforme et le plus convaincant, c'est ce que nous avons dit à ce sujet, pas ce que [Galien] a dit. En effet, à quelle [conclusion] parvient-il en partant des prémisses grâce auxquelles il espérait établir fermement sa doctrine au sujet de la vision ? De plus, que sont [ces prémisses], sinon des prémisses rhétoriques, dont [Galien] a interdit de partir et de se servir dans les raisonnements (litt. « problèmes ») vrais ? Qu'a-t-il gagné en partant des prémisses grâce auxquelles il espérait jeter l'opprobre sur celui qui contredit son opinion au sujet de la vision, sinon de s'opposer aux données des sens ? Qu'a-t-il pu arriver à cet excellent homme sur ce sujet, sinon que la passion a offusqué l'œil de son intellect – ce contre quoi je demande à Allah, Celui qui donne l'intellect, de nous prémunir et de nous protéger ? Pour ma part, j'ai consacré à l'examen critique de cette opinion un gros traité, où j'ai rendu clair que la vision se produit parce que les simulacres s'étendent jusqu'à [l'organe de] la vue, et où j'ai critiqué de manière décisive ce que dit [Galien] à propos de cette doctrine dans son traité *Sur la démonstration*, et dans tous ses autres livres. Et ce que j'ai dit ici suffit pour atteindre le but de ce livre-ci. J'ajoute qu'il (i.e. Galien) contredit cette doctrine de la vision dans ses traités *Sur l'utilité des parties*, *Sur la méthode de traitement* et *Sur les maladies et les symptômes*, comme nous le montrerons lorsque nous aborderons les [passages] douteux qui se trouvent dans ces traités, si Dieu le veut.

<فصل ٦>

١. وقال جالينوس في آخر هذه المقالة إنّ هاتين القضيتين أوّليتين بيّنتين عند جميع الناس وهما أنّه لا يحدث شيء من الأشياء ممّا ليس بموجود أصلاً وأنّه لا يفسد شيء من الأشياء فيصير إلى ما ليس بموجود، فلذلك القول عندهم أوّل إنّ الجسم الأوّل غير مكوّن وأنّه غير قابل للفساد.

٢. فأقول إنّه قد كان في زمن جالينوس اليهود والبراهمة وهم يقولون إنّ الأجسام مخترعة، وليست هذه القضايا إذن بأوائل بل نتائج. ولِمَ - ليت شعري - يتشكّك في حدوث العالم وقدمه وقد كان يصرح ههنا بأنّ قدم العالم شيء بيّن بنفسه ولا يحتاج إلى برهان؟

<فصل ٧>

١. منافع الأعضاء. قد قال جالينوس في كتابه في منافع الأعضاء إنّ الأبدان آلةٌ للأنفس ومن أجل ذلك اختلفت أعضاء الأبدان بحسب اختلاف الأنفس التي فيها. فإنّ الأسد لمّا

---

2 هذه] هذا [ب] | هاتين] هذه [م] | القضيتين] العصبتين [م،ب،ك]؛ العضيتين [ر] | بيّنتين] ناقصة [ر] **3** شيء[2]] شيئا [م] **4** فلذلك] فكذلك [ر] | القول] لقول [م] ؛ قبول [ب،ك]؛ مقبول [ر] | أوّل] ناقصة [ر] **6** كان] كان قد [ر] | الأجسام] الأجساد [ر] **7** وليست] فليس [ر] | إذن] ناقصة [ر] | بأوائل] بأول [م،ب،ك] نتائج] لذو نتائج [م،ب،ك] ؛ آراء [ر] **8** ههنا] هاهنا [ر] | بأنّ] أن [ر] | بيّن بنفسه] ناقصة [ر] | ولا يحتاج] لا يحتاج [ر] **10** قد قال] قال [ر] | في[1]...الأعضاء[2]] في هذا الكتاب [ر] | للأنفس] الأنفس [ر] **11** أعضاء] الأعضاء [ب] ؛ ناقصة [ر]

10–2,38 قد...الحُضْر: جالينوس، كتاب في منافع الأعضاء، بارس ٢٨٥٣، ١ظ -٢و: فأعضاء الحيوان كثيرة بعضها كبار تنقسم إلى أعضاء أخر وبعضها صغار وهي منقسمة إلى أنواع أخر وجميعها متمّم لما تحتاج إليه النفس وذلك أنّ البدن هو آلة للنفس ومن أجل ذلك اختلفت أعضاء الأبدان لاختلاف الأنفس التي فيها وذلك أنّ بعض تلك الأنفس له قوة قوية كالشجاع من الحيوان وبعضها واهن القوة كالجبان وبعضها وحشي نافر وبعضها إلفٌ ساكنٌ (...). فأما الأسد فلمّا كانت النفس التي فيه ذات جرأة شديدة وجلد بارع وشجاعة وغضب، جُعِلَت له في يديه المخالب والأنياب التي تشاكل تلك الحال. فأما ذوات الجبن مثل الأرانب والأيائل وما أشبهها فإنه لمّا لم يكن للنفس التي فيها حظ من الجرأة والإقدام جُعِلَت لها الآلة التي تلاوم تلك الأنفس وهي آلة الهرب والنجاة مما نافرها فركبت فيها الخفة وشدّة العدو لمكان ما سُلِبَته من الأنياب والمخالب الذي هو سلاح لغيرها. فلم يذهب شيء مما جُعِلَ في الحيوان ضياعاً ولا فُقِدَ شيءٌ كان تحتاج إليه على قدر النفس التي فيه ولا سُلِّحَ حيوانٌ جبانٌ ولا سلب السلاح حيوانٌ شجاعٌ.

⟨Section 6⟩

1. À la fin de ce livre, il dit : « Ces deux propositions sont deux principes premiers évidents pour l'ensemble des gens, à savoir que : (1) aucune chose n'est créée à partir de ce qui n'est pas du tout existant, et (2) aucune chose ne se corrompt de telle sorte qu'elle devienne ce qui n'est pas existant. Pour cette raison, la proposition selon laquelle le corps premier n'est pas engendré et n'est pas corruptible est un principe premier pour eux ».

2. Je dis que vivaient au temps de Galien, les Juifs et les Brahmanes. Or, ils disent que les corps sont produits à partir du néant. Ainsi, ces propositions ne sont pas des principes, mais des conclusions. De plus, j'aimerais bien savoir pourquoi il (i.e. Galien) émet des doutes au sujet de la création ou de l'éternité du monde, alors qu'il a déclaré ici explicitement que l'éternité du monde est une chose évidente par elle-même qui ne requiert pas de démonstration ?

⟨Section 7⟩

1. *Sur l'utilité des parties.* Galien dit dans son livre *Sur l'utilité des parties* : « Les corps sont les instruments des âmes. C'est la raison pour laquelle les parties des corps diffèrent en fonction de la différence entre les âmes qui sont

---

15–39,4 Galien...course] *UP*, 1.2, III.2 K., trad. Daremberg (I.111–112).

كانت النفس التي فيه ذات جرأة شديدة وجَلَد بارِع، خُلِقَت له المخالب والأنياب. والأرانب لمّا كانت جبانة، أعطيت آلة الهرب فجعل لها الخفّة وسرعة الحُضْر. والقرد لمّا كانت له نفس مضحكة، لم ينبغِ أن يجعل له بدن غير مضحك.

٢. فأقول إنّه قد بان من هذا الكلام أنّ جالينوس يرى ههنا أنّ النفوس جواهر لها ذوات قائمة بغير جسد وأنها موجودة قبل الأجساد. / وهذا يناقض ما قاله في آرائه فإنّه قال هناك إنّه م١٠٦و لا علم له بتّة بأنّ النفس جوهر أم عرض، ولِما يميل إليه في أكثر كتبه ولا سيّما في كتابه في أنّ قوى النفس تابعة لمزاج الجسد. فإنّ أكثر ميله هناك إلى أنّ النفس هي بخار الدم والروح الذي في بطون الدماغ أو في جرم الدماغ، ولم يَمِل ولا في واحد منها إلى أنّها شيء غير الجسد لها أنّية وذات قائمة بانفراد عن الجسد / إلا في هذا الكتاب. ولم يتكلّم في هذا ك٢٥٦ الكتاب فيها كلام شاكٍ متوقفٍ بل كلام ماضٍ مستيقنٍ وأخذ ذلك أخذاً أولياً من غير أن يبيّنه، فصار التشكّك عليه متضاعفاً. فليت شعري كيف يجوز للحكيم الصادق الاستهانةُ بالمناقضة والقولُ في شيء واحد بقولين مختلفين بحسب ما يحتاج إليه في غرضه الذي يقصده. فإنّه لمّا احتاج في هذا الكتاب إلى الإخبار بمنافع الأعضاء، أخذ النفس على أنّها جوهر لها ذات وأنّية قبل البدن ودونه، وأما في الموضع الآخر فيأخذها على أنّها بعض الأعراض الحادثة بعد البدن وعنه.

---

1 التي] ناقصة [ر] | شديدة] ناقصة [م] ؛ شديد [ر] | المخالب] المخاليب [م،ب،ك] | المخالب والأنياب] الأنياب والمخالب [ر] **2** آلة] ناقصة [ر] | فجعل...الخفّة] ناقصة [ر] **3** ينبغِ] يتبغي [م،ب،ك،ر] **4** بان] بان هاهنا [ر] **5** قبل] من قبل [ر] | الأجساد] الأجسام [ر] | فإنّه] ناقصة [م،ب،ك] **6** بأنّ...عرض] أجوهر هذه النفس أم عرض [ر] | في كتابه] هامش [ك] **7** الجسد] البدن [ر] | هي] قبلها ومشطوب عليها : تابعة لمزاج الجسد [م] **8** في[2]] وفي [ر] | يَمِل] يقل [م،ب،ك] | ولا] ناقصة [ر] **9** بانفراد] بانفرادها [ر] | عن] على [م،ب،ك] **10** ذلك] ذلك أيضاً [ب،ك] | أولياً] أولا [م،ب،ك] **11** يبيّنه] يتبيّنه [ر] | التشكّك] التشكل [م،ب،ك] | عليه] عليه في ذلك [ر] **12** بالمناقضة] في المناقطة [ر] **14** ودونه] ناقصة [ر]

2–3 والقرد...مضحك: جالينوس، كتاب في منافع الأعضاء، بارس ٢٨٥٣، ٦٢و: ونثبت هاهنا أيضاً وندبّر بما كنت قلت لك في أول كتابنا هذا حيث قلت إنّ خلقة الأعضاء جعلت في جميع الحيوان موافقة لأخلاق أنفسها وقواها. ومن ذلك أنّ القرد على ما قلت آنفاً لمّا كان حيواناً ذا نفس مضحكة (...)، هيء بدنه أيضاً هيئةً مضحكة.

[dans ces corps] : ainsi, puisque l'âme dans le lion possède un grand courage et une endurance exceptionnelle, on créa pour lui les griffes et les canines ; et puisque les lapins sont craintifs, on [leur] donna un instrument de fuite, et on les créa légers et rapides à la course ; enfin, comme le singe a une âme ridicule, il ne fallait pas créer pour lui un corps qui ne fût pas ridicule ».

2. Je dis : il ressort de ce passage que Galien considère ici que les âmes sont des substances possédant une essence qui subsiste sans le corps, et qu'elles existent avant les corps. Or, cette [opinion] contredit à la fois ce qu'il dit dans *Sur ses [propres] opinions*, où il déclare qu'il ne sait absolument pas si l'âme est une substance ou un accident, et [l'opinion] à laquelle il tend dans la majorité de ses traités, en particulier dans *Que les facultés de l'âme suivent les tempéraments du corps*. En effet, dans [ce traité], il incline beaucoup [vers l'opinion] selon laquelle l'âme équivaut à la vapeur du sang et au pneuma contenu dans les ventricules du cerveau ou dans le corps du cerveau. Il n'incline dans aucun de ses [traités] [vers l'opinion] selon laquelle [l'âme] est une chose séparée du corps, qui possède un être et une essence propre subsistant de manière séparée du corps, sauf dans ce traité [i.e. *Sur l'utilité des parties*]. Or, dans ce traité, il ne tient pas au sujet de [l'âme] le langage de quelqu'un qui doute ou qui suspend son jugement, mais [le langage de quelqu'un de] résolu et certain. Et il prend cette [opinion] (i.e. que l'âme est une substance) comme un principe sans la prouver, ce qui renforce encore les doutes suscités par [ce passage]. J'aimerais savoir comment il est permis au sage véridique de négliger la contradiction, et de tenir à propos d'une même chose deux discours différents, en fonction de ce dont il a besoin pour atteindre l'objectif qu'il vise. En effet, comme il a besoin, dans ce traité, de faire connaître l'utilité des parties, il prend l'âme comme une substance dotée d'une essence et d'un être propre, existant avant le corps et sans lui. En revanche, ailleurs, il la prend comme un accident qui advient après le corps et à partir de lui.

4–5 enfin…ridicule] *UP*, 3.16, III.264 K., trad. Daremberg (I.277) Voir aussi *UP* 13.11, IV.126–127 K., trad. Daremberg (II.80).

٣. وقد بنى أمره في هذا الكتاب على أنّ كلّ الحيوان معمول بحكمة لا وراءها غاية وعلى حالة لا يمكن في موادّها / التي منها عملت أن يعمل منها أفضل منها. وأوّل ما أقول ب٢٣٤ظ في هذا إنّ القائل بهذا القول تدخل عليه مطالبات وشكوك كثيرة يضطر فيها إلى الدخول مع أصحاب العلم الإلهي في جميع بحوثهم وآرائهم. وجالينوس نفر من ذلك دائباً وينفّر الناس منه ويُيئسهم من إصابة علمه ويقرّ على نفسه بالجهل والتقصير في ذلك. فإنّه قال في كتابه في آرائه بأنّه لا يدري أقديم العالم أم محدث وجوهرٌ النفس أم عرض. وهذان أصلان متقدّمان لِما في هذا الكتاب من أمثال هذه المعاني ضرورةً، وذلك أنّه إن كان العالم لم يزل بحاله، فقد سقط الشغل بالكلام المبيّن بحكمة خالق الحيوان، إذ الحيوان لم يزل بحاله. وإن كانت النفس إنّما هي تمام للبدن الذي هي له على سبيل فصل جوهري متمّم وليس لها قوام في ذاتها منفردة عنه، فقد بطل اعتلاله بخرط الأبدان على حسب جواهر النفوس. فمعلوم إذن أنّه لا يسوغ شيء من الكلام المرسوم في هذا الكتاب في هذا المعنى دون أن يتقدّم فيصحّح أنّ المادة التي كُونّت منها أجساد الحيوان كانت عارية من هذه الأشكال التي هي الآن لابستها وأنّ الأنفس لم تزل موجودة قبل ذلك على اختلاف جواهرها.

٤. وليس تخفى صعوبة مرام هذا الأمر وكثرة ما يحوج إليه من الكلام وقوة الشكوك الداخلة عليه. وأوّل ما في ذلك، أقديمة هذه المادّة التي منها جُبِل الحيوان أم محدَثة ؟ وإن

---

1 بنى] قد [ر] | بنى] بنا [م،ب،ك] | بنى أمره] بين [ر] | على] ناقصة [ر] **2** وعلى] ولا على [م] | منها[1]] منه [م،ب،ك] | عملت] علمت [م،ب،ك] | عملت...منها[2]] ناقصة [ر] ؛ موجود في الشرح [ر] | أن] على أن [م،ب،ك] **3** يضطر فيها] تضطره [ر] **4** نفر] يفر [ك] **5** ويُيئسهم] ويوئسهم [م،ب،ك،ر] **6** بأنّه] أنه [ر] | أم[1]] أو [ك] | وهذان] وهذين [م،ب،ك] | أصلان] أصلين [م،ب،ك] | متقدّمان] متقادمان [م،ب،ك] ؛ ناقصة [ر] **7** من] في [ك] | المعاني] المعا (على السطر) وني (فوق السطر) [م] | ضرورةً] ضر (فوق السطر) [م] | أنّه] ناقصة [م،ب،ك] | لم يزل] ناقصة [ر] **8** المبيّن] المتبيّن [م،ب،ك] | بحكمة خالق] لخالق حكمة [ر] **9** جوهري] جوهر [ر] **10** اعتلاله] اختلاله [م] **12** أجساد] أجسام [ر] | كانت] هامش [ك] | لابستها] لا لسببها [م،ب،ك] ؛ ناقصة [ر] **13** الأنفس] النفس [ر] | جواهرها] من جواهرها [م،ب،ك] **14** هذا] هذا والأشكال التي من هذا [ب] يحوج] يخرج [م،ب،ك]

3. De plus, dans ce traité (i.e. *Sur l'utilité des parties*), il se fonde sur [la thèse] que tous les animaux ont été fabriqués selon la plus extrême sagesse, et d'une manière telle qu'il n'était pas possible, à partir des matières dont ils furent fabriqués, de composer à partir d'elles [des étants] plus parfaits qu'eux. La première chose que je réponds, c'est que la personne qui soutient cette [opinion] est nécessairement confrontée à beaucoup de questions et d'objections pour lesquelles elle est obligée de s'engager avec les spécialistes de la science divine dans l'ensemble de leurs recherches et de leurs opinions. Or, Galien persiste à fuir [cet engagement]. Il en détourne les gens, leur fait perdre l'espoir d'atteindre une connaissance au sujet de [ces problèmes], et se résout à demeurer ignorant et faible dans ce domaine. Ainsi, dans le traité *Sur ses [propres] opinions*, il déclare ne pas savoir si le monde est éternel ou créé, et si l'âme est une substance ou un accident. Or, ce sont deux principes primordiaux pour les exemples qu'il donne précédemment dans ce traité à ce sujet, nécessairement. En effet, si le monde est dans son état de toute éternité, s'efforcer de montrer la sagesse du créateur des animaux est d'ores et déjà vain, puisque les animaux sont dans leur état de toute éternité. D'autre part, si l'âme est uniquement la perfection du corps auquel elle appartient à la manière d'une différence substantielle perfective, et si elle ne possède pas de consistance par elle-même, de manière séparée de lui, alors son prétendu argument – que le modelage des corps dépend de la substance des âmes – est caduque. Ainsi, il est établi qu'on ne peut rien accepter de ce qui est écrit dans ce traité à ce sujet, si l'on n'a pas auparavant validé que la matière à partir de laquelle ont été créés les corps des animaux ne contenait aucune de ces configurations qu'elle revêt désormais, et que les âmes existent de toute éternité, avant cela (i.e. la création des corps), dotées de substances différentes [les unes des autres].

4. Il n'échappe pas que vouloir [résoudre] ce problème est difficile, que le raisonnement requis pour y parvenir est long et les doutes qu'il suscite profonds. Le premier [problème] est [le suivant] : cette matière à partir de laquelle sont composés les animaux est-elle éternelle ou créée ? Et si elle est

كانت محدَثة، فهلّا أحدثها محدِثُها مواتيةً لجميع ما يرومه فيها، حتى لا يمتنع عليه من أجلها شيءٌ - فإنّ جالينوس / يرى ويقرّ في هذا الكتاب أنّه قد تمتنع على هذا الفاعل أشياء م١٥٦ظ كثيرة من أجل هذه المادّة -، وما العلّة الداعية إلى إحداث ما لم يكن ؟ وإن كانت قديمة، فكيف تقبل ما لم تزل غير قابلة له من هذه الأشكال والصور ؟ وما العلّة الداعية للمشكّل المصوّر إلى تشكيلها وتصويرها بعد أن لم يزل لا مشكّلاً ولا مصوّراً لها ؟

٥. وكذلك القول في النفوس، هلّا أحدثها محدِثها - إن كانت محدَثة - على غاية الفضل والكمال، إن كان حكيماً جواداً ناظراً، وما العلّة الداعية إلى إحداثها ؟ وإن كانت قديمة على اختلاف جواهرها، فكيف تسكن من هذه الأجساد ما لم تزل غير ساكنة بها وما العلة الداعية لمُسْكِنها إياها إلى ذلك ؟ وما وجه الحكمة والنظر والجود في جميع ما يقع من الألم بالحيوان من الطبيعة ومن بعضها ببعض وفي خلق الخنافس والخشار والحشرات كالذباب والديدان ونحوها ؟ وإن كان ذلك إنّما يقع من أجل رداءة المادّة واختلاف جواهر النفوس، فهلّا تَرَكَها منفردةً غير مزدوجةٍ ليريحها من هذه الآلام، إن كان حكيماً ناظراً ؟ وما الوجه في التخلّص من هذه المناقضة ـ أعني الأسباب الداعية إلى الشهادة لفاعل الحيوان بالحكمة إذا نظرنا في عجب ما في خلقها من التشكيل والتصوير المُتْقَن العجيب، والداعية إلى سلبه الحكمة، إذا فكرنا فيما جلب عليها خلقه إياها من الآلام والأسقام والهموم والأحزان التي يطول ذكرها، بل لا يُحصى عددها ؟ ففي كلّ هذه المعاني يحتاج أن يتكلّم وكلّ هذه الشكوك تحتاج أن تُحلّ. ولم يعرّض لشيء من ذلك ولا في واحد من كتبه التي قرأنا ولا دلّ ولا أرشد إلى موضع قد بيّن فيه هو هذه المعاني أو بيّنها فيه غيره. وليستْ هذه الأمور

1 فهلّا] فهل لا [م،ب،ك،ر] | يرومه] ترونه [م]؛ يرويه [ك] | فيها] ناقصة [ر] | من] ناقصة [ر] **2** فإنّ] وإن [م،ب،ك] | تمتنع] يمتنع [م] **3** أجل] أهل [ك] | وما] وأما [ر] **4** تزل] يزل [م] | تزل غير] ناقصة [ر] | قابلة] قابل [م،ب،ك] **5** المصوّر] والمصوّر [ر] | وتصويرها] وتصويرا [م] | يزل] يكن [ر] | لا] إلا [م،ب،ك] ؛ ناقصة [ر] | لها] ناقصة [ر] **6** أحدثها] أحدها [ر] **7** إلى] في [م،ب،ك] **8** تسكن] يسكن [م،ب،ك] | تزل] يزل [م] | غير] ناقصة [ر] | بها] لها [م،ب،ك،ر] **9** الحكمة] الحاجة [ر] **10** ببعض] بعضا [م] | وفي] في [م،ب،ك] | خلق] الخلق [م،ب،ك] | الخنافس] الخفاش [ر] | والخشار] الخشاش [ر] | والحشرات] ناقصة [ر] **11** وإن] فإن [ر] **12** هذه] ناقصة [ر] **13** أعني] أعني إلى [ر] | لفاعل] الفاعل [ر] **14** في عجب] ناقصة [م] ؛ عجيب [ر] | خلقها] خلقتها [ر] | خلقه] بخلقه [ر] **15** سلبه] سلب [ر] **16** أن] إلى أن [ر] **17** أن] إلى أن [ر] | ولم يعرّض] ولا تعرّض [ر] | من[1]] ناقصة [ر] | قرأنا] قرأناها [ر] **18** هو] ناقصة [ر]

créée, pourquoi son Créateur ne l'a-t-il pas créée de manière à ce qu'elle soit compatible avec toutes [les qualités] qu'il souhaitait qu'elle possède, si bien que rien ne lui eût été en raison de [cette matière] ? En effet, dans ce traité, Galien considère et soutient que de nombreuses choses sont impossibles à ce Créateur en raison de cette matière. De plus, quelle est la raison qui a déterminé [le Créateur] à créer ce qui n'existait pas ? [D'un autre côté], si elle (i.e. la matière) est éternelle, comment reçoit-elle ces configurations et ces formes, que de toute éternité elle n'avait pas reçues ? De plus, quelle est la raison qui a déterminé celui qui donne les configurations et les formes à la configurer et à la former, après être resté de toute éternité sans lui donner de formes et de configurations ?

5. Il en va de même pour les âmes : si elles sont créées, pourquoi leur Créateur ne les a-t-il pas créées absolument belles et parfaites, s'il est sage, bienfaisant et intelligent ? De plus, quelle cause l'a déterminé à les créer ? À l'inverse, si elles sont éternelles, dotées de substances différentes [les unes des autres], comment en sont-elles venues à habiter les corps que de toute éternité elles n'avaient jamais habités, et quelle cause a déterminé Celui qui les fait habiter dans [ces corps] à le faire ? Enfin, quelle apparence y a-t-il de sagesse[10], d'intelligence et de bienfaisance, au sein de toutes ces douleurs que la nature cause aux animaux, et qu'ils se causent les uns aux autres, et dans la création des bousiers, de la vermine et des insectes, comme les mouches, les vers et autres [créatures] semblables? Si ces [maux] existent seulement parce que la matière est mauvaise et que les âmes ont des substances différentes [les unes des autres], pourquoi [le Créateur] n'a-t-il pas laissé [les âmes] séparées et non conjointes [aux corps], afin de leur épargner ces douleurs, s'il est sage et intelligent ? Quelle apparence y a-t-il à ce qu'on sorte de cette contradiction, je veux dire entre d'une part les causes qui déterminent à attester que le créateur des animaux est sage, lorsque nous observons la merveille de la conformation et de la configuration pleine d'art et merveilleuse déployée lors de la création, et d'autre part, les causes qui déterminent à lui refuser la sagesse, lorsque nous réfléchissons aux douleurs, aux maladies, aux chagrins et aux tristesses que la création leur a causé, et dont la liste est longue, voire qu'il est impossible d'énumérer? Nous avons besoin de parler de toutes ces notions, et tous ces doutes doivent être levés. Or, il (i.e. Galien) ne fait allusion à aucune de [ces notions] dans aucun des traités que nous avons lus, ni n'indique ou ne fait référence à un passage où il aurait établi ces notions clairement, ou où un autre que lui les aurait établies clairement. Or, les choses que nous avons mentionnées ne sont pas si claires et

المذكورة بيّنةً ولا واضحةً فتستغني عن التبيين ولا ما يدخل من التشكّك والمناقضة في الأمر الذي قصد بصغير فيتخطى ويتجاوز، فما عذره إذن في ذلك ؟ وهلّا تقدّم فرطاً جميع ما يحتاج إليه في هذا الباب، إن كان عالماً به، أو ليُوفر الشكّ والتوقّف في هذا الموضع أيضاً فقال: لست أدري أحكيم فاعل الحيوان أو لا، لأنّه قد تظهر من تشريح الحيوان أمورٌ تدلّ على حكمته، ومن تفاسدها وتهالكها وإهلاكها وإمزاجها حتى تُحطّم وتهلك بعضها بعضاً أمورٌ تدلّ على <أنّه> لا حكمة له، ثم يذكر الأمرين جميعاً بغاية ما يمكنه ؟ فإنّ سلوك هذا السبيل كان أشبه بمِثْلِهِ، وما يمكن أن يكون السبب المانع له من هذا، مع دربته في علم البرهان وكثرة حراسته لكلامه، إلا بعض ضروب الميل والهوى التي هي أكثر من أن تُحصى وأخفى من أن تُدرك ؟ فنسئل الله الهداية والكفاية بمنّه.

٦. فقال في الثالثة من هذا الكتاب إنّ الحيوان العديم الدم أبرد مزاجاً من سائر الحيوان ولذلك هو أبطؤها في الحركة / وأضعفها في جميع الخِصال. وهذا الكلام، إن أُخذ كلّياً، م١٥٧و كان فيه شكّ. فإنّ مزاج الزنبور والنحل قد يتوهّم أنّه أحرّ من مزاج الإنسان، والنملة على قدرها ليست بأضعف ولا أبطأ حركةً من الإنسان.

---

1 فتستغني] ويستغني [م] | التشكّك] الشك [ر] **2** فيتخطى] يتخطى له [ر] | فما] فيما [ك] | وهلّا] وهذا [ر] **3** ليُوفر] يتوفر [م] ؛ لزم [ر] **4** أو] أم [ر] | تظهر] يظفر [م،ب،ك] | أمورٌ] أمورا [ر] | تدلّ] يدلّ [م] **5** ومن] من مقرر والكلمة الأولى مشطوب عليه [م] | وإهلاكها] إهمالها [م،ب،ك] | حتى تُحطّم] ناقصة [ر] | تُحطّم] يحطم [م] | وتهلك] ويهلك [م] **6** تدلّ] يدل [م،ب،ك] | على...لا] لا على [م،ب،ك] | له] ناقصة [ر] | بغاية] فغاية [م] | سلوك] شكوك [م،ب،ك،ر] **7** هذا[1]] هذه [ر] | المانع] لمانع [م] **8** والهوى] والهواء [م،ب،ك] | تُحصى] يحصى [م،ب،ك] **9** تُدرك] يدرك [م،ب،ك] | فنسئل] فأسأل [ر] | والكفاية] ناقصة [ر] **11** أبطؤها] فوق السطر : أبطأ، تصحيحاً : أخطا [م] ؛ أبطأ [ب] ؛ أخطأ [ك] ؛ أبطأها [ر] **13** ولا أبطأ] ناقصة [ر]

10–11 فقال...الخِصال: جالينوس، كتاب في منافع الأعضاء، بارس ٢٨٥٣، ٤١ظ : وأما الحيوان العديم الدم فبيّن أنّ مزاجه أبرد من مزاج سائر الحيوان وأنّه لذلك أضعفها في جميع الخصال وأبطأها في الحركة.

évidentes par elles-mêmes qu'elles pourraient se passer d'explication, et les doutes et la contradiction suscités par ses propos ne sont pas si petits qu'il puisse les enjamber et passer outre. Quelle est son excuse pour [procéder] ainsi ? Pourquoi ne fait-il pas précéder, plus haut, l'ensemble des [prémisses] dont il avait besoin ici, s'il les connaissait ? Ou alors, [pourquoi] [n']a-t-il [pas] vraiment multiplié les doutes et les suspensions de jugement à cet endroit, en disant aussi : « Je ne sais pas si le créateur des animaux est sage ou non, car la dissection des animaux fait voir des signes de sa sagesse, mais leur lutte, leur ruine réciproque, leurs actes de destruction, les tempéraments qu'ils ont reçus en partage, qui les conduisent à se démolir mutuellement, sont des signes que [le créateur] n'est pas sage », puis en mentionnant ces deux [séries de] signes ensemble aussi bien qu'il le pourrait ? En effet, suivre cette méthode conviendrait plus à un [homme] comme lui. Quelle peut être la cause qui l'a empêché [de la suivre], alors qu'il est entraîné à la science de la démonstration et qu'il est très prudent dans son propos, sinon l'une des formes de l'inclination et de la passion, qui sont si nombreuses qu'on ne peut les recenser, et si cachées qu'on ne peut les apercevoir. C'est pourquoi nous demandons à Dieu de nous accorder ses bienfaits.

6. Il dit dans le troisième livre de ce traité, que les animaux non-sanguins ont un tempérament plus froid que l'ensemble des animaux, et qu'à cause de cela, ils sont plus lents [que les autres] dans leurs mouvements, et plus faibles dans toutes leurs dispositions naturelles. Si on prend cette proposition comme une généralité, elle est douteuse. En effet, on supposerait alors que le tempérament des bourdons et des abeilles est plus chaud que celui des humains. De plus, les fourmis, en proportion, ne sont ni plus faibles ni plus lentes dans leurs mouvements que les humains.

19–22 Il dit…naturelles] *UP*, 3.2, III.176–177 K., trad. Daremberg (I.222).

٧. وقال في آخرها: «ليس ينبغي أن ترذل الإنسان وخلقته، إذا نظرت إلى الشمس والقمر والكواكب. فإنّ الحكمة والعناية فيما في الأرض تساوي لما في تلك، غير أنّه ينبغي لك أن تتفكر في عنصر كلّ واحد من الأشياء ولا تطمع في أنّه يمكن أن يكون من دم الطمث والمنيّ حيوانٌ لا يألم ولا يموت نير بهي كالشمس». وأقول إنّ هذا الكلام قد صرّح فيه أنّ المواد ليست من خلق المصوِّر وأنّ المصوِّر لا يمكنه أن يحدث في كلّ مادّة إلّا ما لها أن يكون فيها. وإذ كان الأمر كذلك، ثم كان هذا المصوِّر حكيماً ناظراً ولم يمكنه أن يحدِث من مادّة ما حيواناً لا يألم ولا يموت، فالوجه في الحُكم والنظر له تَرْكُ إحداثه البتّة ليريحه من الألم البتّة والموت والشدائد والحسرات. فإن ظنّ ظانٌ أنّ جالينوس يرى أنّ ما يناله الإنسان في عمره من اللذة يترجّح على ما يصل إليه من الألم أو يوازيه، فليعلم أنّ فلاطن وسائر الطبيعيين قد أجمعوا على أنّ اللذة رجوع إلى الطبيعة بالراحة من مؤلم، وليس من الحكمة والنظر للمصوّر أن يخلق خلقةً لا ينفك فيها من ألم. وهلّا أراحه من ألم، إذ كان منفكاً منه في حالته الأولى، مع أنّ هذا الكلام يناقض كلامه وكلام جميع الفلاسفة في إصلاح الأخلاق، وذلك أنّه يدعو إلى أن يكون الخير المطلوب لنفسه إنّما هي اللذة. وتتبيّن مضادة هذا القول لِما في كتاب / ب٢٣٥و جالينوس في الأخلاق ولما في كتب فلاطن خاصةً وجميع أفاضل الفلاسفة. ولئن كانت اللذة أفضل ما في الحيّ لتكوننّ أفضل الحيوان أكثرها تهيؤاً

---

1 في] ناقصة [ر] | ترذل] يختص [ر] | وخلقته] وبخلقته [ر] **2** والعناية] غير واضحة في [ر] | تساوي] يساوي [م] ؛ مساويا [ر] | في^{2}] تحت السطر [ب] **3** في^{1}] عن [م] | تطمع] يطمع [م] **4** فيه] ناقصة [م،ب،ك] **6** فيها] فيه [م،ب،ك] **6–7** ولم...له] ناقصة [ر] **7** حيواناً] حيوان [م،ب،ك] | فالوجه] والوجه [م،ب،ك] | البتّة] له البتة [م،ب،ك] ؛ تحت السطر : له [م] | ليريحه] ليخرجه [ر] **8** الألم] الآلام [ر] | البتّة] ناقصة [ر] | والحسرات] والخسرات [م،ب،ك] **9** في] تحت السطر تصحيحا : من [م] ؛ من [ر] | يترجّح] يرجح [ر] | فلاطن] فلاطن [ر] **10** الطبيعيين] الفلاسفة الطبيعيين [ر] | بالراحة] ناقصة [ر] | من^{2}] في [ك] **11** للمصوّر] للخالق [ر] | ألم^{1}] الألم [ر] | وهلّا] إذ [م،ب،ك] | أراحه] راحة [م،ب،ك] | إذ] ناقصة [م،ب،ك] | منه] منهما [م،ب،ك] ؛ تحت السطر [م] **12** الأولى] أولى [ر] | يناقض] مناقض [ر] | وكلام] هامش [م] **14** في^{1}] من [ر] | كتب] كتاب [م،ب،ك] | فلاطن] أفلاطن [ر] **15** ولئن] وإن [م] | لتكوننّ] ليكوبن [م] ؛ لتكوين [ك] | أكثرها] أكثرمما [م] ؛ أشدهم [ر]

1–4 ليس...كالشمس: جالينوس، كتاب في منافع الأعضاء، بارس ٢٨٥٣، ٥٦و : فأقول إنّه ليس ينبغي لك أن تعجب من حسن ترتيب مواضع الشمس والقمر وسائر الكواكب ولا تعاظمك عظم مقاديرها وبهاها واتصال حركتها واستوائها وانتظام الحركات بعضها ببعض حتى لا يكون إذا أنت قستها إلى ما دونها مما عندنا تظن التي عندنا صغيرة حقيرة غير محكمة التقدير وذلك أنّه تجد الحكمة والقدرة والعناية عندنا مساوية لِما يوجد في تلك وقد ينبغي لك أن تتفكر في عنصر كل واحد من الأشياء ولا تطمع نفسك في الباطل أنه يمكن أن يكون من دم الطمث والمنيّ حيوان لا يموت أو لا يألم أو دائم الحركة أو نير بهيّ كالشمس.

7. Il dit à la fin [du troisième livre] : « Il ne faut pas que tu méprises l'homme et sa création, lorsque tu contemples le soleil, la lune et les astres. En effet, la sagesse et la providence à l'égard de ce qui se trouve sur terre sont égaux [à ceux à l'égard de] ces [étants-]là. Mais il faut que tu penses à la matière de chacun des étants, et il ne faut pas que tu espères qu'il fût possible qu'existât, à partir du sang des menstrues et du liquide séminal, un animal qui ne souffre pas ni ne meure, et qui soit lumineux et brillant comme le soleil ». Je dis : dans ce passage, il (i.e. Galien) atteste que les matières ne sont pas la création de l'informateur, et que l'informateur ne peut faire apparaître dans chaque matière que ce qu'elle peut devenir. Si les choses sont ainsi, et ensuite si cet informateur est sage et intelligent, et qu'il lui est impossible de faire apparaître dans la matière aucun animal qui ne souffre ni ne meure, alors il y aurait plus d'apparence pour ce qui est du jugement et de l'intelligence, dans ce cas, à renoncer tout à fait à le créer, afin de lui épargner toute souffrance, ainsi que la mort, les afflictions et les peines. Si quelqu'un suppose que Galien pense que l'homme, au cours de sa vie, obtient des plaisirs en nombre supérieur aux peines qui le touchent, ou en nombre équivalent, qu'il sache que Platon et l'ensemble des spécialistes de la nature sont d'accord pour dire que le plaisir est un retour à la nature grâce au répit de ce qui cause la souffrance. Et ce n'est pas [une marque] de sagesse et d'intelligence chez l'informateur que d'avoir fait une création dans laquelle [l'homme] ne peut être exempt de douleur. Pourquoi ne lui a-t-il pas épargné la douleur, s'il (i.e. l'homme) était exempt d'elle dans son état initial ? Sans même parler du fait que [cette opinion] contredit ce que dit [Platon], et l'ensemble des philosophes au sujet de la correction des mœurs, puisqu'elle (i.e. cette opinion) suggère que le bien recherché pour lui-même, c'est seulement le plaisir. Or, il apparaît clairement que cette proposition[11] contredit ce que dit Galien dans son livre *Sur les dispositions morales*[12], et ce que dit en particulier Platon dans ses livres[13], et l'ensemble des meilleurs philosophes. En effet, si le plaisir est ce qu'il existe de meilleur dans le vivant, alors, les plus parfaits parmi les animaux

1–7 Il dit…soleil] *UP*, 3.10, III.238 K., trad. Daremberg (I.261–262).

لإصابتها. وإن كان ذلك كذلك لتكوننّ البهائم أفضل من الناس بل من الكواكب بل من البارئ. ولِمَ خلق حيواناً ناطقاً لا يمكن فيه الخروج عن / طبيعته إذ عدم النطق والخروج ك٢٠٧ عن الطبيعة يؤدي إلى الخير المطلوب؟

٨. وخليق أيضاً أن يكون رأيه في الأنفس رأيه في المادة وحينئذ يحتاج إلى حلّ جميع الشكوك التي ذكرت قبل مع إقرار بقِدم الأنفس والمواد وبأنّ الأنفس جواهر لها ذوات منحازة عن الأبدان وفي ذلك من المناقضة ما قد ذكرنا غير مرة.

<فصل ٨>

١. قال جالينوس: «تجيء شعبة من الدماغ إلى الرطوبة الجليدية لكيما يشعر الدماغ بما يحدث في تلك الرطوبة من الآثار». ومعلوم أنّ هذا الكلام يناقض رأيه في المبصر وقوله في هذا الكتاب وفي كتاب البرهان، إذ كان قد أقرّ أنّ الجليدية تتأثّر عن المبصرات، وليس يمكن أن تتأثّر الجليدية عنها إلا بأن يجيئها منها شيء يؤثّر فيها، كما تأتي الأصوات إلى السمع فتؤثّر / فيه والأعراف إلى الشمّ فتؤثّر فيه أثراً يعرفه الحاسّ الأوّل. وهذا يدعو إلى أنّ الإبصار م١٥٧ظ إنّما يكون بامتداد أشباح المبصرات إلى الرطوبة الجليدية، لا بأن يبدر منها نورٌ يلحق المبصرات.

1 ذلك] ناقصة [ر] | لتكوننّ] ليكوبن [م] ؛ لتكوين [ك] | بل[2] ومن [ك] **1–2** بل[2]...البارئ] ناقصة [ر] **2** خلق] ظن إذا [ر] | حيواناً] الحيوان [م،ب،ك] | لا يمكن] ولم يكن [م،ب،ك] **3** عن] ناقصة [ر] | إلى] ناقصة [ر] **4** رأيه[1]...رأيه[2]] هامش [م] **4–5** رأيه[2]...الأنفس[1]] ناقصة [ر] **4** وحينئذ] وحَ [م،ب،ك] | حلّ] فوق السطر [ب] **5** بقِدم] تقدم [م] ؛ لعدم [ك] | جواهر] ناقصة [ر] | ذوات] أدوات [م،ب،ك] **6** قد] تحت السطر [م] **8** من...إلى] من الدماغ شعبة [ر] | لكيما] كما [م،ب،ك] **9** من] الجليدية من [ر] | رأيه] قوله [ر] **10–11** قد...يجيئها] ناقصة [ر] **11** منها] منهما [ر] | تأتي] يأتي [م] **12** فتؤثّر[1]] فيؤثر [م] | فيه[1]] ناقصة [م،ب،ك] | والأعراف] والاعتراف [ك] | الشمّ] المشمّ [م،ب،ك] | يعرفه] تعرفه [م] | إلى[2]] على [م،ب،ك] **13** الرطوبة] ناقصة [ر] | يبدر] يبرز [ر]

8–9 قال...الآثار: جالينوس، كتاب في منافع الأعضاء، بارس ٢٨٥٣، ١٧٠و-١٧٠ظ .

seront ceux qui seront le mieux disposés à le ressentir. Et s'il en est ainsi, alors les bêtes seront plus parfaites que les hommes[14], mais aussi que les astres, voire que le Créateur lui-même. De plus, pourquoi [l'informateur] aurait-il créé un animal rationnel et qui ne peut échapper à sa nature, si l'absence de la raison, et échapper à la nature [d'être rationnel], conduisent au bien recherché ?

8. Enfin, il est approprié que son opinion sur les âmes s'accorde avec celle sur la matière. Dès lors, il (i.e. Galien) a besoin de trouver une solution à tous les doutes que j'ai évoqués auparavant, en même temps que de reconnaître que les âmes et les matières sont éternelles, et que les âmes sont des substances qui possèdent une essence distincte des corps. Or, on retrouve la contradiction que dont nous avons déjà évoquée à plusieurs reprises.

⟨Section 8⟩

1. Galien dit : « Une ramification va du cerveau jusqu'au cristallin, afin que le cerveau ressente les impressions qui se produisent dans ce cristallin ». Il est connu que ce passage contredit sa doctrine sur la vision, ainsi que ce qu'il dit dans ce traité[15] et dans le traité *Sur la démonstration*, puisqu'il a [ainsi] d'ores et déjà reconnu que le cristallin pâtit des [choses] vues. Or, le cristallin ne peut pâtir de celles-ci que si quelque chose émanant d'elles lui parvient, qui produit sur lui une action, comme les sons parviennent à l'ouïe et agissent sur elle, et comme les parfums parviennent à l'odorat et produisent sur lui une trace, que le sens premier connaît. Ainsi, [ce passage] conduit à ce que la vue se produit seulement par l'extension des simulacres des choses visibles jusqu'au cristallin, et non par le fait qu'émane de celui-ci une lumière qui atteint les [choses] visibles.

13–14 Galien…cristallin] *UP*, 10.1, III.760 K., trad. Daremberg (I.607).

٢. قال جالينوس : «العين وإن كانت لا ثقب فيها فإنّ ما يحدث من التغيّر فيها من قبل الألوان قد يصل إلى الجزء الذي فيها من الدماغ بلا مانع. وذلك أنّ القرني رقيق أبيض صافٍ فهو لذلك لا يمنع الضوء ولا التغيّر الذي يؤديه الضوء من النفوذ إلى داخل العين حتى يصل إلى الجليديّ». فأقول إنّ هذا يناقض رأيه في المبصر وذلك أنّه، إن كان الإبصار إنّما يكون بأنّ نوراً يبدر من العين فيحيل النور الخارج الذي بينه وبين المحسوس إلى طباعه حتى يصل به إليه ويحتوي ويدور عليه في مكانه الذي هو فيه، فالإحساس بالمبصَر إنّما يقع خارجاً من العين وبالبعد منها. فما يُصنع بالجليدية وبصفاء لونها وتفرطُح شكلها وبثقب العين ؟ وقد قال جالينوس في أوّل العاشرة إنّ الجليدية إنّما جعلت بيضاء نيرة مشرقة صافية لكي تستحيل من الألوان، وقال إنّ الرطوبة الجليدية لو كانت خالصة الاستدارة لكانت لا تلقى من المحسوس إلّا اليسير، فلما عرضت قليلاً صارت تلقى منه أجزاء كثيرة. وقال إنّ العين إنّما ثُقِبَ وسطها لئلا يُمنع وصول المحسوس إلى الجليدي، إذ ليس <العنبيّ> بمشفّ صافٍ كالقرني الذي تنفذ فيه الألوان. فما يُصنع بهذا كله، إن كان الإحساس يقع بالمحسوس في موضعه، إذ القوة الباصرة لم تكن - زَعَمَ - لتعرف البعد فيما بينها وبينه لولا أنّها قد قطعت تلك المسافة إليه ولم تكن لتعرف عظمه لولا أنّها قد أحاطت به واستدارت حوله واحتوت عليه، على ما ذكر في كتاب البرهان ؟

1 جالينوس[2]] جالينوس يقول [ر] | العين] والعين[ك] | فإنّ ما] فإنما [م،ب،ك] | فإنّ...يحدث] مشطوب عليها [م] | فإنّ...فيها[2]] هامش : فإنّما يحدث من الثقبتين فيها [ك] | التغيّر] التعيّن [م] ؛ غير مقروءة [ب] | قبل] ناقصة [ر] **2** يصل] يضل [م] | صافٍ] صافي [م،ب،ك] **3** لا] ناقصة [ر] | يمنع] يمنع من مر [ر] | التغيّر] التعين [م] **4** يناقض] تناقض [م] **5** بأنّ] ناقصة [ر] | يبدر] أن يبدر [ب،ك] ؛ ابتدر [م]؛ يبرز [ر] | الذي] ما [م،ب،ك] **5–6** حتى...به] ويصل [م] ؛ حتى يصل [ر] **7** منها] فيها [م] | يُصنع] تصنع [ر] | وبصفاء] ويصفى [م،ب،ك]؛ وبضياء [ر] | شكلها] مثالها [ر] | وبثقب] ثقب [ر] **8** أوّل] ناقصة [ر] **9** تلقى] يلقى [م،ب،ك] **10** تلقى] تلقا [ك] **11** لئلا] لأن لا [ر] | يُمنع] تمنع [ر] | الجليدي] الحسّ [ر] | بمشفّ] بمستشف [ر] صافٍ] ناقصة [ر] **12** كان] كله [م،ب،ك] **13** تكن] يكن [م] | المسافة] قبلها هذا التعبير مقرّر : ولم تكن ليعوق البعد فيما بينها وبينه لو لا إنها قد قطعت تلك [م،ب،ك] **14** لتعرف] ليعروق [م،ب،ك] | قد] قد قطعت [ك] أحاطت به] احتوت عليه [ر] | واحتوت عليه] ناقصة [ر] **15** في] من [ر]

1–4 العين...الجليديّ: جالينوس، كتاب في منافع الأعضاء، بارس ٢٨٥٣، ١٧٢ظ.

2. Galien dit : « Même s'il n'y avait pas de percée (i.e. de pupille) dans l'œil, les changements que les couleurs produisent en lui arriveraient jusqu'à la partie du cerveau qui se trouve dans [le cristallin] sans empêchement. En effet, la cornée est fine, blanche et pure, et grâce à cet [état], elle n'empêche pas la lumière ni le changement que la lumière produit de pénétrer à l'intérieur de l'œil afin d'atteindre le cristallin ». Je dis : Cela contredit sa doctrine de la vision. En effet, si la vision se produit uniquement parce qu'une lumière émane de l'œil, et transforme la lumière extérieure qui se trouve entre [l'œil] et l'objet sensible en sa propre nature, de sorte à arriver grâce à [la lumière extérieure] jusqu'à [l'objet], à le contenir et à en faire le tour à l'endroit même où il se trouve, alors la sensation de l'objet visible se produit uniquement à l'extérieur de l'œil et loin de lui. Dès lors, à quoi sert le cristallin, sa couleur brillante, sa forme aplatie, ou encore la pupille ? Galien dit au début du dixième [livre] que le cristallin est fait blanc, lumineux et luisant uniquement afin de se transformer sous l'effet des couleurs. Il dit aussi que le cristallin, s'il était complètement circulaire, entrerait en contact avec une faible portion seulement des objets sensibles. Comme il est légèrement élargi, il entre en contact avec de nombreuses parties de [ces choses]. Il dit aussi que l'œil est percé en son milieu uniquement afin que le sensible ne soit pas empêché d'atteindre le cristallin, puisque l'uvée n'est pas aussi transparente que la cornée, que les couleurs traversent. À quoi sert tout cela, si la sensation du sensible se produit à l'endroit où celui-ci se trouve, puisque la faculté visuelle, prétend-t-il, ne pourrait pas connaître la distance entre [l'œil] et [le sensible], si elle ne parcourait pas cette distance jusqu'à lui, et ne connaîtrait pas la taille de [l'objet sensible], si elle ne l'embrassait pas, ne l'entourait pas et ne le contenait pas, conformément à ce dont il a parlé dans le traité *Sur la démonstration* ?

1–6 Galien...cristallin] *UP*, 10.3, III.772–773 K., trad. Daremberg (I.616). **13–15** Galien... couleurs] *UP*, 10.1, III.761 K., trad. Daremberg (I.608). **15–17** Il...choses] *UP*, 10.6, III.788–789 K., trad. Daremberg (I.624–625). **18–20** Il...traversent] *UP*, 10.4, III.779 K., trad. Daremberg (I.620).

٣. وإن قال قائل إنّ النور، وإن كان يخرج من العين، فإنّ الإحساس يكون بتأدّي ذلك الأثر الذي قَبِلَهُ من المبصَر خارجاً منه جزءاً بعد جزء حتى يتأدّى إلى الجليدي، قيلَ له: فما الحاجة إذن إلى نور يخرج من البصر؟ والإبصار يمكن أن يكون بتأدّي ذلك الأثر في نور الهواء نفسه حتى يتأدّى إلى العين، على سبيل ما يكون في السمع والشمّ بتوسّط الهواء بينهما وبين المسموع والمشموم بتأدّي الاستحالة أو النقلة فيه إليهما. وهلّا جرى أمر هذه الحاسّة على هذا، إذ كان ممكناً لا مانع منه، وإذ كان الأشبه والأَوْلى أن يجريَ عليه، لأنّ أمور الخلقة جارية على أشباه ذلك في الحكمة، ونجد سائر الحواس لا يخرج ويبدر منها شيء إلى محسوساتها بل تجيء هي إليها حتى تقرعها ؟ وإذا كان ذلك كذلك، فقد يمكن الإنسان أن يكتسب / م١٥٨و من الاستقراء القريب الوكيد الذي يكاد يلازم طبيعة المطلوب حتى يكون برهاناً، أنّ الإبصار يكون بتأدّي شيء ما من المبصَر إلى المبصِر، لا بضدّ ذلك.

٤. وإن قال إنّه تمنع أن يكون الإبصار على هذه الجهة الشناعات التي ذكرها جالينوس أنّها تَلْزَم من قال بأنّ شيئاً يخرج من المبصَر إلى المبصِر، قيل له إنّ أوكَدَ ما حسب جالينوس أنّه يدفع به هذا الرأي شيئان، أحدهما لا يقول به أهل هذا الرأي والآخر محسوس مشاهد لا مَدْفَع له. وهما أنّه قال : لو كان يخرج من المبصَر إلى المبصِر شيءٌ جسميٌ، لكان قد يقصر المبصَر أو يضمحل على طول الأيام. وأهل هذا الرأي يقولون إنّه ليس الخارج من المبصَر شيئاً جسمياً ولذلك لا تتمانع الأشباح ولا تتفاسد كتمانعِ الأجسام. والثاني أنّه زعم

1 قال] فإن [ر] | إنّ النور] ناقصة [م،ب،ك] | يكون] بلون [م،ب،ك] | بتأدّي] يتأذي [ر] | ذلك] ناقصة [ر] **2** خارجاً] خارج [م،ب،ك] | منه] فيه [م،ب،ك،ر] **3** البصر] المبصر [ر] **5** أو النقلة] والنقلة [ر] | إليهما] إليه [م]؛ البتة [ب،ك]؛ إليها [ر] | وهلّا جرى] وهل الا حزا [ر] | هذه] هذا [م] **6** مانع] مانع له [ر] | الأشبه والأَوْلى] أشبه وأولى [ر] **7** ذلك] ناقصة [ر] | في] من [ر] | ويبدر] ويتمدد [ب] ؛ يتدد [ك] ؛ يبرز [ر] **8** إليها] عليها [م] | وإذا] فإذا [ر] **9** يلازم] يلازق [م،ب،ك] **10** ما] ناقصة [ر] **11** قال] قإن [ر] | قال] قال قائل [ر] | الشناعات] والشناعات [ر] **12** تَلْزَم] يلزم [م،ب،ك] | بأنّ...المبصِر] بأنّه يخرج من المبصَر إلى المبصِر شيء جسمي [ر] | إلى المبصِر] هامش [ك] | أوكَدَ] اكود [ر] **13** أنّه] يلزم أنه [ر] | به[1]] ناقصة [ر] **14** له] له فيه [ر] | وهما...لو] أنّ لو قال [ر] **15** يقصر] نقص [ر] | أو يضمحل] واضمحل [ر] | الأيام] الزمان [ر] | ليس] ناقصة [ر] **16** شيئاً] شيء [م،ب،ك] ؛ ناقصة [ر] | جسمياً] جسمي [م،ب،ك] ؛ جسما [ر] | تتمانع] يتابع [م،ب،ك]

3. Mettons qu'un défenseur objecte : même si la lumière émane de l'œil, la sensation se produit parce que cette trace que [la lumière] rencontre et qui émane de l'objet sensible et se trouve au-dehors de lui, est transmise partie par partie, jusqu'à atteindre le cristallin. Nous lui répondons : alors, quel besoin y a-t-il qu'une lumière émane de [l'organe de] la vision ? En effet, la vision pourrait très bien se produire par le fait que cette trace soit transmise par l'air lumineux lui-même jusqu'à ce qu'elle soit transmise à l'œil, à la manière de ce qui se passe dans le cas de l'ouïe et de l'odorat, où l'air se trouvant entre [les organes] et [l'objet] entendu et senti agit comme un intermédiaire : la transformation ou le déplacement dans [l'air] sont transmis jusqu'aux [organes]. Pourquoi est-ce que ce sens (i.e. la vision) ne procède pas [aussi] de cette manière, puisque cela est possible et qu'il n'y a pas d'obstacle à cela, et puisque le fait qu'il procède de cette manière est ce qu'il y a de plus vraisemblable et de plus conforme [à la raison] ? En effet, l'ordre sage de la création se déroule suivant [des principes] similaires à celui-ci, et nous constatons que pour tous les autres sens, il n'émane et n'est issu d'eux rien qui atteigne les objets sensibles, mais que plutôt, quelque chose leur parvient et les heurte. Puisqu'il en va ainsi, on peut acquérir [l'idée], grâce à une induction immédiate et certaine, qui s'ensuit à tel point de la nature de l'objet recherché qu'elle confine à la démonstration, que la vision se produit parce que quelque chose est transmis depuis l'objet sensible à celui qui voit, et non l'inverse.

4. Et si [ce défenseur] dit qu'interdisent que la vision ait lieu de cette manière, les infamies qui au dire de Galien accompagnent nécessairement celui qui soutient que quelque chose émane de l'objet visible vers celui qui voit, on lui répond que les [arguments] grâce auxquels Galien estime repousser cette doctrine avec le plus de certitude sont au nombre de deux : le premier [repousse] quelque chose que les tenants de cette doctrine ne disent pas, et le second [repousse] quelque chose de sensible, perceptible et inattaquable. Voici ces [arguments]. [Galien] dit : si une chose corporelle émanait de l'objet visible jusqu'à celui qui voit, l'objet visible diminuerait ou disparaîtrait avec le temps. Or, les tenants de cette doctrine disent que ce qui émane de l'objet visible n'est pas une chose corporelle. Pour cette raison, les simulacres ne s'empêchent pas mutuellement ni ne se détruisent, à la manière dont les corps s'empêchent mutuellement.

أنّ من الأوابد أن يقع تمثال الجبل العظيم في العين على صغرها، أو يخرج من مبصَر واحد مائة شبح في حالة واحدة، إذ كانت تبصر إليه مائة عين. وهذا محسوس لا مَدْفَع له، كما ذكرنا أولاً من أنّا قد نرى تمثال القصر العظيم في البركة الصغيرة وتمثال شخص واحد في عشر مرايا محدقة به. وليس القول بما يظهر للعيان بشنيع ولا قبيح، بل دَفْعُ ما يظهر له هو الشنيع القبيح.

٥. والشنيع بالحقيقة هو ما لجأ جالينوس إليه في نصره هذا الرأي من وجوه كثيرة، منها : اعتقاده أنّه في جسم الإنسان نور، والنور عَرَضٌ لازمٌ للأجسام السخيفة الآخذة عن الوسط كالنيران والآخذة على الوسط كالكواكب، لا للكثيفة الآخذة إلى الوسط، بل يلزم هذه ضد النور - أعني الظلال التي هي الظلمة - فتوهُّم لزوم النور للدماغ أو للعين من الأوابد العظام. فإن ذكر ذاكرٌ في هذا الموضع الحباحب والذبابة والسمكة التي تنير بالليل طبعاً، فليعلم أنّ ذلك النور ليس لها من ذاتها وإنّما هو بالقبول من النور الطالع عليها كقبول الماء والأشياء الصقيلة. ب٢٣٥ظ
ولو كان هذا النور الضعيف ذاتياً لهذه، لَما أمكن نقل هذا المثال إلى العين والدماغ، ولو بأضعف الاستقراء الذي يكون من مثال واحد فقط أو مثالين أو ثلثة، إذ العين والدماغ لا ينيران بالليل إنارة هذه. ومنها القول أنّه يخرج من ثقب حدقة الإنسان من النور ما يبلغ إلى فلك الكواكب الثابتة. ومعلوم أنّ الإنسان لو كان ناراً كله، لَما امتدّ نوره خمسين فرسخاً. فإن قال قائل إنّ جالينوس لم يقل إنّ هذا النور يمتدّ بنفسه إلى المبصَر بل قال إنّه يحيل الهواء المنير إليه ويستمدّ به حتى يصل إلى المبصَر، قيل له : هذا أشنع وأفظع أن يكونَ مقدار هذا

---

1 أنّ] مقرّر [م] | تمثال] بمثال [ك] **2** شبح] شيء [ر] | كانت] كان [م،ب،ك] | تبصر] يبصر [م] | له] في [ر] **3** القصر] الجبل [ر] ؛ قصر (في الشرح) [ر] | وتمثال] بمثال [ك] **4** عشر] عشرة [ر] | محدقة] محد [م] به] ناقصة [م،ب،ك] | للعيان] العين [م] | بشنيع...قبيح] شنيعا ولا قبيحا [ر] | دَفْعُ] وقع [م] **5** الشنيع] من الشنيع [ر] **6** بالحقيقة] والشنعة [ر] | هو] هي [ر] | هو ما] هو دعواه ومما [ر] | لجأ] لجيء [م،ب،ك] | من] ناقصة [ر] **7** أنّه في] في أن [م،ب،ك] ؛ في أن [ر] | لازمٌ] ناقصة [ر] **8** على] عن [م،ب،ك] | للكثيفة] كالكثيفة [م،ب،ك] **9** الظلال] الظلم [ر] ؛ الظلال (في الشرح) [ر] | أو للعين] وللعينين [ر] **10** الحباحب] الحسب [م،ب] ؛ الخشب [ك] ؛ ناقصة [ر] | والذبابة] النربابا [ر] | تنير] ينير [م] | طبعاً] ناقصة [ر] **12** ولو[1]] وإلا لو [م،ب،ك] | لَما] ناقصة [ر] | نقل] ناقصة [ب] | العين والدماغ] الدماغ والعين [ر] **12–13** ولو بأضعف] ولو أمكن هذا [ر] **13** من مثال] بمثال [ر] | فقط] ناقصة [ر] | مثالين] بمثالين [ر] | لا] قبلها ومشطوب علبه : ولو [ك] **13–14** لا ينيران] ولو لا تنير [ك] **14** ينيران] ينير [م،ب،ك] | بالليل] الليل [م،ب،ك] | أنّه] إن [م]؛ بأنه [ر] | ثقب] ناقصة [ر] **15** فلك] تلك [ر] | ناراً كله] كله نورا [ر] | لَما امتدّ] لامتد [ر] | نوره] ضوءه [ر] **16** هذا] هذه [م] | بنفسه] ناقصة [ر] **17** ويستمدّ] ويستمده [م،ب،ك] | يصل] يصير [ر] | قيل] قلنا [ر] | له] له إن [ر] | وأفظع] وأقطع [ك] ؛ وأعظم [ر]

Et le second [argument] : il (i.e. Galien) prétend qu'il est au nombre des vieilleries que l'image d'une haute montagne se dépose dans l'œil en dépit de la petitesse de celui-ci, ou qu'émanent d'un seul objet [visible] cent simulacres au même moment, si cent yeux le regardent. Or, ce sont là [des phénomènes] sensibles et inattaquables, comme lorsque nous avons dit au début que nous voyons l'image du grand château dans le petit puits, ou l'image d'un [seul] homme dans dix miroirs disposés en cercle. Or, faire appel à ce qui est évident pour la perception visuelle n'est pas infamant ni odieux, mais repousser ce qui est évident pour [la perception visuelle], voilà qui est infamant et odieux.

5. Ce qui est véritablement infamant, ce sont les nombreuses voies auxquelles Galien a recouru pour faire prévaloir sa doctrine. Parmi elles, il y a le fait que [Galien] croit que le corps humain est lumineux, alors que la lumière est un accident attaché aux corps subtils mus à partir du centre à la manière des [corps] ignés, et aux [corps subtils] mus autour du centre à la manière des astres, mais pas aux corps denses mus vers le centre. Au contraire, appartient nécessairement à ceux-ci le contraire de la lumière, je veux dire l'ombre, en d'autres termes l'obscurité. Ainsi, s'imaginer que la lumière appartient nécessairement au cerveau et à l'œil est profondément absurde. Et si quelqu'un mentionne à cet endroit la luciole, la mouche et le poisson qui sont lumineux dans la nuit par nature[16], qu'il sache que cette lumière ne leur appartient pas en propre, mais qu'elle advient uniquement parce qu'ils reçoivent une lumière qui se reflète sur eux, comme la reçoivent l'eau ou les choses polies. Et même si cette faible lumière leur appartenait en propre, il serait impossible de transférer cet exemple à l'œil et au cerveau, serait-ce par la plus faible des inductions, qui se sert d'un exemple seulement, ou de deux ou trois, car l'œil et le cerveau n'éclairent pas la nuit comme le font [ces êtres luminescents]. Une autre consiste à dire qu'émane de la pupille de l'homme une lumière qui s'étend aux astres fixes. Or, il est connu que même si l'homme était tout entier fait de lumière, sa lumière ne pourrait pas s'étendre au-delà de cinquante *farsaḫ*. Si quelqu'un objecte que Galien ne prétend pas que cette lumière parvient par elle-même jusqu'à l'objet visible, mais qu'il dit que [cette lumière] transforme l'air lumineux en sa propre nature et qu'elle s'étend grâce à lui jusqu'à [l'objet visible], on lui répond : c'est encore plus infamant et abominable de dire que cette petite quantité de lumière, qui n'est pas manifeste, et qui n'égale pas [la puissance lumineuse] se trouvant dans

النور القليل الذي لا يستبان ولا يقدر فيما باليراعة، له من القوة ما يحيل ما بينه وبين فلك الكواكب الثابتة إلى مثل طباعه ولا في زمان أيضاً. فكيف تعقل في العالم استحالةٌ هذا مقدارها وزمانها ؟ / وإن لم يكن هذا منكراً، فما في الدنيا منكر. ونحن نجد النار، على أنّها م١٥٨ظ أقوى المحيلات، لا تبلغ قوتُها جزءاً من ألف ألف ألف جزء من هذه القوة بل لا تناسبها البتّة. وأيضاً فإنّه، إن كان هذا النور الخارج من العين يحيل ما بينه وبين المبصَر من الهواء المنير ولا يتهيأ لها ذلك في المظلِم، فما بالنا نرى الكواكب في الآبار العميقة بالنهار ولا نراها وما بيننا وبينها كله هواء منير؟ وأيضاً فما بالنا، إذا وضعنا جسمين على سهم الصنوبرة في أقصاها واحداً بعد آخر، رأينا المنير ولم نر المظلم ورأينا الكبير ولم نر الصغير، والقوة الباصرة ممتدّة من العين إلى أقصى سهم الصنوبرة والإحساس بهما يكون واحداً ؟ فكلّ هذا وأشياء أُخر ستأتي من بعدها تلزَم المعتقد لرأي جالينوس.

---

1 ولا... باليراعة] ناقصة [ر] | باليراعة] اليراعة [م،ب،ك] | فلك] ناقصة [ر] **2** أيضاً] ناقصة [ر] | تعقل] يفعل [م،ب] ؛ تعفل [ك] **3** الدنيا] الأرض [ر] | أنّها] ناقصة [ر] **4** ألف[1]...ألف[3]] ألف [ر] | تناسبها] يناسبها [م،ب،ك] **5** إن] قد [م،ب،ك] **6** ذلك] ناقصة [ر] | في[2]] من [م،ب،ك،ر] | الآبار] الآثار [م،ب،ك] **7** بيننا] ناقصة ويوجد بياض [ب] | هواء] ناقصة [ر] | الصنوبرة] الصنوبر [م،ب،ك] | في] وفي [م،ب،ك] **8** واحداً] واحد [م،ب،ك،ر] | نر[1]] نرى [م] **9** الصنوبرة] الصنوبر [ب] | والإحساس] قبلها وفوق السطر وبين قوصين : وفي أقصاها واحد بعد آخر رأينا المنير ولم نرى المظلم [م] | بهما] منها [م]؛ بها [ب،ك]؛ بما [ر] | واحداً] ناقصة [م،ب،ك] ؛ واحد [ر] | فكلّ هذا] قبل هذه الأشياء [ر] **10** ستأتي] سيأتي [م] ؛ تأتي [ر] | بعدها] بعد [م،ب،ك] | تلزَم] يلزم [م]

le ver luisant, possède une puissance qui transforme ce qui se trouve entre elle et les astres fixes, en sa propre nature, et instantanément qui plus est. Comment envisager dans le monde une transformation de cette ampleur et dans ce laps de temps ? Si cette [hypothèse] ne doit pas être contestée, alors rien au monde ne saurait l'être. De plus, nous constatons que la puissance du feu, qui est le plus puissant des facteurs de transformation, n'atteint pas un millième de millième de millième de cette force, non, plus exactement, elle ne saurait rentrer dans une comparaison avec celle-là. Et, si cette lumière émanant de l'œil transforme l'air lumineux qui se trouve entre lui et l'objet visible, mais que [cette transformation] ne lui (i.e. l'œil) est pas possible dans l'obscurité, comment se fait-il que nous voyons les étoiles (litt. « les astres ») au fond des puits en plein jour[17], et que nous ne les voyons pas quand ce qui se trouve entre nous et elles est entièrement constitué d'air lumineux ? Enfin, comment se fait-il que, si nous posons deux corps sur l'axe du cône [visuel], à l'extrémité, l'un après l'autre, nous voyons celui qui est dans la lumière et nous ne voyons pas celui qui est dans l'ombre, et nous voyons le grand et nous ne voyons pas le petit, alors que la faculté visuelle[18] s'étend depuis l'œil jusqu'à l'extrémité de l'axe du cône, et que la sensation de ces deux [corps] est unique ? Tous ces problèmes (litt. « choses »), et d'autres encore qui viendront après, accompagnent nécessairement celui qui défend la doctrine de Galien.

٦. ثم إنّ /جالينوس أخذ في تفسير أسماء يستعملونها المهندسون في كلامهم في ك٢٥٨ المناظر بتطويل واستلذاذ منه لذلك. فمرّ في مراره يبيّن المنير وحصل في آخر كلامه هذا على قول تركنا لفظه لطوله وأخذنا معناه وهو أنّ مبصَراً، لو حال دونه ودون العين على طريقة سهم الصنوبرة حائلٌ، لمنع إبصاره على قدر الحائل وأنّ الأشياء المبصَرة إنّما تُبصر على خطوط مستقيمة، فظهر ما قلنا فيه بادياً من ميله إلى رأي المهندسين وتقصيره عن رأي الطبيعيين، وذلك أنّه أخذ يشرح ويقول في هذه المعاني ويستعملها أكثر مما تستحقّ، حتى أنّي ذكرت في هذا الموضع شيئاً كان يقوله من كان يقرأ معي كتب جالينوس. فإنّ هذا الرجل كان كثيراً ما يقول في أمثال هذه المواضع أنّ جالينوس قد أخذ يقتل الميت أي بيّن ما قد بان. فلما انتهى بعد كدّ وطول إلى أنّ الإبصار يكون على خطوط مستقيمة، لم يقل لِم يكون ذلك،

---

1 في[1]] من [ر] | أسماء] أشياء [ر] | يستعملونها] يستعملوها [ب،ك] | في[2]] من [ر] | في[3]] من [ر] **2** مراره] هذا [ر] | هذا على] ناقصة [ر] **3** لطوله] بطوله [م] ؛ ناقصة [ر] | معناه] معناه لطوله [ر] | وهو أنّ] مقرّر [ر] حال] جال [ر] | طريقة] الطريقة [ر] **4** الصنوبرة] الصنوبر [ب] | لمنع] تمنع [ر] | الحائل] ذلك الحائل [ر] تُبصر] يبصر [م] ؛ تتصوّر [ر] **5** بادياً] بديا [م،ب،ك،ر] | ميله] قوله [ر] **6** في] من [ر] | ويستعملها] ويشتغلها [ك] | أكثر] بأكثر [ر] | تستحقّ] يستحق [م] | أنّي] أنّي [م،ب،ك] **7** شيئاً] ما [ر] | من كان] إنسان [ر] **8** يقتل] أن يقتل [م،ب،ك] | يقتل الميت] يعقل الميت [م] ؛ يقبل المبت [ك] | أي بيّن] الجانبين [ب،ك] **9** ذلك] غير مقروءة [ر]

1–5 ثم...مستقيمة: جالينوس، كتاب في منافع الأعضاء، بارس ٢٨٥٣، ١٨٢ظ - ١٨٣و : أمرني ملك من الملائكة بشرحهما (يقصد عصبتي البصر) وأنا مبيّنُهُ إلى ما أمرني به مفسرٌ ذلك على الشرح والبيان بعد أن أتقدم فأسأل من ينظر في هذا الكتاب إن كان ممن نظر في الهندسة وسائر الآداب التعليمية وعنده علم الدائرة والصنوبرة والسهم وسائر ما أشبه ذلك أن يمهلنا ولا يرهقنا حتى نشرح معاني هذه الأشياء بأوجز ما يمكن لمن لا علم له بشيء من هذا إذ كان من يجهل ذلك أكثر ممن يعلمه أضعافاً كثيرة وكان في شرحه منفعة لمن يعلمه أيضاً من طريق أنه إذا نظر فيه كيف الوجه في تعليم الجهال بهذه الأشياء ومعانيها بإيضاح وأرى أن أصل بذلك الكلام في المناظر ليكون بلوغ الغرض الذي يقصد إليه بسرعة فتوهم أن البصر بعين واحدة يقع على دائرة والعين الأخرى مغمضة وإنما أعني بالدائرة شكل الأبعاد التي تأخذ إلى جميع النواحي سواء. (...) ثم توهم بعد هذا كله أنه يحاذي السهم الممدود في وسط الصنوبرة من الحدقة إلى وسط الدائرة حبة جاورس متعلقة في الهواء أو غيرها من الأجرام الصغار الشبيهة بها فهذه الحبة تستر وسط الدائرة وتمنع الحدقة من النظر إليه. وإذا فهمت هذا فقد يسهل عليك أن تفهم أن كل جرم يقع فيما بين البصر والشيء الذي يقع عليه البصر فإنه يستره ويمنع البصر من إدراكه حتى إذا رفع ذلك الساتر جملة أو نحي عن الوسط إلى ناحية أدرك البصر ما كان قد حال بينه وبينه وإذا تصورت هذا في نفسك وفهمته فينبغي لك عند فهمك إياه أن تنتج أنّ الشيء الذي ينظر إليه ينبغي ألّا يستره عن البصر شيء ولا يقطع اتصال الخط المستقيم الممدود من الحدقة إليه فيحول بينهما وإذا فهمت هذا أيضاً علمت علماً يقيناً أنّ قول أصحاب التعاليم أنّ الأشياء التي يقع عليها البصر إنما تبصر بخطوط مستقيمة حقاً يقيناً، فَسَمِّ هذه الخطوط المستقيمة مناظر وسمِّ الخيوط الدقاق الشبيهة بغزل العنكبوت الممتدة الحدقة إلى الخط المحيط بالدائرة بهذا الاسم أعني مناظر والواحدة منها منظر أو قل إنّ الخط المحيط بالدائرة يبصر بهذه المناظر.

6. Puis, Galien entreprit d'expliquer les noms qu'utilisent les géomètres dans leurs discussions sur l'optique, en s'y attardant et en prenant plaisir à [s'y attarder]. Tout au long de ce parcours, il explique ce qui est déjà clair, et à la fin de son exposé, il parvient à des conclusions (litt. « un propos ») dont nous laissons de côté la formulation littérale à cause de leur longueur, pour retenir seulement leur signification, à savoir que : si un obstacle s'interposait entre l'objet visible et l'œil, sur le trajet de l'axe du cône, la vision de [l'objet visible] serait empêchée à la mesure de l'obstacle, et que : les objets visibles se voient seulement en ligne droite. Ce que nous avons dit, à savoir qu'il inclinait vers l'opinion des géomètres et méconnaissait celle des physiciens apparaît ici avec évidence. En effet, il entreprend de définir et d'expliquer ces notions, et il les utilise plus qu'elles ne le méritent, au point que je répète au sujet de ce passage une remarque que faisait quelqu'un qui lisait avec moi les livres de Galien. Cet homme disait souvent, au sujet de passages semblables, que Galien entreprend de « tuer les morts », c'est-à-dire d'expliquer ce qui est déjà clair. Quand [Galien], après un long et difficile labeur, parvient au résultat que la vision procède selon des lignes droites, il ne dit pas pourquoi il en va ainsi. Or, cette

ولهذا المعنى كانت تكون الفائدة لو قالها، إلّا أنّه لم يقل فيها شيئاً. ولم يحصّل بطول كلامه هذا شيئاً، غير أنّ الإبصار يكون لِما حاذى العين مع تصلّف وتمدّح بعلم الهندسة شديد.

٧. وذكر ثلث مقدمات زعم أنّه يُحتاج إليها في إعطاء السبب في رؤية الشيء شيئين. إحداها أنّ كل شيء يرى مع شيء، والثانية أنّ الإبصار للشيء بالعينين كلتيهما يكون في الموضع المتوسّط للموضعين الّذين تكون فيهما كلّ واحدة منهما، والثالثة أنّها متى لم تكن الحدقتان جميعاً في سطح واحد، رؤي الشيء شيئين. فبيّن الأولى والثانية بالخطوط والثالثة فبالمِحْنة بأنْ تغمزَ وتزحمَ إحدى الحدقتين بإصبعك إلى فوق أو إلى أسفل وأنت تنظر إلى القمر أو مبصَر آخر، فإنك ستراه شيئين.

---

1 ولهذا] هذا [م،ب،ك] ؛ غير مقروءة [ر] | تكون] يكون [م] | شيئاً] شيء [م] | يحصّل] كلمة غير واصحة [ر] **2** شيئاً] ناقصة [ر] | حاذى] حاذا [م،ب،ك] | تصلّف] بصلب [ر] | وتمدّح] وسدرح [ر] | بعلم الهندسة] ناقصة [ر] **4** إحداها] أولها [م،ب،ك]؛ أحدها [ر] | مع] إلى [م،ب،ك،ر] | كلتيهما] كلاهما [م] **5** فيهما] فيه [م،ب،ك] | كلّ] لكل [ب،ك] | واحدة] واحد [م،ب،ك] | منهما] منها [ر] | أنّها] أنه [ب،ك] **5–6** أنّها... والثالثة] ناقصة [م] **6** الحدقتان] الحدقتين [ب،ك] | رؤي] راى [ب،ك] ؛ ري [ر] **7** فبالمِحْنة] بالمحنة [ر] وتزحمَ] تزاحم [ر] | فوق] كلمة غير واضحة [ر] | تنظر] انظر [م،ب،ك] **8** مبصَر] إلى مبصر [ر]

3–6 وذكر... شيئين: جالينوس، كتاب في منافع الأعضاء، بارس ٢٨٥٣، ١٨٣ظ : واعلم أولا أنّ كل واحد من الأشياء التي يقع عليها البصر ليس يبصر مفرداً وحده ولا بدَّ من أن يبصر كل واحد منها مع شيء آخر وذلك لأن المناظر التي تحيط به تقع في ممرها أحياناً على أجرام هي أبعد منه وأحياناً على أجرام هي أقرب منه وأبعد من التي ترى المبصر كأنه مضافاً إليها ومعها. والثانية مما ينبغي أن تعلمه أنّ الشيء الذي يبصر بالعين اليمنى وحدها كلما قرب فإنه يخيّل إلى المبصر كأنّه إلى الجانب الأيسر أميل وكلما بعد كأنه إلى الجانب الأيمن أميل والشيء الذي يبصر بالعين اليسرى وحدها كلما قرب فإنه يحيل إلى الجانب الأيسر أميل وكلما بعد ترى إلى الجانب الأيسر أميل والشيء الذي يبصر بالعينين كلتاهما فإنه يرى واسطاً فيما بينهما. والثالثة مما ينبغي أن تعلمه أنّه متى عرض لإحدى الحدقتين أن تزحم حتى تزول إلى فوق أو إلى أسفل أبصر الشيء الذي من كان يرى واحداً اثنين. وهذه أمور قد يعرفها من كان عنده معرفة بالتعاليم ولكن كان ينبغي لهم أن يطلقوا لنا أن نشرح كل واحد منها بإيجاز لمّا كان كثير من الناس ممن لا علم له بشيء منها.

explication aurait été utile, s'il l'avait fournie, mais il n'en dit rien. Au moyen de ce long exposé, il ne parvient à aucun [résultat], sinon que la vision voit ce qui se trouve devant l'œil, tout en vantant et en louant beaucoup [les mérites de] la géométrie[19].

7. [Galien] mentionne trois prémisses dont il prétend que l'on a besoin pour donner la cause qui fait qu'on voit une chose double. La première, c'est que toute chose se voit au côté d'autre chose. La seconde, c'est que, lorsque l'on voit quelque chose avec les deux yeux, on la voit à un endroit équidistant des deux endroits où se trouve chacun des deux [yeux]. La troisième, c'est que, lorsque les deux pupilles ne se trouvent pas sur le même plan, on voit la chose double. Il explique la première et la seconde [prémisse] à l'aide de lignes, et la troisième à l'aide de l'expérience qui consiste à ce que, lorsque tu presses et appuies sur l'une des paupières avec ton doigt, vers le haut ou vers le bas, et que tu regardes la lune ou un autre objet, tu la verras alors double.

5–10 Galien…double] *UP*, 10.12, III.818–819 K., trad. Daremberg (I.638–639).

٨. قال : وليس يمكن أن يُعرف السبب في رؤية الشيء شيئين ما لم يُعرف ما تقدّم، وذلك أنّه متى لم يكن سهما صنوبرتي البصر في سطح واحد، يُرى الشيء شيئين لأنّ السهم الأرفع جملةُ صنوبرتِهِ أرفع والسهم الأخفض جملة صنوبرته أخفض، فيتخيّلُ من ذلك - زَعَمَ - الشيء شيئين. وأنا أقول / إنّ هذه النتيجة مدلّسة سوفسطائية وإنّه لم يأتِ البتّة بالسبب م١٥٩و الفاعل الموجب لكون هذه النتيجة. والشكّ قائم بعينه وهو أن نقولَ : لِم، إذا كان إحدى الصنوبرتين أرفع والأخرى أخفض، رؤي الشيء شيئين، وهل الشيء إلّا واحدٌ وفي موضع واحدٍ ؟ وإذا قيل إنّه واحد وفي موضع واحد، قيل : فالواجب أن تدركه إحدى الصنوبرتين وهي التي تقابله على الحقيقة. وأما الأخرى، فكان يجب ألّا تدرك شيئاً بتّة لأنّها لا تمرّ إلى الموضع الذي فيه المبصَر، بل إلى أعلى وأسفل، حيث لا شيء من المبصَر. وليس يتخلّص ولا واحد ممّن يرى رأي المهندسين في هذا الباب من هذه المسألة لأنّ هذا الشكّ لا ينحلّ ولا يتّسق الكلام والجواب فيه، إلا لمَن قال إنّ الجسم يمتدّ عنه شبحه في جميع الجهات فيكون حينئذ أحد المدروكين هو الجسم على الحقيقة والآخر الشبح الممتدّ عنه في جهة العلو أو السفل. وفي هذا هدم أسّ هذا الرأي لأنّه إذا صحّ وتبيّن أمره أنّ الجسم يمتدّ عنه شبحٌ، لم يحتج أن يطلب للإبصار وجهاً غير تأدّي هذا الشبح في الهواء المنير على طريق الانطباع من سطح في سطح بلا زمان حتى يصل إلى القرني والجليدي على سبيل ما تصل الأشباح إلى

---

1 قال] ناقصة [ر] **2** سهما] سهم [م،ب،ك] | يُرى] رأى [م،ب،ك] **3** الأرفع] الأربع [ر] | صنوبرتِهِ] صنوبرية [م] | أرفع] أربع [ر] | جملة] ناقصة [ر] | صنوبرته] صنوبرية [م] | من] ناقصة [ر] **4** النتيجة] اللجيه [ر] وإنّه] ناقصة [ر] **5** نقولَ] يقول [م] | لِم] ناقصة [ر] | إحدى] أحد [ب،ر] **6** رؤي] رأى [م،ب،ك] | واحدٌ] واحدا [ر] **7** إحدى] ناقصة [ر] **8** ألّا] أن [ر] | تدرك] يدرك [م] | بتّة] به [ر] | لا] ناقصة [ر] | تمرّ] يمر [م] **9** المبصَر[1]] ناقصة [ر] | بل] يلي [ر] **10** رأي] أن [م، ر] ؛ إلى [ك] | المسألة] المسئلة [م،ب،ك] يتّسق] ينشق [م،ب،ك] **11** الكلام والجواب] الجواب [ر] **12** حينئذ] ح [م،ب] | أحد] أوجه [م،ب،ك] المدروكين] المدركين [م،ب،ك]؛ المذكورين [ر] | جهة] جه [ر] | العلو] القلب [ر] **13** أنّ] من أنّ [ر] **14** للإبصار] الانطار [ر] | هذا] ناقصة [ر] | المنير] المضيء [ر] **15** القرني] القرسن [ر]

1–4 قال... شيئين: جالينوس، كتاب في منافع الأعضاء، بارس ٢٨٥٣، ١٨٤ظ-١٨٥و : وكذاك الأمر الثالث الذي قدمته وهو أنك إذا أزلت إحدى العينين، إن اتفق أن تزول الحدقة إلى أسفل أبصر الذي ينظر إليه بها أخفض موضعاً، وإن اتفق أنْ تزول إلى فوق عرض خلاف ذلك. فقد يمكنك أن تمتحنه وتقف بالتجربة عليه، وأما السبب الذي له يعرض ذلك فلا سبيل لك إلى معرفته دون أن تعرف ما تقدم من القول، وذاك أنّه متى لم يكن سهم صنوبرتي البصر في بسط واحد مسطح فقد يجب لا محالة أن يرى الشيء الذي يقع عليه البصر بإحدى العينين أرفع وبالأخرى أخفض لأن الصنوبرة التي سهمها أرفع فجملتها أيضاً أرفع والصنوبرة التي يقع على الجرم الذي يرى من موضع أخفض فجميع مناظرها كل واحد منها ونظيره أخفض والصنوبرة التي تقع على ذلك الجرم من موضع أرفع فهي بخلاف ذلك. وإن كان ما يراه بالمناظر التي هي أرفع يتخيّله أرفع وما يراه بالمناظر التي هي أخفض يتخيّله أخفض، فبالواجب يعرض أن يكون أرفع الصنوبرتين يرى الشيء الذي يقع عليه البصر أرفع وأخفضهما يراه أخفض.

8. Il dit : On ne peut pas comprendre la cause qui fait qu'on voit une chose double tant qu'on n'a pas compris ce qui précède. En effet, quand les axes des deux cônes de la vision ne sont pas sur un seul plan, on voit la chose double, car le cône dont l'axe est le plus élevé est tout entier plus élevé, et le cône dont l'axe est le plus bas est tout entier plus bas. À cause de cela – prétend-il –, on s'imagine que la chose est double. Je réponds que cette conclusion est une supercherie sophistique, et que [Galien] ne donne pas du tout la cause qui conduit nécessairement à cette conclusion. Dès lors le doute demeure, et consiste à dire : pourquoi, si l'un des cônes est plus élevé et l'autre plus bas, voit-on la chose double ? La chose n'est-elle pas une et dans un seul lieu? Si on dit qu'elle est une et dans un seul lieu, on répond : alors, il est nécessaire que le premier des cônes l'appréhende, c'est-à-dire celui qui est véritablement situé en face d'elle. Nécessairement, l'autre [cône] en revanche n'appréhende rien du tout, car il n'est pas en contact avec le lieu où se trouve l'objet visible, mais avec un lieu situé soit plus haut soit plus bas, où rien de l'objet visible ne se trouve. Or, aucun de ceux qui partagent l'opinion des géomètres ne peut, en ce chapitre, s'extirper de cette question, car ce doute ne peut être résolu et recevoir une explication et une réponse appropriées que pour celui qui soutient que le simulacre du corps émane de lui dans toutes les directions. Par conséquent, le premier des [simulacres] perçus correspond au corps en vérité, tandis que l'autre correspond au simulacre qui émane de l'objet en direction du haut ou du bas. Cette [explication] détruit les bases de cette doctrine (i.e. celle de Galien). En effet, si sa doctrine (i.e. celle de celui qui soutient la doctrine des simulacres) est validée et est apparue clairement, à savoir qu'un simulacre émane du corps, alors il n'est plus besoin de réclamer que la vision procède autrement que parce que ce simulacre est transmis dans l'air lumineux, à la manière d'une impression, plan par plan et instantanément, jusqu'à ce qu'il arrive à la cornée et au cristallin, à la façon dont les simulacres arrivent dans les miroirs. Afin que cela soit plus clair,

1–6 Il…double] *UP*, 10.12, III.824–825 K., trad. Daremberg (I.642–643).

المرايا. ولكيما يكون هذا الكلام أبين فإنّا نتوهّم الصنوبرة - كما وصفها - ضوء شعاع شمس يدخل من كوّتين، إحداهما أعلى من الأخرى، فمعلوم أنّهما لا يلتقيان بموضع واحد بعينه. ولأنّ المبصَر في موضع واحد، يجب أن تكون إحدى الصنوبرتين لا تلقاه، فما الذي أحسّ إذن في المكان الثاني إن لم يكن شبحاً ؟

٩. وأقول أيضاً إنّ ثقبي العينين أَوْلى بأن يكونا مبدأً لسهمي الصنوبرتين من موضع إلتقاء العصبتين. وذلك أنّا، إذا دفعنا إحدى العينين بالإصبع أدنى دفع إلى فوق أو إلى أسفل، رأينا ب | ٢٣٦و الشيء شيئين وخاصةً ما بَعُد عنّا كالقمر والكواكب. وليس يمكن أن يزول ويعوج موضع التقاء هاتين العصبتين بأدنى غمز يغمز على إحدى العينين، إذ اتصالهما داخل القحف وقد صار غشاؤهما طبقتين وصارتا في أنفسهما شظايا أرقّ من غزل العنكبوت واتصلتا بالجليدي. وأيضاً فإنّ مبدأ خروج الشعاع يحتاج أن يجري في تجويفٍ، وقد فسد تجويف هاتين العصبتين وتزيّحهما قبل الاتصال بالجليدية بأن صارتا شظايا على غاية الدقّة. وإذا كان ذلك كذلك، فإنّما كان ينبغي أن يتحفّظ في الخلقة بأن يكون مركز ثقبي العينين في سطح واحد فقط لئلا تعرض رؤية الشيء شيئين، فيبطل الاعتلال بأنّ اتصال العصبتين من أجل ذلك. ولكيما يكون هذا الكلام أبين فإنّا نتوهّم سراجين موضوعين <في سطحين> خلف حائط بيت ما، أحدهما أعلى من الآخر ونتوهّم في الحائط كوتين مركزيهما في سطح واحد : فلنرى أنّ شعاع السراجين يقعان في البيت في سطح واحد ولا يصيران في سطحين، من أجل / أنّ وضع م١٥٩ظ السراجين في سطحين.

---

1 ولكيما] ولكن [م،ب،ك] ؛ وليكون [ر] | يكون] يكون [ر] | أبين] أن [ر] | فإنّا] ناقصة [م،ب،ك] | نتوهّم] توهم [م،ب،ك] | وصفها] وصفتها [ر] | ضوء] هو [م،ب،ك] **2** إحداهما] أحدهما [م] | يلتقيان] هامش : يلتقيان، بدل كلمة غير مقروءة [ك] ؛ يلفيان [ر] | بموضع واحد] موضعا واحدا [ر] **3** تلقاه] يلتقاه [م،ب،ك] **4** شبحاً] شبح [م،ب،ك] **5** أيضاً] ناقصة [ر] | ثقبي] ثقبتي [ر] | لسهمي] السهم [ر] **6** العصبتين] العصبين [م] | وذلك] فذلك [ر] | إذا دفعنا] ادفعنا [ر] | إحدى] ناقصة [م،ب،ك] | العينين] العين [م،ب،ك] | أدنى] أولى [م] | أو] و [ر] **7** كالقمر والكواكب] كالكواكب والقمر [م] | ويعوج] أو يعوج [ر] **8** العصبتين] العضوس [ر] | يغمز] يقع [ر] | إحدى] ناقصة [ر] | اتصالهما] أقصاهما [ر] | صار] صا [م] **9** غشاؤهما] غشائهما [م،ب،ك،ر] | وصارتا] وصارت [م،ب،ك،ر] | في أنفسهما] في أنفسها [م،ب،ك] ؛ هي نفسها [ر] | واتصلتا] واتصلت [م،ب،ك،ر] **10** في] من [ر] | العصبتين] ناقصة [م،ب،ك] **11** بأن صارتا] صارت [م،ب،ك،ر] | ذلك] ناقصة [م،ب،ك] **12** كان] كا [ر] | في الخلقة] بالخلقة [ر] | ثقبي] ثقبتي [ر] | العينين] العنبي [م،ب،ك] في[2]] من [ر] | سطح] موضع [م،ب،ك] | لئلا] لكي لا [ر] **13** فيبطل] وبطل [م] | ولكيما] لكي [ر] **14** الكلام] ناقصة [ر] | فإنّا] ناقصة [ر] **15** ونتوهّم] فنوهم [م،ب،ك] | في[2]] من [ر] | فلنرى] ولا يرى [م،ب،ك]؛ فالا ترى [ر] **16** يقعان] يقعا [م،ب،ك]

1–4 ولكيما...شبحاً : جالينوس، كتاب في منافع الأعضاء، بارس ٢٨٥٣، ١٨٨و.

imaginons le cône – en suivant la description que [Galien] en fait – comme la lumière de rayons de soleil qui pénètre à travers deux orifices, le premier plus haut que l'autre. Ainsi, il est connu que les deux [rayons] ne se rencontrent pas dans un lieu unique déterminé. Or, comme l'objet visible se trouve dans un lieu unique, il est nécessaire que l'un des deux cônes n'entre pas en contact avec lui. Dès lors, qu'est-ce qui est perçu au second endroit, si ce n'est un simulacre ?

9. J'ajoute : il serait plus conforme à la raison que les deux pupilles soient l'origine des deux axes des deux cônes, plutôt que le point de contact des deux nerfs [optiques]. En effet, si nous exerçons avec notre doigt une faible pression sur un œil, en direction du haut ou du bas, nous voyons la chose double, en particulier ce qui est loin de nous, comme la lune et les étoiles. Or, il n'est pas possible que le point de contact entre les deux nerfs s'efface ou subisse une distorsion sous l'effet d'un faible plissement de l'un des yeux, puisque ces [nerfs] se trouvent en contact à l'intérieur de l'encéphale. De plus, leur membrane est composée de deux couches, et ils sont en eux-mêmes des membrures plus fines qu'une toile d'araignée, lorsqu'ils parviennent au cristallin. [Cela[20] serait plus conforme à la raison] aussi parce que la source d'où sortent les rayons doit s'écouler dans une cavité. Or, la cavité et l'écartement de ces deux nerfs ont déjà disparu lorsqu'ils atteignent le cristallin : en effet, ils sont alors devenus des membrures extrêmement fines. S'il en est ainsi, alors il fallait seulement, lors de la création, veiller à ce que le centre des pupilles se trouve sur un seul plan, afin de ne pas voir double. Dès lors, l'allégation selon laquelle le point de contact des nerfs existe pour cette raison (i.e. éviter de voir double) s'écroule. Afin que cela soit plus clair, imaginons deux lampes posées à deux endroits sur deux plans derrière le mur d'une maison, la première plus haute que l'autre, et imaginons sur le mur deux orifices dont les centres respectifs se situent sur un même plan : certainement, on voit que les rayons des deux lampes pénètrent dans la maison sur un seul plan, et ne passent pas sur deux plans, en raison du fait que les lampes se situent sur deux plans[21].

١٠. ثم أخذ يصف منفعة تفرطُح شكل الجليدية بالخطوط فأطال فيما كان يكفيه أن يقول إنّ الخطّ المستقيم لا يلقى حدبة دائرة إلّا على نقطة، ولمّا احتيج أن تكون الجليدية تلقى من المحسوس أكثر ما يمكن، أحتيج ألّا تكون الجليدية كرية، ولمّا كان المستدير أبعد من الآفات، احتيج أن تكون مدوّرة، فجُمِعَ لها ذلك جميعاً بأن جُعلت في شكل العدسة وجُعل التفرطُح منها بحذاء العنبيّ ليصل إليه المحسوس. وليس تخفى مناقضة هذا الكلام لرأيه، إذ كان يدعو إلى صحّة شيء يأتي الجليدية فيؤثر فيها ليحسّ الحاسّ الأوّل بذلك. وهل مَثل الجليدية إلا كمثل المرآة ؟ ومن أجل هذا المعنى لم يتّخذ الناس المرايا كرية بل مسطحة، إذ كان الكري يُري الوجه أصغر كثيراً، كما أنّ المقعر يُري الوجه أعظم والمسطح يُريه على حاله التي هو عليها.

<فصل ٩>

١. مناقضة جالينوس في أمر المنيّ وفي نمو البيضة اليسرى واليمنى. وقال جالينوس في الرابعة عشرة: «إنّما تنمو البيضة اليسرى قبل اليمنى لضعف خلقةٍ في اليمنى». قال: «ونموها قبل اليمنى يدلّ على أنّ الحيوان يولّد الإناث». ولو كان هذا هكذا، لَكان إنّما يولّد الناس

1 تفرطُح] نفرطح [ر] | بالخطوط] ناقصة [ر] **2** يلقى] يلقا [م] ؛ يكفي [ر] | حدبة] فوق السطر [م] ؛ حديه [ر] تكون] يكون [م] **3** ألّا] أن [م] ؛ إلى أن [ب،ك] | كرية] إكرية [ر] **4** تكون] يكون [م] | ذلك] ذانك [ر] **5** التفرطُح] التصفح [ر] | العنبيّ] ثقب العين [ر] | إليه] إليها [ر] **6** الجليدية] الجليدية هاهنا [ر] **6–7** فيؤثر... الجليدية] ناقصة [ر] **6** فيها] فيه [م،ب،ك] **7** أجل] ناقصة [م،ب،ك] | كرية] أكرية [ر] | بل] إلا [م،ب،ك] **8** مسطحة] سطحية [ر] | الكري] الأكري [ر] | الوجه[2]] ناقصة [م،ب،ك] | أعظم] عظيما [ر] **9** يُريه] يريه [م،ب،ك،ر] | حاله] حالته [ر] **11** مناقضة...وقال] ناقصة [ب،ك،ر] | في[1]...جالينوس[2]] ناقصة [ب،ك،ر] وقال] يقول [ر] **12** عشرة] عشر [م،ب،ك،ر] | تنمو] تنتؤ [ر] | ونموها] ونتوءها [ر]

11–12 وقال...اليمنى[2]: جالينوس، كتاب في منافع الأعضاء، بارس ٢٨٥٣، ٢٤١و. **12–13** قال...الإناث: جالينوس، كتاب في منافع الأعضاء، بارس ٢٨٥٣، ٢٥١و : فإذا كان هذا قد بيّن وقد كان تقدّم الاتفاق على أنّ الذكر أحرّ من الأنثى، فليس بالمنكر أن تكون الأعضاء التي من الجانب الأيمن تولد ذكورة والأعضاء التي من الجانب الأيسر تولد إناثاً ولذلك قال بقراط حيث يقول إذا صار الفتى في حد النتو فتفطّن وانظر في بيضته أيها تنتو أولاً وتظهر إلى خارج فإن كانت اليمنى فإنه يولد ذكورة وإن كانت اليسرى فإنه يولد إناثاً.

10. Puis, [Galien] entreprend d'expliquer pourquoi il est utile que le cristallin soit aplati à l'aide des lignes, et il s'attarde là-dessus, alors qu'il lui suffisait de dire que la ligne droite ne rencontre la courbure d'un cercle qu'en un seul point. Or, comme on a besoin que le cristallin entre en contact avec la plus grande partie possible de l'objet perçu, on a besoin qu'il ne soit pas sphérique, et comme ce qui est circulaire est mieux à l'abri des lésions, on a [aussi] besoin qu'il soit circulaire. Par conséquent, ces deux [formes] ont été réunies chez lui, en ce qu'il a été fait en forme de lentille, et en ce que sa partie aplatie a été faite en face de l'uvée afin que le perçu parvienne [à l'uvée]. La contradiction entre cette [explication] et sa doctrine [de la vision] ne saurait échapper, puisque cette [explication] invite à penser qu'il est vrai que quelque chose parvient au cristallin et produit une action sur lui, si bien que le sens premier éprouve cette sensation. Dès lors, à quoi ressemble le cristallin, sinon au miroir ? À cause de cette notion (i.e. les lois de la réfraction), les gens n'utilisent pas des miroirs sphériques mais plats, puisque ce qui est sphérique fait voir le visage beaucoup plus petit [qu'il ne l'est en réalité], de même que ce qui est concave fait voir le visage beaucoup plus grand [qu'il ne l'est en réalité], tandis que ce qui est plat fait voir [le visage] dans l'état dans lequel il se trouve.

⟨Section 9⟩

1. *Réfutation de Galien au sujet du sperme et de la croissance du testicule droit et du testicule gauche.* Galien dit dans le quatorzième livre : « Le testicule gauche se développe avant le [testicule] droit seulement en cas de faiblesse congénitale dans le [testicule] droit ». Il poursuit : « Lorsque le [testicule gauche] se développe avant le droit, c'est un signe que l'animal engendrera des femelles ». Or, si c'était le cas, les hommes engendreraient seulement rarement des filles, car il arrive seulement rarement et le moins souvent, que la disposition naturelle

1–2 Puis...lignes] *UP*, 10.15, III.839 K., trad. Daremberg (I.650). **21–24** Galien...femelles] *UP*, 14.7, IV.174 K., trad. Daremberg (II.109–110).

الإناث في الندرة، لأنّ الضعف في طبع العضو إنّما يقع في الخلقة في الندرة والأقلّ، لا معتدلاً متكافئاً، والبيضة اليمنى يجب أن يقع ضعفها في الأقلّ، ولذلك يجب أن يكون نمو اليسرى قبلها في أقلّ الأمر أي في الندرة ويجب عن ذلك أن يكون تولّد البنات في الندرة وفي أقلّ الأمر. وذهب في هذا الموضع يحقّق أنّ سبب كون الذكر والأنثى إنّما هو غلبةُ الحرّ والبرد. ولو كان كذلك، لم نجد أبداً امرأةً أسخن مزاجاً من رجل.

٢. وقال: «سبب تولّد المنيّ إنّما هو بياض صفاقات أوعية المنيّ فيُحِيل الدمَ لذلك إلى البياض». قال جالينوس: «فإن قال قائل: فما بال سائر صفاقات العروق وهي بيض لا تحيل الدم إلى البياض؟، قيل له: لأنّ ليس لهذه استدارات ولفائف يطول مكثُ الدم فيها. ولو كان يطول مكثه في شيء من العروق ولا يجري ويخرج منها سريعاً، لكان سيوجد في موضع آخر رطوبة مثل المنيّ». وأنا أقول إنّ المنيّ قد يتولّد في يوم أو يومين، فإنّا نرى من قد استفرغه حتى يصعب عليه الإنزال ولا يخرج منه شيء من المنيّ أو يكون قليلاً جداً، يمسك عن الجماع يوماً أو يومين فيخرج منه بعد ذلك منيّ غزير كثير، ونجد الدم يبقى في جوف العروق أشهراً / لا يخرج منها ولا يتولّد في العروق منيّ ولا يستحيل إلى البياض. فإن قال قائل إنّ ك٢٥٩
الدم يتحرّك في تجويف العروق من مكان إلى مكان، قيل له: وما في ذلك يمنع الاستحالة، إذ كانت طبيعة هذه الأماكن متشابهة؟ ولو كان هذا يمنع الاستحالة، لكان لا يسخن من الشمس إلا مَن قام فيها في مكان واحد ولا يشتوي بالنار ما قُلّب فيها تقلّباً دائماً. فليستْ

1 الإناث] البنات [ر] | الضعف] الضعيف [ر] | طبع] طباع [ر] | في الخلقة] ناقصة [ر] | في[4]] من [ر]
2 متكافئاً] فئا [ر] | ولذلك] وكذلك [ر] | يكون] ناقصة [ر] | نمو] توالي [ر] **3** أقلّ] أول [ر] | وفي] في [ر]
4 وذهب] وذهب جالينوس [ر] | الذكر] الذكور [ر] | والأنثى] والإناث [ر] | غلبةُ] عليه [ب،ك] ؛ علته [ر]
5 نجد] توجد [ر] | أبداً] ناقصة [م،ب،ك] | رجل] الرجل [ر] **6** وقال] يقول جالينوس إن [ر] | صفاقات] صفاق [ر] | فيُحِيل] فيحيل [م،ب،ك] ؛ فحيل [ر] | لذلك] ناقصة [ر] **7** قال[1]...] ناقصة [ر] | سائر] ناقصة [ر]
صفاقات العروق] صفاق الفروق [ر] | تحيل] يحيل [م] **8** إلى البياض] ناقصة [ر] | لأنّ] لأنه [ر] | لهذه] لها [ر]
9 شيء] ناقصة [ر] | منها] عنها [ر] **10** أو يومين] أو في يومين [ب]؛ ويومين [ر] **11** يصعب] ناقصة [ر]
عليه] عنه [ر] | قليلاً] قليل [ب،ك] | يمسك] ليمسك [ك] **12** منيّ] شيء [م] | غزير كثير] كثير غزير [ر]
ونجد] ونجد م [ر] | يبقى] ناقصة [ر] **13** منها] عنها [م،ب،ك]؛ عنه [ر] | ولا[1]] ولا ولا [ر] | منيّ] شيء [م،ب،ك] **14** يمنع] مما يمنع [ر] **15** هذه] هذا [ر] | الأماكن] الأماكان [ر] | يمنع] ليمنع [ك،ر] | يسخن] يشحب [ر] **16** قام] أقام [ر] | يشتوي] يستوى [م،ب،ك] | بالنار] فيها [ر] | بالنار...قُلّب] ناقصة [ر] | تقلّباً] تقليبا [ر] | دائماً] ذاتيا [م]؛ دائبا [ب،ك]

6–10 وقال...المنيّ[1]: جالينوس، كتاب في منافع الأعضاء، بارس ٢٨٥٣، ٢٥٣ظ.

(litt. « la nature ») du membre soit frappée d'une faiblesse congénitale, et non de manière égale et équivalente [aux chances que la disposition soit normale]. Pour cette raison, le testicule droit est nécessairement rarement frappé de faiblesse. Par conséquent, il s'ensuit nécessairement que le [testicule] gauche se développe avant [le droit] dans une moindre mesure, autrement dit rarement. De cela, il suit nécessairement que les filles seraient engendrées rarement, et dans une moindre mesure. Dans ce passage, il en vient à affirmer que la cause de [la génération] du mâle et de la femelle est seulement la prédominance [respective] du chaud et du froid. Or, si c'était le cas, on ne saurait trouver une seule femme dont le tempérament soit plus chaud que [celui d'un] homme[22].

2. Il dit : « La cause de la génération du sperme [comme blanc][23] est seulement la blancheur des tissus des vésicules [où est généré] le sperme. Ainsi, [ces tissus] rendent le sang blanc à cause de cela (i.e. cette blancheur) ». Galien poursuit : « Si quelqu'un objectait : 'Comment se fait-il, dès lors, que le reste des tuniques des veines, alors qu'elles sont blanches, ne rendent pas le sang blanc ?', on lui répondrait : c'est parce que ces [tuniques] ne possèdent des plis et des spirales, qui allongent le séjour du sang en elles. Si [le sang] séjournait plus longtemps dans l'une des veines, au lieu de circuler et de sortir d'elle rapidement, on trouverait dans un autre endroit [que les vaisseaux spermatiques] une [matière] humide semblable au sperme ». Je réponds que le sperme peut être produit en un jour ou deux. En effet, on constate qu'un homme qui l'a évacué (i.e. le sperme) au point qu'il soit difficile pour lui d'éjaculer et qu'il n'émette plus aucune [goutte] de sperme, ou très peu, et qui s'abstient de tout rapport sexuel pendant un jour ou deux, une fois cette période passée, émettra une quantité abondante de sperme. De plus, nous constatons que le sang demeure des mois durant dans la partie creuse des veines sans en sortir. Or, du sperme n'est pas produit dans les veines et [le sang] ne devient pas blanc. Si on objectait que le sang est en mouvement dans les parties creuses des veines, passant d'un endroit à l'autre, je répondrais : qu'est-ce qui, là-dedans, empêche sa transformation, puisque tous ces endroits partagent une nature similaire ? Et si cela (i.e. le mouvement) empêchait la transformation, alors seule une personne qui se tiendrait au même endroit serait réchauffée par le soleil, et ce qu'on retourne en permanence sur le feu ne grillerait pas. Dès lors, la cause n'est pas celle qu'il a

11–20 Il…sperme[1]] *UP*, 14.10, IV.185 K., trad. Daremberg (II.115–116).

العلّة إذن ما جاء بها ولكن السبب المولّد للمنيّ الغدد المحتوية على / الدم الذي في م١٦٠و صفاقات أوعية المنيّ التي طبيعتها طبيعة المنيّ كالحال في الثدي والكبد. وهذا ما أشكّ في أنّه سهوٌ منه لا قصدٌ فإنّا منه تعلّمنا هذا وقد ذكره في غير موضع.

<فصل ١٠>

١. وقال جالينوس في السابعة عشرة أقوالاً يروم أن يُثبت بها أنّ الشمس والكواكب أحياءٌ ناطقةٌ لا تقاربُ البرهان ولا تلازمه بتّةً. وهذا أيضاً ممّا ينبغي أن يُظنّ به أنّه قاله لمساعدة أهل زمانه.

٢. وقال في منافع الأعضاء أشياء كثيرة لم يجب أن ندقّق عليه فيها الحساب إشفاقاً من طول الكتاب.

<فصل ١١>

١. مناقضته في آرائه في مبدأ الحسّ والحركة. كتابه في آراء بقراط وأفلاطن : فأما في كتابه هذا فإنّه لمّا بيّن أنّ مبدأ العصب من الدماغ، ضمّ إلى هذه المقدمة مقدّمةً أخرى وهي القائلة : «حيث مبدأ العصب فهناك مبدأ الحسّ والحركة الإرادية وقوى النفس المدبّرة»، فنتج له أنّ مبدأ ذلك أجمع من الدماغ. وقد أقرّ في المقالة الثانية أنّ المقدّمة الثانية لا تصحّ دون

---

1 الغدد] القدد [ر] | المحتوية] المحتوي [م] **2** التي] الذي [م] | طبيعتها] ناقصة [م،ب،ك] | في[1]] من [ر] **2–3** في أنّه] ناقصة [ر] **3** سهوٌ] سهوا [ر] | قصدٌ] قصدا [ر] | فإنّا] منه فإنا [ر] **5** وقال جالينوس] جالينوس قال [ر] | عشرة] عشر [م،ب،ك] | بها] لها [م،ب،ك] **5–6** أحياءٌ ناطقةٌ] أجساما طبعه [م] **6** تقاربُ] يقارب [م] | تلازمه] يلازمه [م] | يُظنّ] ينظر[ر] | أهل] لأهل [ر] **8** ندقّق] يوقف [ر] **11** في[1]...كتابه] ناقصة [ب،ك،ر] | فأما] أما [ر] | في[4]] ناقصة [م،ب،ك] **12** فإنّه] إنه [ر] | من] إلى [ر] **13** والحركة] والحركة والحركة [ر] **14** له] ناقصة [م] | أقرّ] لغز [ر] | الثانية[2]] الثالثة [ر] | تصحّ] يصحّ [م]

5–6 وقال...بتّةً: جالينوس، كتاب في منافع الأعضاء، بارس ٢٨٥٣،٢٨٤ظ.

dite, mais la cause productrice du sperme consiste dans les glandes qui contiennent le sang se trouvant dans les tissus des vésicules spermatiques, et dont la nature[24] est la même que celle du sperme, comme ce qui se passe dans le cas de la poitrine ou du foie. Je ne doute pas que cette [erreur] est à mettre au compte de son inattention, et est involontaire, car c'est de lui que nous avons appris cela, et il le rappelle dans un autre passage.

⟨Section 10⟩

1. Dans le dix-septième livre, Galien avance des arguments grâce auxquels il espère établir que le soleil et les astres sont des vivants rationnels, et [ces arguments] sont loin d'approcher une démonstration, et n'en relèvent pas du tout nécessairement non plus. Ce [passage] fait également partie des propos pour lesquels il faut suspecter que Galien les a tenus pour [afficher] son soutien à ses contemporains.

2. Dans le traité *Sur l'utilité des parties*, il dit beaucoup de choses au sujet desquels on ne peut pas lui demander précisément des comptes, sous peine de rendre ce livre trop long.

⟨Section 11⟩

1. Réfutation de [Galien] au sujet de la source de la sensation et du mouvement[25]. À propos de son traité *Sur les doctrines d'Hippocrate et de Platon*. Dans ce traité, lorsqu'il montre que la source des nerfs se trouve dans le cerveau, il joint à cette prémisse une autre prémisse, à savoir : « Là où se trouve la source des nerfs, c'est à cet endroit que se trouve la source de la sensation et du mouvement volontaire, et les facultés de l'âme gouvernante ». Dès lors, il en résulte pour lui que la source de toutes ces [facultés] se trouve dans le cerveau[26]. Or, au second livre[27], il établit que la seconde prémisse n'est pas vérifiée tant qu'il n'est pas

8–9 Dans…rationnels] *UP*, 17, IV.358–359 K., trad. Daremberg (II. 207).

أن يُبيِّن أنّه ليس بالدماغ حاجة في هذه الأفعال إلى القلب، إذ كان هو العضو الذي تنازع فيه.

٢. ثم قال في تبيين ذلك إنّه، إن كُشِفَ عن القلب وضُبِطَ بالكليتين وعُصِرَ، لم ينِل الحيوان آفة في حسّه ولا في حركته، لا بل لو أخرج القلب عن الجسد جملةً، لبقي الحيوان بحاله في الحسّ والحركة مُدّةً ما إلى أن يجحف به خروج الدم فيموت. قال : «فأما القوم الذين ظنّوا أنّه يعرض للحيوان من شدّ هذه العروق الضوارب - يعني المعروفة بالمُسبِتة - سباتٌ فينبغي أن يُعلم أنّهم قد غلطوا وكذبوا أيضاً. أما غلطهم ففي شدّهم مع شدّ هذه الشرايين العصبَ الدقيقَ الذي يُعرف بالراجع إلى فوق ، وأما كذبهم فقولهم أنّه يعرض للحيوان عند ب٢٣٦ظ هذه الحال سبات وليس يعرض له سبات بل إنّما يعرض له عدم الصوت». قال : «ولو كان يعرض له عند شدّ هذين الشريانين أو قطعهما سبات، لقد كان الأمر على ما قاله القوم من أنّ الدماغ، وإن كان منه منبت العصب، فإنّ الباعث إليه بقوة الحسّ والحركة هو القلب». هذا مغزى كلام جالينوس ومعانيه، اختصرناه كيلا يطول.

٣. وأنا أقول إنّ هذا الشكّ قائم بعينه ما لم يُبيِّن السبب في العارض الذي يعرض عند الغمز والضبط على هذين الشريانين وهما العرقان النابضان الموضوعان عن جنبتي قصبة الرئة. فإنّه يعرض من الغمز على هذين العرقين حالة شبيهة بالصرع أولاً ثم بالسكتة وربما لم ينحلّ ولم يراجع الإنسان منه إذا أطيل إمساكه والضبط عليه. وحدثني بعض من يتّجر إلى الهند بأنّ ملوك الهند يأمرون بقتل الناس على هذا السبيل. وكيف صار يحدث عن القلب أصعب الغشي وأشدّه من العوارض العارضة فيه ويكون في حالة أخرى قد أُخرج عن البدن / البتّة، ولم م١٦٠ظ يَحدث غشيٌ ولا سوءٌ في فقد الحسّ والحركة الإرادية ؟ وما السبب في الحيوان الذي تشدخ

---

3 إن] إذا [ر] | ينِل] ينال [م،ب،ك] 4 لا] ناقصة [ر] 5 في] من [ر] | والحركة] وفي الحركة [ر] | قال] ناقصة [ر] | فأما] وأما [ر] 6 الضوارب] ناقصة [ر] 7 شدّ] ناقصة [ر] 8 الدقيقَ] الراجع [ر] 9 الحال] الحالة [ر] له[1]] لهم [م،ب،ك] | له[2]] لهم [م] 10 عند] عن [م،ب،ك] | هذين] هذه [ر] | الشريانين] الشرايين [م،ب،ك،ر] | قطعهما] قطعها [م،ر] | لقد كان] لكان [م] | من] ناقصة [ر] 11 منه] ناقصة [ر] | فإنّ] وإنّ [ر] | إليه] له [ر] 12 مغزى] معنى [م،ب،ك] | كلام] ناقصة [ر] 13 لم] ناقصة [ر] | السبب] هامش تصحيحاً كلمة غير مقروءة [م] ؛ ناقصة [ب] | الذي يعرض] ناقصة [ب] 14 هذين الشريانين] هذه الشرايين [ر] | جنبتي] جنبتي [ر] 15 حالة] ناقصة [ر] | شبيهة] شبيه [ر] 16 يراجع] يتراجع [ر] | بأنّ] أنّ [ر] 17 بقتل] بنقل [ر] | هذا] هذه [ر] 18 من...فيه] ناقصة [ر] | ولم] فلم [ر] 19 سوءٌ] سو [م،ب] ؛ سوء [ك] ؛ سوا [ر]

démontré que le cerveau n'a pas besoin du cœur pour réaliser ces actions[28], puisque celui-ci est l'organe qui est mis en concurrence avec celui-là.

2. Ensuite, lorsqu'il établit cela[29] clairement, il dit : « Si l'on expose le cœur et que l'on appuie et presse sur ses ventricules[30], l'animal ne souffre d'aucune affection quant à sa sensation et à son mouvement. Et même, si l'on extrayait entièrement le cœur de son corps, l'animal demeurerait dans le même état pour ce qui concerne ses sensations et son mouvement volontaire pendant quelque temps, jusqu'à ce que l'écoulement de sang ne le détruise et qu'il meure ». Puis il dit : « Ceux qui supposent que l'animal, si on ligature ces artères, je veux dire celles qui sont connues [sous le nom] de "carotides"[31], est frappé de stupeur, doivent apprendre qu'ils se sont trompés et ont menti. Ils se sont trompés en ligaturant aussi, en même temps que ces artères, le nerf fin connu [sous le nom] d'"ascendant". Ils ont menti, en disant que l'animal dans cet état est frappé de stupeur, car il n'est pas frappé de stupeur mais il est seulement frappé de perte de voix ». Il dit : « Si, lorsqu'on ligaturait ces deux artères, ou qu'on les sectionnait, il était frappé de stupeur, alors serait confirmée la théorie de ceux qui disent, à propos du cerveau : même s'il est bien l'origine des nerfs, c'est le cœur qui lui transmet la faculté de sensation et de mouvement ». Voici le sens ce que dit Galien et les notions [qu'il aborde]. Nous avons résumé [ce qu'il dit] afin que ce ne soit pas trop long.

3. Pour ma part, je dis : ce doute persiste à l'identique tant que n'est pas expliquée la cause de la condition qui frappe [l'animal] lorsqu'on appuie et qu'on exerce une pression sur ces deux artères, qui sont les deux veines pulsatiles situées des deux côtés de la trachée. En effet, il advient à cause du fait qu'on appuie sur ces deux artères un état semblable à l'épilepsie d'abord, puis à l'apoplexie, et cet état ne trouve parfois pas d'issue, ni l'homme ne revient à son état initial, si on continue de le tenir et d'exercer une pression sur elles. Une personne qui fait du commerce avec l'Inde, m'a dit que les rois des Indes ordonnaient d'exécuter les gens de cette manière. Or, comment pourrait-il procéder du cœur un évanouissement plus profond et plus grave que les conditions qui le frappent alors qu'il se trouve dans un autre état, quand on l'a extrait complètement du corps, et qu'il ne s'ensuit ni évanouissement, ni trouble de la sensation et du mouvement volontaire[32] ? Quelle est la cause [qui fait] que l'animal qui a

3–8 il dit…meure] *PHP*, 2.4.42-46, 126 De Lacy. **8–15** Puis…voix] *PHP*, 2.6.7, 148 De Lacy.

أو تقطع رؤوسها فيحسّ ويتحرّك بعد ذلك مدّة طويلة، كذلك الحال في الزنبور والنحل والنمل والجراد ؟ وأقول إنّ رأي جالينوس هذا صحيح حقّ وإنّ هذه الشكوك تنحلّ عنه، غير أنّه لم يذكر ما يحلّها وتجاوز عادته في الولوع بتقوية البيان وتكريره فيها.

٤. وكذلك فعل في تبيينه أنّ مبدأ العصب من الدماغ، فإنّه لم يأت بالسبب المحقّق لذلك في هذا الكتاب في موضع واحد بل إنّما كان ردّه على مَن يخالفه وتبيينه صحّةَ رأيه في المقالات المتقدّمة بكلام لا يجب منه ما قصده ضرورة، نحو قوله أنّه يوجد العصب متصلاً بجميع الأعضاء كما يوجد متصلاً بالقلب، فما الذي جعل القلب إذن أَوْلى بأن يكونَ مبدأ العصب من غيره ؟ وقوله أنّ الذي يجيء من الدماغ إلى القلب عصبة صغيرة جداً، وقوله أنّ هذه العصبة إنّما تتّصل بغلاف القلب فقط. فلمّا أمعن في الكتاب وجاء إلى السادسة، قال في تبيينه أنّ الكبد مبدأ العروق أقوالاً يمكن أن تنقل إلى العصب فيصحّ منها أنّ الدماغ مبدأ لها.

٥. وعلى أنّه قد كان يمكنه أن يكتسب هذه المقدّمات من طريقين، أخذها من الأضعف والأشبه بما لا يستقرى وتَرَكَ اكتسابها من الأقوى والأشبه بأن يكون مأخوذاً من طبيعة الشيء، والطريق الذي منه أخذ ما أخذ، من ذلك قوله إنّ الأصول أبداً أغلظ من الفروع، وإذا نظرت في العروق، لم تجد عرقاً أغلظ من الطالع من حدبة الكبد، وترك أن يقول : «كل شيء ينبت من شيء، فإنّه يكون في أوّل طلوعه منه قريباً منه في النوع، حتى كأنّه هو، ثم يأخذ بخلع نوعه ذلك ويلبس نوعاً آخر. والعصب المتّصل بالقلب عصب مستحكم

1 أو تقطع] ناقصة [ر] | كذلك الحال] كالحال [ر] | والنمل] ناقصة [م،ب،ك] ؛ النملة [ر] **2** والجراد] الجرادة [م،ب،ك] **3** وتجاوز] أو تجاوز [م،ب،ك] | عادته] عادتها [م] | البيان] المقال [م] | وتكريره] ويكرره [م] ؛ وتكويره [ر] **4** فعل] فصل [ر] ؛ فعل (في الشرح) [ر] | فإنّه] وإنه [ر] ؛ فإنه (في الشرح) [ر] | المحقّق] لمحقّ [ر] **5** يخالفه] خالفه [ر] **6** في] من [ر] | بكلام] لكلا [م،ب] ؛ ولكلا [ك] | لا] ولا [م،ب،ك] | قصده] قصد [ر] **7** بالقلب] ناقصة [ر] **8** غيره] ناقصة [ر] | أنّ] الكلمة غير مقروءة [ر] | الدماغ] العصب [م،ب،ك،ر] **9** تتّصل] يتصل أو قوله [م] **10** أقوالاً] أقوالا لا [ر] | تنقل] ينقل [م] | فيصحّ] فيصبح [ر] **12** أخذها] أحدهما [م،ب،ك،ر] **13** بما... يستقرى] بالاستقراء [ر] | بأن] أن [م،ب،ك] **14** منه] ناقصة [م] | ما] بما [م] **16** كل] لكل [ر]؛ كلها [م،ب،ك] | شيء[1]] ناقصة [م،ب،ك] **17** هو ثم] يوهم [م] | بخلع] في خلع [ر] ؛ بخلع (في الشرح) [ر] | ويلبس] فلبس [ر] ؛ ويلبس (في الشرح) [ر] | نوعاً] ناقصة [ر] ؛ نوعا (في الشرح) [ر]

été réduit en morceaux et auquel on a coupé la tête, continue de sentir et de se mouvoir longtemps après cela, comme dans le cas des frelons, des abeilles, des fourmis et des sauterelles ? Je dis : l'opinion de Galien est correcte et juste, et ces problèmes se résolvent grâce à elle. Mais il ne précise pas ce qui les résout, et outrepasse son habitude de vouloir passionnément renforcer encore sa preuve et la répéter.

4. Il a procédé de même lorsqu'il a expliqué que la source des nerfs se trouve dans le cerveau, car il n'a pas donné la cause qui confirme [cette proposition] à un seul endroit dans ce traité. Au contraire, il a répondu à son adversaire et a montré que son opinion est correcte, dans les livres précédents, seulement en se servant d'arguments qui n'impliquent pas nécessairement ce qu'il entendait [montrer]. Par exemple, l'argument suivant : « Les nerfs communiquent avec l'ensemble des parties du corps, comme ils le font avec le cœur. Dès lors, qu'est-ce qui rend plus conforme à la raison que le cœur soit la source des nerfs, plutôt qu'une autre partie ? » Ou l'argument suivant : « Le nerf qui va du cerveau au cœur est très petit ». Ou l'argument suivant : « Aussi, ce nerf communique seulement avec la membrane extérieure du cœur ». Alors qu'il avance dans son traité et parvient au sixième livre, il énonce, dans [le passage] où il établit clairement que le foie est à l'origine des veines, des propositions qu'on peut transférer aux nerfs, de sorte à valider grâce à elles que le cerveau est bien la source des [nerfs].

5. Or, alors qu'il pouvait acquérir ces prémisses[33] de deux manières, il les a prises de la manière la plus faible et la plus semblable à ce qui ne peut faire l'objet d'une induction, et a renoncé à acquérir [ces prémisses] de la [manière] la plus forte et la plus semblable au [raisonnement] fondé sur la nature de la chose. De celle dont il a tiré ses résultats (litt. « dont il retire ce qu'il a retiré ») résulte l'argument suivant : « Les racines sont toujours plus épaisses que les branches. Or, si tu observes les veines, tu ne vois pas de veine plus épaisse que celle qui provient de la partie concave du foie ». Et il a renoncé à dire : « Toute chose qui pousse à partir de quelque chose est, là où elle commence à pousser, d'une espèce proche de ce à partir de quoi [elle pousse], et même, elle se confond avec cette chose elle-même. Puis, elle se départit de cette espèce et revêt une autre espèce. Or, les nerfs qui sont reliés au cœur sont devenus forts et leur espèce est

15–16 Ou...petit] *PHP*, 1, 68 De Lacy ; 1.10, 96 De Lacy. **16–17** Ou...cœur] *PHP*, 1, 68 De Lacy.

تامّ النوع، فليس يمكن أن يكون منبته من القلب. وأمّا حيث تخرج من الدماغ أو النخاع، فإنها تكون كأنها هما، ثم لا تزال تصلب وتنتقل إلى نوع العصب كلما بعدت حتى يستحكم نوعها». فإنّ هذا الكلام أقوى وأبلغ من الذي قاله.

٦. وقال جالينوس في الثالثة هذا القول: «فأما الأشياء التي عدّدها خروسبس فليست تدلّ على أنّ الفكرة تكون في القلب، بل إنّما تدلّ على أنّ الفزع والغضب والغمّ وجميع ما هو من أفعال الجزء الغضبي من النفس يكون في القلب». وأنا أحسب أنّه، متى أقرّ مرة بأنّ هذه تكون في القلب، كان قد جعل للخصم سبيلاً إلى التسلّق عليه بأنّ الفكرة تكون في القلب، وذلك أنّ هذه الأعراض إنّما تهيّجها الفكرةُ والرؤيةُ. والأمر في ذلك ظاهر، لا سيما في الغمّ، فإنّي لا أحسبه يكون لمن لا فكرة له. وليس يكفي في حلّ هذا الشكّ قوله / إنّ م١٦١و الأطفال والبهائم تغضب وتفزع وتفرح وتحزن وهي لا تستعمل الفكرة، لأنّ هذه القضية غير مسلّمة وإنّما هي تعلّقٌ بالمطلوب من أوّل الأمر. والخصم يقول إنّ هذه تستعمل من الفكرة قدر ما تُفعل به هذه الأفعال. وذلك أنّها لو لم تتصوّر أنّ عند هذا الشخص المقبل سوءاً، لَما نفرت وفزعت منه كالأسد ونحوه، وأنّ عند هذا الآخر خيراً، لَما هشّت له واطمأنت إليه كفعل الكلب بصاحبه والدواب بالسائس. وكيف يجوز أن يقول قائل إنّه لا فكر للبهيمة أصلاً، مع ما نرى من أفاعيلها العجيبة؟ أفترى أنّ الفأرة في إدخالها ذنبها في القارورة الضيقة الفم وغمسه في الدهن ولحسه إلى أن تنال منه حاجتها، لم تتصوّر أنّ رأسها يكبر عن فمّ القارورة، أو أنّها

---

1 أو النخاع] والنخاع [ر] **2** هما] هو [م،ب،ك،ر] | كلما] ما [ر] | حتى] متى [ر] **5** تدلّ[1]] يدلّ [م] على[1]] ناقصة [ر] | الفكرة] الفكرية [ر] | تكون] يكون [م] **5–6** بل...القلب] مقرّر [ر] **5** تدلّ[2]] يدلّ [م،ب،ك] | على[2]] ناقصة [م،ب،ك] | والغضب] العصب [ب،ك] **6** في] من [ر] | وأنا] أنا [ر] | متى] إذا [ر] | أقرّ] قرّ [م،ب،ك] **7** تكون[1]] يكون [م] ؛ ناقصة [ر] | تكون[2]] يكون [م] ؛ ناقصة [ر] | في[2]] من [م،ر] **9** فإنّي] فإنّي [م،ب،ك] | أحسبه] أحسب أن [ر] | يكفي] يكفيني [ر] | الشكّ] ناقصة [ر] **10** تغضب] يغضب [م] | وتفزع] ويفزع [م] | وتفرح] وبفرح [م] ؛ ناقصة [ر] | وتحزن] ويحدن [م] ؛ وبحز [ر] | تستعمل] يستعمل [م] **11** أوّل] أهل [م،ب،ك] | تستعمل] يستعمل [م] **12** به] بها [ر] | تتصوّر] يتصور [م] ؛ تكن تتضور [ر] **13** نفرت] تقرب [ر] | وفزعت] ناقصة [ر] | هذا] هذه [م] | له] ناقصة [ر] | واطمأنت] لطمأنت [ر] **14** أن... قائل] لقائل أن يقول [ر] | فكر] فكرة [ر] | مع ما] معما [ب،ك] **15** أفاعيلها] أفعالها [ر] | أفترى] أترى [ر] | الفأرة] القرورة [ب] ؛ يوجد بياض في وسط الكلمة [ك] | الضيقة] والضيقة [ب] | وغمسه] وتمسّحه [ر] **16** ولحسه] ويحسه [م] ؛ وبلسه [ر] | تنال] ينال [م] | لم] لو لم [ر] | تتصوّر] يتصور [م] | أو أنّها] وأنها [م،ب،ك]

accomplie. Donc, il n'est pas possible qu'ils poussent à partir du cœur. En revanche, à l'endroit d'où ils partent du cerveau ou de la moelle épinière, ils se confondent avec ceux-ci, puis ne cessent de se renforcer et de prendre l'espèce des nerfs, au fur et à mesure qu'ils s'éloignent, jusqu'à ce que leur espèce devienne forte ». Cet argument est plus fort et convaincant que celui qu'il a utilisé.

6. Au troisième livre, Galien dit ceci : « Les choses qu'a énumérées Chrysippe n'indiquent pas que la pensée se situe dans le cœur, mais elles indiquent seulement que la peur, la colère, le souci et l'ensemble des activités de la partie colérique de l'âme se situent dans le cœur[34] ». Pour ma part, j'estime qu'une fois qu'il a accordé que ces [activités] se trouvent dans le cœur, il a d'ores et déjà offert à son adversaire un moyen de prendre l'ascendant sur lui, [et de montrer que] la pensée se situe dans le cœur. En effet, ces [activités] sont uniquement suscitées par la pensée et la réflexion. À ce sujet, l'affaire est manifeste, surtout dans le cas du souci[35]. En effet, je n'estime pas qu'un [étant] dénué de pensée puisse l'éprouver. Or, pour résoudre ce problème[36], il ne suffit pas de dire comme il le fait : « Les enfants et les bêtes[37] se mettent en colère, ont peur, se réjouissent et s'attristent, alors qu'ils ne font pas usage de la pensée », car cette proposition n'est pas admise et qu'elle est uniquement conditionnée par ce qu'on veut démontrer au départ. L'adversaire répond que celles-ci [les bêtes] utilisent la pensée dans la mesure même qui est nécessaire pour produire ces activités. En effet, si elles ne se représentaient pas que cet individu qui leur fait face est nuisible, elles ne le fuiraient pas ni ne s'en éloigneraient, comme [elles le font] face au lion ou aux [animaux] semblables. Et si [elles ne se représentaient pas] que cet autre [individu] est bénéfique, elles ne réjouiraient pas et n'auraient pas confiance en lui, comme le fait le chien avec son maître, ou les animaux qu'on monte avec leur cavalier. Comment peut-on affirmer que les animaux n'ont pas du tout de pensée, devant le spectacle de leurs actions étonnantes ? Considères-tu que la souris, lorsqu'elle fait rentrer sa queue dans une carafe au bec étroit, et la plonge dans l'huile pour dévorer celle-ci autant qu'elle en a besoin, ne se représente pas que sa tête est plus grosse que le bec de

7–10 Au…cœur] *PHP*, 3.5.42–46, 208 De Lacy. **17–18** Les…pensée] *PHP*, 3.7.12, 214 De Lacy.

لم تفعل ذلك إلا بعد التصوّر والرؤية، وأنّه لا ينبغي أن يقال إنّه ليس للبهائم فطونة، لكن ينبغي أن يقال إنّ ما فيها قليل جداً بالإضافة إلى ما في الإنسان ؟

٧. قال جالينوس: «وأما أنّ القلب أوّل عضو يتحرّك وآخر عضو يسكن، فإنّه يجب منه أنّه مبدأ الحركة، لكن ليس يجب منه أنّه مبدأ الحركة الإرادية». فأقول إنّ الخصم يقول له إنّه، إذا كان هذا العضو هو مبدأ الحركة التي يفضُل بها الحيّ على النامي والغير النامي، كحركة الشجر و/الحجر إلى الوسط بطباعه، وكان هذا العضو ينبسط إلى جميع النواحي من ك٢٦٠ نفسه وينقبض بعد ذلك ثم يعود ويكون ذلك منه وهو خارج عن البدن البتّة مدّة صالحة، كان الأقنع للنفس والأشبه أن نجيز أنّ هذا العضو هو السبب الأوّل في جميع الحركات المكانية البدنية التي في الحيّ، إذ كان قد يتحرّك من نفسه حركتين مكانيتين متضادّتين التي هي خاصية الحيّ.

٨. فإن قال قائل إنّ القلب قد يخرج عن البدن والحركات الإرادية باقية، قيل له إنّه ليس متى ارتفع الفاعل، ارتفع معه أثره على المكان في جميع المواضع كالأرض تغرب عنها الشمس وتبقى الحرارة فيها مدّة ما. ولذلك يمكن أن تبقى الحركات الإرادية التي تكون عن الدماغ حتى يبطل ما أفاده القلب وأصعده إليه من روح أو كيفية. فأما نحن فلم نر في البدن عضواً يتحرّك من نفسه حركتين مكانيتين متضادتين ولا <عضواً> يتحرّك منفصلاً عن البدن ولا عضواً يتحرّك قبل كل عضو إلّا هذا العضو، فالأصوب والأوفق أن تُنْسَب جميع الحركات المكانية إليه.

---

1 تفعل] يفعل [م] **1–2** إنّه... يقال] ناقصة [م،ب،ك] **1** فطونة] فطونية [ر] **4** لكن] لاكن [ر] | لكن... الحركة[2]] ناقصة [م،ب،ك] | منه] ناقصة [ر] | فأقول] والسوفسطائي يقول [ر] | له] ناقصة [م،ب،ك] **5** هو] ناقصة [ر] **6** كحركة] حركة [ر] **6–7** وكان... صالحة] ناقصة [ر] **7** وينقبض] ينتقص [م] **8** الأقنع] الإقناع [ر] نجيز أنّ] ناقصة [م،ب،ك] | المكانية] ناقصة [ر] **9** البدنية] البانيه [ر] | التي هي] في [ر] **13** ما] ناقصة [م] تكون] يكون [م] | عن] من [ر] **14** فأما] وأما [ر] | فلم] فإنّا لم [ر] | نر] نرى [م،ب،ك] **15** عضواً[1]] عضو [م،ب،ك] | مكانيتين] ناقصة [ر] **15–16** منفصلاً... يتحرّك] هامش [ك] **16** يتحرّك] لا يتحرك [ر] | والأوفق] الأوثق [ر]

la carafe, ou [considères-tu] qu'elle ne peut faire cela qu'après la représentation et la délibération, et qu'il ne faut pas dire que les animaux n'ont pas de sagacité, mais plutôt dire qu'ils en ont très peu, en comparaison avec l'homme ?[38]

7. Galien dit : « Le fait que le cœur soit le premier organe à se mouvoir, et le dernier à s'immobiliser, implique nécessairement qu'il est la source du mouvement, mais pas qu'il est la source du mouvement volontaire ». Je dis que son adversaire lui répond : si cet organe est la source du mouvement grâce auquel l'animal se trouve au-dessus du végétatif et du non-végétatif – prenons le mouvement de l'arbre, et celui de la pierre vers le milieu en raison de sa nature –, et si cet organe se dilate dans toutes les directions de lui-même et se contracte, puis recommence, et que [ces mouvements] partent de lui alors qu'il se trouve tout à fait en dehors du corps, pour une durée non négligeable, il est plus approprié d'accepter que cet organe soit la cause première pour l'ensemble des mouvements corporels selon le lieu que l'on trouve dans le vivant, puisqu'il réalise par lui-même deux mouvements selon le lieu opposés, qui sont le propre du vivant.

8. Si quelqu'un objecte que le cœur peut être extrait du corps, et les mouvements volontaires demeurer, on lui répond que les effets d'une cause agente ne sont pas supprimés sur le champ et partout quand cette cause est supprimée : ainsi, quand le soleil disparaît de la terre, la chaleur y demeure un temps. C'est pourquoi il est possible que les mouvements volontaires issus du cerveau demeurent jusqu'à ce que le pneuma ou la qualité que le cœur lui fournissait et faisait remonter vers lui, ne lui parviennent plus. Pour notre part, nous ne voyons dans le corps aucun organe qui se meut de lui-même en deux mouvements selon le lieu opposés, ni aucun organe qui se meut à l'extérieur du corps, ni aucun organe qui se meut avant tous les autres, sinon cet organe-ci (i.e. le cœur). Par conséquent, le plus correct et le plus en accord consiste à rapporter à lui tous les mouvements selon le lieu.

٩. وفيما ردّ به على خروسبس في عوارض النفس شكوك كثيرة لم يجب أن يطول بها هذا الكتاب لأنّا عازمون على أن نكتب في هذا الفنّ / كتاباً نستقصيه فيه إن شاء الله ونذكر في ب٢٣٧و هذا الكتاب ما يتشكّك عليه في كتاب الأخلاق.

<فصل ١٢>

١. وأما ما ذكره في السابعة من الأمور التي عاد يحقّق بها رأيه في المبصر، فقد تقدّم من شكوكنا فيها ما لا يَجِب منها شيءٌ دون حلّها. وأحد ما قال أنّه بيّن في كتاب تشريح الحيوان أنّه يأتي العين روحٌ شعاعيٌ، فَهَبْ أنّا نسلّم له أنّه يجري في تجويف العصبتين جسمٌ : من / أين له أنّ هذا الجسم منيرٌ وكيف يكون منيراً بذاته إلّا حاراً ؟ وأما تلفيقه ما لفّق من م١٦١ظ كلام أفلاطن في أنّه يوجد مضيء غير محرق، فلا محصول له. وذلك أنّ النور نفسه - فضلاً عن الجسم المنير - إذا لم يسِل ولم يتفرّق ويتبدّد لكن اجتمع إلى موضع، أحرق لأنّه يعود شبيهاً بالذي هو منه وعنه تولّد، فليس إذن ضوء إلا محرِقاً أو ممتدّاً عن محرِق. فأما اليراعة وما نحوها فليست مضيئة بنفسها بل بالقبول من المضيء الأوّل. ولو كانت مضيئة بنفسها، ما ربح من ذلك شيئاً إلّا أن يبيّن ببرهان أنّ العين طباعها طباع اليراعة. ثم حينئذ أيضاً لم يكن ليبلغ به من حاجته، إذ كان هذا الضوء اليسير الضعيف ممتنعاً منه إحداث استحالة في الهواء تبلغ إلى فلك الكواكب الثابتة بلا زمان.

---

1 ردّ به] رده [ر] | لم] كان [ر] **2** لأنّا] وكنّا [ر] **2–3** إن...الأخلاق] ناقصة [ر] **2** الله] الله تع [ب،ك] **3** ما] ناقصة [ب] | يتشكّك] يتسكّل [م،ب،ك] **5** بها] لها [م] **6** شكوكنا] سلوكنا [م،ب،ك] | دون] أن [م،ب،ك] | حلّها] يحلّها [م،ب،ك] | أنّه بيّن] ناقصة [ر] **6–7** تشريح الحيوان] التشريح [ر] **7** روحٌ شعاعيٌ] شعاع [ر] | أنّا] ناقصة [م] | له] ناقصة [ر] | أنّه[2]] أن [م] | العصبتين] العصب [ر] **8** له أنّ] الآن [ر] | أنّ] تحت السطر [م] | منيرٌ...يكون] ناقصة [ب] | وكيف...منيراً] ناقصة [ر] | إلّا] لا [ر] | حاراً] حار [ر] | تلفيقه] ناقصة [ر] | ما لفّق] ما لفقه [ر] **9** في] ناقصة [ر] | أنّ] ناقصة [ر] **10** إذا] النير [ر] | يسِل] يسيل [م،ب،ك] | ولم] و [ر] | أحرق] ناقصة [ر] | لأنّه] فإنه [ر] **11** تولّد] يولّد [م] | إذن] إذا [ب،ك] | إلا] غير [ر] | محرِقاً] محرق [م،ب،ك]؛ مجوف [ر] | أو...محرِق] ناقصة [ر] **12** نحوها] نحاها [م،ب،ك،ر] | بنفسها[1]] بأنفسها [م،ب،ك] | من] في [ر] | الأوّل] أن الأول [ر] | ولو] ولا لو [ر] | كانت] كدت [ر] **13** من ذلك] منها [ر] | من...يبيّن] منها بشيء حين يتبيّن [ر] | ببرهان] برهان [م] | طباعها طباع] طبهعا طبع [ر] | حينئذ] ح [م،ب] | أيضاً] ناقصة [ر] **14** من] ناقصة [ر] | ممتنعاً] ممتنع [م،ب،ك]

9. À propos de ce qu'il a répondu à Chrysippe sur les affections de l'âme, il y a de nombreux doutes à soulever, avec lesquels il ne convient pas que ce livre s'allonge, car nous projetons d'écrire sur cette partie un ouvrage où nous la traiterons en détail – si Dieu le veut. Nous parlerons aussi dans cet ouvrage de ce qui est sujet au doute dans le traité *Sur les dispositions morales*[39].

⟨Section 12⟩

1. Quant aux arguments grâce auxquels il entreprend au septième livre d'établir à nouveaux frais sa doctrine de la vision, nous avons déjà, en exprimant nos doutes à leur sujet, présenté ceux dont aucune conclusion (litt. « chose ») ne procède nécessairement, sans leur résolution. L'un des [arguments] qu'il donne, c'est qu'il a montré dans *Sur la dissection des animaux* qu'un pneuma radial parvient à l'œil[40]. Supposons que nous lui accordions qu'un corps circule à travers la partie creuse des deux nerfs : d'où tire-t-il que ce corps est lumineux, et comment peut-il être lumineux par lui-même, sans être chaud ? Quant à l'interprétation fictive qu'il donne de Platon, selon laquelle il existe quelque chose de lumineux qui n'est pas embrasé, elle est sans fondement. La raison de cela est que la lumière elle-même, sans parler du corps lumineux, si elle ne s'écoule pas, ni n'est divisée ou diffuse, mais au contraire rassemblée dans un lieu, s'embrase, car elle redevient semblable à ce dont elle est issue et provient. Par conséquent, il n'y a de lumière qu'embrasée ou qui s'étend à partir d'une source embrasée. Quant aux vers luisants et aux autres [insectes] de ce type, ils ne sont pas lumineux par eux-mêmes, mais parce qu'ils reçoivent quelque chose de lumineux au départ. Même s'ils étaient lumineux par eux-mêmes, [Galien] n'aurait rien à y gagner, sauf à démontrer que l'œil partage la même nature que les vers luisants. Ensuite, dans ce cas encore, il n'obtiendrait pas tout ce dont il a besoin, puisque cette lumière faible et pâle ne peut pas produire dans l'air une transformation qui atteigne instantanément les étoiles fixes.

٢. وأما قوله إنّ الهواء المضيء بالشمس حساس فقبحه وشناعته ظاهرين. وقد كفانا حنين ذلك وأظهر الخطأ فيه والمناقضة فيه في اعتذاره لجالينوس في هذا الكتاب، إلا أنّ في الأمر مؤاخذةً وهي أنّ حنينَ يزعم أنّ جالينوس لم يكن يعتقد هذا الرأي بل يساعد عليه أهل زمانه. وأنا أقول له إنّه إن لم يعتقد صحّة هذا الرأي بل يساعد عليه أهل زمانه، لم يصحّ رأيه في المبصَر البتّة، لأنّ عماده فيه على أنّ الهواء المنير شبيهٌ بالروح الجاري في تجويف العصبتين ولذلك أمكن أن تُحسّ بتوسطه الأشياء البعيدة. فاعتذار حنين له قد أباد أصل مذهبه وطرحه فيما يكره وهدم بنيانه البتّة. وقد كان يجب على حنين، إذ بيّن أنّ الهواء المضيء ليس بمحسّ، أن يرجع فيحتال لرأيه في الإبصار من جهة أخرى أو يقول إنّ هذا يناقض رأيه في المبصَر. وإن كان تغافل عن ذلك ظنّاً أنّه يجوز على جميع الناس، فقد كان لَيَسَعَهُ أن يتغافل عن الرأي الآخر وليس بفيلسوف. وإن كان ذهب عليه فساد ذلك الرأي بفساد هذا الرأي، فليس من أهل التحصيل والدربة بالبرهان لأنّ هذا ممّا لا يمكن أن يكون بالسهو والغفلة لأنّه عمود الرأي، الذي يحتاج أن يخطر بالبال متى فكر في الوجه الذي به يكون الإبصار، إذ متى فكر في ذلك الوجه احتيج أن يتصوّر أنّ الهواء بمحسّ.

1 ظاهرين] لظاهرتين [ر] | حنين] حقيق [ر] **3** مؤاخذةً] واحدة [م،ب،ك،ر] | حنينَ...أنّ[2]] حيثما بن عمران [ر] يكن] ناقصة [ر] **4** له] ناقصة [ر] | إنّه] ناقصة [م] | إن] لو [ر] **5** العصبتين] القصبتير [ر] **6** تُحسّ] تخبر [م،ب،ك] | أباد] أبان [م،ب،ك] **7** وقد] تحت السطر [ب] | أنّ] ناقصة [ب] **8** بمحسّ] بحسن [م] | في[1]] ناقصة [ر] | جهة] جه [ر] | يقول] نقول [م] **9** وإن] فإن [ر] | عن] ناقصة [ر] | فقد] ناقصة [ر] | لَيَسَعَهُ] ليسند [م] ؛ ليسفه [ر] **10** الرأي[3]] ناقصة [ر] **11** لأنّه] لأن [م،ب،ك] **12** عمود] عماد [ر] | يكون] ناقصة [ر] | إذ] إذ [ر]

2. Quand il dit que l'air illuminé par le soleil est doté de sensation, cela est manifestement honteux et infamant. Ḥunayn nous a libérés de cette [théorie], et il a montré l'erreur et la contradiction qu'elle contient, quand il a pris la défense de Galien dans ce traité[41]. Cependant, sur ce sujet il reste un problème. En effet, Ḥunayn prétend que Galien ne croyait pas que cette doctrine était correcte, mais [qu'il] a voulu [afficher] son soutien à ses contemporains. Je dis pour ma part que, s'il ne croit pas que cette idée était juste, mais entend [afficher] son soutien à ses contemporains, alors sa doctrine de la vision n'est absolument pas validée. En effet, l'argument principal de [cette théorie] s'appuie sur le fait que l'air lumineux est semblable au pneuma qui circule dans les cavités des nerfs, et que pour cette raison, il devient possible qu'il (i.e. le pneuma) perçoive les objets éloignés par l'intermédiaire de [l'air]. Ainsi, la défense de Ḥunayn a d'ores et déjà détruit la base de la doctrine [de Galien], l'a précipité là où il ne veut pas aller, et a mis à terre toute la structure [de sa doctrine]. Il fallait que Ḥunayn, puisqu'il a montré que l'air lumineux n'est pas doté de sensation, reprenne [la doctrine] à nouveaux frais et trouve une solution pour justifier la doctrine [de Galien] sur la vision d'une autre manière, ou qu'il dise que cela (i.e. que l'air lumineux n'est pas doté de sensation) contredit sa doctrine de la vision. S'il a feint d'ignorer [cette difficulté], en supposant que cela passerait inaperçu auprès de la plupart des gens, alors il a certainement été capable de feindre l'ignorance à propos de l'autre théorie (i.e. la théorie de la vision concurrente), et il n'est pas philosophe. Si en revanche il lui a échappé que la théorie [de Galien] était rendue caduque par le fait même que cette idée (i.e. l'idée que l'air est doté de sensation) était caduque, alors il ne fait pas partie des gens entraînés à l'étude et à la démonstration. En effet, cela (i.e. l'idée que l'air est doté de sensation) ne fait pas partie de choses que l'on peut négliger ou feindre d'ignorer, car il s'agit de la base même de la doctrine [de Galien], dont on a besoin qu'elle soit présente à l'esprit, quand on réfléchit à la manière dont se produit la vision, puisque quand on réfléchit à cette manière[42], on a besoin de se représenter que l'air est doté de sensation.

<فصل ١٣>

١. كتاب القوى الطبيعية. فأما في كتابه في القوى الطبيعية فقال: «لـمّا كان الحسّ والحركة الإرادية خاصّين بالحيوان والنمو والتغذّي عامّين للحيوان والنبات، صارت الأُولى أفعالاً للنفس والثانية أفعالاً للطبيعة». وقد كان ينبغي لـه أن يلحق بالحسّ أيضاً زيادةً وفضلاً كما ألحقهما بالحركة، إذ كان هذا شيئاً قد أُختلف فيه، لا سيما وقد قال هو في غير موضع إنّ للنبات حسّاً ما. فإنّه قال في آرائه إنّ للنبات إحساساً بما خالفه وبما وافقه. وقال في كتاب / م١٦٢و الذبول إنّ الأجسام التي لها حيوة ثلثة : الحيوان والنبات والبزور. وقال في الثانية من الأخلاق وأوجب أن يكون في النبات حسّ ولذّة وكراهة. ثم أيضاً فإنّه لم يقل في شيء من كتبه - فضلاً عن أن يبّين - أنّه ليس للنبات شعور بما ماسّه. وقال في كتاب البرهان : «كلّ ما له شعور بما يماسّه حيوان». فكيف يجوز مع هذا أن يأخذ شيئاً مُختلفاً فيه لم يتقدّم منه فيه قول - فضلاً عن بيان - كالشيء المتّفق عليه أو المُبيّن، فيقول قولاً جمّاً إنّه «لما كان الحسّ والحركة الإرادية خاصّين بالحيوان» كأنّه قد بيّن هذا وبرهنه، لا كأنّه قد كاد يحكم بصحّة نقيضه.

2 كتابه] كتاب [ر] | في[2]] ناقصة [ر] **3** عامّين] عامتين [ر] | للحيوان] الحيوان [ر] **4** أفعالاً] أفعال [ب،ك] له] ناقصة [ر] **5** ألحقهما] ألحقها [م،ب،ك،ر] | شيئاً] شيء [م،ب،ك،ر] **6** حسّاً] حسّ [م،ب،ك] | ما] ناقصة [ب] | فإنّه] وإنه [ر] | في[1]] من [ر] | إحساساً] إحساس [م،ب،ك] | وبما] أو بما [م] **7** إنّ] ناقصة [ر] | حيوة] الحياة [ر] | ثلثة] ثلث [م،ب،ك] **8** وأوجب] واجب [ر] | وكراهة] وكرامة [ر] **10** يماسّه] ماسه [ر] | مُختلفاً] مختلف [م،ب،ك] **11–12** فضلاً... بالحيوان] ناقصة [ر] **11** فيقول] فنقول [ك] **12** خاصّين] خاصا [م،ب،ك] | كأنّه[1]] كأنه كأنه [ر] | لا كأنّه] لأنه [ر] | كاد] كان لم [ر] | بصحّة] بصحته [ر] **13** نقيضه] ناقصة [ر]

2–4 لمّا... للطبيعة: جالينوس، كتاب في القوى الطبيعية، آيا صوفيا ٣٥٩٣، ٥٣ظ : قال جالينوس إنه لما كان الحسّ والحركة الإرادية خاصين للحيوان والنمو والاغتذاء عامين للحيوان والنبات، صار الأولان ـ أعني النمو والاغتذاء ـ أفعالا للطبيعة.

⟨Section 13⟩

1. *Sur les facultés naturelles.* Dans son traité *Sur les facultés naturelles*, il dit : « Comme la sensation et le mouvement volontaire sont propres aux animaux, tandis que la croissance et la nutrition sont communs aux animaux et aux plantes, alors, les premières sont des activités de l'âme, et les secondes sont des activités qui appartiennent à la nature ». Il aurait fallu qu'il ajoute aussi à « la sensation » un qualificatif supplémentaire, comme il l'a fait pour le mouvement, puisque c'est une chose au sujet de laquelle il y a des dissensions. Cela, d'autant que [Galien] avait déjà dit en plusieurs endroits que les plantes possédaient une forme de sensation. En effet, il dit dans *Sur ses propres opinions* que les plantes ont une sensation de ce qui leur est étranger et de ce qui leur est propre ; dans le traité *Sur le marasme*, il dit que les corps dotés de vie sont de trois sortes : les animaux, les plantes, et les graines ; dans le second livre du traité *Sur les dispositions morales*, il dit et il rend nécessaire que les plantes possèdent la sensation, le plaisir et l'aversion. Ensuite, en plus de cela, à aucun moment dans ses livres il ne dit – et *a fortiori* n'établit clairement – que les plantes ne ressentent pas ce qui entre en contact avec elles. Tandis que, dans le traité *Sur la démonstration*, il dit : « Tout ce qui sent ce qui entre en contact avec lui, est un animal ». Dès lors, comment peut-il en dépit de cela s'emparer d'un sujet (litt. « une chose ») au sujet duquel il y a des dissensions, sans avoir rien dit à son propos avant, et *a fortiori* sans l'avoir établi clairement, comme [s'il s'agissait] d'une notion claire ou sur laquelle on s'accorde, de sorte à dire de manière tranchée « comme la sensation et le mouvement volontaire sont propres aux animaux », comme s'il avait établi cette proposition clairement et qu'il l'avait démontrée, et non pas comme s'il avait déjà quasiment jugé que la contradictoire [de cette proposition] était vraie[43].

2–6 il dit...nature] *Nat.Fac.*, 1.1, II.1 K., trad. Daremberg (II.212). **10–11** il dit...propre] *Prop.Plac.*, « Galien ressuscité », §13, p. 186–187, trad. p. 209. **11–13** dans...graines] *Marc.*, VII.666 K., trad. in T. Theoharides, 371.

<فصل ١٤>

١. مناقضة آرائه في الكمون والاستحالة. وقال في أسباب الاستحالة ونفي الكمون قولاً حقاً، غير أنّه تجاوزه وقطعه سريعاً قبل أن يبلغ منه المبلغ الكافي، هذا على أنّه ملاك الأمر ههنا. ويدلّ على شدّة احتياجه إليه كلامه في هذا الموضع وهذا هو نصّاً : «وذلك أنّ الذي يُحتاج إليه في هذه المقالة هو تبيين استحالة الجوهر بكليته فقط، كيما لا يظنّ أنّه جزء من العظم وجزء من اللحم والعصب وكل واحد من سائر الأعضاء محصورٌ في الخبز كالمياه المختلفة التي تجتمع إلى مستنقع واحد، وأنّه بعد وروده الجسدَ يتميّز فيصير كل واحد من هذه الأجزاء التي فيه إلى المجانس له، على أنّه قد يظهر قبل التميّز أنّ الخبز كله قد صار دماً. وذلك أنّه إن لبث الإنسان مدّة طويلة لا يغتذي بشيء أصلاً إلا بالخبز، لم يكن في عروقه شيءٌ إلا الدم». قال : «وقد يفضح هذا فضيحةً بيّنةً دعوى مَن ادّعى أنّ الأستقسات لا تتغيّر» - يعني لا تستحيل. «وكذلك الزيت الذي ينفد عن آخره في لهيب السراج والحطب الذي يصير بعد قليل ناراً».

---

2 مناقضة...والاستحالة] ناقصة [ب،ك،ر] | الكمون[1]] الكون [م] | ونفي] ناقصة [ر] | الكمون[2]] الكون [ر] قولاً] في لا [ر] **3** تجاوزه] يجاوزه [م] | ملاك] لاك [ر] **4** نصّاً] يصا [م]؛ أيضا [ر] | وذلك] وكذلك [ر] **5** فقط] ناقصة [ر] | أنّه] أن [ر] | جزء] أجزاء [ر] **5–6** من...وجزء] هامش [ك] **6** والعصب] ومن العصب [م] **6–7** سائر...من] هامش [م] **6** محصورٌ] محصوره [ر] | الخبز] الجنين [ب،ك] ؛ الخير [ر] **7** التي] أن [ر] | وروده الجسدَ] ورود الخبز [ر] **8** الأجزاء] الأجيزا [ر] | التي] الذي [م،ب،ك] | على...قد[1]] على قدر [ر] التميّز] التمييز [ر] | الخبز] الجنين [م،ب،ك] | قد[2]] ناقصة [ر] **9** وذلك] وكذلك [ر] **10** شيءٌ] ناقصة [ر] **10–8,88** قال...في] ناقصة [ر] **11** تتغيّر] كلمة غير مقروءة [م] | تستحيل] ستحيل [م] | وكذلك] ولذلك [م،ب،ك]

4–12 وذلك...ناراً: جالينوس، في القوى الطبيعية، آيا صوفيا ٣٥٩٣، ٥٤و : فإن كان ينبغي لنا أن نظن أنّ تمازج الجواهر يكون بكلياتها كتمازج الكيفيات كقول زينن الذي من أهل فنطوس، فما أرى أنه ينبغي لي أن أصف الأمر في ذلك في هذه المقالة، وذلك أنّ الذي نحتاج إليه في هذه المقالة إنما هو تبيين استحالة الجوهر بكليته فقط، كيما لا يظن ظنان أنّ جزءاً من العظم والعصب وكل واحد من سائر الأعضاء محصوراً في الخبز كالمياه المختلفة التي تجتمع إلى مستنقع واحد وأنّه من بعد وروده الجسد يتميّز فيصير كل واحد من هذه الأجزاء التي فيه إلى المجانس له، على أنه قد يظهر من قبل التميّز أنّ الخبز كله قد صار دماً. وذلك أنّه إن لبث الإنسان زماناً طويلاً لا يغتذي بشيء أصلاً إلا بالخبز، فليس يكون في عروقه شيء إلا الدم. وقد يفضح هذا فضيحة بينة دعوى من ادّعى أنّ الأسطقسات لا تتغير، وكذلك فيما أرى الزيت الذي ينفد عن آخره في لهيب السراج، والحطب الذي يصير بعد قليل ناراً.

⟨Section 14⟩

1. *Objection à l'encontre de ses opinions à propos de la latence et de l'altération.* Il a énoncé au sujet des causes de l'altération et de l'impossibilité de la latence un propos véridique, mais il passe à autre chose et s'interrompt rapidement, avant d'avoir obtenu [un résultat] suffisant, et ce, alors qu'[établir ce point] est fondamental à cet endroit. Et ce qu'il dit dans ce passage indique qu'il en a grandement besoin. Voilà littéralement [ce qu'il dit] : « En effet, ce dont nous avons besoin dans ce traité, c'est seulement d'expliquer l'altération de la substance dans sa totalité, afin qu'on n'imagine pas qu'une portion des os, et une portion de la chair, des nerfs et de chacune des autres parties, sont incluses dans le pain, comme des eaux différentes qui se rassemblent dans un lac unique, et qu'après que le pain arrive dans le corps, chacune de ces portions se distingue et s'agrège à ce qui lui est homogène. Cependant, on peut voir qu'avant la distinction, le pain tout entier est déjà devenu du sang. En effet, si un individu se nourrit exclusivement de pain pendant longtemps, il n'y a rien d'autre dans ses veines que du sang ». [Galien] poursuit : « Ce fait invalide clairement les allégations de ceux qui prétendent que les éléments sont ne sont pas sujets au changement – c'est-à-dire qu'ils sont inaltérables. « Il en est de même de l'huile qui se consume entièrement dans la flamme de la lampe, et du bois qui a tôt fait de devenir du feu ».

7–20 Voilà…feu] *Nat.Fac.*, 1.2, II. 5–6 K., trad. Daremberg (II.214–215).

٢. فهذا نصّ كلامه وليس يخفى على من تدرّب في علم البرهان أنّ شكل هذا الكلام ليس ببرهان البتّة، وذلك أنّه إنّما ذكر مقدّمتين، إحداهما قوله أنّه إن لبث الإنسان زماناً طويلاً لا يغتذي بشيء أصلاً إلّا بالخبز لم يكن في عروقه إلا الدم، والثانية أنّ الزيت يستحيل كله ناراً. ولم يشتغل فيه بتبيين ما يتبع هاتين وينتج عنهما حتى يصحّ وجوبُ الاستحالة وامتناع الكمون.

٣. وأوّل ما يقول المخالف أنّه ليس يجب أن يصير الخبز دماً، من أجل أنّه إن لبث الإنسان مدّة طويلة لا يغتذي إلّا بالخبز، لم يكن في عروقه إلّا الدم. وذلك أنّ أكثر الخبز ثفل وأكثر الزيت والحطب دخان ورماد، ولكن الذي في الخبز من الدم يصير يوماً بعد يوم إلى العروق فيجتمع فيها ويخرج الباقي ثفلاً، وكذلك فالذي يظهر عن الزيت والحطب من النار أقلُّه والباقي رماد ودخان ويضمحل أيضاً. ويقول : «نَعم، العظام واللحم والدم والعصب كامنةٌ في الخبز، يظهر الواحد بعد الواحد منها في حال دون حال لأمر يوجب ظهوره ويَكْمُن أيضاً كمثل ذلك لأمر يوجب كمونه».

٤. وليس في ظاهر كلام جالينوس مما يفسخ به هذا الرأي شيءٌ البتّة ويحتاج إلى عناء كثير حتى يصحّ الأمر ويظهر. وقد أفردنا لنقض رأي من زعم أنّ طبعَ التغيّرات كمونٌ و/ظهورٌ ب٢٣٧ظ | م١٦٢ظ
قولاً في كتاب سماع الكيان، / من قرأه علم أنّ في هذا الكلام تقصيراً عمّا يحتاج إليه كثيراً. ك٢٦١

٥. وحيث ذكر النمو ومثّله بالمثانة التي تتمدّد، تجاوز ذلك سريعاً ولم يقل في كيفية النمو شيئاً، وقد كان الأجود أن يذكر كيف يتمدّد النامي ويصير فيه موضع يجذب الغذاء مرّة

1 تدرّب] سدب [ب] **2** إحداهما] أحديهما [م]؛ أحدهما [ب،ك] **3** بشيء أصلاً] ناقصة [م] | إلّا] إلى [ب] **4** هاتين] هذين [م،ب،ك] | عنهما] عنها [م،ب،ك] **7** في] فوق السطر تصحيحاً : من (مشطوب عليها) [م] **9** وكذلك] ولذلك [م،ب،ك] **10** والباقي] والثاني [ب]؛ في الباقي [ر] | ويضمحل] لمحد [ر] كلمة غير مفهومة ويقول] ونقول [ر] | العظام] العظم [ر] **11** دون حال] ناقصة [ر] | ويَكْمُن] وينظهر[م،ب،ك] **12** كمثل ذلك] كذلك [ر] **13** في] من [ر] | مما] ما [ر] | يفسخ] ينفسخ [ر] **13–14** ويحتاج...ويظهر] ناقصة [ر] **14** لنقض] لبعض [م،ب،ك] | رأي] ناقصة [ر] | طبعَ] جميع [ر] **15** قولاً] ناقصة [م،ب،ك] | سماع الكيان] سمع لكيان [ر] | قرأه] قرأها [م،ب،ك] | تقصيراً] تقصير [م،ب،ك] **17** تتمدّد] تمد و [ر] | تجاوز] وتجاوز [ر] **18** النامي] الامى [م] | ويصير...يجذب] وتصير فيه مواضع تجذب [ر] | يجذب] يحدث [م]

2. Voilà ce qu'il dit littéralement. Il n'échappe pas à celui qui est exercé à la science de la démonstration que la forme de cet exposé n'est absolument pas démonstrative. En effet, il a seulement eu recours à deux prémisses. La première consiste à dire que si un homme se nourrit exclusivement de pain pendant longtemps, il n'y a rien d'autre dans ses veines que du sang. La seconde consiste à dire que l'huile se transforme entièrement en feu. Mais il ne se préoccupe pas dans [ce passage] d'éclaircir ce qui suit ces deux [prémisses] et en résulte, afin de valider le fait que l'altération est nécessaire et la latence impossible.

3. La première chose qu'objecte son adversaire est qu'il ne s'ensuit pas nécessairement que le pain devienne du sang, de ce que, si un individu se nourrit exclusivement de pain pendant longtemps, il n'y a rien d'autre dans ses veines que du sang. En effet, [il dit que] le pain est principalement constitué de résidu, et l'huile et le bois [respectivement] de fumée et de cendre, mais que le sang qui se trouve dans le pain arrive jour après jour dans les veines, et s'y assemble, tandis que le reste est évacué sous forme de résidu. De même, le feu qui apparaît à partir de l'huile et du bois compose une faible partie d'eux, le reste étant composé de cendre et de fumée, qui disparaissent également. Et [cet adversaire] dit : « Certainement, les os, la chair, le sang et les nerfs sont latents dans le pain, et ils apparaissent l'un après l'autre à un moment donné pour une raison qui les entraîne nécessairement à apparaître, de même qu'ils restent latents pour une raison qui les entraine nécessairement à rester latents ».

4. Dans ce que Galien a explicitement dit, il n'y a rien qui invalide cette doctrine. Or, beaucoup de peine est requise afin que [la solution] (litt. « le problème ») soit validée et apparaisse clairement. Nous avons consacré un passage de notre livre *Sur la physique*[44] à critiquer la doctrine de qui prétend que la nature des altérations consiste dans la latence et l'apparition. Qui a lu [ce livre] comprend que ce que dit [Galien] reste bien en-deçà de ce qui est requis.

5. Ainsi, lorsqu'il évoque la croissance et en donne pour exemple la vessie distendue[45], il passe rapidement sur cela, et ne dit rien du tout de la manière dont cette croissance se produit. Il aurait mieux valu qu'il expose comment ce qui croît s'étend, comment se trouve en lui un lieu qui attire la nourriture peu à

بعد مرّة، وما هذا المُمَدّد وهل هو انجذاب أو غيره، ونحو ذلك من الأسباب الفاعلة للنمو. فإنّ تبيينه في هذه المواضع وتقصّيه لهذه المعاني كان أجود في تصحيح الأصول التي يروم تصحيحها في هذا الكتاب من تجاوزه إياها وفسخه لها بكلام غير مستقصىً، والكلام في كيفية النمو غامضٌ وطويلٌ <و>أيضاً محوجٌ إلى تقديم الكلام قبله في الجذب والخلاء والاستحالة <و>كيفيتها لا انتهاء. فإما كان لا يتعرّض لتصحيح هذه الأصول الجليلة الغامضة التي قد اضطرب فيها أكثر الطبيعيين، أو يجعل كلامه فيها بقدر استحقاقها وشرفها وغموضها.

٦. لمّا ذكر اختلاف الطبيعيين في الموضوع للكون والفساد، قال إنّ الفلاسفة في هذا المعنى فريقان : ففرقة ترى أنّ الموضوعَ للكون والفساد جوهرٌ متّصلٌ كله بأسره ويمكن فيه مع ذلك الاستحالة، والفرقة الأخرى تبني أمرها على أنّ ذلك الجوهر لا يقبل الاستحالة وأنّه منقسم بقطع صغار فيما بينها مواضع خالية. قال : «وبحسب رأي الفرقة الثانية، يجب أن يظنّوا أنّه ليس للطبيعة ولا للنفس جوهرٌ ما يخصّ كل واحدة منهما، لكن حدوث كل واحدة

---

1 وهل] هل [ر] | أو] أم [ر] **2** هذه] هذا [ر] | وتقصّيه] يقصيه [م] ؛ نقضه [ر] | كان] ناقصة [ر] | في[2]] من [ر] | الأصول] الأمور [ر] **3** إياها...والكلام] أيضاً محوج إلى تقديم الكلام [ر] | والكلام] الكلام [ر] **4** وطويلٌ] طويل [ر] **5** والاستحالة] واستحالة [ر] | وكيفيتها] هامش [ك] | انتهاء] انتهى [م،ب،ك] | كان لا] أن كان [م،ب،ك]؛ ألا [ر] | يتعرّض] يعترض [ر] | الجليلة] الجلية [ب،ك] **6** اضطرب] اضطرت [ر] | أكثر] جميع [ر] **8** ذكر] ولما [ر] | اختلاف] والكون [م،ب،ك] | الموضوع] الموضع [ر] | للكون] والكون [م،ب،ك] **9** ففرقة] ناقصة [ر] | ترى] يرى [م] | الموضوعَ] للموضوع [ب،ك] ؛ الموضع [ر] | جوهرٌ] وجوهر [ك] | بأسره] بأصله [ر] **10** تبني] يبتي [م] ؛ لسا [ر] **11** قال] فقال [ب] | رأي] أصل [ر] **12** واحدة[1]] واحد [م،ب،ك،ر] | منهما] منها [ر] **12–1,92** لكن...منهما] ناقصة [م،ك] **12** حدوث] ناقصة [ب] | واحدة[2]] واحد [م،ب،ك،ر]

9–11 ففرقة...خالية: جالينوس، في القوى الطبيعية، آيا صوفيا ٣٥٩٣، ٥٨و : فأقول إنّ أحد جنس هاتين الفرقتين يبني أمره على هذا الأصل وهو أنّ الجوهر الموضوع للكون والفساد متّصل كله بأسره وتمكن فيه مع ذلك الاستحالة، والفرقة الأخرى تبني أمرها على هذا الأصل الآخر وهو أنّ ذلك الجوهر لا يقبل الاستحالة وأنّه منقسم بقطع صغار في ما بينها مواضع خالية.
11–6,92 وبحسب...الصناعي: جالينوس، في القوى الطبيعية، آيا صوفيا ٣٥٩٣، ٥٨و : فعلى حسب أصل هذه الفرقة الثانية، يجب أن يظنوا أنّه ليس للطبيعة ولا للنفس جوهر ما يخصّ كل واحدة منهما، لكن حدوث كل واحدة منهما إنما هو باجتماع ما من تلك الأجسام الأُوَل التي لا تقبل التأثير، وعلى حسب أصل الفرقة الأولى التي ذكرناها يجب ألّا تكون الطبيعة بعد الأجسام لكن تكون أقدم وأسبق منها كثيراً. ويجب على قول أصحاب هذا الرأي أن تكون الطبيعة هي التي تُحْدِث لها أبدان الحيوان والنبات، وأن تكون معها قوى بعضها تجذب وتُشَبِّه الأشياء الملائمة بما يلائمها، وبعضها دافعة للأشياء المستنكرة الغريبة، وأن يكون تصويرها يجمع ما تصوّر في حال التوليد وعنايتها بها بعد أن تولّدها وما بعد أيضاً بقوى أخر، منها القوة التي تكون بها المحبّة للولد والعناية به، ومنها القوة التي تكون بها المشاركة والمواساة والتحابّ من الحيوان لِما كان من جنسه على طريق الحذق الصناعي.

peu, et quel est ce facteur d'extension : est-ce une attraction ou est-ce quelque chose d'autre ? De même pour les causes qui produisent la croissance. Expliquer ces passages, et explorer à fond ces notions, aurait mieux valu, afin de valider les principes qu'il souhaite valider dans ce livre, que de passer rapidement sur [ces notions] et de les invalider en se servant d'un exposé non exhaustif. Or, parler de comment procède la croissance est complexe et également long, et nécessite de commencer par parler auparavant de l'attraction, du vide, de l'altération, en expliquant comment elle ne s'arrête jamais. Dès lors, soit il ne se mêle pas d'établir ces principes suprêmes et complexes, qui ont plongé dans le trouble la plupart des physiciens, soit ce qu'il dit rend justice à ce que ces principes méritent, à leur caractère essentiel et à leur complexité.

6. Lorsqu'il parle des divergences des physiciens au sujet du substrat de la génération et de la corruption, il dit que les philosophes se séparent en deux groupes sur ce sujet : un groupe soutient que le substrat de la génération et de la corruption est une substance entièrement continue dans sa totalité, mais qui, malgré cela, peut être altérée ; le second groupe se fonde sur l'idée que cette substance ne peut recevoir l'altération, et qu'elle est divisée en petits fragments séparés par des interstices (litt. « des endroits ») vides. Il dit : « En suivant la doctrine du second groupe, on en vient nécessairement à supposer que ni la nature, ni l'âme, ne possèdent quelque substance qui soit propre à chacune d'elles. Au contraire, l'une comme l'autre sont créées seulement grâce à un

12–93,19 Lorsquil…groupe] *Nat.Fac.*, 1.12, II.27–28 K., trad. Daremberg (II.226–227).

منهما إنّما هو باجتماع ما من تلك الأجسام الأُوَل التي لا تقبل التأثير، وعلى حسب أصل الفرقة الأولى، يجب أن لا تكون الطبيعة بعد الأجسام، لكن تكون أقدم وأسبق منها كثيراً، وأن تكون الطبيعة هي التي تُحْدِث أبدان الحيوان والنبات، وأن تكون معها قوى بعضها تجذب الملائم وبعضها تدفع الأشياء المستنكرة الغريبة وقوى أخرى كثيرة، منها القوة التي بها تكون المحبّة للولد ومنها القوة التي لها تكون المشاركة والمواساة والتحابّ من الحيوان لِما في جنسه على طريق الحذق الصناعي». قال : «ويجب على أصل أولئك القوم الأخر ألّا يكون شيءٌ أصلاً للطبيعة من هذه الأشياء وألّا يكون في النفس عقل غريزي يُفهم به المؤتلف والمناقض ولا القسمة ولا التركيب ولا العدل ولا الجور، لكنهم يزعمون أنّ جميع هذه الأشياء إنّما تَحْدُث لنا عن الحسّ وبالحسّ وأنّ الحيوان إنّما يقوده التخيّل والذكر»، إلى شناعات أُخر كثيرة زعم أنّها كلّها تلزمهم.

٧. فإن كانت هذه حكاية عن القوم، فليس لقوله «يجب على أصل هؤلاء أن يكون كذا وكذا» وجهٌ، وإن كان يَجِب هذه الأشياء عن هذين الأصلين وتتبعهما، فقد <كان> ينبغي أن يشركنا في هذه المعرفة، فإنّا لا ندري من أي وجه تَتْبَع هذه الأشياء هذين الأصلين.

---

1 باجتماع] اجتماع [ر] | من] في [ر] | أصل] رأي [ر] **2** الأولى] الأول [ب،ك] | لا] ألا [ر] | تكون[1]] يكون [م] | لكن] لاكن [ر] | تكون[2]] يكون [م] **3** تكون[1]] يكون [م] | تُحْدِث] يحدث [م] ؛ تجذب [ر] | تكون[2]] يكون [م،ك] | بعضها] ناقصة [ر] **4** الملائم] الملاؤم [ب،ك] | تدفع] متدمع [ر] | المستنكرة] المنكرة [ر] أخرى] أخر [ر] | القوة] القوي [ر] **5** تكون[1]] يكون [م،ك] | تكون[2]] ناقصة [ر] | والمواساة] والمواتاة [م،ب،ك] والتحابّ] التجاذب [م،ب،ك] **6** الحذق] الحدو [ر] | قال] وقال [ر] | ألّا] أن لا [ر] **7** شيءٌ] شيئا [م،ب،ك،ر] | وألّا] وأن لا [ب،ك]؛ ولا [ر] **8** والمناقض] المتناقض [ر] | ولا القسمة] والقسمة [ر] | لكنهم] ولكنهم [ر] **9** تَحْدُث] يحدث [م،ك] | إنّما[2]] لا [م،ب،ك] | والذكر] والفكر [م،ب،ك] **10** تلزمهم] يلزمهم [م] **11** حكاية] حكايته [ر] | لقوله] لقولهم [ر] | أن] ولا أن [ر] **12** وجهٌ] ناقصة [ر] | وتتبعهما] يتبعهما [ك] **12–13** وتتبعهما...الأصلين] ناقصة [م] **12–1,94** وتتبعهما...فليخبرنا] ناقصة [ر]

6–9 ويجب...والذكر: جالينوس، في القوى الطبيعية، آيا صوفيا ٣٥٩٣، ٥٨و : ويجب على أصل أولائك القوم الأخَر ألّا يكون شيء أصلاً للطبائع من هذه الأشياء وألّا يكون في النفس عقل غريزي متداول أمرها تفهم به لا انسياق ما ينساق ولا تركيب ما يتركب ولا مناقضة ما يتناقض ولا قسمة ما ينقسم ولا العدل من الجور ولا الأمور الجميلة من الأمور القبيحة، لكنهم إنما يزعمون أنّ جميع أشباه هذه الأشياء إنما تحدث لنا عن الحسّ وبالحسّ، وأنّ جميع الحيوان إنما يقوده التخيّل والذكر. ومنهم من صرّح بالقول فحكم أنّه ليس في النفس قوة أصلاً تتفكر بها، لكنها إنما تنقاد من الآثار الحسّية كما تنقاد البهائم، ولا تصل إلى أن تعصي شيئاً منها ولا تعانده».

assemblage de ces corps premiers qui ne sont pas susceptibles de pâtir. En revanche, selon le principe du premier groupe, il est nécessairement impliqué que la nature n'est pas postérieure aux corps, mais qu'elle leur est antérieure et les précède de beaucoup, et que c'est la nature qui crée les organismes des animaux et les plantes ; et que viennent s'adjoindre à elle des puissances, dont certaines attirent ce qui est approprié, d'autres repoussent les choses néfastes et étrangères, et beaucoup d'autres encore, dont la faculté grâce à laquelle advient l'amour pour la progéniture, la faculté d'association, de bénévolence et d'affection réciproque entre les animaux de la même espèce, et [qu'elle les crée] en suivant la voie de l'ingéniosité artisanale ». Il dit encore : « Mais selon le principe de ceux de l'autre groupe (i.e. le second groupe), il est nécessairement impliqué qu'aucune de ces choses ne puisse être attribuée à la nature, et que l'âme ne possède pas d'intellect inné grâce auquel elle discernerait la conséquence et la contradiction, la division et la combinaison, la justice et l'injustice. Au contraire, ils prétendent que toutes ces notions nous adviennent seulement à partir de la sensation et par la sensation, et que les animaux sont uniquement conduits par l'imagination et la mémoire », et [il continue] en tenant d'autres propos infamants dont il prétend qu'ils sont indissociables de [la doctrine] des membres [du second groupe].

7. Si c'est là un compte-rendu [de la doctrine] du groupe [en question], dire « selon le principe de ceux-là, il est nécessairement impliqué ceci et cela » n'a pas lieu d'être. Et si ces conclusions (litt. « ces choses ») sont nécessairement impliquées par ces deux principes et les suivent, il doit nous faire partager son savoir. En effet, je ne comprends pas pour quelle raison ces conclusions (litt. « ces

فليخبرنا من أين يَتْبَع ويَلْزَم ويَجِب إن كان الموضوع للكون والفساد واحداً وقابلاً للاستحالة، أن يكون للنفس / والطبيعة جوهرٌ يخصّ كلّ واحدة منهما وأن تكونا سابقتين في الوجود م١٦٣و للجسم، وأن يكون مركِّبُ أبدان الحيوان والنبات الطبيعةَ، دون أن يكون فاعلاً قاصداً حكيماً مختاراً الأفضل في جميع أفعاله. أوَليس هو المجتهد في تبيين حكمةِ خالق الحيوان والإنسان - خاصةً في كتاب منافع الأعضاء - ونفوذِ مشيئته وسَعَةِ علمه وكمالِ وجوده وقدرتِهِ وتغلّبِهِ في الأفعال على إرادته ومشيئته مع إجماع من الحكماء جميعاً ووضوح في العقل أنّ الفاعل بالطباع لا تتغيّر أفعاله الطبيعية، فإنّ الطبيعة لا مشيئة لها ولا علم ولا حكمة ؟

٨. ثم أليس هو، مع اعتقاده هذا الرأي، القائل في الثالثة من كتاب الفصول إنّ الطبيعة هي المزاج الذي تولّدَ من الأستقسات الأربع للإنسان وهذا متأخرٌ عن الجسم ؟ وهو القائل أيضاً في كتابه في الرعشة والنافض إنّ الطبيعة والنفس ليستا شيئاً غير الحرارة الغريزية، وقال في الرابعة من تفسيره لكتاب الفصول إنّ الطبيعة هي الحرارة الغريزية، وقال أيضاً إنّ مزاج العضو هو سبب أفعاله الطبيعية، وهذان جميعاً لا يتقدمان الجسم. وهو القائل أيضاً في كتاب الأستقسات وفي آرائه أقوالاً تدعو إلى أنّ النفس مزاج. فقد كان يجب عليه مع اعتقاده هذا الرأي أن يحكم بأنّ النفس جوهر وأنّ الطبيعة جوهر متقدمان في الكون للأجسام وفي هذا مناقضة لِما قد قاله في هذه المواضع.

---

1 إن] عن أن يكون [م،ب،ك] | كان] إذا كان [م،ب،ك] | الموضوع] الموضع [ر] | وقابلاً] أو قابلا [ر] **2** للنفس] للحسّ [ر] | كلّ واحدة] واحد كل [ب] | واحدة] واحد [م،ب،ك،ر] | تكونا] يكونا [م] | سابقتين] سابقين [م] **3** قاصداً] فاضلا [ر] **4** الأفضل] والأفضل [م] | أفعاله] أحواله [م] | أوَليس] إذ ليس [م،ك] | هو] هذا [ر] | خالق الحيوان] الخالق للحيوان [ر] **5** ونفوذِ مشيئته] ويعود بمشيئته [م،ب،ك] | وجوده] جوده [ر] وتغلّبِهِ] وتقبله [ر] **6** إرادته] إراداته [ر] | جميعاً] ناقصة [ر] | ووضوح] ورضوخ [ر] | العقل] الفعل [م] **7** تتغيّر] تبقى [ر] | فإنّ] وإن [ر] **8** القائل] القابل [ر] | في الثالثة] ناقصة [ر] **9** هي] هو [ر] | الأستقسات] الأستقصات [م] | الأربع] الأربعة [ر] | وهذا] وهو [ر] **10** أيضاً] ناقصة [ر] | ليستا] ليسا [م] ؛ تسما [ر] شيئاً] ناقصة [ر] **11** تفسيره لكتاب] ناقصة [ر] **12** وهذان] هذين [م،ب،ك] | أيضاً] ناقصة [ر] **13** الأستقسات] الأستقصات [م] | وفي] في [ر] | تدعو] يدعو [م] | اعتقاده] اعتقاد [ب،ك] **14** متقدمان] منقدمين [م،ب،ك] | الكون] الكون والفساد[م] **15** قد] ناقصة [ر] | هذه المواضع] هذا الموضع [ر]

choses ») sont nécessairement impliquées par ces principes. Qu'il nous informe donc de la raison pour laquelle il suit, il est impliqué et il est nécessaire, si le substrat de la génération et de la corruption est un et reçoit l'altération, que l'âme et la nature possèdent une substance propre à chacune d'elles, que leur existence respective précède celle du corps, et que le [principe qui] compose les corps des animaux et les plantes soit la nature, sans qu'il s'agisse d'un démiurge doté de volonté, sage, et qui choisit le meilleur dans toutes ses actions. Or, n'est-ce pas lui (i.e. Galien) qui s'est efforcé d'établir clairement la sagesse du créateur des animaux et des hommes – en particulier dans son traité *Sur l'utilité des parties* –, son intention efficace, son immense savoir, son existence parfaite, sa puissance et la souveraineté de ses actes conformément à sa volonté et son intention, en plus du fait que le consensus des savants s'accorde à dire, et qu'il est clair pour l'intellect, que les activités naturelles de ce qui agit par nature ne varient pas, car la nature ne possède ni intention, ni savoir, ni sagesse ?

8. Ensuite, n'est-ce pas lui, en dépit de son adhésion à cette doctrine (i.e. celle du premier groupe), qui dit dans le troisième livre du [commentaire] des *Aphorismes* que la nature est le mélange produit par les [quatre] éléments pour l'homme, et que ce [mélange] est postérieur au corps ? C'est lui aussi qui dit dans *Sur la convulsion et le spasme*, que la nature et l'âme ne sont rien d'autre que la chaleur innée. Il dit aussi au quatrième livre de son commentaire des *Aphorismes* que la nature est la chaleur innée. C'est encore lui qui dit que le tempérament de la partie est la cause des activités naturelles de [cette partie]. Or, ces deux choses (i.e. la chaleur innée et le tempérament) ne précèdent pas le corps. C'est lui aussi, dans le traité *Sur les éléments* et dans le traité *Sur ses propres opinions*, qui donne des arguments qui visent à affirmer que l'âme est le tempérament. Ainsi, il aurait dû, en raison de son adhésion à cette doctrine (i.e. la doctrine selon laquelle l'âme est une substance), juger que l'âme est une substance et que la nature est une substance, l'une et l'autre antérieures dans l'ordre de la génération aux corps. Or, il y a là une contradiction avec ce qu'il a dit dans ces passages.

٩. وكيف يعاند أنّ الموضوع الأوّل للكون والفساد جوهرٌ واحدٌ في النوع كثيرٌ في العدد يتركّب كل واحد من أشخاصه مع غيره ولا ينحلّ كلّ واحد منها في نفسه، أنّه لا وجود للطبيعة ولا للنفس ولا للبارئ ولا للعقل، وليس ينافي وجودُ هذا الجوهر هذه الجواهرَ؟ فإن قال قائل إنّ جالينوس إنّما بنى هذا الكلام على رأي من يرى أنّ الموجود كلّه هي الأجزاء والخلاء فقط، قيل له فقد أساء إذن في إدخاله مع هؤلاء غيرهم ممن يرى أنّ مع الأجزاء والخلاء موجوداتٍ كثيرةً، وقد كان ينبغي أن يقسّم رأيَ أهل الفرقة الثانية. وفي تركه تقسيم ذلك دليلٌ على أنّه كان يرى أنّ القول بالأجزاء والخلاء يعاند وينافي وجودَ هذه الأشياء. وقد كان ينبغي أن يبيّن لِم ذلك.

١٠. وحيث ذكر الجذب والجاذبات تعدّى جداً حتى أنّه قال إنّه اجتذب بأصابعه سلاءةً ناشبةً في قدم غلام جذباً عنيفاً فلم تواتيه. فلما وضع عليها دواء يجذبها، خرجت بلا أذىً وبسرعة. ولو كانت هذه الأدوية تجذب السلاءة على نحو جذب المغنطيس للحديد، لكانت السلاءة ستنجذب إليها وهي غير مرتكزة في اللحم أسرع، ولكانت ستتحرّك نحوها ولو بيسير من الحركة، حتى تكون، إذا وضعناها متقاربة ثم عدنا إليها بعد أيام، وجدناها قد لصقت بها، / وليس يكون ذلك. فمعلوم إذن أنّ تسهيل خروج السلاءة إنّما يكون منها بإرخاء الموضع م١٦٣ظ

1 يعاند] يقابله [م] | الأوّل] ناقصة [ر] | العدد] القدر [ر] **2** يتركّب] يترك [ر] | من] مع [ر] **3** للبارئ] للبارئ جلّ ثناؤه [ر] | ينافي] لنا في [م،ب،ك] **4** بنى] بنا [م،ب،ك] | هي] في [ر] **5** فقد] قد[ر] | غيرهم] ناقصة [ر] | ممن] من [ر] **6** يقسّم] ينقسم [ك] | أهل] ناقصة [ر] | الثانية] الثالثة [ر] | تركه] ترسهم [م،ب]؛ تركيبهم [ك] **7** يعاند وينافي] ينافي [ر] **8** أن] ناقصة [ر] **9** تعدّى] يعد [ر] | جداً] حد [م] ؛ أجزا [ر] | إنّه] ناقصة [م،ب،ك] | بأصابعه] بأصبعه [ر] | سلاءةً] سلاء [م،ب،ك] ؛ سلامه [ر] **10** غلام] ناقصة [ر] | تواتيه] يواته [ر] | وضع] جعل [ر] **11** وبسرعة] مسرعة [ر] | السلاءة] السلاء [م،ب،ك] | المغنطيس] المقتبص [ر] للحديد] الحديد [ر] **12** السلاءة] السلاء [م،ب،ك] | ستنجذب] سينجذب [م] | وهي] وهو [م،ب،ك] | مرتكزة] مركوزة [ر] | ستتحرّك] سيتحرك [م] | بيسير] اليسير [ر] **13** تكون] يكون [م] | إذا] ناقصة [ر] | لصقت] لطبقت [م] **14** فمعلوم] معلوم [ر] | إذن] إذا [ر] | السلاءة] السلاء [م،ب،ك] | بإرخاء] بإرخاءها [ر]

9–11 اجتذب...وبسرعة: جالينوس، في القوى الطبيعية، آيا صوفيا ٣٥٩٣، ٦٢ظ : من ذلك أنّي قد رأيت مرّة من المرار سلاءة قد نشبت في قدم غلام فاجتذبتها بأصابعي جذباً عنيفاً فلم ينفعني. فلمّا وضعت على ذلك الموضع دواء يجتذبها، خرجت بلا أذى وبسرعة.

9. De plus, comment le fait que le substrat premier de la génération et de la corruption soit une substance une par le genre, numériquement multiple, dont chaque instance particulière se compose à une autre, mais dont chaque [instance particulière] prise en elle-même ne peut se dissoudre, [comment ce fait] exclut-il donc que la nature possède une existence [propre], non plus que l'âme, le Créateur et l'intellect, tandis que l'existence de cette substance-là (i.e. le substrat continu) n'est pas contradictoire avec celle de ces substances-ci ? Si quelqu'un nous objecte que Galien se fonde uniquement ici sur la doctrine de qui soutient que tout ce qui existe se réduit aux parties [indivisibles] (i.e. les atomes) et au vide, on lui répond que [Galien] n'a donc pas correctement engagé la discussion avec les autres [atomistes], qui pensent qu'en plus des atomes et du vide, il existe de nombreux autres étants, et qu'il était nécessaire d'opérer des distinctions à l'intérieur de la doctrine du second groupe. Le fait que [Galien] a négligé d'opérer cette distinction est un signe qu'il considère que soutenir l'existence des atomes et du vide exclut et contredit avec l'existence de ces [autres] étants. Mais il fallait établir clairement la raison de [cette exclusion].

10. Lorsqu'il aborde la question de l'attraction et des choses qui exercent l'attraction, il exagère beaucoup, jusqu'à affirmer avoir tiré avec force, avec ses doigts, une épine fichée dans le pied d'un jeune homme, et que [cette épine] a résisté [à cette attraction]. Lorsqu'il appliqua sur [le pied] un médicament pour l'attirer, [l'épine] sortit sans douleur et rapidement. Or, si ces médicaments attiraient l'épine comme l'aimant attire le fer, alors l'épine serait attirée vers eux plus rapidement lorsqu'elle n'est pas plantée dans les chairs, et elle se mouvrait dans leur direction[46] – quand bien même par un mouvement très faible-, si bien que, si nous placions [les médicaments] à proximité [de l'épine], et que nous revenions après quelques jours, nous verrions qu'elle s'est collée à eux. Or, tel n'est pas le cas. Dès lors, il est établi que l'expulsion de l'épine a seulement été facilitée par [ces médicaments] parce qu'ils ont amolli l'endroit [où ils étaient

---

17–21 Lorsquil…rapidement] *Nat.Fac.*, 1.14, II.54 K., trad. Daremberg (II.239).

فتندفع السلاءة حينئذ إلى الموضع الذي هو أرخى. ويسهل أيضاً خروجها أكثر بأن ينفتح ما حواليها.

١١. على أنّا لسنا ننكر أن يكون في هذه الأدوية قوة جذب، ولكنّ الاحتجاج بمثل هذا ب٢٣٨و الشيء الخفي الضعيف مع فرط هذا التعدّي حتى يجعله أقوى من الجذب بالأصابع، قبيحٌ جداً بمِثْلِهِ من الحكماء، وشبيهٌ بما عابه وقرّع به أسقليبادس في علّته التي اعتلّ بها في جذب المغنطيس للحديد، فإنّ تقريعه له كان بأنّه لا يمكن الهباء المنبعث منها على صغره أن يبلغ تعلّق بعضه ببعض بصنانيره تلك إلى أن يستقل بنقل تلك الأجسام. ومِثْلُ هذا في الشناعة أن يكون ما لا ينجذب بالأصابع بعنف، ينجذب بشيء إذا نحن أدنيناه منه لم يتحرّك نحوه البتّة، هذا على أنّا إن أمسكنا إبرة بإصبعنا إمساكاً ضعيفاً ثم أدنينا منها المغنطيس، لَما قوي على جذبها، فكيف بما لا يظهر له حركةُ الانجذاب البتّة ويكون مع ذلك ناشباً مستوثقاً لا يواتي الجذب بالأصابع بعنف ؟

١٢. وبنى أمره في هذا الكتاب وفي غيره على أنّ علّة الجذب وسببه إنّما هي الموافقة، فقال إنّ في كلّ شيء من الأشياء الموجودة قوةً تنجذب بها الكيفية الموافقة له فجعل ذلك أعظم علل الجذب. وفي أنّ الجذب يكون بالموافقة موضعُ شكّ عظيم، وفي أنّه لا يكون إلّا

---

1 السلاءة] السلاء [م،ب،ك] | حينئذ] ح [م،ب] **2** حواليها] جرا إليها [ر] **3** لسنا] ليس [م،ب،ك] **5** وشبيهٌ] وسببه [ك] | وقرّع به] ناقصة [ر] | اعتلّ] أتى [ر] | بها] لها [م،ب،ك] **6** للحديد] الحديد [ر] | فإنّ] فإنه [م] | تقريعه] تفريقه [ر] | كان] ناقصة [ر] | الهباء] الهواء [م،ب،ك،ر] | المنبعث] المنبث [م،ب،ك،ر]؛ هاميش، بياناً : المنبعت [م] | منها] فيها [ر] **7** تعلّق بعضه] بعض تعلق [ر] | بعضه] بعض [م،ب،ك] | ببعض] ناقصة [ر] | بصنانيره] بصتاهره [م،ب،ك] ؛ صنانيره [ر] | تلك[1]] ناقصة [ر] | إلى] ببعض إلى [ر] | يستقل] يسقل [ر] | بنقل] ناقصة ويوجد بياض في المخطوطة [ر] **9** أمسكنا] أمسكن [م] | بإصبعنا] بأصابعنا [ر] | ضعيفاً] هامش [م] | أدنينا] أدنيناه [ك،ر] | منها] منه [م،ب،ك] | المغنطيس] ناقصة [ك،ر] | لَما قوي] لم يقوي [ر] **10** جذبها] جذبه [م،ب،ك] | مستوثقاً] كلمة غير مقروءة [ر] | لا[2]] قبله: تنقل تلك الأجسام (بين قوصين) **11** يواتي] يداني [ر] **12** وسببه] ناقصة [ر] **13** تنجذب] تجذب [ر] | له] ناقصة [ر] **14** وفي[1]] في [م،ب،ك]

6–7 فإنّ...الأجسام: جالينوس، في القوى الطبيعية، آيا صوفيا ٣٥٩٣، ٦١ظ : واسقليبيادس يقول عند هذا : نعم. ولكن ينبغي أن نتوهم أن تلك الأجسام صغار جداً حتى تكون الحبة الواحدة منها جزء من عشرة آلاف جزء من حب الهباء الذي نراه في غاية الصغر (...). فكم ينبغي أن نتوهم أن <يكون> مقدار الطرف منه الشبيه بالصنارة التي بها تشابك بعضها ببعض ؟ فإنه لابد أن يكون هذا الطرف أصغر من الحبة كلها.

appliqués], et ainsi, à ce moment, l'épine a été poussée vers l'endroit qui est plus mou. Il est également encore plus facile de la retirer en pratiquant une incision tout autour d'elle.

11. Même si nous ne nions pas que ces médicaments possèdent une force d'attraction, argumenter à l'aide de choses de portée obscure et faible, et exagérer beaucoup, au point de considérer que [cette force d'attraction] est plus puissante que l'attraction exercée par les doigts, c'est là quelque chose de très répréhensible chez un penseur comme [Galien]. De plus, ce [procédé] ressemble à ce qu'il reproche et ce pour quoi il réprimande Asclépiade[47], lorsque celui-ci a avancé la cause qui explique que l'aimant attire le fer. En effet, le reproche de [Galien] était : il est impossible à ces particules émises par [la pierre], à cause de leur petitesse, de parvenir, grâce à leur entrelacement les unes aux autres par ces extrémités crochues, à transporter ces corps[48]. Il est tout aussi infamant [de dire] que ce qui n'est pas attiré lorsqu'on [le] tire fortement avec les doigts, est attiré par une chose en direction de laquelle [cela qu'on veut attirer] ne bouge pas d'un pouce si on approche [cette chose] de lui[49], et ce alors que, si nous tenons une aiguille entre nos doigts sans y mettre de force, puis que nous approchons d'elle un aimant, celui-ci ne sera pas assez fort pour attirer [l'aiguille]. Dès lors, comment [semblable attraction] serait possible dans le cas d'une chose (i.e. l'épine) qui ne manifeste aucun mouvement d'attraction, et alors qu'elle se trouve en plus de cela enfoncée profondément, et résiste à l'attraction exercée par les doigts avec force ?

12. Dans ce traité, comme ailleurs, [Galien] se fonde sur l'idée que la seule cause et raison de l'attraction, c'est la parenté. Il dit que dans chaque chose existante, se trouve une puissance par laquelle est attirée la qualité apparentée à [cette chose], et il fait de ce [phénomène] la principale cause de l'attraction. Or, le fait que l'attraction s'exerce par la parenté est sujet à un très grand doute. Quant au fait qu'elle ne s'exerce que par [la parenté], cela contrevient à

11–13 il…corps] *Nat.Fac.*, 1.14, II.44 K., trad. Daremberg (II.236).

بها مخالفة للحسّ، من أجل أنّه لا يكون شيء أشدّ موافقةً لشيء ومشابهةً له في الطبع من أجزاء الجوهر الواحد، فما بال الحديد لا يجذب الحديد على أنّه ألأم له من المغنطيس وأشبه به ؟ فإن قال : «لأنّه / ينبغي أن يكون الجاذب أقوى من المجذوب»، قيل له : في الكمّ أو ك٢٦٢ في الكيف ؟ وإن قال : في الكمّ، قيل له : فما بال القطعة العظيمة من الحديد لا تجذب الصغيرة ؟ وإن كان في الكيفية فقد ارتفعت الموافقة، وذلك أنّ الجوهر إذا فضل على الجوهر في كيفية ما فضلاً كثيراً، فضل هذا المفضول في الكيفية المضادّة لها عليه فضلاً كثيراً أيضاً بحسب فضل الأوّل عليه في تلك الكيفية. وإذا كان كذلك، ارتفعت الموافقة الطبيعية وجاءت المخالفة والمضادّة والمنافاة. وإن كان الجذب لا يكون إلّا بالموافقة، فما بالنا إذا أدخلنا الزراقة في الماء ومددنا العمود إلينا انجذب الماء ؟ وهل بين الصُفْر المتّخذ منه الزراقة وبين الماء مشاكلة ؟ ولِمَ لا ينجذب الماء إليه دون مدّ العمود، بل ما له يجذب الماء والشراب والنفط والخلّ جميعاً جذباً واحداً سواء على تضادّ طبائعها ؟ وهذا الجذب على الحقيقة له القوة التي هي أشدّ من كلّ قوة وهذا / الذي ينسبه المثبتون للخلاء إليه. م١٦٤و

١٣. فقد كان ينبغي لجالينوس أن يقول إنّا نرى انجذاب الأشياء إلى الأشياء على ثلاثة ضروب : أحدها - وهو أقواها وأَوْلاها بتقديم الذكر - الذي يكون بالخلاء عند القائلين به وبالاتبّاع لِما يستفرغ لأنّه لا يمكن أن يوجد خلاءٌ عند النافيين للخلاء، والثاني الذي يكون بالنَشَف وهو خاصّ باليبس، فإنّ اليبس من شأنه وخاصّيته جذب الرطوبة إليه، نحو ما تَجذب الأَكلاس والأَرْمِدَة إليها الرطوباتَ وتستجرّها، وعلى نحو ما ذكر جالينوس في هذا الموضع من

---

1 بها] به [م،ب،ك،ر] | أشدّ] أشد من [ر] **2** ألأم] ألؤم [م،ب،ك،ر] **3** به] له [ر] | /] إنه [ر] **4** في[1]] أم [ر] | قال] قال قائل [ر] | له] ناقصة [ر] **5** الصغيرة] يجذب [م] | كان] فإن [ر] | في] قال [ر] | فقد] الكيف [ر] **7** فضل] فحسب [ر] | ارتفعت] ذلك كذلك [ر] **8** كان] وإن [ر] **9** أدخلنا] إن [ر] | ومددنا] ومددناها [ر] | العمود] ناقصة [ر] | الصُفْر] الصغير [ر] **10** لا] ناقصة [ر] | الماء[2]] ناقصة [ر] | يجذب] ينجذب [ر] **11** جذباً... سواء] ناقصة [ر] | الجذب] الجذب يكون [ر] **12** القوة] للقوة [ر] | ينسبه] يثبته [م] **13** على] إلى [م] **14** أقواها] أقوئها [م] | بتقديم] بالتعدي [ر] | الذكر] والذكر [ر] | القائلين] كلمة غير مقروءة [ر] **15** يستفرغ] يتفرغ [ر] | لأنّه] أنه [ر] | للخلاء] له [ر] **16** بالنَشَف] بالقسف [ر] | وخاصّيته] ناقصة [ر] | نحو ما] نحوها [ك] **17** والأَرْمِدَة] والأرمد [ر] | إليها] إليه [ك]؛ ناقصة [ر] | وعلى] إليها وعلى [ر] | نحو ما] نحوها [ر]

l'évidence sensible. En effet, il n'y a rien qui soit apparenté plus étroitement à autre chose, et qui soit plus semblable à elle par nature, que les parties d'une même substance [entre elles]. Dès lors, pourquoi est-ce que le fer n'attire pas le fer, alors qu'il est plus conforme à lui que l'aimant, et plus semblable à lui ? S'il nous objecte : c'est parce qu'il faut que ce qui attire soit plus puissant que ce qui est attiré, nous répondons : en quantité ou en qualité ? S'il nous dit : en quantité, nous lui répondons : alors, comment se fait-il qu'un gros morceau de fer n'attire pas un petit [morceau] ? Si c'est en qualité, alors la parenté est supprimée. En effet, si une substance surpasse de beaucoup une substance dans une certaine qualité, cette [substance] qui est surpassée, la surpasse aussi beaucoup dans la qualité contraire, à proportion de la supériorité de la première sur elle dans cette qualité-là (i.e. la première qualité). Si tel est le cas, la parenté naturelle est supprimée, et l'opposition, la contrariété et la contradiction adviennent. De plus, si l'attraction s'exerce seulement grâce à la parenté, comment se fait-il que, si nous plongeons une seringue dans l'eau et tirons la colonne vers nous, l'eau soit attirée [à l'intérieur] ? Est-ce qu'il existe, entre le cuivre jaune dont est faite la seringue et l'eau, une similitude ? Et pourquoi [dans ce cas] l'eau n'est-elle pas attirée dans [la seringue] si l'on ne tire pas la colonne ? Bien plus, qu'est-ce qui, dans [la seringue], attire l'eau, le vin, le naphte, le vinaigre, d'une manière unique et identique, alors que ces [choses] possèdent des natures contraires ? En réalité, cette attraction (i.e. l'attraction exercée par la seringue) possède la force la plus intense de toutes : il s'agit de [l'attraction] que les partisans du vide attribuent à celui-ci.

13. Il aurait fallu que Galien dise que nous constatons que l'attraction des choses entre elles se produit selon trois types. Le premier, qui est aussi le plus puissant et le plus digne d'être mentionné d'abord, c'est celui qui se produit en vertu du vide d'après ses partisans, et par le remplacement de ce qui est en train d'être évacué, car il est impossible qu'il y ait du vide, chez ceux qui refusent l'existence du vide. Le second [type] est celui qui se produit en vertu de la dessiccation, et est propre à ce qui est sec. En effet, le sec a comme caractéristique et comme propriété d'attirer l'humidité vers lui, à la manière dont la chaux et la cendre attirent vers elles les matières humides et les drainent, et à la manière de l'attraction de l'eau par le blé, dont se sert Galien, à cet endroit de ce

هذا الكتاب مستدلّاً به على الجذب من جذب الحنطة للماء، على أنّ هذا الضرب من الجذب مضادّ لما يقوله، إذ كان اليبس والرطوبة متضادّين والجذب عنده إنّما يكون باتّفاق الكيفيات ؛ والثالث مجهول سببه كجذب المغنطيس للحديد وبعض الأدوية المُسْهِلة لبعض الأخلاط دون بعض.

١٤. فأما إن يَحْتِمْ بأنّ الجذب إنّما يكون بالموافقة ويغفل ذكر الوجهين الآخرين، فتتولّد عليه أمثال هذه الشكوك والمطالبات، لاسيما وهو يرى أنّ أعظم الأشياء المجذوبة إلينا في بقاء الحياة إنّما هو بالاتّباع لما يستفرغ، أعني أنّ التنفّس إنّما يكون بانبساط الصدر وجذبه للرئة حتى تنبسط فتجذب إليها الهواء. ولقائل أن يقول إنّ أمر الغذاء يجري على مثل ذلك، إذا تأمل ما يُحْدِثه الحمّام والرياضة والهواء الحارّ من شدّة الحاجة إلى الماء وما يحدثه النوع من الجوع الذي يسمّى التحلّلي من الشهوة الكلبية ـ وهو الذي لا يكثر معه الثفل من فرط الحاجة إلى الاغتذاء ـ وما تحدثه العلل من خصب العضو.

١٥. وقال عند كلامه في جذب الكُلى للبول إنّه إذا صحّ أمره أنّ تميّزَ البول يكون بجذب الكلى بقوة طبيعية فيها شأنها أن تجذب البول، فإنّ نفوذ الغذاء أيضاً ينبغي أن يكون كذلك. وقال في آخر هذه المقالة : «إن كان مصير البول إلى الكلى ليس يكون بالاتباع لِما يستفرغ، فقد بان أنّ مصير الدم أيضاً إلى البدن ومصير المرار إلى أوعيته ليس يكون بالاتباع

1 هذا[1]] ناقصة [ر] | الضرب] الموضع [م،ب،ك] **2** متضادّين] متضادتين [م،ب،ك] **5** ذكر] تلك [ر] | فتتولّد] فيتولد [م،ب،ك]؛ فتولّد [ر] **6** والمطالبات] المطالبات [ر] | إلينا] عنا [م،ب،ك،ر] **7** بقاء] نما [ر] | الحياة] الحيات [م] | هو] تكون [ر] | يستفرغ] نستفرغه [ر] | أنّ] أنّ يكون [ر] | التنفّس] النفس [ر] | وجذبه] وجذبها [م،ب،ك،ر] **8** تنبسط] ينبسط [م] | ولقائل] وللقائل [ر] | يجري] إنما يجري [ر] | مثل ذلك] تلك [ر] **9** يُحْدِثه] يحدث [م،ب] ؛ يجذب [ك،ر] | يحدثه] يجد له [م،ب،ك] ؛ يجذب [ر] **9–10** النوع من] ناقصة [ر] **10** الذي يسمّى] المسمى [ر] | الشهوة] السهر [ر] **11** الاغتذاء] الغذاء [ر] | وما...العضو] ناقصة [ر] | تحدثه] يحدث [م] | خصب] حصب [م] **12** وقال] وقال جالينوس [ر] | للبول] البول [ر] | أمره] ناقصة [ر] **13** تجذب] يجذب [م] **14** الكلى] الكليتين [ر] | ليس] ناقصة [ر]

14–2,104 إن...واحد: جالينوس، في القوى الطبيعية، آيا صوفيا ٣٥٩٣، ٦٥ظ : فإن كان مصير البول إلي الكلى ليس يكون بالاتباع لما يستفرغ، فقد بان أن مصير الدم أيضاً إلى البدن ومصير المرار إلى أوعيته ليس يكون بالاتباع لما يستفرغ. وإن كان مصير هذين يكون باضطرار الخلاء، فمصير البول أيضاً إلى الكلى يكون به، فإنّ مصير جميع هذه المواضع التي تصير إليها قد يجب ضرورة أن يكون على مثال واحد.

livre, pour prouver l'attraction. Mais ce type d'attraction va à l'encontre de ce qu'il dit, car le sec et l'humide sont des contraires. Or, selon lui, l'attraction se produit seulement par l'accord entre les qualités. Quant au troisième [type], sa cause est inconnue, à l'instar de l'attraction exercée par l'aimant sur le fer, et [de l'attraction exercée] par certains médicaments purgatifs sur certaines humeurs, et non sur d'autres.

14. Dès lors que [Galien] décrète que l'attraction se produit seulement par la parenté, et néglige de rappeler les deux autres manières, il est confronté à des doutes et des questions de ce type, d'autant qu'il considère lui-même que la plupart des choses qui sont attirées vers nous pour que la vie perdure le sont seulement par le remplacement de ce qui est en train d'être évacué. Je veux dire que la respiration s'opère seulement par l'élargissement de la poitrine et l'attraction qu'elle exerce sur le poumon, si bien qu'il s'élargit et attire vers lui l'air. On pourrait dire que la nutrition se passe de la même manière[50], lorsqu'on observe que le bain, l'exercice, et l'air chaud provoquent un besoin intense d'eau, que la faim que l'on appelle « liée à ce est dissous » – c'est [la faim] qui n'entraîne pas de résidu en raison du besoin extrême de nourriture – provoque la boulimie[51], et que les maladies entraînent un [besoin] que la partie du corps grossisse.

15. Quand il parle de l'attraction de l'urine par les reins, il dit que, s'il est validé que l'urine est sécrétée (litt. « séparée ») parce que les reins l'attirent grâce à une puissance naturelle en eux, qui a pour caractéristique d'attirer l'urine, dès lors il faut que la distribution de la nourriture ait aussi lieu ainsi. Il déclare, à la fin de ce livre : « Si, lorsque l'urine va vers les reins, ce n'est pas suite au remplacement de ce qui est en train d'être évacué, alors il apparaît clairement que, lorsque le sang circule vers le corps, et la bile dans ses canaux, cela ne se produit pas non plus suite au remplacement de ce qui est en train d'être évacué.

19–22 Quand...ainsi] *Nat.Fac.*, 1.16, II.62–63 K., trad. Daremberg (II. 244). **22–105,4** Il déclare...unique] *Nat.Fac.*, 1.17, II.73 K., trad. Daremberg (II.249).

لِما يستفرغ. وإن كان مصير هذين يكون باضطرار الخلاء، فمصير البول أيضاً إلى الكلى يكون بذلك، فإنّ مصير جميع هذه إلى أماكنها يجب ضرورةً أن يكون على مثال واحد».

١٦. فأقول : لا عجب أعجب من تعمية الهوى الرأي ولا آفة أعظم على أهل النظر. أَوَليس هو الذي عَلَّمَنا اجتناب أمثال هذه المقاييس في كتابه في البرهان وفي كثير من كتبه بغاية الحذق والتقصّي ؟ فلِمَ - ليت شعري - قَنِعَ بها واستعملها ههنا، إلا لفرط ميله إلى تصحيح هذا الرأي وتحامله على الآخر؟ فمن أين يجب - ليت شعري - أن يكون، إذا كان مصير البول إلى الكلى لا يكون باضطرار الخلاء، أن يكون مصير الدم إلى البدن لا يكون باضطرار الخلاء، إلّا أن يفارق / طريق البرهان ويستعمل ما يستعمله الخطباء من القياس م١٦٤ظ بالمثال أو الجدليون من القياس بالاستقراء ؟ ومتى صحّح وبيّن - ليت شعري - أن كلّ ما ينجذب إلى البدن ينبغي أن يكون سبيلهُ سبيلاً واحداً ؟ وهذا الهواء الذي ينجذب إلى البدن للنَفَس ليس ينجذب بخاصّية للرئة في جذب الهواء لكن باضطرار الخلاء، وهو أشرف ما ينجذب إلى البدن في بقاء الحيوة وكذلك التنفس الكائن بالنبض. ولقائل أن يقول في الاغتذاء مثل ذلك، فإنّ الأمور الداعية إلى <أنّ> نفوذ الغذاء إلى البدن يكون باتّباع لِما يستفرغ ليست بأضعف من الداعية إلى أنّه يكون بجذب من الأعضاء بجملة جوهرها، إذ كنّا نجد دائماً متى سخفت سطوح البدن أو كثر التحلّل منها اشتدّت الحاجة إلى الغذاء وأسرع أيضاً نفوذه على ما ذكرنا قبل. وليس يعاند هذا الرأي أن يغتذي بدن الممتلئ / وإخصاب ب٢٣٨ظ بدن المنهوك.

---

1 لِما] ولما [م] | مصير] ناقصة [ر] | هذين] ذين [م،ب،ك] ؛ هذان [ر] | يكون] يكونان [ر] **2** بذلك] كذلك [ر] | جميع] ناقصة [ر] **3** عجب] أعجب [م،ب،ك] | تعمية] تهيئة [ر] | الهوى] الهواء [ب،ك]؛ الهوا [ر] الرأي] للرأي [ر] | على...النظر] اجتناب أهل النظر منه [م،ب،ك] **4** أَوَليس] إذ ليس [م] | أمثال] ناقصة [ر] | من] في [م] **5** قَنِعَ] منع [م] | بها] لها [م] | ميله] مثله [م،ب،ك] **6** وتحامله] وعامله [ر] | الآخر] الأرخرى [ر] **7** باضطرار] لا باضطرار [م] **8** ويستعمل] يستعمله [ب] **9** بالمثال] بالمثل [ر] | أو الجدليون] والجدليون [ر] ومتى] متى [م] | وبيّن] ذين [ر] | ليت] وليت [م] | أن] وأين إن [ر] | كلّ ما] كلما [م،ب،ك] ؛ كان ما [ر] **10** سبيلاً] سبيل [م،ب،ك] | واحداً] واحد [م،ب،ك] **11** للنَفَس] بالتنفس [ر] | جذب الهواء] ذلك [ر] **12** في[1]] ناقصة [ر] | الحيوة] الحياة [ر] | ولقائل] وللقائل [ر] **13** باتّباع] بالاتّباع [ر] **14** أنّه] أن [ر] بجذب] تجذب [ر] **15** أو] إذ [م] | كثر] أكثر [ر] | وأسرع] وتسرع [ر] **16** أيضاً] ناقصة [ر] | قبل] قبيل [ك] | أن] إلا بعد [م،ب،ك] | يغتذي] تغذي [م،ب،ك] | وإخصاب] وإحضاب [م] ؛ وإخضاب [ك] ؛ وإحصاب [ب،ر]

Si ces deux trajets ont lieu à cause de la force nécessitante du vide, alors le trajet de l'urine vers les reins se déroule lui aussi de la même manière, car le trajet de l'ensemble de ces matières vers leurs lieux procède nécessairement selon un modèle unique ».

16. Je dis : il n'y a rien de plus étonnant que le fait que la passion rende aveugle le discernement, et pas de dommage plus grand pour ceux qui pratiquent la science. Ne nous a-t-il (i.e. Galien) pas lui-même appris à éviter ce type de critères dans son traité *Sur la démonstration*, et dans beaucoup d'autres traités, en faisant montre de la plus grande habileté et de l'examen le plus approfondi ? Dès lors, pourquoi – j'aimerais le savoir – s'en satisfait-il ici et l'utilise-t-il, sinon parce qu'il incline excessivement à valider cette opinion et parce qu'il penche pour elle au détriment des autres ? Et pourquoi s'ensuit-il nécessairement – j'aimerais le savoir –, de ce que l'urine ne se déplace pas vers les reins par la force nécessitante du vide, que le trajet du sang dans le corps ne peut pas non plus être causé par la force nécessitante du vide, sinon parce qu'il (i.e. Galien) se sépare ici de la voie démonstrative et emprunte celle qu'utilisent les rhéteurs, c'est-à-dire celle du syllogisme par les exemples, ou [celle qu'utilisent] les dialecticiens, c'est-à-dire celle du syllogisme inductif ? Quand a-t-il validé et établi clairement – j'aimerais le savoir – que tout ce qui est attiré dans le corps suit un unique processus ? Voici l'air, attiré lors de la respiration : il n'est pas [attiré] à cause d'une propriété des poumons d'attirer l'air, mais à cause de la force nécessitante du vide. Or, [l'air] est la plus noble des [matières] qui sont attirées dans le corps pour que la vie perdure. Il en va de même de la respiration qui a lieu *via* le pouls. On pourrait dire la même chose pour la nutrition, car les raisons qui déterminent que la distribution des aliments dans le corps se produit par le remplacement de ce qui est en train d'être évacué ne sont pas moindres que celles qui déterminent que [les aliments] sont attirés par ces parties du corps dans la totalité de leur substance. En effet, nous constatons toujours que, quand [les parties] à la surface du corps deviennent plus subtiles ou qu'elles se dissipent plus, le besoin d'aliments augmente, et leur distribution [dans le corps] s'accélère, comme nous l'avons rappelé plus haut. Or, le fait que le corps plein se nourrisse, et que le corps atrophié grossisse, n'exclut pas cette doctrine.

١٧. وهذه ونحوها شكوك منحلّة ولولا أنّا لا نحبّ تطويل هذا الكتاب بها لذكرنا حلّها أجمعَ وقد ذكرنا ذلك في مقالة عملناها في كيفية الاغتذاء. فقد كان الأَوْلى ههنا أيضاً لجالينوس في جلاله ومكانه وحرصه على الوقوع على الحقّ وإيثاره واجتنابه تعجّم الشبهات أن يقول أنّ الأشياء التي تنجذب إلى البدن، منها ما يكون باضطرار الخلاء كالنَّفَس الظاهر والخفي، ومنها ما يكون بخاصية في مزاج العضو الجاذب كخاصية الكلى في جذب مائية الدم، والمرارة وعنقها في جذب المرة، والطحال في جذب السوداء، ومنها مختلف فيه ومشكوك في أمره ولعلّه يكون مركّباً من الجذبين جميعاً أو مائلاً إلى أحدهما في حال دون حال كنفوذ الغذاء. لكن محبّة الغلبة المركّبة في طباع الحيّ لم تدعه ليسخو ويعطي بأنّ لأرسسطراطس في هذا الباب كلمة واحدة حق - فضلاً عمّا سواها - وحملّته على المجاهدة بلحو هذا الرأي وسخّفه بغاية الجَلَد والجِدّ.

<فصل ١٥>

١. مناقضة آرائه في تركيب الأجسام. كتابه في الأستقسات على رأي أبقراط وكتابه في تفسير كتاب أبقراط في طبيعة الإنسان : إنّا نحتاج أن نحكي، قبل ذكرنا ما في هذين

---

1 شكوك] سلوك [م] | ولولا] لولا [م،ب،ك] | بها] ناقصة [ر] **2** وقد...الاغتذاء] ناقصة [ر] | مقالة] المقالة [ب،ك] | عملناها] علمناها [م،ب،ك] | فقد] وقد [ر] | ههنا أيضاً] ناقصة [ر] **3** لجالينوس] فجالينوس [ر] جلاله] جلالته [ب،ك] ؛ كلمة غير مقروءة [ر] | الوقوع] الوقوف [ر] | وإيثاره] إيثاره [م،ب،ك] | تعجّم] تعجم [م،ب،ك] ؛ تفخم ؟ [ر] | الشبهات] الشبهات وخيطها [ر] **4** كالنَّفَس] كالتنفس [ر] **5** الجاذب] الحادث [م] كخاصية] لخاصية [ك] **6** والمرارة] والمرار [ر] **7** جميعاً] ناقصة [ر] **8** في] من [ر] | تدعه] يدعه [م] ليسخو] يسمى [م] ؛ لسحود [ر] | ويعطي] أو يعطي [ب،ك] | بأنّ] ناقصة [ر] **9** لأرسسطراطس] لأرسطوطاليس [م،ب،ك] | حق] ناقصة [ر] | وحملّته] وحمله [ر] **10** بلحو] تلجو [ك] ؛ ناقصة [ر] | هذا] ناقصة [ر] وسخّفه] ثخفه [ك] ؛ محفه [ر] | بغاية] بعناية [م] | الجَلَد والجِدّ] الجد والجملة [م،ب،ك] **12** مناقضة... الأجسام] ناقصة [ب،ك،ر] | الأجسام...أبقراط] كتاب الاستقسات [ر] | الأستقسات] الاستقصات [م] | وكتابه] وكتاب [ر] **12–13** وكتابه...أبقراط] هامش [م] **13** أبقراط] البقراط [ك] | ذكرنا ما] ما ذكره [ر] | ما] فوق السطر [م]

17. Ces doutes, et d'autres semblables, peuvent être résolus, et si nous n'avions répugné à allonger ce livre à cause de cela, nous aurions résolu l'ensemble de ces [doutes]. Nous l'avons déjà fait dans un traité que nous avons composé *Sur la manière dont [procède] l'alimentation.* Il aurait été plus conforme à la raison ici aussi que Galien, en raison de son éminence, de la place qu'il occupe, de son désir d'atteindre la vérité, de sa préférence pour elle et de sa constance à éviter de se payer de mots, dise : parmi les choses qui sont attirées vers l'intérieur du corps, certaines le sont par la force nécessitante du vide, comme lors de la respiration manifeste et de [la respiration] cachée, et certaines le sont grâce à une propriété dans le tempérament de la partie qui exerce l'attraction, comme la propriété du rein d'attirer les [résidus] liquides du sang, et [la propriété] de la vésicule biliaire et de son col d'attirer la bile [jaune], ou [la propriété] de la rate d'attirer la [bile] noire. Enfin, certaines le sont grâce à des causes sujettes à la dissension et au doute, et peut-être par une combinaison des deux premières forces d'attraction ensemble, ou en inclinant tantôt vers l'une et tantôt vers l'autre, comme la distribution des aliments. Mais l'amour de la victoire ancré dans la nature animale n'a pas incité Galien à conférer et à reconnaître à Érasistrate un seul mot juste sur ce sujet – sans même parler d'autre chose – et l'a conduit à combattre cette opinion par des propos injurieux et à la ridiculiser avec persévérance et détermination.

⟨Section 15⟩

1. Objections à l'encontre de ses doctrines sur la composition des corps. À propos de son traité *Sur les éléments selon Hippocrate* et du commentaire [de Galien] au traité d'Hippocrate *Sur la nature de l'homme* : avant d'aborder les

الكتابين ممّا لم يسلك فيه جالينوس سبيل البرهان، أصلَ القوم الذين يناقضهم جالينوس. فنقول إنّهم يقولون إنّ الأرض والماء والهواء والنار والفلك وكلّ جسم مركّبٌ من أجسام صغار يسمّونها أجساماً أُوَل وأجساماً لا تتجزأ على ضروب من التركيب مختلفة، وإنّ أوّل ما يحدث من تركيب هذه الأجسام خمسةُ ضروبٍ من التراكيب، أحدها خاصّ بجسم الفلك - وإن كان في نفسه عاماً متعيناً - والأربعة الأخر تعمل الأستقسات الأربع التي هي النار والهواء والماء والأرض. فيكون لكلّ واحد منها تركيبٌ من هذه يخصّه وبه تكون له صورته هذه التي هي له كما برهن بذلك فلاطن حيث / يقول إنّ تركيب النار من مثلثات وتركيب الأرض من م١٦٥و
مكعبات. ويزعمون أنّ كلّ شيء يتكوّن فعن هذه وكلّ جسم يفسد فإلى هذه.

٢. ويزعمون أنّ هذه لا تتجزأ ولا تنقسم إلّا بالوهم، فأما تجزُّؤاً أو انقساماً مادياً فلا. وذلك أنّها عندهم أصغر الأشياء المادّية وليس يمكن أن يتجزأ ما كان على هذا الصغر من وجهين : أحدهما لأنّه لا يوجد شيء مادي، إذا لامس واحداً من هذه، صغُر عنها وفَضُلَتْ عليه حتى يمكن أن يعرض فيها عنه قَطْعٌ، لأنّها النهاية في صغر الشيء المادي، والثاني أنّه لا يمكن أن يعدم الجسم حتى يتلاشى وليس بعد صغر هذه الأجزاء إلا التلاشي فقط.

---

1 فيه] ناقصة [ر] **2** فنقول] فيقول [ر] | يقولون] يزعمون [ر] | وكلّ] ناقصة [ر] | جسم] الجسم [ر] **3** أجساماً] أجسام [م،ب،ك] | وأجساماً] وأجسام [م،ب،ك] | تتجزأ] يتجزى [م] | وإنّ] إن [ر] **4** من[1]] في [ر] | خمسةُ] خمس [م،ب،ك] | وإن] فإن [ر] **5** متعيناً] الكلمة غير واضحة [م،ب،ك] ولعلّه متفننا. | والأربعة] والأربع [م،ب،ك] | الأستقسات] الاستقصات [م] | الأربع] لأربعة [ر] **6** والماء] بالماء [ك] | لكلّ] كل [ب] | تكون] يكون [م] | له] فوق السطر [م] | صورته] صورة [ر] **7** برهن] نامن [ر] | من[2]] ناقصة [ك] **8** ويزعمون] وزعموا [ر] | كلّ] لكل [م] **9** أنّ] وزعموا [ر] | تتجزأ] يتجزى [م] | تنقسم] ينقسم [م] | تجزُّؤاً] تجزيا [م] | أو] ناقصة [ر] | انقساماً] نفسانيا [ر] **10** أنّها] أنه [م،ب،ك،ر] | عندهم] عدهم [ك] | يتجزأ] يتجزى [م] | هذا] ناقصة [م،ب،ك] **11** وجهين] جهتين [ر] | لأنّه] أنه [ر] | يوجد] توليد [م،ب،ك] | لامس] اللامس [م]؛ للامس [ب،ك] **12** عليه] عنه [م،ب،ك،ر] | فيها] عنها [ر] | لأنّها] لأن [ب] | والثاني] الثانية [م،ب،ك] **13** يعدم] يقوم [ر] | الجسم] الحسّ [ر] | يتلاشى] لا يتلاشى [ر] | الأجزاء] الأشياء [ر]

[passages] de ces deux traités où Galien ne suit pas la voie de la démonstration, nous avons besoin de rendre compte du principe de ceux que Galien réfute. Nous disons donc : ils disent que la terre, l'eau, l'air, le feu et l'orbe céleste, ainsi que tout corps, sont composés de corpuscules, qu'ils appellent « corps premiers » et « corps indivisibles », selon plusieurs modes de composition. [Ils disent aussi] que la composition primordiale de ces corps a lieu selon cinq types. L'un d'eux est propre au corps de l'orbe céleste, même si en lui-même, il est commun et différencié. Les quatre autres [modes] produisent les quatre éléments que sont le feu, l'air, l'eau et la terre. Chacun d'eux possède en propre [un mode] de composition de ces [atomes], au moyen duquel il acquiert la forme[52] qui est la sienne, comme Platon le démontre, quand il dit que la composition du feu se produit à partir de triangles, et la composition de la terre à partir de cubes. Ils prétendent aussi que toute chose engendrée l'est à partir de ces [atomes], et que tout corps corruptible l'est en ces [atomes].

2. Ils prétendent aussi que ces [atomes] ne se divisent pas ni ne se scindent, à part dans l'imagination abstraite. Quant à la division ou la scission matérielle, il n'y en a pas. La raison de cela, c'est que pour eux, ces [atomes] sont les plus petites choses matérielles, et qu'il est impossible que se divisent des choses aussi petites, pour deux raisons. La première, c'est qu'il n'existe aucune chose matérielle qui, quand elle entre en contact avec l'un de ces [atomes], est telle qu'elle est plus petite qu'eux et que eux sont en surplus sur elle, de telle manière qu'il soit possible qu'il se produise en eux, à cause d'elle, une partition, car ils constituent l'extrême de la petitesse pour la chose matérielle. La seconde, c'est qu'il n'est pas possible que le corps disparaisse au point d'être complètement détruit. Or, il n'y a rien au-delà de la petitesse de ces parties, que la destruction.

٣. ويزعمون أنّ هذه الأجسام لا تُحَسّ ولا / تقبل تأثير الانحلال، فأما التركيب فتقبله، وذلك أنّه يمكن فيها أن تجتمع ويتفرّق هذا الاجتماع، فأما أن ينحلّ الواحد منها إلى شيء آخر فلا يمكن. ك٢٦٣

٤. وحركتها ما كانت غير مركّبة في كلّ الجهات، فإذا تركبت كانت بحسب ذلك النوع الحادث عن تركيبها إما دوراناً وإما على استقامة، والعلة في اتصالها والتحام بعضها ببعض، منهم مَن يجعلها النفس ومنهم من يجعلها البارئ والنفس ومنهم من يجعلها الخلاء، وذلك أنّهم يزعمون أنّ الخلاء أعظم القوى في جذب الأجسام إليه. ولذلك يزعمون أنّ النار والهواء والماء والأرض ليست أستقسات أُول لأنّ هذه أجمع والفلك نُقَطُها الجسم نفسه وحده، وينحلّ ما ينحلّ منها إليه ويتركّب ما يتركّب منها منه. وهذه جملة رأيهم في الأصول على أنّ الاختلاف بينهم في ذلك يسير.

٥. فلننظر الآن في ردّ جالينوس عليهم نظرَ إنصاف، فنقول إنّ جالينوس يعتمد في الردّ على هؤلاء بأن يقول : لو كان هذا الأسطقس واحداً وكان هذا الواحد لا يُحِسّ ولا يقبل التأثير، لَما وجد حاسٌّ ولا متغيّرٌ، وقد وجد الحسّ والتغيّر، فليس الأسطقس إذا بواحد. والخصوم يقولون إنّ الأسطقس الأقصى الأبعد الذي لا ينحلّ إلى ما هو أبسط منه واحدٌ في النوع وهي الأجسام الصغار التي لا تتجزأ تجزؤاً مادياً وأنّ هذه الأجسام لا تُحِسّ ولا تقبل

---

1 تُحَسّ] يحس [م] | فأما] وأما [ر] **2** يمكن] لا يمكن [م،ب،ك] | تجتمع] يجتمع [م] | ويتفرّق] ويفترق [م،ب]؛ ويعترف [ك] | هذا] بعد [ر] | الاجتماع] اجتماع [ر] | الواحد] ناقصة [م،ب،ك] **3** يمكن] ناقصة [م،ب،ك] **4** غير] ناقصة [م،ب،ك] | كانت[2]] كان [م] | ذلك] ذلك ذلك [ر] **5** عن] من [ر] | دوراناً] دورا [م،ب،ك] | على] ناقصة [ر] | والتحام] وفي التحام [ر] **6** مَن...ومنهم[2]] ناقصة [ر] | يجعلها[1]] يجعله [م،ب،ك] | يجعلها[2]] يجعله [م،ب،ك] | البارئ] الناري [م] | يجعلها[3]] يجعله [م،ب،ك] **7** أنّهم] أنه [ر] يزعمون[1]] يقولون [ر] | القوى] القوة [م،ب،ك] | جذب] حدث [ر] | الأجسام] الإنسان [ب] | إليه] ناقصة [ر] ولذلك] وكذلك [م،ب،ك] **8** أستقسات] أستقصات [م] | والفلك] ناقصة [ر] | نُقَطُها] يطيعها [ر] | نفسه وحده] اسمه [ر] **9** منها إليه] إليه منها وكتب الناسخ علامات م خ فوق السطر [ب] | ويتركّب] يركب [ر] | يتركّب] يركب [ر] | وهذه] فهذه [ر] | رأيهم] المهم [ك] | أنّ] ناقصة [ر] **10** الاختلاف] اختلاف [ر] **11** فلننظر] فلينظر [م] | في الردّ] بالرد [ر] **13** حاسٌّ] حساس [ر] | وجد[2]] بوجد [م،ب،ك] **14** إنّ] ناقصة [م] | الأقصى الأبعد] الأبعد الأقصى [ر] | إلى] إلا [ك] | في] من [ر] **15** التي] الذي [م،ب،ك] | تتجزأ] يتجزى [م] تجزؤاً] تجزيا [م] | تُحِسّ] يحس [م]

11–13 فنقول...بواحد: جالينوس، في الأستقساط على رأي بقراط، ت. س. سالم، ص.١٤٠: فإني قد رأيت أنّ الأجود أن اقتصّ قوله بلفظه ثم أفسره وأشرحه. وهذا قوله بلفظه : وأما أنا أقول إنّه لو كان الإنسان شيئاً واحداً، لَما كان يألم أصلاً. وذلك أنّه لو كان شيئاً واحداً، لَما كان بالذي يوجد شيء يؤلمه.

3. Ils prétendent [aussi] que ces corps ne sont pas perceptibles, et qu'ils ne peuvent pas être affectés par la dissolution. Cependant, pour ce qui est de la composition, ils la reçoivent. En effet, il est possible pour [ces atomes] de se réunir puis que cet agglomérat soit brisé. En revanche, il n'est pas possible que l'un d'eux se dissolve en une autre chose.

4. Quant à leurs mouvements, tant que [ces atomes] ne sont pas composés, [ces mouvements] se produisent en tous sens, et lorsqu'ils sont composés, [ils se produisent] soit en cercle, soit en ligne droite, suivant cette espèce issue de leur composition. Enfin, la cause qui les conjoint et les agrège les uns aux autres, certains considèrent que c'est l'âme, d'autres le démiurge et l'âme, et d'autres encore le vide, car ils prétendent que le vide est la force la plus puissante pour attirer les corps à soi. Pour ces raisons, ils prétendent que le feu, l'air, l'eau et la terre ne sont pas des éléments premiers, parce que tous ces [éléments], ainsi que le ciel, ont pour unique alphabet le corps lui-même, et que ceux [des éléments] qui sont en cours de dissolution, se dissolvent en lui, et ceux qui sont en cours de composition, se composent à partir de lui. Voilà la somme de leur doctrine sur les principes, bien qu'il existe de faibles différences entre eux là-dessus.

5. Examinons désormais la réponse de Galien avec équité. Nous disons que Galien se fonde dans sa réponse aux [atomistes] sur l'argument suivant : si cet élément (i.e. l'élément premier) était un, et que cet un n'avait pas de sensation et était impassible, alors il n'y aurait pas [d'étant] qui ressente la sensation et qui soit susceptible de changement. Or, la sensation et le changement existent. Donc, l'élément [premier] n'est pas un. Les adversaires [de Galien] disent que l'élément ultime et le plus éloigné, qui ne peut se dissoudre en quelque chose de plus simple que lui, est unique par l'espèce, que ce sont les atomes, qui sont indivisibles matériellement, et que ces atomes n'ont pas de sensation et ne pâtissent

التأثير من شيء من الأشياء في التصاغر، وأما في التعاظم بالالتحام والالتئام فتقبله. وليس يجب من أجل هذا لزومُ هذا التالي لهذا المقدم لأنّه قد يمكن أن يكون للجثّة المركَّبة من هذه حسٌّ وتغيّرٌ، أمّا حِسٌّ فإذا سكنتها النفس وأمّا التغيّر فلاختلاف ضروب التراكيب. فمتى كان التركيب المعتاد المألوف باقياً بحاله بالدقيق، لم تحسّ النفس لأنّه لم يقع تغيّرٌ. فإذا جاء ما يبدّل هذا التركيب المعتاد المألوف، أحسّت النفس بالتغيّر بحسب ذلك قليلاً كان أو كثيراً. فأما التغيّر فيقع في هذه بالتحلّل والتكاثف فتحدث من ذلك جميع الكيفيات.

٦. والمحدِث بجميع هذه التغايير في الأسطقس الأوّل على رأي أنبدقليس وفلاطن وغيره هو الذي أخذ منها البعض فركبّه تركيباً يصلح أن يكون آلةً يفعل بها في الباقي، كما يفعل / م١٦٥ظ الحدّاد في باقي الحديد بالمطرقة والكير واليدين والسندان. وهذه الآلة هي الفلك، ومن أجل ذلك لا يدخله الخِلال في التركيب مُدّة ما يحتاج المركِّب له إليه في إمضاء إرادته في البعض الآخر من الجوهر المنفعل به الذي هو جميع ما دون فلك القمر. وغرضُ هذا الفعل كلّه إتمامُ مرادِه في النفس وهو اكتسابُها العلمَ التامَّ والمعرفةَ بفصل عالمها، ليزول عنها التشوّق إلى ما في عالم الحسّ والتوحّد بالصور الجسمية والسيالة التي تَنْقُص عنها تراكيبها فيه دائماً، إذ كان ذلك عليها يَعسر، وترجع بنفس جوهرها إلى حالها قبل التركيب الذي هو سبب الفساد والبِلى.

---

1 من[1]] عن [ر] | في[1]] من [م] | في التعاظم] بالتعاظم [م] | بالالتحام] في الالتحام [م] | فتقبله] فتقبل [م،ب،ك] **2** من[1]] ناقصة [ر] | هذا[2]] ناقصة [م،ب،ك] | التالي] الثاني [ر] | للجثّة] للحه [م،ب،ك] **3** حسٌّ] حسّا [م] | وتغيّرٌ] تقتير [ر] | التغيّر] تغير [ر] | فلاختلاف] فالاختلاف [ر] **4** المألوف] المصحوب [ر] | باقياً] ناقصة [م،ب،ك] | بالدقيق] ناقصة [ر] | تحسّ] يحس [م] | تغيّرٌ] ناقصة [م،ب،ك] **5** بالتغيّر] بالتغيير [ر] **6** التغيّر] التغيير [ر] | في هذه] بهذه [ر] | بالتحلّل] التخلخل [ر] | فتحدث] يحدث [م] **7** وفلاطن] أفاظن [ر] **8** هو] وهو [م،ب،ك] | منها] منهما [م] | البعض] لبعض [م] | بها] لها [م] **9** والكير] والكاز [م]؛ والكار [ب،ك] | واليدين] ناقصة [ر] | وهذه الآلة] فهي آلة [ر] **10** ما] لا [ك] | له] ناقصة [م] **11** به] ناقصة [ر] | جميع] ناقصة [م] | كلّه] هو [ر] | إتمامُ] تمام [ر] **12** مرادِه] ماده [ر] | اكتسابُها العلمَ] اكتساب علمها [م] | ليزول] كيزول [م،ب،ك] | التشوّق] السدق [ك] **12–13** ما...الحسّ] عالم ما في الحس [م،ب،ك] ؛ عالم الحسّ [ر] **13** والتوحّد] التوجه [م] | بالصور] في الصورة [ر] | والسيالة] السيالة [ر] | تَنْقُص] ينقص [م] ؛ سعض [ك] | فيه] ناقصة [م] | إذ] إذا [م] **14** ذلك] ناقصة [م] | عليها] منها [م،ب،ك]؛ فيها [ر] | يَعسر] تعسر [م] ؛ بين [ر] | وترجع] ويرجع [م] | إلى حالها] وحالها [ر] | والبِلى] والنفي [م،ك]؛ والبلا [ر]

pas sous l'effet d'autre chose lors de [processus de] rétrécissement. En revanche, lors [de processus] d'agrandissement par adhésion et par adjonction, ils pâtissent. Or, cela n'implique pas nécessairement que ce conséquent[53] suive nécessairement cet antécédent[54]. En effet, il est possible que le corps composé à partir de ces atomes ressente la sensation et soit susceptible de changement – une sensation, lorsque l'âme occupe [ce corps] ; le changement, à cause des différents modes de composition. Ainsi, lorsque la composition habituelle et usuelle demeure exactement dans son état, l'âme ne sent pas, car il ne se produit pas de changement. Et, si quelque chose arrive qui modifie cette composition habituelle et usuelle, l'âme sent le changement, selon que celui-ci est faible ou important. Quant au changement, il se produit dans ces [atomes] par la raréfaction et la densification, et c'est ainsi qu'advient l'ensemble des qualités.

6. Celui par qui adviennent toutes ces altérations dans l'élément premier, selon l'opinion d'Empédocle, de Platon et des autres [atomistes], est celui qui extrait une partie de ces [atomes] et qui les compose d'une manière propre à en faire un outil pour travailler le reste, à l'instar du forgeron qui travaille le fer restant avec le marteau, le soufflet, les tenailles et l'enclume. Cet outil, c'est l'orbe céleste. C'est la raison pour laquelle sa composition ne comporte aucune imperfection, aussi longtemps que le démiurge qui l'a créé en a besoin pour réaliser sa volonté dans l'autre partie de la substance sur laquelle il agit, et qui correspond à tout ce qui se trouve sous l'orbe lunaire. Le but de toute cette action, c'est de parachever la volonté [du démiurge] au sujet l'âme, à savoir que celle-ci acquiert la connaissance achevée et le savoir que sa patrie est séparée, afin que disparaissent d'elle le désir envers ce qui se trouve dans le monde sensible et l'association avec les images corporelles et fluctuantes qui sont perpétuellement en train de perdre leurs compositions dans [ce monde], car cela[55] lui est difficile, et [afin] qu'elle (i.e. l'âme) revienne avec l'être de sa substance à son état initial, dans lequel elle se trouvait avant la composition, [composition] qui est la cause de la corruption et de la décrépitude. C'est là

فهذا رأي أفاضل القدماء من الطبيعيين الذين بحثوا عن أصول الأشياء ومبادئها باستقصاء ولم يرضوا لأنفسهم بالتواني والتكسّل، كأنبدقليس وفلاطن وتبعَهم من بعدهم أصحابُ المظلة.

٧. وقد كان ينبغي لجالينوس مع ارتفاعه عن درجة الأطباء إلى درجة الطبيعيين وعلية الفلاسفة أن لا يرضى في نقض هذا الرأي بما رضي ولا يعتمد فيه على ما اعتمد، فيناقض الضعفاء والظاهر فساد قولهم - مثل من قال إنّ عنصر الموجود كلّه ماء فقط أو من قال إنّه نار أو من قال إنّه أرض / أو من قال إنّه هواء ومن قال إنّ الإنسان إنّما هو دم أو بلغم أو سوداء ب٢٣٩و فقط - وبكلام بقراط أيضاً فقط. فإنّ الإنسان قد يعذر بقراط فيما قال، بل ينبغي له أن يصوب رأيه من أجل أنّه إنّما ناقض قوماً من الأطباء ليس غايتهم إلا ما يُضطر إليه في صناعة الطب، ولأنّه لم يكن من الموغلين في علم الطبيعة والمُعَرِّفين فيها، والقول في الأسطقسات الطبيعية إنّما يكون بمصادرة وتسليم من أواخر علم الطبيعة وأقاصيها، لا بل من العلم الإلهي. فأما جالينوس، فكيف يعتذر له المعتذر، إذا هو ناقض مثالَ هؤلاء الضعفاء ثم ظنّ أنه قد نقض بذلك قولَ جميع من قال إنّ جميع جثث العالم مركّبة من أجسام صغار لا تتجزّأ تجزّؤاً مادياً، وهو لم يعرّض لمناقضتهم من حيث الخلاف بحرف واحد - فضلاً عما سواه - لأنّ هؤلاء يقولون إنّ جميع ما دون فلك القمر أرض وماء وهواء ونار أو مركّبٌ منها وأنّ أسطقسات الأبدان التالية لهذه هي المرتان والدم والبلغم وأنّ الإنسان وجلّ الحيوان مُتْقَن الصنعة بحكمة عجيبة، وإنّما خلافهم لجالينوس في أنّ الأرض والماء والهواء والنار والفلك وبالجملة كلّ

1 أصول] ناقصة [م،ب،ك] **2** لأنفسهم] ابأنفسهم [م] | بالتواني] بالتوالي [ر] | والتكسّل] والكسل [ر] | وفلاطن] وأفلاطن [ر] | وتبعَهم] وبعهم [ر] | بعدهم] بعد [ر] **3** لجالينوس] فجالينوس [ر] | مع] متى [م] | ارتفاعه] ارتقا [م] | وعلية] وجلّة [ر] **4** أن لا] ألا [ر] | نقض] بعض [م،ب،ك] | على...اعتمد] ناقصة [ر] **5** والظاهر] والظ [م] | فساد] في فساد [ر] | من[1]] ما [ر] | إنّ] مقرر إن [ب،ك] **6** أو من[1]] ومن [ر] | إنّه[1]] ناقصة [ر] أو[2]...هواء] ناقصة [ر] **7** وبكلام] بكلام [ر] | بقراط[1]] أبقارط [ر] | أيضاً...بقراط[2]] ناقصة [ر] | له] ناقصة [ر] **8** ناقض] يناقض [ر] | يُضطر] يضطروا [ر] | إليه] وإليه [ر] **9** والقول] فالقول [م،ب،ك] **10** إنّما] إذا ما [م،ب،ك،ر] | يكون] يكن [م،ب،ك،ر] | يكون] أضاف المؤلف هذه الملاحظة في [ر]: قال الناظر: هكذا وجدتُ في الأم التي نقلتُ منها هذا الكتاب وهي أم المؤلف نعم وفي أمهات من كتب الشكوك التي نقلت منها هذا الكتاب عدة وأظنه لا يكون إلا بمصادرة النظر. **11** فأما] وأما [م] | هو] ناقصة [ر] | مثالَ] أمثال [ر] | ظنّ] يظن [م،ب،ك] **12** نقض] ناقض [ر] | بذلك] ناقصة [م،ب،ك] | جميع[1]] ناقصة [ر] | تجزّؤاً] تجزيا [م،ب،ك] **13** لمناقضتهم] بمناقضتهم [ر] | بحرف] تجزء [م،ب،ك] | عما] عمن [م،ب،ك] **15** الأبدان] الإنسان [م،ب،ك] | وجلّ] دخل [ب،ك] **16** والنار] ناقصة [م،ب،ك]

l'opinion des meilleurs des anciens physiciens, qui ont fait des recherches approfondies sur les principes et les fondements des étants, et qui ne sont pas satisfaits pour leurs âmes de la mollesse et de la paresse. Par exemple, c'est le cas d'Empédocle et de Platon, et les stoïciens les ont suivis par la suite.

7. Il fallait que Galien, quand il s'est élevé à partir du niveau des médecins à celui des physiciens et à la dignité des philosophes, ne se contente pas, dans sa critique de cette doctrine, de ce dont il s'est contenté, et ne se fonde pas pour [les critiquer] sur ce sur quoi il s'est fondé, en sorte de critiquer les [atomistes] faibles dont les discours sont manifestement faux – à l'instar de ceux qui disent que la matière de tous les étants, c'est seulement l'eau, ou ceux qui disent que c'est le feu, ou ceux qui disent que c'est la terre, ou ceux qui disent que c'est l'air, ou ceux qui disent que l'homme est uniquement fait de sang, ou de phlegme, ou de bile noire, et de n'utiliser que l'argument d'Hippocrate. En effet, on peut absoudre Hippocrate pour ce qu'il a dit, mais il faut corriger sa doctrine, car il se borne à critiquer un groupe de médecins dont le but est [d'atteindre] seulement ce à quoi ils sont obligés de recourir pour l'art médical, et parce qu'il (i.e. Hippocrate) ne comptait pas parmi ceux qui s'engagent profondément dans la science de la nature et qui se sont immergés dedans. Or, parler des éléments naturels peut seulement se faire en postulant et en recevant les conclusions ultimes et suprêmes de la science naturelle, que dis-je, de la science divine. En revanche, Galien, comment son défenseur le défendrait-il, quand il critique le cas de ces [atomistes] faibles, et suppose ensuite qu'il a critiqué par là ce que disent tous ceux qui soutiennent que tous les corps du monde sont composés d'atomes qui ne se divisent pas matériellement, tandis qu'il ne consacre pas un mot – sans parler d'autre chose – à les contredire là où se situe l'opposition [entre lui et eux] ? En effet, ces [atomistes] disent que tout ce qui existe sous l'orbe lunaire, ce sont la terre, l'eau, l'air, le feu, ou est composé à partir de ceux-ci, et que les éléments des corps qui viennent après ceux-ci (i.e. après les quatre éléments) sont les deux biles, le sang et le phlegme, et que l'homme et l'ensemble des animaux sont composés de manière parfaite selon une sagesse merveilleuse. Leur opposition à Galien consiste uniquement dans le fait que la terre, l'eau,

جسم يمكن أن يتجزأ تجزّؤاً مادياً، مركّبٌ من أجسام صغار لا يمكن أن تتجزّأ لصغرها تجزّؤاً مادياً.

٨. فمن ههنا كان ينبغي له أن يبتدئ بالردّ عليهم ولا يتكلم في ذلك على المهندسين والتعلّقِ بالمطلوب من أوّل وهلة / فإنّ صناعة الهندسة قوامُها تصوّرُ الأشياء الغير مادية - أعني م١٦٦و الجسم التعليمي - وقوانينه، فليس يمتنع أن يتجزأ الجسم بلا نهاية، إذ كان ذلك تجزؤاً وهمياً متصوّراً، فأما الجسم المادي والتجزّؤ المادي فليس يمكن أن ينقل ذلك الحكم إليه، إذ كان لا ينبغي أن يُتوهّم فيه إلّا ما هو موجود بالفعل أو يمكن وجوده بالفعل والتجزّؤ المادي بلا نهاية لا يمكن أن يوجد بالفعل. ولا يمكن أيضاً أن يكون جسم متناهي المساحة يتجزّأ أبداً مع الدهر أجزاءً لكلّ جزء منها مساحة، لأنّ ذلك يوجب أن تكونَ مساحة متناهية تنقسم إلى مساحات غير متناهية وأن تكونَ مساحات غير متناهية تكون من جميعها مساحة متناهية، وذلك خُلف لا يمكن.

٩. فقد كان ينبغي أن يبتدئ بمخاصمتهم في أنّ جسم الفلك والنار والأرض غير مركَّبة بل لم تزَل بنوعها التي هي عليها لكنه مقرّ أنّه لا علم له بشيء من ذلك، ثم يبيّن أنّ الجسم ينقسم بلا نهاية، أعني المادي لا التعليمي. فإنّ هذا أيضاً لو صحّ لكان دليلاً على قدم الجسم، وذلك أنّه لا يجوز أن يكون ما لا نهاية لتجزّؤه مركَّباً، فإن كان نقلُ حكمِ تجزّؤ الجسم التعليمي إلى المادي ممكناً عنده، فلا عذر له في الشكّ في أنّ الأجسام المادية غير

1 تجزّؤاً[1]] تجزيا [م،ب،ك،ر] **1–2** مركّبٌ...مادياً] ناقصة [م،ب،ك] **1** تجزّؤاً[2]] تجزيا [م،ب،ك،ر] **3** ههنا] هاهنا [ر] | له] ناقصة [ر] | يتكلم] يتكل [ر] | في ذلك] ناقصة [ر] **4** تصوّرُ] بتصوّر [ر] | مادية] مارئية [م،ب،ك] **5** وقوانينه] ناقصة [ر] | يمتنع] فيها [م،ب،ك] | يتجزأ] يتجزى [م] | تجزؤاً] تجزيا [م،ب،ك] **5–6** تجزؤاً... كان] ناقصة [م] **6** متصوّراً] متصوا [ر] | والتجزّؤ] والتجزي [م،ب،ك،ر] | ينقل] يتصل [ر] **7** لا] ناقصة [ر] | إلّا] إما [م،ب،ك] **7–8** أو... بالفعل] أو يمكن وجوده بالفعل والتجزيء المادي بلا نهاية لا يمكن أن يوجد بالفعل أو يمكن وجوده بالفعل والتجزيء المادي بلا نهاية لا يمكن أن يوجد بالفعل [ب] **7** يمكن] ممكن [ب،ك] | والتجزّؤ] والتجزي [م،ب،ك،ر] **8** يوجد] يوخد [ك] | أن[2]] ناقصة [ر] | يكون] يوجد [ر] | يتجزّأ] يتجزى [م] **9** جزء] ناقصة [م،ب،ك] | أن تكونَ] ناقصة [م،ب،ك] | تنقسم] ينقسم [م] **9–10** إلى مساحات] كمساحات [م،ب،ك] **10** تكونَ] يكون [م] | تكون] يكون [م] | مساحة متناهية] ناقصة [ر] **12** كان] ناقصة [م،ب،ك] | بمخاصمتهم] لمخاصمتهم [م،ب،ك] **13** تزَل] يزل [م] | بنوعها] نوعها [م،ب،ك] | يبيّن] بين [ر] **14** بلا نهاية] إلا ما نهاية [ر] | التعليمي] إلى التعليمي [ر] | فإنّ] وان [ر] **15** لتجزّؤه] لتجزيه [م،ب،ك] ؛ لتجزئته [ر] | نقلُ] فعل [م،ب،ك] ؛ فها [ر] | حكمِ] حكيم [م،ب،ك] ؛ حاكم [ر] | تجزّؤ] تجزي [م،ب،ك،ر] **16** ممكناً] حتى يمكن [م] ؛ حق ممكن [ب،ك] | في[1]] من [ر] | المادية] المارئية مادية [م،ب،ك]

l'air, le feu et les astres, et en résumé tous les corps qui peuvent se diviser matériellement, sont composés d'atomes qui ne peuvent se diviser matériellement en raison de leur petitesse.

8. C'est par là que [Galien] devait commencer sa réponse à [ces atomistes], et il ne [devait] pas parler à ce sujet à la manière des géomètres, ni en présupposant dès le début ce qui est demandé. En effet, la géométrie consiste dans la représentation des choses immatérielles – à savoir le corps mathématique – et ses règles. Il n'est donc pas interdit [en géométrie] que le corps se divise à l'infini, puisqu'il s'agit d'une division selon l'imagination et la représentation. Quant au corps matériel et à la division matérielle, on ne peut leur transférer ce prédicat, parce qu'il ne convient pas de concevoir [le corps matériel] autrement que comme ce qui existe en acte ou qui peut exister en acte. Or, la division matérielle à l'infini ne peut exister en acte. Il est également impossible qu'un corps dont l'étendue est finie soit divisé dans l'infinité du temps en parties dont chacune aurait une étendue, car cela impliquerait qu'une étendue finie se divise en étendues infinies, et que des étendues infinies produisent toutes ensemble une étendue finie. Or, cela est une contradiction impossible.

9. Il fallait qu'il commence par s'opposer à eux au sujet du fait que les corps de l'orbe céleste, du feu, et de la terre, ne sont pas composés, et sont au contraire éternels, chacun dans son genre respectif. Mais il a [d'abord] reconnu qu'il ne savait rien de cela, puis a établi clairement que le corps se divise à l'infini – je veux dire le corps matériel, pas mathématique. Si cela[56] aussi était validé, ce serait un signe que le corps est éternel, car il n'est pas possible que ce qui se divise à l'infini soit composé. Dès lors, si transférer ce qu'on dit de la division du corps mathématique au corps matériel est possible selon lui, on ne peut pas l'excuser lorsqu'il tient pour douteux que les corps matériels n'ont pas pas été

مركَّبة، وإن كانت غير مركّبة فهي غير مكوَّنة ولا فاسدة، وإذا كان ذلك كذلك فالعالم قديمٌ ولا وجه لشكّه فيه وتوقّفه عنه.

١٠. ثم يخبر بعلّة الكيفيات الأُول التي هي الحرّ والبرد والرطوبة واليبس التي لا يخلو من ذكرها في أكثر كلامه فيبيّن من أين حدثت والموضوع الأوّل للكون والفساد خالٍ منها بإقراره في كتبه. فإن كان قد نَكَلَ عن هذا كلّه وتجاوزه لكثرة شكوكه واستصعاب الأمر عليه فيه، فقد كان ينبغي له ألّا يهجّن الذين عنوا بذلك وقالوا فيه بأحكم ما تهيّأ لبشر أن يقول، فلا يحكي - إذا حكى عنهم - قولَهم على النصف وقولَ القدماء منهم الذين تكلّموا في هذا الرأي قبل أن يَمْحُض الحقُّ محضُهُ، لكن يتمّ حكاية قولَهم ويجعل قصدَه للنقضِ من حيث ينبغي أن يقصدهم به على ما ذكرنا.

---

1 مكوَّنة] هامش، بدل : مركبة [ك] ؛ متكونة [ر] | وإذا] إذا [م،ب،ك] **2** لشكّه] بشكه [ب،ك]؛ لشكله [ر] وتوقّفه عنه] ناقصة [ر] **3** يخلو] يخلوا [ر] **4** فيبيّن] هامش، تصحيحاً كلمة غير مقروءة [م] | حدثت] جزئت [م،ب،ك] | خالٍ] خلل [ر] **5** وتجاوزه] وتجاوز [م،ب،ك] | شكوكه] سلوكته [م،ب،ك] | واستصعاب] استقصات [م] | فيه] ناقصة [ر] **6** ألّا] أن لا [م،ب،ك] | يهجّن] يمتحن [ر] | عنوا] عنو [ب،ك] | بأحكم] بلاحكم [م،ب،ك] | لبشر...يقول] ناقصة [ر] | فلا] لا [م،ب،ك] **7** يحكي] يحكي عنهم [ر] | عنهم] ناقصة [ر] **8** يَمْحُض] يمحص [ر] | الحقُّ] حق [م،ب،ك] | محضُهُ] حمصه [ب]؛ محصه [ر] | قصدَه] قصدهم [م،ب،ك] | للنقضِ] للبعض [م،ب،ك]

3–5 ثم... كتبه: جالينوس، في الأستقساط على رأي بقراط، ص.١٥-١٦: والأمر العام المشترك بين جميعهم أنهم وصفوا أن قوام الأشياء كلها من أسطقس واحد، أوّلي، معرى من الكيفيات، لا بياض له بالطبع، ولا سواد، ولا لون أصلاً، ولا حلاوة، ولا مرارة، ولا حرارة، ولا برودة، ولا شيء أصلاً من غير ذلك في الكيفيات. فقد قال ديمقراطيس: إن بالاصطلاح يقال اللون، وبالاصطلاح يقال الحلو، وبالاصطلاح يقال المر. وأما الشيء بالحقيقة فإنما هو الجرم الذي لا يتجزأ، والخلاء. وهو يظن أنّ جميع الكيفيات المحسوسة إنما تكون من اجتماع الأجزاء التي لا تتجزأ عند من يحسّها، وليس شيء من الأشياء هو في طبيعته أبيض، ولا أسود، ولا أحمر، ولا أصفر، ولا مر، ولا حلو.

ص.٨٦ : وقد اتفق جميع الفلاسفة الذين أثيناوس حريص على اتباعهم على أنّ الحرارة التي هي في الغاية أبسط من النار، وأنّ تلك الحرارة إذا صارت في العنصر، تولّدت منها النار. كذلك اتفقوا أيضاً على أنّ مبدأ كون النار يكون من العنصر الذي لا كيفية له، المشترك لجميع الأستقسات، وعن الحرارة التي هي في الغاية الحادثة في ذلك العنصر. وأنّ العنصر موجود الدهر كله، لا يقبل كوناً، ولا فساداً، والذي يحدث فيه، ويبطل عنه إنما هو الكيفيات، وأنّ الأسطقس ينبغي أن يكون من جنس ما هو له أسطقس. وهذا هو الفرق بين المبدأ والأسطقس: أن المبدأ ليس يجب ضرورة أن يكون مساوياً في الجنس للشيء الذي هو له مبدأ. أما الأسطقسات فهي لا محالة موافقة في الجنس لِما هي له أسطقسات. فالكيفية البسيطة، المفردة أسطقس للكيفية المركّبة. والجسم البسيط، المفرد أسطقس للجسم الذي ليس ببسيط، ولا مفرد.

composés. Or, s'ils ne sont pas composés, ils ne sont pas engendrés et ne sont pas corruptibles. Et si les choses sont ainsi, alors, le monde est éternel, et il ne peut plus tenir cela pour douteux, ni suspendre son jugement.

10. Ensuite, il informe de la cause des qualités premières que sont le chaud, le froid, l'humide et le sec, dont il ne manque pas de parler dans la plus grande partie de son exposé. Il établit clairement comment (litt. « d'où ») elles adviennent, alors que le substrat premier de la génération et de la corruption est exempt de [ces qualités], en se contentant d'admettre[57] [cette affirmation] dans ses livres[58]. Or, même s'il a renoncé à entrer dans toute cette [discussion], et s'il est passé dessus rapidement en raison des nombreux doutes qu'il avait à ce sujet et de la difficulté que ce problème représentait pour lui, il ne devait pas expurger [l'exposé de] ceux qui ont travaillé sur ce sujet, et qui ont dit les choses les plus sages humainement possibles, et ainsi [il ne devait pas] reproduire – s'il reproduisait ce qu'ils [ont dit] – seulement la moitié de ce qu'ils ont dit, et de ce que les Anciens qui se sont penchés sur ce sujet ont dit avant que la vérité pure ne soit clairement exprimée, mais [il devait] au contraire livrer un exposé complet des positions [atomistes], et se fixer comme but de les critiquer là où il devait les viser, comme nous l'avons montré.

١١. فماذا يربح الآن من كلامه في كتاب الأسطقسات أنّه لو كان الإنسان مركّباً من أسطقس لا يستحيل ولا يتغيّر، لم يألم لأنّه يحتاج في حدوث الألم إلى أن يكون الشيء حاسّاً ومستحيلاً ؟ وذلك أنّ الخصم يقول له إنّ الإنسان مركّب من / نفس ذات حسّ وحيوة ك٢٦٤ ومن جسد مركّب ضروباً من التراكيب منها أوّل وثاني وثالث، فهو يحسّ بالنفس التي له ويقبل التأثير والاستحالة بخلع هذا التركيب الأدنى فالأدنى إلى أن يصير إلى خلع جميع التراكيب الحادثة في جوهره التي منها قوام جثثه ولا يقبل بعد ذلك تغيّراً ولا استحالة تدعو إلى تصاغر الجزء، لأنّه ليس في المادة شيء أصغر من ذلك الجوهر فيروم إحالته إليه بل كلّ ما في المادة غير هذا الجوهر أكبر جداً من هذا الجوهر فهو يقبل التغيّر والاستحالة في التركيب ولا يقبلهما في التحليل، فقد سقط هذا الكلام البتّة.

---

2 أسطقس] الأسطقس [م] | يتغيّر] يتحرك [م،ب،ك] | الألم] ناقصة [م،ب،ك] | الشيء] ناقصة [ر] **3** حاسّاً] حساسا [ر] | نفس] ناقصة [ر] | وحيوة] وحياة [ر] **4** التراكيب] التركيب [ر] | وثاني] وثان [ر] | فهو] هو [م،ب،ك] **5** والاستحالة] الاستحالة [ر] | هذا] صدر [ر] | فالأدنى] والأدنى [ر] **6** منها] منه [م،ب،ك]؛ فيه [ر] | ولا استحالة] والاستحالة [ر] | تدعو] يدعوا [م] ؛ بدعوا [ب،ك] ؛ تدعوا [ر] **7** لأنّه] بأنه [م] | الجوهر] الجواهر [م]؛ الجرام [ب،ك] | إليه] إليه كله [ر] | في^{2}] كان في [ر] **8** أكبر] أكثر [م]؛ لكبر [ر] | جداً] أجزاء [م،ب،ك] | هذا^{2}] ناقصة [ر] | فهو] فهل [م] | في] من [ر] | يقبلهما] يقبله [م،ب،ك،ر] **9** في] من [ر]

1–3 أنّه...ومستحيلاً: جالينوس، في الأستقساط على رأي بقراط، ص.١٧-١٨: وقالوا إنّه لا يمكن فيها أيضاً أن تستحيل بضرب من هذه الاستحالات التي يعرفها ويُقِرّ بها جميع الناس، لوجود إياها بالمشاهدة، والحواس، حتى لا يسخن شيء منها، ولا يبرد، وكذلك أيضاً لا يجف، ولا يرطب. وأحرى - إذ كانت كذلك - ألا تبيض ولا تسود، ولا تتغير أصلاً ضرباً من التغيّر في شيء من الكيفيات. فقد أحسن أبقراط في قوله، لمّا قصد لإبطال قولهم، إن الإنسان لو كانت هذه طبيعته، لَما كان يألم في حال من الأحوال. لأن الشيء الذي من شأنه أن يألم، فقد ينبغي أن تكون فيه هاتان الخلّتان لا محالة موجودتين، أعني أن يكون مستحيلاً، وأن يكون حساساً.

11. En effet, que retire-t-il maintenant de l'argument qu'il avance dans le traité *Sur les éléments*, à savoir que si l'homme était composé à partir d'un élément [unique] impassible et immuable, il ne ressentirait pas la douleur, car pour que la douleur advienne, il faut que la chose soit capable de sensation et d'altération ? En effet, son adversaire lui répond que l'homme est composé d'une âme principe de sensation et de vie d'une part, et d'un corps composé selon plusieurs modes de composition – il y en a un premier, un second et un troisième. Ainsi, [l'homme] est capable de sensation grâce à l'âme qui est la sienne, et il est capable de pâtir et d'être altéré par la dissolution de cette composition de proche en proche, jusqu'à ce que se dissolve l'ensemble des modes de composition qui adviennent dans son substrat, et qui constituent la fondation de son corps. Au-delà, il (i.e. l'homme) n'est plus susceptible d'aucune altération ni changement, [changement] qui détermine le rétrécissement d'une partie, car il n'y a rien dans la matière qui soit plus petit que cette substance, en quoi on voudrait que celle-ci se change. Au contraire, tout ce qui, dans la matière, est autre que cette substance, est beaucoup plus grand que cette substance. Ainsi, [cette substance] est susceptible d'altération et de changement en étant composée, et pas en étant dissoute. Dès lors, son argument ici devient complètement caduque.

١٢. وسقط / أيضاً كلامه في الإبرة ولقائها لتلك الأجسام، وذلك أنّ الحيوان لا يحسّ م١٦٦ظ من أجل جثته بل من أجل نفسه والإبرة ليست تحكّ جزءاً واحداً من تلك الأجزاء لأنّ واحداً من تلك الأجزاء أصغر جداً من ألف جزء من رأس إبرة، فإنّ الهباء المنبثّ في الهواء، على فضل صغره على رؤوس الإبَر، كلّ واحد منه مركّب من أجزاء كثيرة من تلك الأجزاء، بل إنّما تُحلّ التراكيب القريبة أعني تركيب الجلد واللحم، والنفس تحسّ بحلّ هذا التركيب لأنّه تغييرُ العادةَ، والحسّ إنّما تغيّرٌ حادثٌ. فقد بان بياناً واضحاً أنّه ليس يلزم أهلَ هذا الرأي من هذا الكلام شيءٌ وأنّ مناقضتهم ينبغي أن تكون من موضع غير هذا، وأنّ جالينوس ليس يقصد لمناقضتهم من موضعها بل يجعل قصده إلى مناقضة أمور شنيعة واضحة القبح والاستحالة حتى إذا نقضها، أدخل نقض هذا الرأي في النتيجة معها.

١٣. وكذلك هذا القول : لو كان الإنسان شيئاً واحداً، لَما كان يألم ولو ألم لَكان شفاءه يكون بشيء واحد. فإنّه لا يناقض أهل هذا الرأي البتّة، وذلك أنّهم يقولون إنّ الإنسان يألم

1 الإبرة] الألم [ر] | ولقائها] وبقائها [م،ب،ك] **2** جثته] حسّه [م،ب،ك] | أجل[2]] ناقصة [ر] | والإبرة] ولابرة [ك] | ليست] ليس [م،ب،ك،ر] | تحكّ] تجد [ر] **3** جداً] من جزء [م،ب،ك] | الهباء] الهنا [ك] | المنبثّ] المنبعث [م،ب،ك] | الهواء] الجو [م،ب،ك] **4** على] عن [م،ب،ك] | منه] نفسه [م]، منها [ر] | الأجزاء] ناقصة [م،ب،ك] | إنّما] أيضا [م،ب،ك] **5** تُحلّ] يحلّ [م] | تُحلّ...لأنّه] ناقصة [ر] | تغييرُ] يغير [م] **6** والحسّ] في الحسّ [ر] | إنّما] إذا إنما [ر] | تغيّرٌ] هو تغير [ر] | أهلَ] ناقصة [ر] **7** تكون] يكون [م] **8** قصده] نصه [ر] شنيعة] سبعة [م،ب،ك]؛ شرحية [ر] **9** نقضها] بعضها [م،ب،ك] | أدخل] أو جلّ [ك] | نقض] نقض [م،ب،ك،ر] **10** وكذلك] ولذلك [م،ب،ك] | الإنسان] للإنسان [ر] | شيئاً] شيء [م،ب،ك] | واحداً] واحد [م،ب،ك] | ولو] و [ك] | شفاءه] شفاؤه [ر] **11** لا] ناقصة [ر] | إنّ] ناقصة [م،ب،ك]

1 وسقط...الأجسام: جالينوس، في الأستقساط على رأي بقراط، ص.٢٠: إن إنساناً لو أخذ إبرة دقيقة، أدقّ ما يكون، وثقب بها الجلد من حيوان ما، لكان ذلك الحيوان لا محالة - لمّا ثقب جلده - سيتألم. وليس تخلو تلك الإبرة من أن تكون لقيت واحداً من الأجرام التي لا تتجزأ، أو جرمين أو أكثر من ذلك. فلننزل: أولاً أنها لقيت جرماً واحداً من تلك الأجرام التي لا تتجزأ، وقد كان كل واحد من تلك الأجرام التي لا تتجزأ بحال لا يمكن معها أن تُثقب، ولا تحسّ. فيجب من ذلك أن لا تؤثر فيه الإبرة شيئاً. ولو لا أثرت فيه، كان يحسّ ذلك الأثر. فإن الألم إنما يكون من اجتماع هاتين الخلّتين، أعني أن يقبل القابل من المؤثر أثراً، وأن يحسّ الأثر فيه. **10–11** لو...واحد: جالينوس، في الأستقساط على رأي بقراط، ص.٣٨: وهذا قوله بلفظه: وأما أنا فأقول إنّه لو كان الإنسان شيئاً واحداً، لَما كان يألم أصلاً. وذلك أنّه لو كان شيئاً واحداً، لَما كان شيء يؤلمه. ولو أنزلنا أنه كان يألم، لوجب ضرورة أن يكون ما يشفيه شيئاً واحداً.

12. Son argument basé sur l'aiguille et le contact de celle-ci avec ces corps (i.e. les atomes) s'effondre également. En effet, ce n'est pas en vertu de son corps que l'animal éprouve la sensation, mais en vertu de son âme. De plus, l'aiguille ne rencontre pas l'une [seulement] de ces parties [indivisible], car une partie [indivisible] prise isolément est beaucoup plus petite qu'un millième d'une partie de la pointe de l'aiguille. En effet, chacun des grains de poussière dispersés dans l'air, bien qu'il soit de beaucoup plus petit que la pointe de l'aiguille, est lui-même composé de beaucoup de ces parties [indivisibles]. Bien plutôt, les compositions les plus proches se dissolvent, je veux dire la composition de la peau et de la chair, et l'âme perçoit la dissolution de cette composition, car [cette dissolution] constitue un changement [de la composition] habituelle, et que la sensation est uniquement un changement qui advient. Ainsi, il est devenu manifeste que rien dans cet argument ne contraint les tenants de cette doctrine (i.e. l'atomisme), que les objections contre eux doivent avoir un autre point de départ, et que Galien n'a pas pris pour objectif de les réfuter en partant du point de départ de [cette réfutation], mais a déplacé son intention vers la réfutation d'opinions infamantes, manifestement viles et impossibles, avec pour effet, lorsqu'il les a réfutées, d'englober la critique de cette doctrine (i.e. l'atomisme) dans le résultat, en même temps que ces [opinions infamantes].

13. Il en va de même de l'argument suivant lequel, si l'homme était [constitué d'un] élément (litt. « chose ») unique, il ne pourrait éprouver la douleur, et s'il pouvait l'éprouver, il serait guéri par un seul médicament. En effet, [cet argument] ne réfute absolument pas les tenants de cette doctrine (i.e.

من قبل أنّ فيه أشياء تقبل الانفعال والتغيّر ونفساً تحسّ بما هو حادث في ذلك المتغيّر المنفعل. وإنّما يضعون أنّ تلك الأجرام الصغار التي هي هيولى جميعِ جثثِ العالمِ لا تقبل تأثيراً واحداً وهو التصاغر، وأمّا إذا تركّبت ضروبَ التراكيب، / ب٢٣٩ظ فإن كان شيء منها يخالف الآخر في تركيبه، إذا تلاقَيَا يفعل في الآخر وينفعل على قدر قوة تلك التراكيب، ويروم كلّ واحد منهما خلعَ المخالف له <في> تركيبه ذلك، وإحالته إلى تركيب نفسه بالقوة الحاصلة فيه من التركيب، فإنّ جميع القوى الحاصلة للأجرام إنّما أفادها المركّب مع تركيبها وليس للجرم قوةٌ طبيعيةٌ غير مستفادة إلا الانحلال دائماً من غير فتور ليرجع بذلك إلى خلع التراكيب المستفادة، إذ كانت محمولة معسورة على ذلك. والشيء أبداً يجاذب إلى الرجوع إلى طباعه فمتى لاقى جسمَ الإنسان جسمٌ مخالفٌ له في تركيبه كالنار مثلاً، رامت حلّ تركيبه الخاصّ به وإحالته إليها، وأحسّت بذلك النفسُ وكان ألمٌ واستحالةٌ. فإذا لاقت جسماً غير حيّ، كانت استحالةٌ ولم يكن ألمٌ. فلأنّ الأجسام كثيرة متعينة في التركيب، تكون ضروب القوى منها على إيلام الحيوان مختلفة ويكون شفاؤها وراحتها بما يحدث فيها ضدّ الحادث الأوّل.

1 الانفعال] التأثير [ر] | تحسّ] يحس [م] | بما] بها [ر] | حادث] ذا يحدث [م] ؛ ذا لحدث [ب،ك] | المتغيّر] التغير [ر] **2** وإنّما] فإنما [م،ب] | يضعون] يضع هو [م،ب،ك،ر] | هي] هو [م] | تقبل] يقبل [م] **3** وأمّا] فأما [م،ب،ك] | كان] كل [ر] | يخالف] بخلاف [ر] **5** منهما] منها [م،ب،ك،ر] | المخالف] الخالف [م] وإحالته إلى] والثانية [م،ب،ك] | وإحالته... نفسه] ناقصة [ر] **6** فيه] ناقصة [م] | التركيب] المركب [م،ب،ك] القوى] القوة [م]؛ قوى [ب] | للأجرام إنّما] الحاصلة فيه من التركيب [م،ب،ك] | إنّما] ناقصة [م،ب،ك] | أفادها] فادها [ر] **7** وليس] و [ر] | دائماً] ذاتية [م،ب،ك] | ليرجع] ويوضع [م]؛ وليرجع [ب،ك] | بذلك] بتلك [م]؛ هلك [ك] **8** إذ] البتة إذ [م،ب،ك] | محمولة] مجيورة [ر] | معسورة] مقصورة [ر] | أبداً] إنما [ر] **9** رامت] راهب [ك] | حلّ] جلّ [م] ؛ كل [ر] **10** وإحالته] الحالته [ر] | إليها] ناقصة [ر] | وأحسّت] وأحسب [م،ب،ك] | وكان] وكانت [ر] | ألمٌ] ألما [ر] | فإذا] وإذا [م،ب،ك] **11** متعينة] مفننة [ك] | تكون] يكون [م] **12** منها] ناقصة [ر] | شفاؤها] شفاها [ر] | ضدّ] من ضد [ر]

l'atomisme), car ceux-ci disent que l'homme éprouve la douleur parce qu'il se trouve en lui des choses susceptibles de pâtir et d'être altérées, et une âme qui ressent ce qui est en train d'advenir dans ce qui est altéré et qui pâtit. Ils posent seulement que ces corpuscules, qui constituent la matière de l'ensemble des corps du monde, sont soustraits à un seul changement, à savoir le rétrécissement. En revanche, comme ils (i.e. ces corpuscules) entrent dans différents modes de composition, si une chose composée de [ces corpuscules] s'oppose à une autre par sa composition, quand ces deux [choses] se rencontrent, [la première] agit sur l'autre et pâtit en proportion de la puissance de ces compositions. Chacune des deux aspire à défaire celle qui possède une composition opposée à la sienne, et à l'altérer [pour lui donner] sa propre composition, en employant la puissance qui lui advient grâce à la composition. En effet, toutes les puissances qui adviennent aux corps, ils ne les ont acquises que de celui qui les a composés avec leur composition, et le corps ne possède pas de puissance naturelle qu'il n'ait acquise, à l'exception de la dissolution permanente et continue, si bien qu'il retourne par ce moyen à la dislocation totale des compositions acquises, puisqu'ils (i.e. les corps) sont portés et forcés à cela. De plus, toute chose est attirée vers le retour à son état naturel, si bien que, lorsqu'un corps opposé à lui par la composition entre en contact avec le corps humain, comme le feu par exemple, [le feu] aspire à dissoudre la composition propre au [corps] et à le transformer en [feu]. L'âme ressent ce [changement], et ont lieu alors à la fois une douleur et une altération. Si [le feu] entre en contact avec un corps non-vivant, c'est une altération qui a lieu, pas une douleur. Comme les corps ont des compositions nombreuses et différenciées, les puissances issues de [ces compositions] et capables de provoquer des douleurs chez les animaux sont de plusieurs types. Ceux-ci guérissent et trouvent leur apaisement grâce au fait que leur arrive le contraire de ce qui leur arrive d'abord.

١٤. فأي شيء يحصل على هؤلاء القوم من هذا الكلام ونحوه وما في ذلك ممّا يدفع أن تكون جثث العالم مركّبة من أجزاء لا تتجزأ ؟ أمّا أنا فأحسب أنّه لا يحصل على هذه الطائفة من هؤلاء القوم من هذا الكلام ونحوه شيءٌ بتةً، وأنّ مناقضتهم ينبغي أن / تكون من غير هذا م١٦٧و الموضع، إذ كانوا لا يخالفون في أنّ أبدان الحيوان مركّبة من الأعضاء الآلية والآلية مركّبة من الأعضاء المتشابهة الأجزاء وهذه والأخلاط والمعادن والنبات مركّبة من الأرض والماء والهواء والنار، وإنّما يخالفون في أنّ هذه أيضاً مركّبة من أجزاء صغار لا يمكن أن تتصاغر بينها خلاء مختلف مقداره، فهو في النار والهواء أكثر وفي الماء والأرض أقلّ. فقد تبيّن أنّ الكلام المكتوب في كتاب الأسطقسات وكتاب طبيعة الإنسان لا يناقض مَن وضع أنّ هيولى النار الهواء والماء والأرض أجرام صغار لا تنقسم وأنّ تولّد الكيفيات إنّما يكون بتغيّر تراكيبها مناقضةً تامةً كافيةً، بل إنّما يقصد لفسخ آراء ضعيفة شنيعة فيحوم حول هذا الرأي ولا يحصله ولا يحقّقه.

١٥. وقد أفردنا للبحث عن تفصيل ما قيل في هذين الكتابين ممّا ينحو نحو مناقضة هذا الرأي وعن ما قاله القدماء في الأسطقسات والمبادئ والكيفيات كتاباً. فأمّا في هذا الموضع فإنّما كان شكّنا على جالينوس في توهّمه أنّه فيما نقض قد نقض هذا الرأي الذي حكينا جملته فإنّا ذكرنا منه لِما أردنا كفاية. ولكنّا نريد أن نذكر أيضاً حجة واحدة من حجج هؤلاء القوم فنقول إنّه لو لم يكن للجسم الذي يتكوّن أو يفسد أو يستحيل جزءٌ صغيرٌ أوّلٌ في الصغر

1 على] ناقصة [م،ب،ك] | ونحوه] ونحوها [ر] **2** تكون] يكون [م] | أجزاء] ناقصة [ر] | لا[1]] التي لا [م،ب،ك] | تتجزأ] يتجزى [م] | هذه] معدة [ر] | الطائفة] الطبقة [ر] **3** وأنّ] فأنّ [ر] | تكون] يكون [م] **4** كانوا] كانه [م] | لا] إلا [م] **5** والمعادن] والمعاحر [ر] **6** وإنّما] ناقصة [ب] | في] من [ر] | أجزاء] قبلها مقرّر وبين قوصين : الأعضاء المتشابهة الأجزاء، وهذه والأخلاط والمعادن والنبات مركبة من الأرض والماء والهواء والنار [م] تتصاغر] يتصغر [م] ؛ تتصغر [ب،ك] | بينها] فيما بينها [م،ب،ك] **7** فهو في] في [م]؛ هو في [ب]؛ في هو [ك] النار] الماء [م] | والأرض] فوقها : والهواء [م] **7–9** أقلّ...والأرض] هامش [م] **8** وكتاب] ومن كتاب [ر] | وضع] موضع [ر] **8–9** النار...والأرض] الماء والنار والهواء والأرض [ر] **9** تنقسم] ينقسم [م] | تولّد] يتولد [م،ب،ك] بتغيّر] متغير [ب،ك] ؛ بغير [ر] **10** تامةً] تحت السطر تصحيحا : بأنه [م] | لفسخ] فسخ [م،ب،ك] | فيحوم] يحوم [م،ب،ك] | حول] جوهر [م]؛ حوم [ب،ك] **12** أفردنا] أقررنا [ر] | ينحو] نحوا [ب] ؛ ينمو [ك]؛ نحونا فيه [ر] **13** قاله] قال [م،ب،ك] | فأمّا] ناقصة [ر] **14** فإنّما] وإنما [ر] | في] ناقصة [م،ب،ك] | فيما...نقض[2]] نقض فيما نقض [م] ؛ قد قض فيما نقض [ب] ؛ فيما بعض قد بعض [ك] ؛ قد قض **15** جملته] جمله [ر] | فإنّا] أيضا [م،ب،ك] ؛ فيما [ر] | أن] أيضا أن [ر] | أيضاً] تحت السطر [م] ؛ ناقصة [ر] **16** في] من [ر]

14. Ainsi, qu'est-ce qui, dans ce [raisonnement] et les [raisonnements] semblables, atteint les tenants de cette position, et qu'est-ce qui réfute le fait que les corps du monde sont composés de parties indivisibles ? Pour ma part, j'estime qu'absolument rien dans ce [raisonnement] et les [raisonnements] semblables, n'atteint ce groupe de partisans, et que les objections contre eux doivent avoir un autre point de départ. En effet, [ces atomistes] ne contestent pas le fait que les corps des animaux sont composés des parties organiques, et les [parties] organiques des parties homémomères, et que celles-ci, ainsi que les humeurs, les minéraux et les plantes, sont composés de la terre, de l'eau, de l'air, et du feu. Mais ils divergent seulement en disant que ces [éléments] sont à leur tour composés de petites parties qui ne peuvent rétrécir et qui sont séparées par du vide en proportion variable : plus dans le feu et l'air, moins dans l'eau et la terre. Ainsi, il est apparu clairement que le propos transcrit dans le traité *Sur les éléments* et dans le traité *Sur la nature de l'homme* ne réfute pas complètement et de manière satisfaisante ceux qui soutiennent que la matière du feu, de l'air, de l'eau et de la terre consiste dans des corpuscules indivisibles, et que l'engendrement des qualités ne se produit que par le changement de leurs compositions. Bien plutôt, ces [arguments] visent seulement à invalider des doctrines faibles et infamantes, si bien qu'ils tournent autour de cette doctrine[59], sans jamais l'atteindre ou l'examiner précisément.

15. Nous avons consacré un livre à explorer en détail ce qui est dit dans ces deux traités pour tenter de réfuter cette doctrine[60] et à [explorer] ce qu'ont dit les Anciens au sujet des éléments, des principes et des qualités. Quant à ce passage, notre objection contre Galien consiste seulement dans le fait que celui-ci s'imagine, grâce à cette réfutation, avoir réfuté cette doctrine, dont nous avons reproduit l'essentiel, et nous avons mentionné de cela ce qui suffisait à notre propos. Cependant, nous voudrions également parler de l'un des arguments avancés par les tenants [de l'atomisme]. Nous disons donc que si le corps engendré, corruptible ou altérable, ne possédait pas la partie la plus petite qui puisse exister dans la nature, il serait impossible qu'il y ait ni génération, ni corruption,

عند الطبيعة، لَما أمكن أن يكون لا كون ولا فساد ولا نمو ولا استحالة. وذلك أنّه معلوم أنّ الطبيعة يقع منها ابتداء هذه الحركات - أعني الأفاعيل - في أقلّ ما يكون من هذا الجسم عندها. ولو لم يكن لهذا الجسم قليلٌ لا أقلّ منه عند الطبيعة، امتنع وقوع ابتداء هذه الأفاعيل منها، إذ كانت لا تجيء إلى شيء تُوقِع ابتداء الفعل به إلّا واحتاجت أن تبتدئ بشيء أكبر قبله، إذ كان الجسم لا يتناهى في تصاغره عند الطبيعة، وكان محالاً أن يقع ابتداء الفعل الطبيعي في الشيء الأكبر عندها قبل الشيء الأصغر، وفي وجود الكون والنمو والاستحالة ما صحّ أنّ للجسم جزءاً لا أصغر منه عند الطبيعة، وفي هذا أنّ هيولى الجسم إنّما هي هذه الأجزاء. فالأمر إذن بخلاف ما يصفه جالينوس في أكثر كتبه أنّه إن كانت تنحلّ الأجسام إلى الأجزاء، بَطَلَ وهذا العلم الطبيعي، بل إن لم تنحلّ إليها كان ذلك.

١٦. وقال في كتاب طبيعة الإنسان كلاماً هذه حكايته بعينه. قال: «وقد بيّنتُ في ابتداء كتابي في طريق حيلة البرء أنّه لا يمكن أن تعالج أمراض الأعضاء المتشابهة الأجزاء على طريق القياس دون أن يُعلم هل كلّ واحد منها بسيطٌ أو مركّبٌ وهل امتزاجُ تلك الأشياء التي منها تركيبُه بكليتِها أو مماسةِ بعضها ببعض فقط». وقال في كتاب الأسطقسات : «فأما كيف تمتزج الأشياء التي تمتزج في جملتها، وهل يكون ذلك بعمل كيفياتها فقط بعضها في بعض أو بنفوذ جواهرها الجسمانية بعضها في بعض ومداخلة بعضها لبعض، فليس ذلك ممّا لا بد للأطباء من علمه». / وهذا يوهِم مناقضةً لأنّ التي تنفذ كيفياتها بعضها في بعض هي م١٦٧ظ

1 لَما] ألما [ر] | لا] ناقصة [م،ب،ك] **2** يقع] ينقع [ر] | ابتداء] ابتدى [م] **3** ولو] لو [ر] | لهذا] من هذا [ر] | قليلٌ] قليلا [ر] | وقوع] ناقصة [م،ب،ك] **4** تجيء] يجيء [م] | أكبر] آخر [م،ب،ك] **5** قبله] قبل [م،ب،ك] | تصاغره] صغره [ر] | وكان] كان [ب] | أن يقع] ناقصة [م] **7** جزءاً] جزء [م،ب،ك] | لا] ناقصة [ر] **8** إن] أبدان [ك]؛ وإن [ر] | كانت] كان [ر] | تنحلّ] الخلال [م] ؛ الحلال [ب،ك] **9** بَطَلَ] الظل [م،ب،ك] **10–16** وقال... يوهِم] ناقصة [ر] **10** هذه] هذا [م،ب،ك] | بيّنتُ] يثبت [م] **11** حيلة البرء] الحيلة للبرء [م،ب،ك] | تعالج] يعالج [م] **13** تركيبُه] تركيب [م،ب،ك] **14** تمتزج[1]] يمتزج [م] | تمتزج[2]] يمتزج [م] **15** بنفوذ] نفوذ [م] ؛ ننفوا [ب] **16** علمه] علة [ك] | التي] الشيء [م] ؛ الذي [ر] | هي] حتى [ر]

10–13 وقد... فقط: جالينوس، كتاب في حيلة البرء، باريس ١٠٧٧، ص.٧ظ. **13–16** فأما... علمه: جالينوس، في الأستقساط على رأي بقراط، ص.١١٣-١١٤: فأما كيف تمتزج الأشياء التي تمتزج في جملتها، هل يكون ذلك بعمل كيفياتها فقط بعضها في بعض، كما رأى أرسطوطاليس أو بنفوذ (ت. سالم : بتفرد) جواهرها الجسمانية بعضها في بعض، ومداخلة بعضها لبعض، فليس ذلك مما لا بد للأطباء من علمه.

ni croissance, ni altération. En effet, il est connu que la nature déclenche le commencement de ces mouvements, je veux dire des activités, dans la plus petite partie de ce corps qui existe en elle. Si ce corps ne possédait pas la plus petite [partie] existant dans la nature, celle-ci ne pourrait pas déclencher le commencement de ces mouvements, puisqu'elle n'atteindrait aucune chose grâce à laquelle elle pourrait déclencher l'activité, sauf à requérir de la déclencher grâce à une chose plus grande avant [de la déclencher] grâce à elle (i.e. la plus petite partie), puisqu'il n'y a pas de fin au rétrécissement du corps dans la nature. Or, il est impossible que l'activité naturelle parte de ce qui est le plus grand dans la nature avant de partir de ce qui est le plus petit. Ainsi, l'existence même de la génération, de l'augmentation et de l'altération, établit clairement que le corps possède une partie telle qu'il n'en existe pas de plus petite dans la nature, et ce fait[61] [établit clairement] que la matière du corps consiste seulement dans ces parties. Ainsi, les choses se passent à l'opposé de ce que décrit Galien dans la plupart de ses ouvrages, à savoir que si la dissolution des corps en parties [indivisibles] a bien lieu, cette science naturelle devient caduque. Au contraire, c'est s'ils ne se divisent pas en ces [parties] que cela[62] se produit.

16. Dans le traité *Sur la nature de l'homme*, il tient ces propos, que je reproduis exactement. Il dit : « J'ai clairement établi, au début de mon traité *Sur la méthode de traitement*, qu'il n'est pas possible de guérir les maladies des parties homéomères en utilisant le raisonnement, sans savoir si chacune de ces [parties] est simple ou composée, et si le mélange des choses dont la composition [de chacune] résulte s'opère dans leur intégralité, ou par contact entre l'une et l'autre seulement ». Or il dit dans *Sur les éléments* : « La question de savoir comment les choses qui se mélangent complètement se mélangent, si c'est par interaction de leurs qualités seulement ou si leurs substances corporelles passent l'une dans l'autre et s'interpénètrent, ne relève pas de ce que doivent connaître les médecins ». Cela laisse supposer une contradiction, puisque [les choses] dont les qualités passent les unes dans les autres, sont celles [qui sont formées] par

19–24 Il dit…seulement] *HNH*, XV.8 K. = 6–7 CMG V 9, 1.

المتماسة والتي تركيبها بالكلية هي المتداخلة. وقد قال ثم إنّ الطبيب لا يمكنه أن يعالج أمراض الأعضاء المتشابهة الأجزاء من غير أن يعلم كيف هذا الامتزاج، وقال ههنا إنّ هذا شيء لا يحتاج الطبيب إليه.

١٧. وقال في كتاب طبيعة الإنسان وفي كتاب البرهان وفي غير كتاب: إنّ الجوهرَ الموضوعَ واحدٌ لا يقبل الكون والفساد وقال في هذا الكتاب: «ليس يصحّ أنّ مبدأ الكلّ جوهرٌ واحدٌ، لكن معه الكيفيات الأربع». فإن كان الجوهر الأوّل لا يقبل الكون والفساد فمعلوم أنّه لا تحدُث فيه الاستحالة، وإذا كان كذلك فكيف يمكن حدوث الكيفيات الأربع فيه إلا على جهة ضروب تراكيب الأجزاء وتعيينها مع ثبات جوهرها بحاله، حتى تكون بعضها لسخافة تركيبه ناراً وبعضها لتلزّزها أرضاً؟ وكيف يمكن، لو كان هذا الجوهر واحداً مصمتاً، أن يقع فيه اختلاف وهو لا يقبل الفساد حتى يصير بعضه ناراً وبعضه ماءً وقد اجتمع فيه العلتان اللتان بهما يحدث التغيّر، إذ كان لا يقبل التغيّر في طبيعته ولا هو أيضاً أجزاء فيمكن أن / ك٢٦٥ تحدث فيها من أجل ضروب تراكيبها تغاير؟ وإذا كان الإقرار منه قد وقع ومن جميع أفاضل الطبيعيين أنّ الجوهر الأوّل لا يتغيّر في طباعه وكان التغيّر موجوداً مشاهداً، فكيف يمكن أن يكون ذلك كذلك إلّا لأنّ هذا الجوهر كثيرٌ في العدد / ب٢٤٠و وأنه يتركّب ضروباً من

1 المتماسة] المماسة [ب،ك] | والتي] والذي [ر] | المتداخلة] المداخلة [م،ب،ك] | وقد] و [ر] | أن] ناقصة [ر] **2** من غير] دون [ر] | ههنا] هاهنا [ر] **3** الطبيب إليه] إليه الطبيب [ر] **5** الموضوعَ] هامش [ر] | واحدٌ] واحدا [ر] **5–6** وقال...والفساد] هامش [م] **5** ليس] إن الموضوع ليس [ب،ك] ؛ وليس [ر] | الكلّ] لكل [ك] **7** تحدُث] يحدث [م] | يمكن] يكون [ر] | الأربع] ناقصة [ر] **8** فيه] منه [ر] ؛ فيه (في الشرح) [ر] | ضروب] ناقصة [م،ب،ك] | وتعيينها] تفتتها [ر] ؛ تعيينها (في الشرح) [ر] | ثبات] ثبا (ويوجد بياض بعدها) [م] | جوهرها] جواهرها [م،ب،ك] **9** لسخافة] بسخافة [ر] | تركيبه] تركبها [م] | لتلزّزها] للورها [ر] | مصمتاً] صمدا [ر] **10** يقع] كان يقع [م،ب،ك] | وهو] وهذه [م] ؛ و [ب] | يصير] ناقصة [م،ب،ك] | اجتمع] أجمع [ب،ك] فيه[2]] فيهما [ر] ؛ فيه (في الشرح) [ر] **11** اللتان] ناقصة [ر] | بهما] لهما [ك] **12** ضروب] ناقصة [ر] | الإقرار] الإفراد [ر] | قد وقع] ناقصة [ر] | ومن] في [ر] **13** وكان] من وكان [ب] **14** ذلك] ناقصة [م] | كذلك] ناقصة [ر] | إلّا] لا [م] | العدد] عدده [ر]

5–6 ليس...الأربع: جالينوس، في الأستقساط على رأي بقراط، ص.١٠٥-١٠٦ : إن الجوهر إذا كان من شأنه أن يستحيل، فقد ينبغي أن ينظر الآن أي كيفية من الكيفيات التي من شأنها أن تفعل ذلك. فإن بقراط من قبل أنه كان يستعمل الإيجاز على عادة القدماء، من بعد أن قال إن الإنسان لو كان شيئاً واحداً، لما كان في حال من الأحوال يألم، أتبع ذلك باستعمال الحار، والبارد، واليابس، والرطب في جميع الاستحالات، بعد أن أخذ من العيان أن الأجسام التي يلقى بعضها بعضاً من شأنها أن يستحيل بعضها إلى بعض.

contact, et celles dont la composition concerne l'intégralité [de leur substance], sont celles [qui sont formées] par l'interpénétration. Or, il a dit ensuite que le médecin ne peut guérir les maladies des parties homéomères sans connaître la manière dont se fait ce mélange, et il dit ici que le médecin n'a pas besoin de connaître cela.

17. Dans le traité *Sur la nature de l'homme*, dans le traité *Sur la démonstration*, et dans d'autres traités, il dit que la substance formant le substrat est une et n'est pas susceptible de génération et de corruption. Et il dit dans ce livre-ci : « Le fait que le principe du tout est une substance une n'est pas véridique. Au contraire, il (i.e. le principe du tout) s'accompagne des quatre qualités [premières] ». Or, si la substance première n'est pas susceptible de génération et de corruption, il est connu que l'altération ne se produit pas en elle. Or, si les choses sont ainsi, comment est-il possible qu'adviennent en elle les quatre qualités [premières], sinon grâce aux différents modes de composition des parties [indivisibles] et à leur spécification, alors même que leur substance demeure dans son état initial, si bien qu'une fraction de ces [parties], par la subtilité de [leur composition], devient du feu, et une fraction, par le caractère compact de [leur composition], devient de la terre ? Comment est-il possible, si cette substance est une chose unique et solide, que des différences s'y installent, alors qu'elle (i.e. la substance) n'est pas susceptible de corruption, si bien qu'une fraction devienne du feu et une fraction de l'eau, et que soient effectivement réunies en elle les deux causes qui provoquent le changement, puisqu'elle n'est pas susceptible de changement dans sa nature, et qu'elle n'est pas non plus réductible à des parties [indivisibles] dans lesquelles les changements pourraient avoir lieu grâce à leurs modes de composition ? Ainsi, s'il (i.e. Galien) admet, avec les plus éminents physiciens, que la substance première n'est pas susceptible de changement dans sa nature, et si la présence du changement est évidente pour les sens, comment les choses peuvent être ainsi, sinon parce que cette substance est numériquement plusieurs, et qu'elle est composée selon différents

التراكيب فتحدث فيه ضروب التغاير من أجل ضروب التراكيب ؟ وهذا قول خصوم جالينوس في هذا المعنى.

<فصل ١٦>

١. مناقضة أقواله في المزاج. كتاب المزاج. قال : «قد يمكنك أن تخلط ماءً مغليّاً بجليد بوزن سواء ثم تلمسه وتخلط أيضاً تراباً بماء بوزن سواء ثم تلمسه وتعرف من هذا السبار أنّ جلد كفّ الإنسان معتدل بين الحرّ والبرد والرطوبة واليبس، وأنّ الإنسان أعدل الأشياء وجلدة كفّه أعدل ما فيه». وهذا كلام فيه شكّ لأنّ الإنسان ليس بمعتدل على معنى تكافؤ الأجزاء من الحار والبارد والرطب واليابس. وأمر ذلك في الرطوبة واليبس بيّنٌ جداً، فإنّ

---

1 فتحدث] فيحدث [م] | فيه] من أجل ذلك [ر] **2** في...المعنى] ناقصة [ر] **4** مناقضة...المزاج[1]] ناقصة [ب،ك،ر] | تخلط] يخلط [م] | مغليّاً] معلي [ر] **5** تلمسه[1]] يلمسه [م] | وتخلط] ويخلط [م]؛ ثم تخلط [ر] أيضاً] ناقصة [ر] | تراباً بماء] طينا بماء [م،ب،ك] ؛ ماء بطين [ر] | سواء[2]] ناقصة [م،ب،ك] | تلمسه[2]] يلمسه [م] | وتعرف] ويعرفه [م،ب،ك] | هذا السبار] هذين الشيئين [ر] **6** جلد] جلدة [ر] | كفّ] بدن [ر] | معتدل] معتدلة [ر] | بين] من [م،ب،ك] | وأنّ] فإن [ر] | الأشياء] الأيا [ر] **7** وهذا] إن هلا [ر] | تكافؤ] تكافي [م،ب،ك،ر] **8** واليابس] ناقصة [ر] **8–1,134** وأمر...واليابس] هامش [م] **8** واليبس] واليبوسة [م]

4–7 قد...فيه[1]: جالينوس، كتاب في المزاج، آيا صوفيا ٣٥٩٣، ٢٥ظ: وقد بيّنا قبل أنّ الإنسان هو أعدل الحيوان مزاجاً وليس هو أعدل الحيوان فقط مزاجاً لكنه أعدل النبات أيضاً وسائر الأجسام. لكنه لمّا كان الإنسان مركباً من أعضاء كثيرة مختلفة فقد بان أن الشيء الذي يقال منه أنه معتدل المزاج على الإطلاق هو العضو المتوسط بين جميع أعضائه في مزاجه وذلك أنّ العضو المتوسط بين أعضاء الحيوان المتوسط في مزاجه هو أعدل الأشياء كلها على الإطلاق مزاجاً. وقد بيّنا أن هذا العضو من الإنسان الجلد ومن الجلد خاصة ما هو منه على باطن الكفّ إذا كان باقياً على هيئته الطبيعية.

آيا صوفيا ٣٥٩٣، ٢٩ظ: فنقول إنّ المتوسط في كل واحد من الأجناس وخاصة في جملة الجوهر لمّا كان تولّده عن اختلاط الطرفين، فقد يجب ضرورةً أن يكون توهّمه وتعرّفه منهما وتوهّم ذلك من أسهل الأمور. وذلك أنك إذا ابتدأت من الشيء الذي هو أسخن الأشياء التي تقع تحت الحس مثل النار والماء الذي هو في غاية الغليان ثم انحدرت إلى ما هو أبرد من جميع ما يعرف بالبرد مثل الجمد والثلج ثم توهّمت في ما بين هذين الطرفين مسافة ما فقست هذه المسافة في الوسط بالحقيقة وجدت المعتدل توهماً، وهو الشيء الذي بعده عن كل واحد من الطرفين بعداً متساوياً. وتقدر أيضاً أن تبيّن هذا فعلاً بأن تأخذ مقدارين متساويين من الجمد والماء المغلي فتخلطهما وذلك أنّ الشيء المتمزج منهما يكون بعده عن الطرفين بعداً متساوياً أعني الشيء الذي يحرق والشيء الذي يميت ويخدر برده، وليس يعسر عليك أن تلتمس الشيء الذي قد مزج هذا المزج فتأخذ منه معرفة الشيء المتوسط في جملة الجوهر بين الحرّ والبرد فتحفظه في نفسك حتى تحكم على سائر الأشياء بالمقايسة في ما بينها وبينه حتى تجعل ذلك دستوراً. وإن أنت أيضاً خلطت تراباً يابساً ورماداً أو غير ذلك مما أشبهه مما هو يابس بالحقيقة بماء حارّ مساوٍ له في المقدار، أحدثت عن ذلك جسماً متوسطاً في التضادّين اليابس والرطب.

آيا صوفيا ٣٥٩٣، ٣٠و: وإني قد بينت عن الإنسان أنه أعدل الأشياء وليس هو أعدل الحيوان فقط لكنه أعدل الأجسام الباقية وأن الجلدة التي على باطن كفه أعدل ما فيه من الأعضاء بالحقيقة بين جميع أصناف الأطراف.

modes, si bien qu'adviennent en elle différents modes de changement en raison des différents modes de composition ? Voilà ce que disent les adversaires de Galien à ce sujet.

⟨Section 16⟩

1. *Réfutation de ce qu'il dit sur le mélange*[63]. À propos de son traité *Sur le mélange*. Il dit : « Tu peux mélanger de l'eau bouillante et de la glace de poids équivalent, puis toucher [ce mélange], et aussi mélanger de la terre[64] à de l'eau de poids équivalent, et toucher [ce mélange]. Tu apprendras grâce à cette règle[65] que la peau de la paume de l'homme est au point d'équilibre entre le chaud, le froid, l'humide et le sec, que l'homme est ce qu'il y a de plus équilibré parmi les étants, et que la peau de sa paume est ce qu'il y a de plus équilibré en lui ». Ce passage est sujet au doute. En effet, l'homme n'est pas équilibré au sens de l'isosthénie entre les parts de chaud, de froid, d'humide et de sec. Cela est

6–11 Il dit…en lui] *Temp.*, 1.9, I.560–561, 564–565 K. ; 2.I, I.575 K. (cette partie a été déplacée dans le manuscrit Aya Sofya et placée dans le premier livre, avant la démonstration).

جالينوس قد قال إنّ أجفّ ما في الإنسان الشعر، وإذا حُصِّلَ ما في الشعر من الرطب واليابس بالتقطير والتكليس، لم يكن فيه من اليابس إلا أقلّ من نصف العشر فليس اعتدال الإنسان على معنى تكافؤ الأجزاء. وإذا حُصِّلَ ما في جلدة الكفّ من اليابس، كان أقلّ من ذلك كثيراً. وقال بعد ذلك : «من كان معتدلاً في خصب اللحم فهو معتدل المزاج من الأسطقسات الأربعة»، والرطوبة في لحم الإنسان ولو كان مسلولاً، زائدةٌ على الأرضية زيادةً كثيرةً ويُعلم ذلك ممّا ذكرنا.

٢. وقال في الثالثة : «جميع الأشياء التي تلتهب سريعاً تسخّن أبداننا، إلّا أن يكون شيء من الأشياء غليظاً حتى يبلغ من غلظه ألّا يقبله البدن حتى يداخله». وهذا الدهن المعتصر من بزر القرع وبزر الخيار وبزر الخشخاش تستحيل إلى النار كلها بسهولة وهي تبرّد بدن الإنسان بمداخلتها إياه، وماء البحر لا يلتهب ويسخّن بدن الإنسان. قال : «والأشياء / التي م١٦٨و

1 الشعر[1]] شعره [ر] | وإذا] فإذا [ر] | حُصِّلَ] فصل [ر] ؛ حصّل (في الشرح) [ر] **2** بالتقطير] التقطير [ب] | من اليابس] ناقصة [ر] | أقلّ] الأقل [ر] | من[2]...العشر] ناقصة [ر] **3** تكافؤ] تكافي [م،ب،ك،ر] | وإذا] وإن [م،ب،ك] | حُصِّلَ] فصل [م] | الكفّ] الإنسان [ر] **4** من[1]] ما [ر] | في] من [ر] | اللحم] البدن [ر] | فهو] وهو [م،ب،ك] | المزاج] مزاج [م] **5** الأربعة] الأربع [م،ب،ك] | زائدةٌ] زائدا [م،ب،ك]؛ زائد [ر] **7** الثالثة] الثالث [م،ب،ك] | تلتهب] يلتهب [م] | تسخّن] يسخّن [م] | شيء] شيئا [ر] **8** من الأشياء] ناقصة [ر] | ألّا] أن لا [م،ب،ك] | وهذا] والسوفسطائي إن [ر] **9** بزر] دهن [ر] | بسهولة] بالسهولة [م،ب،ك] | بدن] البدن [ر] **10** الإنسان[1]] ناقصة [ر] | إياه] زيادة [ك] | بدن] أبداننا [ر] | الإنسان[2]] ناقصة [ر] | والأشياء] في الأشياء [م]

1 إنّ...الشعر[1]: جالينوس، كتاب في المزاج، آيا صوفيا ٣٥٩٣، ٣٣ظ : وأما العظم فهو أجفّ جميع ما يغطيه الجلد، وأما ما هو ظاهر بارز عن الجلد فأجفّه الشعر. **4–5** من[1]...الأربعة: جالينوس، كتاب في المزاج، آيا صوفيا ٣٥٩٣، ٣٠ظ : وذلك أنّ الإنسان هو معتدل في خصب اللحم، وليس هو متوسطاً بين الرطوبة واليبس فقط لكنه مع ذلك على أفضل الخلقة وقد يمكن أن تكون هذه الخلقة تابعة لاعتدال مزاج الأسطقسات الأربعة وقد يمكن أن يكون أصلها من شيء آخر إلا هي من فوق. **7–8** جميع...يداخله: جالينوس، كتاب في المزاج، آيا صوفيا ٣٥٩٣، ٤١و : وذلك أنّا نرى جميع الأدوية التي تستحيل بسهولة إلى النارإذا لقيتها فإنما تسخن أبداننا أيضاً، إلا أنْ يكونَ شيء من الأشياء غليظاً حتى يبلغ من غلظه ألا يقبله البدن حتى يداخله. **10–2,136** والأشياء...الإسخان: جالينوس، كتاب في المزاج، آيا صوفيا ٣٥٩٣، ٤١و : فإن القير والقفر والراتنج والشحم والزيت والزفت إنما يقال فيها إنها حارّة بالقوة لأنها تصير حارّة بالفعل بأهون السعي وذلك أنها تشتعل حتى تصير لهيباً بأسرع ما يكون، وإذا أدنيت من أبداننا أسخنتها إسخاناً بيناً في غاية البيان. فأما القلقطار والزاج والخردل والبورق والوج والمر والقسط والعاقرقرحا فإنها إذا أدنيت من أبداننا فإن من فعلها أنها تسخّنها إسخاناً بيناً ومنها ما يسخّنها أكثر ومنها ما يسخنها أقل إلا أنه ليس من شأنها أن تلتهب. ومِنْ هذا غلَّطَ أنفسَهم القومُ الذين اقتصروا على النَّظرِ في هذه الواحدةِ، أنْ يكونَ الشَّيءُ يلتهبُ أو لا يلتهب سريعاً، وقد كانَ ينبغي لهم ألا يقتصروا على هذهِ دون أن ينظروا مع ذلكَ هل الشيء يصير جمرةً سريعاً أم لا من قبل أنّ اللهيب ليس هو بأولى <من> أن يكون ناراً مِنَ الجمرة لكنَ اللهيب يكون إذا استحالَ الهواءُ أو جسمٌ هوائيٌّ إلى النار والجمرةُ تكونُ إذا استحالت الأرضُ أو جسمٌ أرضيٌّ إلى النار.

manifeste pour l'humide et le sec. En effet, Galien a précédemment dit que « ce qui est le plus sec chez l'homme, ce sont les cheveux ». Or, si on isole dans les cheveux le sec et l'humide qu'ils contiennent par distillation et par calcination[66], le sec constitue moins de la moitié d'un dixième. Par conséquent, l'équilibre qui constitue l'homme ne correspond pas à l'isosthénie entre les parties. Et si on isole de la peau de la paume le sec, il constitue encore beaucoup moins que ça. [Galien] dit ensuite : « Un homme de corpulence équilibrée[67] possède un mélange équilibré entre les quatre éléments ». Or, même si [l'homme] souffre de consomption, l'humidité demeure de beaucoup supérieure à la matière terreuse dans la chair humaine, comme on l'apprend grâce à ce que nous avons dit plus haut.

2. Il dit au troisième livre : « Toutes les choses qui sont rapidement inflammables réchauffent nos corps, sauf si une chose est si épaisse qu'elle en arrive en raison de son épaisseur à ce que le corps ne l'accueille pas de telle manière qu'elle pénètre à l'intérieur de lui ». Or, les huiles pressées à partir de graines de gourde, de graines de concombres et de graines de pavot se transforment toutes facilement en feu et elles refroidissent le corps de l'homme en y pénétrant. Inversement, l'eau de la mer n'est pas inflammable, mais elle réchauffe nos corps. Il dit : « Les choses qui réchauffent nos corps se transforment toutes

7–8 [Galien]...éléments] *Temp.*, 1.9, I.566–567 K. **12–15** Il dit...de lui] *Temp.*, 3.1, I.650 K. **19–137,1** Il dit...feu] *Temp.*, 3.1, I.649 K.

تسخّن أبداننا فجميعها تستحيل إلى النار سريعاً ». وهذا الملح والبورق والزاج والمرقشيثا والزنجار لا تلتهب البتّة وتسخّن أبداننا غاية الإسخان. وقد كان أخرج هذا عن أن يكون قانوناً، ثم أنّه عاد في هذا الموضع فذكره على أنّه قانون فقال : جميع الأدوية التي تسخّن أبداننا تستحيل إلى النار بسرعة. وليس تلتهب هذه ولا تصير جمرةً إلّا كما تصيرُ الأشياء المبرَّدة كالحديد والأسرب.

٣. وقال إنّ لبن الخشخاش ونحوه من الأدوية ليس يستحيل من البدن ولا يسيراً من الاستحالة وقال في الرابعة من الأدوية المفردة إنّ هذه أيضاً إنّما تأخذ بضرب من الضروب مبدأ التبريد من البدن كما تأخذ الأشياء الحارّة مبدأ الإسخان. وقال: «التغيّر من البدن لهذه الأدوية إنّما يعرض بأن تنقسم إلى أجزاء صغار فتَكْسَب حركة». ومعلوم من هذين القولين أنّ هذه قد تستحيل من البدن استحالةً تامةً، وذلك يُوهِم مناقضةً.

1 تسخّن] يسخّن [م] | أبداننا] بدن الإنسان أي أبداننا [ب] | سريعاً] ناقصة [م،ب،ك] **2** غاية] عدانه [ر] | عن] عن عن [ر] **3** قانوناً] قالو أيا [م] ؛ فاتونا [ر] | أنّه[2] ناقصة [ر] | جميع] إن جميع [ر] | تسخّن] يسخّن [م] **4** تستحيل] فجميعها تستحيل [ر] | تلتهب] يلتهب [م] | تصير] يصير [م] | جمرةً] حمرة [م،ب،ك] **6** وقال] و [ر] | إنّ] ناقصة [ب،ك] | لبن] ناقصة [م] | الخشخاش] الحجلس [م،ب،ك] | ونحوه] وغيره [م،ب،ك] الأدوية] الادن به [ر] | ولا] وإلا [ك] | يسيراً] يسير [ر] - يسيرا (في الشرح) [ر] **7** الأدوية المفردة] الفرد [ر] تأخذ] يأخذ [م] **8** تأخذ] يأخذ [م] **9** فتَكْسَب] فتكتسب [ر] | حركة] ناقصة [م،ب،ك] | هذين] هذا [ب] **10** تستحيل] يستحيل [م] | تامةً] ما [م،ب،ك] | يُوهِم] توهم [ر]

4–3 جميع...بسرعة: جالينوس، كتاب في المزاج، آيا صوفيا ٣٥٩٣، ٤١و: وأمَّا الأشياء التي نراها تسخّن أبداننا فجميعها تستحيل إلى النار بسرعة. **7–6** وقال...الاستحالة: جالينوس، كتاب في المزاج، آيا صوفيا ٣٥٩٣، ٤٣ظ : وهذه الأشياء التي تسخّن البدن بعد أن تنال من البدن ابتداء الاستحالةِ كما قلت قبل من شأنها أن تعود فتسخّنه. وأما الأشياء التي تبرّد البدن مثل لبن الخشخشار فليس تستحيل من البدن ولا يسيراً من الاستحالة لكنها تقهره على المكان وتحيله إن أنت أوردتها عليه بعد أن تسخنها. **9–7** إنّ...حركة: ابن زهر، حلّ الشكوك على جالينوس، رضوي ١٣٩٩٧، ٤٦ظ: وأما قوله في المفردة فهذا نصّه. قال إنّ القدماء قد قالوا أيضاً في الأدوية الباردة في طبائعها أنّها باردة بالقوة وقد أصابوا في ذلك لأنّ هذه أيضاً إنّما تأخذ بضرب من الضروب مبدأ التبريد من البدن كما تأخذُ الأدوية الحارّة مبدأ الإسخان من البدن وإنْ كانت تلك تأخذ من البدن مبدأً فعلِها على وجهٍ وهذه تأخذهُ على وجهٍ آخرَ فليس ذلك مِمَّا ينال هذا القول فيه مضرّةٌ لأنّها هنا شيئاً كُليّاً عامّاً لهما جميعاً وهو أنّ الدواء الذي يظهر فعله في البدن إنّما يبتدئ فيتغيّر من البدن الذي يريد أنْ يفعل فيه فعله [إلّا أنّ التغيير يعرِض للأدوية التي فيها قوة حارّة بأنْ يسخن من البدن الذي يريد أن يفعل فيه فعلَهُ] إلّا أنّ التغيير يعرِض للأدوية التي فيها قوةٌ حارّةٌ بأنْ يسخّن من البدن، وأمّا الأدوية التي قوتها باردةٌ فإنّها تتغيّرُ بأنّها تنقسم إلى أجزاء صغار وتكتسب حركةً من مزاج.

rapidement en feu ». Or, vois le sel, le borax, le minerai de cuivre, la marcassite, le vert-de-gris : ils ne sont pas du tout inflammables, et pourtant ils réchauffent au plus haut point nos corps. Il avait d'abord exclu que cela[68] pût être une règle. Puis, il est revenu là-dessus, et en a parlé comme d'une règle, en disant : tous les médicaments qui réchauffent nos corps se transforment en feu rapidement. Or, ces substances[69] ne sont pas inflammables, et elles ne deviennent pas du charbon[70], sinon de la même manière que le deviennent les substances froides, comme le fer ou le plomb.

3. De plus, il dit que le jus de pavot, et d'autres médicaments semblables, ne s'altèrent pas au contact du corps, même pas un petit peu. Or, il dit au quatrième livre du [traité] *Sur les simples* que ces substances[71] aussi d'une certaine manière retirent du corps un principe refroidissant, comme les [substances] chaudes en retirent un principe échauffant. Et il ajoute : « Le changement produit par le corps dans ces médicaments advient uniquement par le fait qu'ils se divisent en petites parties, et qu'ils acquièrent un mouvement ». Il est connu grâce à ces deux passages [du traité *Sur les simples*] que ces [médicaments] subissent une altération complète au contact du corps. Cela laisse supposer une contradiction[72].

1–3 Or…corps] *Temp.*, 3.1, I.649 K. **4–5** en²…rapidement] *Temp.*, 3.1, I.650 K. **9–10** il…peu] *Temp.*, 3.1, I.651-653 K. **10–15** il…mouvement] *SMT*, 4.2, XI.622 K.

٤. كتاب الأدوية المفردة. قال : «الماء الذي ليس بحارّ حرارةً ظاهرةً ولا ببارد، إذا استعملناه في البدن المعتدل المزاج مدةً طويلةً، برّده لا محالة، فأما الأبدان الرديئة المزاج، فما كان منها البرد أغلب عليه فالماء يبرّده أسرع، وما كان منها الحرّ أغلب عليه فتبريده إياه يكون أبطأ، إلّا أنّه على حالٍ يبرّدها كلها دائماً». وهذا يناقض قانونه الذي جعل مثاله في دهن الورد، وذلك أنّه إن كان الماء يبرّد الأبدان التي مزاجها مائل عن الاعتدال إلى البرد أسرع وكان كلّما برّد المعتدل فتبريده للبدن الخارج عن الاعتدال إلى البرد أسرع، فيجب في دهن الورد، إذ كان يبرّد البدنَ المعتدلَ، أن يكون تبريده للبدن والعضو الخارج عن الاعتدال إلى البرد أسرع وأشدّ، ولا يجب أن يسخّن ولا بدناً ولا عضواً واحداً، وإلّا انتقض القانونُ الذي تسير به قوةُ الأشياء القريبة من الاعتدال التي لا تظهر أفعالها في البدن المعتدل على ما علّمنا.

٥. فأحسن في امتحان أمثال هذه الأشياء في المقالة الثانية فإنّه قال فيها أقوالاً يَدلّ بها ويُعلم منها أنّ الزيت يسخّن إلّا أنّه ليس بقوي الإسخان فقال إنّ من أصابه من الشمس احتراق شديد فالزيت لا يسكّن حرارته بل يزيدها وأما من أصابه البرد فهو إذا استعمل الزيت لم يَبِن له نفع ولا ضرر. وهذا مما يُعلم به أنّ الزيت يسخّن لكن إسخانه ليس بالقوي ولا ظاهر

2 برّده] برّد [م،ب،ك] | لا محالة] لاَ محة [ب] | المزاج[2]] ناقصة [م،ب،ك] **3** منها[1]] ناقصة [م،ب،ك] فالماء] فلما [ر] | منها[2]] منه [م،ب،ك] ؛ ناقصة [ر] | عليه[2]] ناقصة [م] | إياه] ناقصة [م،ب،ك] **4** دائماً] وما [ر] | وهذا] كان هذا [ر] **5** دهن] زيت [ر] | الماء] ناقصة [م] | يبرّد] هامش [م] | الأبدان] الهذان [م] **5–7** التي...البدنَ] ناقصة [م] **6** وكان...أسرع] ناقصة [م،ب،ك] **7** إذ] إن [ر] | عن] إلى [م] **7–8** إلى البرد] ناقصة [م] **8** ولا[2]] ناقصة [ر] | عضواً] ناقصة [ر] | انتقض] ولا [ر] | القانونُ] ينقض [ر] **9** به قوةُ] تسيره [ر] | ما] ناقصة [ر] **11** امتحان] ناقصة [ر] | الثانية] الثالثة [ب،ك،ر] | فيها] ناقصة [ك] **12** منها] ناقصة [م،ب،ك] | أنّ] ناقصة [ر] | يسخّن] مسخن [ر] **13** فهو] فهذا [ب] | استعمل] استعملت [ب] | لم] ثم [م] **13–14** لم...ضرر] لم ينفع به ولم يضرّره [ر] **14** ضرر] ضر [م]

1–4 الماء...دائماً: جالينوس، كتاب في الأدوية المفردة، إسكوريال ٧٩٣، ٣و : فالماء إذا استعمل في البدن المعتدل المزاج مدّة طويلة، برّده لا محالة. وأما الأبدان الرديئة المزاج فما كان منها البرد عليه أغلب فالماء يبرّده أسرع وما كان منها الحرارة عليه أغلب فتبريده إياه يكون أبطأ إلّا أنه على حالٍ يبرّدهما دائماً. **12–1,140** فقال...والقفر: جالينوس، كتاب في الأدوية المفردة، إسكوريال ٧٩٣، ٣٢ظ-٣٣و : وذلك أنّ من أصابه من الشمس احتراق شديد، فهو مما لا تسكن حرارته باستعماله للزيت <بل> قد يزداد قلقه منه وإذا دام به الأمر سخن أكثر مما كان. وأما من أصابه البرد فهو إذا استعمل الزيت، لم يعرض منه في ظاهر الأمر نفع ولا ضرر. وهذا مما يتبيّن به أنّ الزيت وإن كان يمكن فيه أن يسخّن البدن فليس يسخّنه إسخاناً قوياً ظاهراً كما يفعل العلك والزفت والقفر.

4. *Sur les simples.* Il dit : « L'eau qui n'est ni manifestement chaude, ni froide, si on l'utilise sur un corps au tempérament équilibré pendant une longue période, le refroidit sans aucun doute. Quant aux corps dont le [tempérament] est mauvais, l'eau refroidit plus rapidement ceux où le froid domine, et elle refroidit plus lentement ceux où la chaleur domine. Mais dans tous les cas, [l'eau] les refroidit tous toujours ». Cet [exemple] contredit la règle qu'il a illustrée au moyen de l'huile de rose[73]. En effet, si l'eau refroidit plus rapidement les corps dont le tempérament est déséquilibré et incline vers le froid, et si, dans la mesure où elle refroidit le corps équilibré, elle refroidit plus rapidement le corps quittant son équilibre en direction du froid, alors il faut que l'huile de rose, puisqu'elle refroidit le corps équilibré, refroidisse plus vite et plus fort le corps et le membre quittant leur équilibre en direction du froid, et il faut qu'elle ne réchauffe aucun corps, et aucun membre. Sinon, la règle selon laquelle fonctionne le pouvoir des substances proches de l'équilibre, dont les effets ne sont pas manifestes sur le corps équilibré, conformément à ce qu'il nous a appris, se trouve contredite.

5. Or, il a correctement testé des exemples de ces [substances] au second livre, où il donne des cas (litt. « des propositions ») grâce auxquels il infère et il devient connu que l'huile a bien un pouvoir échauffant, mais que son pouvoir échauffant n'est pas très fort. Il dit que l'huile n'apaise pas la chaleur de qui a été fortement frappé par le soleil. Quant à qui souffre du froid, s'il utilise de l'huile, il n'apparaîtra pas clairement que l'huile est utile ou nuisible. Cela montre que l'huile a bien un pouvoir échauffant, mais que son pouvoir échauffant n'est ni fort ni manifeste, comme l'est le pouvoir échauffant du nitre ou du bitume. Puis

---

1–6 Il…toujours] *SMT*, 1.4, XI.386 K. **20–24** Il…bitume] *SMT*, 2.21, XI.519–520 K.
24–141,2 Puis…nuisible] *SMT* 2.21, XI.521 K.

كإسخان الزفت والقفر. ثم قال : «إن استعملت الزيت في الورم المعروف بالحمرة بانت لك حرارته بأنّه يضرّها مضرّةً عظيمةً». وعلى هذا القانون يجب أن تكون جميع الأشياء المجاوزة للاعتدال مجاوزةً يسيرةً إلى الحرّ أو إلى البرد لا تظهر أفعالها في الأبدان والأعضاء الصحيحة لضعف تأثيرها، لكن إذا امتحنتَ الحارة منها في العلل الحارة والباردة في العلل الباردة ظهرت أفعالها وبانت لك جداً فيظهر إسخان المسخّنة منها ويَبِين إذا استعملت في العلل الحارة كالحمرة إذا لطخت بالزيت وتبريد المبرّدة إذا استعملت في العلل الباردة كدهن الورد إذا صبّ على رأس صاحب الزكام البارد / أو السكتة البلغمية فإنّ ضرره يتبيّن فيها لأنّ تبريده يظهر م١٦٨ظ ظهوراً فاشياً شديداً قوياً.

٦. وإذا كان هذا القانون صحيحاً - وهو صحيح - فقانونه الثاني الذي قاده إلى أنّ دهن الورد يسخّن بعض الأبدان من أجل أنّه أسخن مزاجاً منها باطلٌ. والقانون الذي قاده إلى هذا القول هو ما أقول لك. يقول إنّك، إن أخذت ماء معتدلاً في حرارته فمزجته مرة بماء بارد ومرة بماء مغلي، وجدت أنّه يسخّن أحدهما ويبرّد الآخر. ثم قال بعد قليل : «ولذلك نجد دهن

---

1 الزفت] الزيت [م،ب،ك] | والقفر] والقير [ر] | بانت] تنبت [م،ب،ك] ؛ بانت بانت [ر] | لك] لكن [م] **2** حرارته] حرارة [ر] | بأنّه يضرّها] بأنها تضره [ر] | مضرّةً] ناقصة [ر] | تكون] يكون [م] | جميع] ناقصة [ر] **3** تظهر] يظهر [م] **4** لضعف] بضعف [ر] | إذا] ناقصة [ر] | في[2]...الباردة] ناقصة [ك] | العلل[2] ناقصة [ر] **5** لك] ناقصة [م،ب،ك] | المسخّنة] المسخن [ك] | منها ويَبِين] ناقصة [ر] **6** كالحمرة] كالجمرة [ب] | وتبريد] ويريد [ر] **7** أو السكتة] والسكتة [ر] | فإنّ] قبلها مقرر: إذا استعمل في العلل الباردة [م،ب،ك] | يتبيّن] بيّن [ر] **8** فاشياً] ناقصة [م،ب،ك] **9** وإذا] فإذا [ر] | وهو صحيح] ناقصة [ر] **10** الأبدان] الإسخان [ر] **11** لك] ناقصة [م،ب،ك] | مرة...بارد] بماء بارد مرة [ر] | بماء] مما [ك] **12** بماء] مما [ك] | مغلي] يغلي [ك]

1–2 إن...عظيمةً: جالينوس، كتاب في الأدوية المفردة، إسكوريال ٧٩٣، ٣٣و : وإنّ الزيت ليس عليه شاهد ولا من واحد من الوجهين لا من أنه يسخن من أصابه برد الهواء فيبرد بذلك بدنه ولا من أنه يضر من أصابه حرّ الشمس لكنه (...) يحدث لمن قد حمَّ بسبب احتراق بحرٍّ الشمس قلقاً ويوجد عياناً أنه يزيد في حرارتهم كما قد يفعل ذلك في العلل المعروفة بالحمرة، فإن هذه تتولّد عن موادّ مرارية وشأن الزيت إن استعمل فيها أن يزيد في الحرارة زيادة بينة ولو أنه استعمل فهو في غاية البرودة، وذلك أنك إن داويت من قد أصابه احتراق من شمس بزيت لا يخالطه شيء من ملح وقد غسلته قبل فهو على حال يسكن بعض التسكين متى بردته ونطلته عليه فأما إن داويت به الجمر، فهو يضرّها وإن كان في غاية البرودة، وإن كانت الجمرة تولّدت عن مرار خالص أضرها مضرة عظيمة، وإن حدثت عن مرار مخالط للدم كانت مضرته أقل من تلك لكنها قوته وهو على كل حال يضر الأورام الحارة الحادثة عن الدم المسماة فلغموني إذا كانت من كثرة حرارتها تغلي. **11–2,142** يقول...الفاترة: جالينوس، كتاب في الأدوية المفردة، إسكوريال ٧٩٣، ٤٢ظ : لذلك نجد دهن الورد لمّا كان مزاجه مزاجاً وسطاً فيما بين الزيت وماء الورد لأنه أقلّ حرارة من الزيت وأشد حرارة من ماء الورد صار بفتوره حرارته تطفىء وتبرّد حرارة الرأس الذي قد أصابه حرّ الشمس المحرقة وتسخن الرأس الذي قد أصابه البرد إسخاناً يسيراً لأن هذا هو فعل الحرارة الفاترة.

il ajoute : « Si tu appliques de l'huile sur le gonflement appelé érysipèle[74], sa chaleur t'apparaît clairement, car elle est très nuisible ». Suivant cette règle, il faut que toutes les substances qui outrepassent légèrement l'équilibre en direction du chaud ou du froid, n'aient pas d'effets manifestes sur les corps et les membres sains, car elles agissent faiblement [sur eux]. En revanche, si l'on teste celles qui sont chaudes sur les maladies chaudes, et celles qui sont froides sur les maladies froides, leurs effets deviennent manifestes et t'apparaissent très clairement. Ainsi, l'effet échauffant de celles qui échauffent devient manifeste et clair, lorsqu'elles sont utilisées dans les maladies chaudes, comme par exemple si on applique de l'huile sur l'érysipèle. De même, l'effet refroidissant de celles qui sont froides [devient manifeste] lorsqu'elles sont utilisées dans les maladies froides, comme lorsque l'on verse de l'huile de rose sur la tête de celui qui souffre d'un rhume, ou d'une apoplexie phlegmatique. Dans ces cas-là, leur caractère nocif est clair, car leur effet refroidissant devient extrêmement manifeste et fort.

6. Si cette règle est valide – et elle est valide –, alors la seconde règle[75], qui le conduit à dire que l'huile de rose réchauffe certains corps, car elle est d'un mélange plus chaud, est caduque. La règle qui le conduit à dire cela, je vais te la dire. Il dit que si tu utilises de l'eau tiède, et que tu la mélanges une fois avec de l'eau froide, et une fois avec de l'eau bouillante, tu verras que dans un cas [l'eau tiède] réchauffe, et dans l'autre cas elle refroidit. Puis il dit, peu après : « C'est la

الورد بفتوره حرارتُه تطفئ وتبرّد حرارة الرأس الذي قد أصابه حرّ الشمس وتسخّن الرأس الذي قد أصابه البرد إسخاناً يسيراً، لأنّ هذا هو فعل الحرارة الفاترة». يريد به أنّ دهن الورد لأنّ مزاجه أبرد من مزاج الرأس الذي قد حمي بالشمس وأسخن من الرأس الذي قد أصابه ضرب من برد الهواء وجب أن يسخّن أحد الرأسين ويبرّد الآخر. فإن كان هذا القانون حقاً فينبغي أن يكون دهن الورد إذا صب على رأس صاحب الزكام البارد والمفلوج والمُسْكَت لم يَبِن ضرره، لأنّه أسخن من مزاج هذه الأعضاء فهو يعيدها على حال سخونة ما تنتفع بها فضلاً عن أن يضرّها. ويجب أن يكون / ماء الشعير لا يضرّ المفلوجين لأنّه على حال أسخن من مزاجهم. ب٢٤٠ظ ويجب أيضاً في الطرف الآخر أن يكون الزيت ينفع إذا مرخ به الورم المسمّى الحمرة والتمر والشراب ينفعان صاحب الحمّى المحرقة لأنّهما على حال أبرد مزاجاً من هذه العلل.

٧. وهذا قانون مبني على أنّ كلّ شيء أبرد من شيء فإنّه يبرّده وكذلك إن كان أسخن منه فإنّه يسخنّه لكن ليس يصحّ هذا القانون في صناعة الطب، وذلك أنّ أمر التسخين والتبريد فيها ليس يجري على جهة الامتزاج كما يُمثّل به في الماء الفاتر، لكن على جهة الاستحالة من الطبيعة المُخْرِجة لِما فيها من القوة إلى الفعل. ويناقض أيضاً القانون الأوّل وهو الذي به وحده يمكن أن تسير قوةُ الأشياء القليلة الميل عن الاعتدال إلى الحرّ أو إلى البرد على ما ذكرنا قبل ويعاند الحسّ وما يظهر عياناً لأنّا نجد أنّا متى أعطينا المحموم من التمر والشراب الحلو، بان لنا من إسخانهما أكثر مما يظهر في البدن السليم كثيراً جداً. وإذا سقينا مَن به العلّة الباردة ماء الشعير، كان الأمر كذلك في ظهور المضرّة. وإنّما غَلَّطَ جالينوسَ ههنا صحةُ

1 بفتوره] بعتعده [ب]؛ يعتدله [ك] | تطفئ] يطفي [م] ؛ لطفى [ك] | وتبرّد] يبرد [م] | أصابه...الشمس] حمى بالشمس [ر] | وتسخّن] يسخن [م] **2–3** البرد...أصابه] ناقصة [م،ب،ك] **2** لأنّ[1]] إلا أن [ر] **3** ضرب] ضرر [م،ب،ك] **4** القانون] هاميش، تصحيحاً : القائلين [م] ؛ القول [ر] **5** دهن الورد] ناقصة [م،ب،ك] | إذا] إن [ر] لم يَبِن] لم يزل [ر] **6** يعيدها] يفيدها [م،ب،ك] | بها] به [م،ب،ك] | فضلاً...أن] فضلا على أن [ك]؛ فلا عن أن [ر] **7** يضرّها] يغيرها [م،ب،ك] **8** أيضاً] ناقصة [ر] | ينفع] ينتفع [ك] | المسمّى الحمرة] المعروف بالحمرة [ر] | والتمر] والشمس [ر] **9** صاحب] ناقصة [م] | لأنّهما] لأنها [ب،ك،ر] | على] ناقصة [ر] **10** وهذا] هذا [م،ب،ك] | مبني] منه [م،ب،ك]؛ سى [ر] | أبرد] كان أبرد ه[ر] **11** منه] ناقصة [م،ب،ك] | يسخنّه] تستحب [ر] | أمر] أجزاء [ر] **12** جهة[1]] جه [ر] | لكن] لاكن [ر] **13** المُخْرِجة] المخرج [م،ب،ك،ر] | لِما] ما [ر] | الفعل] العقل [م] | به] ناقصة [ر] **14** تسير] يسند [ب] | أو...البرد] والبرد [ر] | على] وعلى [ر] **15** قبل] ناقصة [ر] **16** بان] أنّ [م،ب،ك] **17** المضرّة] الضرر [ر]

raison pour laquelle nous voyons que l'huile de rose, qui est modérément chaude, apaise et refroidit la chaleur de la tête frappée par la chaleur du soleil, et réchauffe légèrement la tête souffrant du froid : dans un cas elle réchauffe, dans l'autre elle refroidit, car c'est là l'action de la chaleur modérée ». Il veut dire que l'huile de rose, du fait que son mélange est plus froid que celui de la tête qui a été enfiévrée par le soleil, et plus chaud que la tête qui a été frappée par le froid de l'air, doit réchauffer l'une des têtes et refroidir l'autre. Si cette règle était vraie, alors il faudrait que, lorsque l'on verse de l'huile de rose sur la tête d'un patient enrhumé, hémiplégique ou apoplectique, elle n'ait pas d'effets nuisibles manifestes, car elle est plus chaude que le tempérament de ces parties du corps, et elle les ramène à un certain état de chaleur qui leur est bénéfique, pour ne rien dire du fait qu'il ne leur nuit pas. De même, il faudrait que l'eau d'orge ne soit pas nocive pour les hémiplégiques, car elle est plus chaude que leur tempérament. Il faudrait aussi, inversement, que l'huile soit utile si on l'applique sur le gonflement appelé érisypèle, et les dattes et le vin utiles aux malades de la fièvre ardente, car leur tempérament est plus froid que ces maladies.

7. Cette règle[76] est fondée sur le principe que toute chose plus froide qu'une autre chose refroidit celle-ci, et de même, si elle est plus chaude, elle la réchauffe. Mais cette règle n'est pas valide dans la science de la médecine. En effet, les processus de réchauffement et de refroidissement ne fonctionnent pas à la manière du mélange qu'il décrit en prenant pour exemple l'eau tiède, mais à la manière d'une altération produite par la nature, qui fait passer ce qui se trouve en elle de la puissance à l'acte. De plus, [cette règle] contredit la première règle[77], qui est la seule selon laquelle puisse fonctionner la puissance des choses qui rompent légèrement l'équilibre en direction du chaud ou du froid, comme nous l'avons expliqué plus haut, et elle s'oppose à la perception et à l'évidence des sens. En effet, nous constatons que lorsque nous administrons des dattes et du vin sucré à un patient fiévreux, ces [choses] ont des effets beaucoup plus échauffants que ne le sont les effets manifestés dans le cas d'un corps sain[78]. Inversement, si nous administrons de l'eau d'orge en cas de maladie froide, il en ira de même pour les effets nocifs manifestés. Galien ici a été induit en erreur simple-

هـذا القانون في كثير من الأشياء وأنّه فيما يصحّ منها ينحو نحو العلوم الأوائل في قربه ووضوحه، فينتهي / في نقل حكمه إلى صناعة الطب. وهو لعمري موضع السهو والغلط، وما ك٢٦٦ ينبغي أن يُعذَر في مثله مَن كان فكره مشغولاً باستخراج أمثال تلك القوانين وإيضاح تلك الشُبه وتلخيص تلك العويصات ولعلّ الوقوفَ على أنّه لمّا ذهب يستعمل هذين القانونين معاً على أنّهما صحيحان في صناعة الطب، ألقاه في المناقضة التي تكون أبين إذا أنا قرنتُ قوليه المتناقضين وهما هذان: قال جالينوس في آخر الثانية إنّ جميع مَن أصاب رأسه احتراق من الشمس يبرّده دهن / الورد ويحسّ منه بالمنفعة من ساعته وجميع مَن قد أصابه برد الهواء م١٦٩و يضرّه دهن الورد مضرّة بيّنة. وقال في الثالثة إنّ دهن الورد يسخّن الرأس الذي قد أصابه البرد إسخاناً يسيراً. فتبيّن أنّ قوله «يضرّه هذا الدهن مضرّة بيّنة» إنّما هو بتبريده وتبيّن أنّه إن كان يسخّن الرأس الذي قد أصابه البرد إسخاناً يسيراً أنّه ينفعه بعد ذلك فضلاً عن أن يضرّه.

٨. فقد قلنا في هذا الشكّ قولاً في غاية الوجازة بحسب ما يحتمل أن يقال فيه ونحن قائلون في شكّ آخر بعد أن أنسخ لك كلاماً لجالينوس يدلّ على صحة القانون الأوّل وفساد الثاني وهو هذا: قال جالينوس في السابعة إنّ العسل يسخّن في الدرجة الثانية وقال في الرابعة إنّ العسل يولّد في أبدان الشباب والمحرورين المرارَ ويولّد في أبدان المشايخ والأبدان الباردة

---

1 وأنّه] وإنما [م،ب،ك] ؛ أنّه [ر] | فيما] مما [ر] | ينحو] وينحو [م،ب،ك] **1–2** في[2]...ووضوحه] في وضوحه وقوته [ر] **2** فينتهي] سيما في السهو والغلو [ر] | وما] ومما [م،ب،ك] **3** يُعذَر] يعتذر [م،ب،ك] | فكره] ناقصة [ر] | القوانين] القولين [ر] | وإيضاح] وأيضا [ر] **4** العويصات] التعويصات [م] **5** صحيحان] صحيحة [م] ؛ صحيحين [ب،ك] | التي] ناقصة [م،ب،ك] | تكون] يكون [م] **6** وهما هذان] ناقصة [ر] | الثانية] الثالثة [م،ب،ك] | من] في [م،ب،ك]؛ ناقصة [ر] **7** منه] فيه [ر] | قد] ناقصة [ر] **8** دهن الورد[1]] هذا الدهن [ر] بيّنة] ينبغي [ب،ك] | وقال] بما يبينه وقال [م] ؛ بما يبرّده وقال [ب،ك] | الثالثة] الثالث [م] **9–10** فتبيّن...يضرّه] ناقصة [ر] **11** ونحن] ناقصة [ر] **12** أنسخ] نسخ [ر] | لجالينوس] لجر [م،ب،ك] | يدلّ] يدلك [م،ب،ك] **13** الثانية] الثالثة [ر] **14** أبدان[1]] ناقصة [ر] | الشباب] الشبان [ر] | والمحرورين] المحرومين [ر] | أبدان[2]] ناقصة [ر]

6–8 قال...بيّنة: جالينوس، كتاب في الأدوية المفردة، إسكوريال ٧٩٣، ٣٧أ: فإنّك تجد أنّ من أصابه احتراق من شمس يبرّد به (بدهن الورد) وتسكن حرارته ويحسّ منه بالنفع سريعاً ونجد أنّ جميع من أصابه برد الهواء يضرّه هذا الدهن مضرة بينة فأنت تفهم عن هذا القياس من الأمرين كليهما أن قوته إنما هي أن تبرّد لا أن تسخّن إلّا أنه لا نجد البرودة الحادثة عن دهن الورد برودة قوية بل نجدها من أقرب شيء إلى المزاج الوسط. **13** قال...الثانية: جالينوس، كتاب في الأدوية المفردة، إسكوريال ٧٩٣، ١٢٣ظ: ذكر العسل: هذا يسخّن ويجفّف في الدرجة الثانية.

ment par le fait que cette règle[79] est valide dans de nombreux cas, et que dans ces cas-là, elle atteint alors presque l'immédiateté et l'évidence des connaissances premières. Par conséquent, [Galien] a fini par l'appliquer aussi à la science médicale, mais cela, par ma vie, est une faute d'inattention et une erreur. On ne doit pas excuser pareille [erreur] chez celui dont la pensée est occupée à trouver des exemples de ces deux règles, à dissiper ces faux-semblants et à éliminer ces difficultés, et peut-être à comprendre que, lorsqu'il s'est mis à utiliser ces deux règles ensemble, pensant qu'elles étaient toutes deux justes dans la science médicale, il est tombé dans une contradiction. Celle-ci apparaîtra plus clairement si je mets en parallèle ces deux formules contradictoires, comme suit. Galien dit à la fin du second livre que l'huile de rose refroidit tous les patients souffrant d'une brûlure à la tête due au soleil et qu'ils ressentent immédiatement son utilité, et que l'huile de rose est manifestement nocive pour tous ceux qui souffrent d'un coup de froid causé par l'air. Et il dit au troisième livre que l'huile de rose réchauffe légèrement la tête du patient qui souffre d'un coup de froid. Or, il apparaît clairement que lorsqu'il dit que « l'huile de rose est manifestement nocive », c'est seulement parce qu'elle refroidit [la tête du patient], et il apparaît clairement que, si elle réchauffe légèrement la tête du patient frappé par le froid, elle lui sera utile, sans même parler de lui nuire.

8. Nous avons exposé ce doute de la manière la plus concise possible qu'admettait cet objet de discussion, et nous allons aborder un autre doute, juste après avoir retranscrit à ton intention un passage de Galien qui indique la validité de la première règle, et la fausseté de la seconde. Voici [ce passage] : Galien dit au septième livre que le miel possède un pouvoir échauffant au second degré. Par ailleurs, il dit au quatrième livre que le miel favorise dans le corps des hommes jeunes et de ceux qui ont un [tempérament] chaud la bile, tandis qu'il favorise

11–14 Galien...lair] *SMT*, 2.27, XI.538 K. **23–24** Galien...degré] *SMT*, 7.12, XII.70 K.

الدمَ المعتدلَ. فقد كان ينبغي بحسب القانون الثاني أن يكون العسل يبرّد الأبدان الخارجة عن الاعتدال إلى الحرّ خروجاً كثيراً لأنّه أبرد منها جداً ويفيد الأبدان الخارجة عن الاعتدال إلى البرد خروجاً كثيراً حرارةً كثيرةً لأنّه أسخن منها كثيراً، وليس الأمر على هذا بل يسخّن الأبدان التي هي أسخن منه كثيراً كالأبدان المجاوزة للاعتدال إلى الحرّ مجاوزةً كثيرةً في خاصّ مزاجها والمجاوزة له في ذلك لمرض كأصحاب الحميات المحرقة إسخاناً أكثر ممّا يسخّن الأبدان التي هي أبرد مزاجاً منه كالمبرودين وأصحاب الأمراض الباردة. وفي هذا ما يصحّح أنّ القانون الثاني باطلٌ بحسب صناعة الطب وأنّه قيل على طريق السهو والغلط وشغل القلب من أجل أنّه صحيح في الأشياء التي تبرّد وتسخّن بعضها من بعض على جهة الملاقاة فقط كالماء المعتدل في إسخانه الماء البارد وتبريده الماء الحارّ وجميع ما أشبه ذلك. ولذلك تأكّد الغلط فيه واشتبه فضل اشتباه حتى أنّ قوماً من أجلّة متفلسفي الإسلام قد ناقضوا جالينوس في هذا الكتاب فتعلّقوا بأمور ضعيفة جداً لا يُلْزِمه منها كثيرُ شيءٍ وخفي عليهم - مع تمكّنهم من النظر - هذا الموضعُ لخفائه وغموضه. وقد رأيتُ نقض الكتاب المناقض لجالينوس لرجل يقال له حكيم بن حنين ولم يكن قد ذكر المناقض لجالينوس باسمه بل كان فيه ما يدلّ على أنه أبو جعفر محمد بن موسى - فيلسوف العرب - وكفى شُبْهَه وغموضه، بما جاز على مثله وهو يتصفّح شيئاً شيئاً تصفّحَ مناقضةٍ.

---

2 عن الاعتدال[1]] ناقصة [ر] **3** حرارةً كثيرةً] ناقصة [ر] | كثيراً[2]] لثدا [ك] **3–4** وليس...منه] مقرر وبين قوصين [م] **4** منه] فوق السطر تصحيحا : منها [م] | كثيراً] ناقصة [ب،ك] **5** له...ذلك] لذلك [ر] | لمرض] المرض [ب،ك] | أكثر] كثيرا [ر] **6** منه] ناقصة [ر] | الأمراض] الأمزاج [ر] **7** يصحّح] صحّ [ر] | على...والغلط] على ذلك الطريق سهو وغفلة [م،ب،ك] **8** من[1]] ومن [م،ب،ك] | تبرّد] يبرد [م] | وتسخّن] ويسخن [م] الملاقاة] الملاقات [ك] **9** كالماء] بالماء [ر] | الماء[1]] مقرر [ب] | ولذلك] وكذلك [ر] **10** واشتبه] وأشبه [ب،ك] | أجلّة] جملة [م،ب،ك] ؛ جلة [ر] **11** يُلْزِمه] يلزم [م]؛ تمر به [ك] | وخفي] خفي [م،ب،ك] | عليهم] عنهم [ر] **12** النظر] نظر [م،ب،ك] | لخفائه] بخفائه [م،ب،ك] | نقض] بعض [م،ب،ك] **13** لجالينوس[1]] بجالينوس [ك] | حنين] حمزة [ر] | المناقض] المناقضة [م،ب،ك] | لجالينوس[2]] بجالينوس [ك] **14** على أنه] ناقصة [م،ب،ك] | فيلسوف] الفيلسوف [م] | فيلسوف...وكفى] مقرّر وفي الهامش [ك] | وغموضه] ناقصة [م،ب،ك] **15** جاز] حار [م،ب،ك،ر] | مثله] ما مثله [ر] | يتصفّح] يصفح [م،ب،ك] | شيئاً[1]] ناقصة [ك] | شيئاً[2]] ناقصة [م،ب،ك] | تصفّحَ] ناقصة [م،ك]

chez les hommes vieux et dans les corps de [tempérament] froid le sang équilibré. Or, suivant la seconde règle, il aurait fallu que le miel refroidisse les corps excessivement chauds, car il est beaucoup plus froid qu'eux, et procure aux corps excessivement froids une grande chaleur, car il est beaucoup plus chaud qu'eux. Or, il n'en va pas ainsi. Au contraire, [le miel] réchauffe les corps qui sont beaucoup plus chauds que lui – comme les corps qui sont excessivement chauds en raison de leur tempérament propre, ou ceux qui sont excessivement chauds en raison d'une maladie, comme dans le cas des patients souffrant de fièvres ardentes –, plus qu'il ne réchauffe les corps dont le tempérament est plus froid que lui, comme le sont les personnes souffrant de rhumes ou celles qui souffrent de maladies froides. Cet exemple valide le fait que la seconde règle est caduque pour ce qui est de la science médicale, et qu'elle est énoncée par inattention, par erreur et par pouvoir de persuasion, parce qu'elle est correcte pour les choses qui se refroidissent et se réchauffent mutuellement quand elles sont en contact seulement, comme l'eau tiède réchauffe l'eau froide, et refroidit l'eau chaude, et les autres cas semblables. À cause de cela, l'erreur a été corroborée à ce sujet, et les ambiguïtés se sont multipliées, au point que certains parmi les meilleurs apprentis philosophes musulmans ont critiqué [ce que dit] Galien dans ce livre, en se servant d'arguments très faibles dont très peu sont contraignants pour [Galien]. Ce passage leur est demeuré obscur, en dépit du fait qu'ils maîtrisent le raisonnement, car il comporte beaucoup de zones difficiles et obscures. J'ai lu (litt. « vu ») la critique du livre critiquant Galien, écrite par un homme qu'on appelle Ḥakīm ibn Ḥunayn. Il ne nomme pas l'adversaire de Galien, mais il y a des signes qu'il s'agit d'Abū Ǧa'far Muḥammad ibn Mūsā – le philosophe des Arabes. Ce qui a échappé à un homme tel que lui, tandis qu'il procédait à un examen critique minutieux, en dit assez sur le caractère obscur et difficile [de ce passage].

٩. فقال : «قد بيّنتُ في كتاب المزاج أنّ من الأشياء أشياء، إذا نالها من خارج اليسيرُ من الاستحالة والتغيّر، أمعنت فيها تلك الاستحالة وبلغت المقدار الكثير جداً لِما في طباعها من المواتاة». لذلك قال : / «وإذا كان الأمر على هذا فليس بعجب أن يكون بعض الأدوية م١٦٩ظ يبتدئ يتغيّر ويستحيل من الحرارة التي في البدن ثم يمعن فيه ذلك التغيّر والاستحالة ويكثر حتى يجاوز مقدار الشيء الذي غيّره وأحاله». وجملة معنى هذا الكلام هو أنّه قد يمكن أن يستحيل شيء من شيء ثم يصير أكثر ذلك الطباع من المحيل له. وفي هذا شكّ عظيم لأنّ قليل المحيل قد يمكن أن ينقل كثيراً من المحال إلى طباعه، فأما أن يجاوز المستحيل طباع المحيل فيُحتاج إلى مثالٍ أوّلاً ثم علم السبب الفاعل. ولقائل أن يقول إنّه، إن كان المستحيل إنّما ينتقل إلى طباع المحيل والمحيل إنّما يفيده طباعه فقط لأنّه يروم تشبيهه بنفسه، فليس يمكن أن يجاوز في ذلك طباعَ المحيل في الكيف، فأما في الكم فيجاوزه، والذي زعم جالينوس أنّه قد بيّنه في كتاب المزاج هو هذا : قال جالينوس إنّا إذا أردنا أن نسخّن عضواً بدواء حار فينبغي أن نجيد سحق الدواء وندلك العضو أوّلا لنسخّنه ونثير حرارته ليغوص الدواء فيه إلى داخل ويلقى الحرارة / الغريزية التي في بدن الحيّ فيستحيل منها. وذلك أنّ الحرّ منه ب٢٤١و

1 بيّنتُ] ثبت [م] **2** والتغيّر] ناقصة [ر] | جداً] ناقصة [ر] **3** بعجب] يعجب [ر] **4** التغيّر] التغيير [ر] **5** يجاوز] يتجاوز [ر] | معنى] يعني [ك] **6** شيء[1]] قبلها : من الحرارة التي في البدن، ومشطوب عليها : من الحرارة التي [م] | ذلك] من تلك [ر] **7** المحال] المحيل [ر] **8** السبب] بالسبب [م،ب،ك] | ولقائل...إنّه] والمقابل أن يقول إنه وللقائل أن يقول إنه [ر] **9** والمحيل] ناقصة [م،ب،ك] | يفيده] يقبله [م،ب،ك] | بنفسه] به [م،ب،ك] | فليس] وليس [م،ب،ك] **10** في[1]] من [ر] | والذي] الذي [ر] **11** نسخّن] يسخن [م] | عضواً] عضو [م،ب،ك] **12** وندلك] يدلك [م،ب] | أوّلا] أيضا [ر] | لنسخّنه] ليسخّنه [م] | الدواء[2]] الدم [م،ب،ك] **13** فيه] منه [ر]؛ ناقصة [م،ب،ك] | منها] منه [م،ب،ك] **13–1,150** الحرّ...الدواء] الحر من الدواء [ر]

1–3 قد...المواتاة: جالينوس، كتاب في الأدوية المفردة، إسكوريال ٧٩٣، ٦و : وبيّنا أيضاً أنّ من الأشياء أشياء إذا نالها من خارج اليسير من الاستحالة والتغيّر، أمعنت فيها الاستحالة وبلغت المقدار الكثير جداً لِما في طباعها من المواتاة ؛ جالينوس، كتاب في المزاج، أيا صوفيا ٣٥٩٤، ٤٢و : وما هو بعجب أن تكون بعض الأدوية بحركة يسيرة تحركها فتخرج عن طبيعتها خروجاً في غاية البعد عنها. فقد نرى أشياء كثيرة من الأشياء الخارجة عن البدن تجري هذا المجرى. **3–5** وإذا...وأحاله: جالينوس، كتاب في الأدوية المفردة، إسكوريال ٧٩٣، ٦و : فإذ كان الأمر على هذا، فليس بعجب أن تكون بعض الأدوية يبتدئ فيتغيّر ويستحيل من الحرارة التي في البدن ثم يمعن فيه ذلك التغيّر وتكثر تلك الاستحالة حتى يجاوز الشيء الذي غيّره وأحاله. **11–3,150** إنّا...جداً: جالينوس، كتاب في المزاج، أيا صوفيا ٣٥٩٣، ٤١ظ : ولذلك تدلك الأعضاء التي قد غلب عليها البرد بهذه الأدوية ويبالغ في الدلك لخلّتين إحداهما لتثير حرارة البدن بالدلك والأخرى لتسحق العضو الذي قد لزّه البرد حتى يغوص الدواء فيه إلى داخل ويلقى الحرارة الغريزية التي في بدن الحيوان فيستحيل منها ويسخن، وذلك أنّ الحرّ منه، ولو كان أقل قليل، إذا استفاد الحرارة بالفعل، فإن تلك الحرارة تسعى فيه كله على الاتصال كالذي نراه يكون في الخشب الدسم من الصنوبر إذا اشتعلت في طرف الخشبة منه نار ولو يسيرة جداً.

9. Galien dit : « J'ai montré dans le traité *Sur le mélange* que pour certaines substances, lorsqu'une altération et un changement même minimes venus de l'extérieur s'emparent d'elles, cette altération se diffuse en elles, et elles acquièrent à un très haut degré [les puissances] correspondantes qui se trouvaient dans leur nature ». C'est pourquoi il (i.e. Galien) dit : « Si les choses se passent ainsi, alors il n'est pas étonnant que certains médicaments commencent à changer et à s'altérer sous l'effet de la chaleur qui est dans le corps, et que ce changement et cette altération se diffusent et s'approfondissent en eux, au point qu'ils dépassent en intensité la chose qui les a changés et altérés ». En un mot, il est possible qu'une chose s'altère sous l'effet d'autre chose, et se mette à posséder cette nature à un degré plus élevé que la chose qui l'a altérée. Or, cette proposition est fortement sujette au doute. En effet, il est possible qu'une dose minime de la chose qui altère fasse passer en sa propre nature une forte dose de chose altérée. En revanche, que la chose altérée outrepasse la nature de la chose qui l'a altérée, [une telle proposition] nécessite d'abord [de fournir] un exemple, et ensuite de connaître la cause agente. On pourrait objecter que, si la chose altérée s'approprie seulement la nature de la chose qui altère, et si la chose qui altère lui fournit sa nature seulement, parce qu'elle aspire à la rendre semblable à elle-même, alors il n'est pas possible qu'elle dépasse dans ce [processus] la nature de la chose qui altère en qualité, mais en quantité, elle peut la dépasser. Et [on pourrait objecter] que ce que Galien prétend avoir montré dans le traité *Sur le mélange*, se résume à cela. Galien dit que lorsque nous voulons réchauffer une partie [du corps] à l'aide d'un médicament chaud, il faut bien le réduire en poudre tandis que nous commençons de masser la partie pour la chauffer et accroître sa chaleur, afin que le médicament plonge vers l'intérieur, rencontre la chaleur innée qui se trouve dans le corps vivant, et se transforme à son contact. En effet, une petite dose de

- يعني الدواء - ولو كان أقل قليله إذا استفاد الحرارةَ بالفعل فإنّ تلك الحرارة تسعى فيه كله على الاتصال كالذي نراه في خشب الصنوبر الدسم إذا اشتعلت في طرفه نار ولو كانت يسيرة جداً. وهذا مثالٌ لم يبيّن منه أنّ المستحيل زاد على المحيل في الكيفية بل في الكمية والشكّ باقٍ بحاله. فإذا لم ينحلّ هذا الشكّ، بطلَ أن تكون الأدوية التي تسخّن أبداننا سخونة أكثر من الغريزية - كالحلتيت والفلفل - تستحيل ويَخرج ما فيها إلى الفعل من حرارتنا الغريزية، إذ كانت أقوى منها وأكثر في كيفية الحرارة أضعافاً كثيرةً.

١٠. وقال : «ينبغي أن يُعلمَ أن أفواه العروق الضوارب وغير الضوارب تفضي إلى صفحة الجلد الظاهر، فتَجذب مع ما تجذبه من الهواء ما قد أجيد سحقه من الفلفل حتى صار كالغبار». وفي هذا الكلام شكّ وذلك أنّا نرى أنّه يجتمع تحت الجلد في النفاطات ما في غاية الرقّة ولا يسيل، وليس يمكن أن يبلغ الفلفل في دقّة السحق إلى هذا المقدار. فإنّا إن بلغنا في سحق الفلفل غاية ما يمكننا، لم يمكن أن يخرج من كاغده ولا من إناء خزف كما يسيل الماء ويخرج.

١١. ولذلك كان ينبغي أن يزيد في الكلام والبيان ههنا وفي الشكّ الأوّل أيضاً المتقدّم لهذا والذي يتلوه فإنّ هذه المعاني لا تحتمل أن تُتخطّى وتُتجاوز سريعاً. فكيف يمكن الإنسان أن يعتذر له، إذا وجده يمرّ بالمواضع التي تحتاج إلى فضل بيان مرّاً ويمسحها مسحاً، ويطيل اللبث والترداد في المواضع التي يكفيها دون ذلك القول كثيراً ؟ ولقد كان رجل

1 قليله] قليل [ر] | فإنّ] وإن [ر] | كله] ناقصة [ر] **2** كالذي] الذي [ر] | نراه] يراه [م] ؛ نراه يكون [ر] | نار] من النار [ر] | ولو] ولو كانت [م،ب،ك] | كانت] ناقصة [ر] | يسيرة] يسير [ر] **3** لم] ثم [م] | منه] فوق السطر [م] ؛ فيه [ر] | بل] منه بال [م،ب،ك] **4** فإذا] إن [م،ب،ك] | تكون] يكون [م] | أبداننا] البدن [ر] **5** من الغريزية] ناقصة [ب] | تستحيل] يستحيل [م] | إلى] من [ر] | حرارتنا] حرارة [ر] **6** إذ] إذا [ر] **7** وغير الضوارب] ناقصة [ر] | صفحة] صحة [ر] **8** الظاهر] ناقصة [ر] | فتَجذب...تجذبه] فيتجذب معها بجذب [م،ب،ك] | قد] ناقصة [ر] **9** النفاطات] القاطات [ر] **10** وليس] وإيش [م] ؛ واس [ب،ك] | الفلفل] بالفلفل [م،ب،ك] **11** من إناء] إناء [م،ب،ك] | خزف] من خزف [م،ب،ك] **13** كان] ولهذا [ر] | كان] ناقصة [ب] | أيضاً] ناقصة [ر] **14** المعاني] معاني [ر] **15** يمرّ] يبين [م] | التي] الذي [ر] | مرّاً] مرارا [م،ب،ك]؛ ناقصة [ر] | ويمسحها] يمسحها [ر] **16** مسحاً] تحت السطر [م] | والترداد] أوالتردد [ر]

7–9 ينبغي... كالغبار: جالينوس، كتاب في الأدوية المفردة، إسكوريال ٧٩٣، ٦ظ : وإنّ أفواههما (العروق الضوارب وغير الضوارب) تفضي أيضاً إلى صفحة الجلد الظاهرة، فيجب من ذلك أن تكون العروق الضوارب تجذب مع الهواء من خارج ما قد أجيد سحقه من الفلفل حتى صار كالغبار.

cela – il veut dire le médicament –, même si sa chaleur est très faible, quand elle acquiert la chaleur en acte, cette chaleur se répand en lui[80] entièrement, de manière continue, comme ce que nous voyons dans le cas d'une torche de pin, lorsqu'on met le feu à une extrémité, même si [l'étincelle] est très faible. Or, c'est un exemple qui ne montre pas que la chose altérée surpasse la chose qui altère en qualité, mais en quantité, et l'objection demeure à l'identique. Or, si on ne trouve pas de solution à ce doute, il est caduque de dire que les médicaments qui réchauffent notre corps plus que ne le fait la chaleur naturelle, comme l'ase fétide ou le poivre, s'altèrent et que [les puissances] qu'ils contiennent s'actualisent au contact de notre chaleur innée, car [ces médicaments] sont plus puissants que celle-ci et la qualité de chaleur qu'ils possèdent est bien plus forte.

10. [Galien] dit : « Il convient de savoir que la dilatation (litt. « l'ouverture ») des veines pulsatiles et non pulsatiles atteint la couche supérieure de la peau, de sorte que, en même temps qu'elles attirent à elles l'air, elles attirent aussi le poivre qui a si bien été réduit en poudre qu'il est devenu de la poussière ». Ce qu'il dit est sujet au doute, car nous voyons qu'en cas de pustules, [une matière] très fine se rassemble sous la peau, et ne s'écoule pas. Or, il n'est pas possible que le poivre atteigne ce même degré de finesse quand on le réduit en poudre. En effet, si on réduit le poivre en poudre aussi [finement] que possible, il ne peut pas sortir d'une enveloppe ou d'un récipient en terre cuite comme l'eau s'écoule et sort.

11. Pour ces raisons, il fallait qu'il développe son propos et le rende plus clair. C'est aussi le cas pour la première objection qui a précédé et celle qui l'a suivie[81]. En effet, ces notions ne peuvent pas être parcourues et traversées en vitesse. Ainsi, comment pourrait-on l'excuser, lorsqu'on le voit survoler des points qui méritent plus d'explication, et les effleurer à peine, mais au contraire allonger la répétition de points bien suffisamment [traités] sans ces discours ? Il y avait un

12–15 Galien…poussière] *SMT*, 1.13, XI.402.13-403.4 K.

وجيه بمدينة السلام ممن يميل إلى أرسطاطاليس يقرأ معي كتب جالينوس، فإذا / بلغ إلى م١٧٠و أمثال هذه المواضع، أكثر لومي وتعنيفي على تفضيله وتقديمه وكان - يعلم الله - كثيراً ما يخجلني علو حجته علي في أمثال هذه الأشياء.

١٢. وقال : «قد تقدّم منّا البيان بأنّ من الأشياء ما هو حارّ بمطلق بمنزلة النار ومنها حارّ بالأغلب بمنزلة الإنسان». وقد تقدّم فقال إنّ الحار بالأغلب هو الذي فيه من الأسطقس الحارّ أكثر من غيره. وقال في الإنسان هذا القول. قال : «فقد قلنا في الإنسان أنّه حارّ ليس بمطلق كالنار لكنه حارّ بالأغلب عليه لأنّ الجزء الحارّ أكثر في الإنسان من الجزء البارد». وإذا كان ذلك كذلك، كان في هذا الكلام شكّ عظيم، وذلك أنّ حركة الجسم المركّب كحركة الأسطقس الأغلب عليه وإن كان الحارّ أغلب في الإنسان من البارد فما باله يتحرّك بطباعه إلى الوسط وهلّا كانت حركته عن الوسط ؟

١٣. /وما بال جالينوس لا يرضى بأن يقول إنّ في العصب مواضع خالية ويتجاوز ذلك ك٢٦٧ حتى يحدّد فيقول إنّ تلك المواضع مملوءة هواءً، ثم يتجاوز هذا المكان صفحاً كأنّه لا يمكن أن يُعاند فيه ويُتشكّك عليه فيه ؟

---

1 بمدينة] في مدينة [ر] | ممن] فيمن [ك] | إلى[1]] مع [ر] ؛ ناقصة [م،ب،ك] | كتب] في كتب [ر] | بلغ] جمع [م] **3** علو] على [ر] | في] ناقصة [ر] **4** ما] ناقصة [ر] | بمطلق] مطلق [م،ب،ك،ر] | حارّ[2]] جاز [ر] **5** بمنزلة...بالأغلب[2]] ناقصة [ر] | هو] وهو [ر] **5–6** الأسطقس الحارّ] الأسطقسات الحارة [ر] **6** هذا...الإنسان[2]] ناقصة [ك] | فقد قلنا] فقولنا [م،ب] | في[2]] من [ر] **7** بمطلق] مطلقا [ر] | لكنه] لكن [م،ب،ك] | حارّ] ناقصة [ر] | لأنّ] أن [ر] | أكثر...الإنسان] في الإنسان أكثر [ر] | الجزء[2]] ناقصة [ر] **8** وإذا] قبلها مقرر : وقد تقدم فقال إن الحار بالأغلب هو الذي فيه من الأسطقس الحار أكثر من غيره [م،ب،ك] | ذلك] ناقصة [م،ب،ك] الكلام] الموضع [ر] **9** كحركة] بحركة [م،ك] | الحارّ أغلب...الإنسان] الحر في الإنسان أغلب [م] ؛ الحر أغلبه في الإنسان [ر] | البارد] النار[م] **10** وهلّا] وهل لا [م،ب،ك] **11** /وما] ما [ر] | العصب] هذا العصب [م] **12** يحدّد] يخدمه [م] **13** يُعاند] يقاس [م،ب،ك] | فيه[2]] منه [م،ب،ك،ر]

homme éminent à Bagdad, partisan d'Aristote, qui lisait avec moi les livres de Galien. Lorsqu'il tombait sur de tels passages, il renforçait mes reproches et me rendait plus réfractaire à tenir [Galien] en haute estime et à le préférer. Dieu le sait, souvent, la profondeur de ses arguments contre moi sur de tels sujets me faisait honte !

12. [Galien] dit : « Nous avons déjà bien expliqué que parmi les choses, certaines sont chaudes absolument, comme le feu, et certaines sont chaudes majoritairement, comme l'homme ». Et il a déjà dit que ce qui est majoritairement chaud est ce dans quoi l'élément chaud se trouve en plus grande quantité qu'autre chose. Et il a dit au sujet de l'homme : « Nous avons déjà dit que l'homme n'est pas chaud absolument comme le feu, mais qu'il est majoritairement chaud, car la partie chaude l'emporte, dans l'homme, sur la partie froide ». Si les choses sont ainsi, ce passage est sujet à un doute important. En effet, le mouvement du corps composé suit le mouvement de l'élément majoritaire en lui. Or, si le chaud l'emporte, dans l'homme, sur le froid, comment expliquer qu'il ait par nature un mouvement centripète, et pourquoi son mouvement n'est-il pas centrifuge ?

13. Aussi, comment se fait-il que Galien n'accepte pas de dire qu'il se trouve dans les nerfs des endroits vides, et qu'il survole ce point en se limitant à dire que ces endroits sont remplis d'air, puis passe rapidement à autre chose, comme s'il était impossible de s'y opposer et de lui objecter quelque chose à ce sujet ?

<فصل ١٧>

١. مناقضة أقواله في الخلّ وبعض الأدوية. وتكلّم في الخلّ كلاماً يسبق إلى قلب القارئ له - بل يكاد أن يتحقّق عنده - أنّه لم يعرف القرع ولا الإنبيق ولا عَلِمَ أنّه يتهيّأ أن يميَّز ما في الخلّ من الصافي الرقيق الذي لا يتبيّن للعين فيه كدورةٌ، من الغليظ المبثوث فيه، حتى يتميّز إلى شيئين : أحدهما في قوام الماورد ولونه، والآخر في قوام الربوب الغليظة ولونها. وقد ميّزتُ مراراً كثيرة الخلَّ بهذه الآلة حتى صار إلى ما ذكرتُه. فإن كان جالينوس لم يعرف هذه الآلة فنعجب لأنّه على غاية التواني. وإن كان قد عرفها ثم لم يرض فعلها في هذا المعنى، فلا أقلّ من أن كان يذكرها لئلا يُتوهّم عليه مثل هذا التقصير، وكيف وهو يتمنّى الوصول إلى التفريق بين غليظ الخلّ ولطيفه ويرضى أن يتميّز له ذلك تميّزَ ماءِ الجبن عن الجبن ؟

٢. ولعلّ قولي هذا يزداد وضوحاً إذا انسحب كلامه في ذلك. فأنا فاعلٌ ذلك، وإن كنتُ مشفقاً من التطويل وإفناء الزمان. قال جالينوس : «إنّ قوماً قالوا إنّ الخلّ قد فارقته حرارة

2 مناقضة...الأدوية] ناقصة [ب،ك،ر] | وتكلّم] إنّ جالينوس تكلّم [ر] **3** أن[1]] ناقصة [م،ب،ك] | القرع] القرعة [ر] | ولا الإنبيق] والإنيق [م] ؛ ولا إنبيق [ب، ك] | أنّه[2]] أن [م،ب،ك] | يتهيّأ] بينهما [ر] | يميَّز] غير [م،ب،ك] **4** كدورةٌ] كدره [ر] | الغليظ] الغلظ [ر] **5** الماورد] الماء ورد [ب] **6** ذكرتُه] ذكرت [م،ب،ك] الآلة[2]] ناقصة [م،ب،ك] **7** فنعجب] لانعجب [ر] | لأنّه] وأنه [م،ب،ك،ر] | على] لعلى [م،ب،ك] | غاية] عامة [ك] | لم] ناقصة [ر] | فعلها] فعل ما [م،ب،ك] **8** يتمنّى] يتميّز [ر] | الوصول إلى] ناقصة [م،ب،ك] **10–11,156** ولعلّ...عجيب] ناقصة [ر] **11** مشفقاً] مشعبا [م] | وإفناء] وإفنى [م] | جالينوس] ج [ب] ؛ حر [ك]

11–11,156 إنّ[1]...اللطيف: جالينوس، كتاب في الأدوية المفردة، إسكوريال ٧٩٣، ٩و : فلنأخذ الآن في ذكر سائر الأدوية الرطبة القوام، وأحدها الخلّ. وقد اختلف الناس في أمره أكثر من اختلافهم في سائرها. وذلك أنّ قوماً قالوا إنّه بارد وقوماً قالوا إنّه حار وقوماً آخرين أوجبوا له حرارة ما وسلبوه حرارة أخرى (...). وإنّ هؤلاء قالوا إن الخل قد فارقته حرارة الخمر الخاصية به واكتسب حرارة ما عفونية. وهذا رأي قد كنت سأحمده وأسارع إلى قبوله وأقضي مع إعجابي بمثل قضيتهم واعتقد اعتقادهم، لو أنّي قدرت على حيلة أجد بها السبيل إلى التفريق بين أجزائه المتضادة وتخليص أحدهما من الآخر، كما قدرت على ذلك في اللبن. فأما الآن فإنّ تخليص أجزاء اللبن والتفريق بينهما يدلّ دلالة بينة على أنّ اللبن ليس هو بأجمعه متشابه الأجزاء ولا جوهره بالجملة جوهراً واحداً بعينه، لأن الناس قد استخرجوا وجوها كثيرة يخلّصون بها أجزاء اللبن، ويفرّقون بين الجبن منه وبين المائية التي تسمّى ماء الجبن. ولم يجدوا في الخل شيئاً يصلون به إلى مثل هذا، ولا يمكننا أيضاً أن نبيّن بياناً واضحاً أنّ اللطيف منه بالحقيقة الرقيق هو يبرّد والخاثر الذي هو مبثوث فيه بمنزلة الدردي كمثل ما في الخمر هو يسخّن. وهذا هو الطريق الذي به وحده كان يمكن الإنسان أن يبيّن بياناً واضحاً أن الخلّ مركب من أجزاء متضادة في القوة كمثل اللبن. وفي جميع الرطوبات

⟨Section 17⟩

1. *Réfutation de ce qu'il dit sur le vinaigre et autres médicaments.* Sur le vinaigre, il dit des choses qui persuadent son lecteur – voire qui le rendent même quasiment certain – que [Galien] ne connaissait pas la cornue ni l'alambic, et ne savait pas que [ces instruments] étaient capables de séparer dans le vinaigre la partie claire et fine, dont on ne perçoit pas à l'œil nu qu'elle contient une lie trouble et épaisse répartie dans [le vinaigre], si bien qu'il se sépare en deux [parties] distinctes : l'une a la consistance et la couleur de l'eau de rose, tandis que la seconde a la consistance des sirops épais, et leur couleur. J'ai distillé à plusieurs reprises le vinaigre grâce à cet instrument, jusqu'à ce qu'il devienne comme je viens de le décrire. Si [Galien] ne connaît pas cet instrument, nous nous en étonnons, car c'est une lacune importante. S'il le connaît, mais qu'il n'accepte pas cet effet (i.e. la dissociation) au sujet de cette notion, il aurait dû au moins le signaler, afin qu'on n'imagine pas qu'il fût capable d'une telle insuffisance. De plus, comment cela[82] serait-il possible, alors même qu'il espère isoler les parties denses du vinaigre des parties subtiles, et qu'il accepte la dissociation du petit-lait et du lait caillé ?

2. Peut-être que ce que je dis là deviendra plus clair, si je rapportais ce qu'il dit à ce sujet. Je vais donc le faire, malgré ma crainte d'être long et de perdre du temps. Galien dit : « Certains ont dit que la chaleur du vin avait quitté le

الخمر واكتسب حرارةً ما بعفونته». قال :«وهذا رأي قد كنتُ أعتقده، لو قدرتُ على حيلة أميّز بها بين أجزاء الخلّ المتضادّة وأخلّص أحدها من الآخر كما قدرت على ذلك في اللبن. فإنّ اللبن بتخليص أجزائه بعضها من بعض، يمكن أن يُستدلّ دلالةً بيّنةً أنه ليس بأجمعه متشابه الأجزاء ولا جوهره واحداً بعينه، لأنّ الناس قد استخرجوا وجوهاً كثيرةً يخلّصون بها أجزاء اللبن ويفرّقون بين الجبن <وبين الأجزاء> التي تسمّى ماء الجبن. ولم يجدوا في الخلّ شيئاً يصلون به إلى مثل هذا، /فلا يمكننا من أجل <ذلك> أن نبيّن أنّ اللطيف الرقيق منه م١٧٠ظ بالحقيقة هو المبرِّدُ، والخاثر الذي مبثوث فيه مثل الدردي كمثل ما في الخمر هو الذي يسخّن، وهذا الطريق الذي به وحده كان يمكن الإنسان أن يبيّن بياناً واضحاً أنّ الخلّ مركّب من أجزاء متضادّة في القوة كمثل اللبن». فإن قال : «في الخلّ كما في جميع العصارات شيءٌ غليظٌ، وعسى أن يكون ما فيه ممّا هو حارّ هو هذا وما فيه مما هو بارد هو الشيء اللطيف»، فهذا الكلام يدلّ دلالةً بيّنةً على أنّه لم يكن يعرف الخلّ المقطّر، وهذا عجيب.

٣. ثم قال : «ومع هذا كلّه فلا نحتاج في معرفة قوة الخلّ بحسب صناعة الطب إلى شيء من هذا لأنّا إنّما نريد أن نعلم فعل الخلّ في بدن الإنسان لا حاله عند نفسه في أجزائه التي هو مركّب منها». فالشكّ عليه ههنا متضاعف، إذ كان هذا الكلام لا يُحتاج إليه في استخراج قوة الخلّ بحسب صناعة الطب وكان ذلك ممكناً من غير هذا الوجه.

٤. وقال في الثانية إنّ الزيت المغسول، إن أُدخل منه في العين شيءٌ، وجد له صاحبها لذعاً يسيراً والسبب فيه أنّ العين تنكره لأنّها لم تألفه ولم تعتَدْه. وعليه في هذا شكّ عظيم، وهو أنّه ينبغي لمن لم يكتحل بالماورد قط أن يصيبه منه مثل ما يصيبه من الاكتحال بالزيت

---

2 على] ناقصة [م] **3** بعضها] بعض [م] **4** واحداً] واحد [م،ب،ك] **10** هو[1]] تحت السطر [ب] **12** ثم قال] ناقصة [م،ب،ك] | كلّه] ناقصة [ر] | فلا] أولا [ر] ؛ فلا (في الشرح) [ر] | نحتاج] أحسبه نحتاج [م،ب،ك] **13** لأنّا إنّما] إلا أنها [ر] **14** متضاعف] مضاعف [ر] **14–15** إذ...الوجه] ناقصة [ر] **14** هذا الكلام] ناقصة [ك] **16** وقال] قال [ر] | إن] إذ [م،ب،ك] | في[2]...شيءٌ] شيء إلى العين [م،ب،ك] | صاحبها] صاحبه [م،ب،ك] **17** أنّ] لأنّ [م،ب،ك] | تألفه] يألفه [م،ب،ك] | تعتَدْه] يعتاده [م] ؛ تعتاده [ب،ك] | عظيم] ناقصة [م،ب،ك] **18** بالماورد] بالماء ورد [ب] | يصيبه[1]] يصيب [ر] | مثل] ناقصة [م،ب،ك]

المعتصرة من الثمار خثورة وعكر مخالط لها، فإذا طالت بها المدّة رسب ذلك العكر واستقرّ أسفل، وما كان منه في الخمر سمّي دردياً وما كان منه في الزيت سمّي ثفلاً، وهذا الشيء الغليظ الخاثر الذي هو كالدردي هو في سائر الرطوبات المعتصرة كلها على قياس ما هو في الخمر والزيت وإن لم يكن له في كل واحد منها اسم خاص، وفي الخلّ أيضا شيء هو كذلك، وعسى أن يكون ما فيه مما هو حار هو هذا وما فيه مما <هو> بارد هو الشيء اللطيف .

vinaigre, et qu'il avait acquis une certaine chaleur au moyen de la putréfaction [du vin] ». Et il dit : « Je pourrais croire cela, si je pouvais mettre en place un procédé permettant de séparer les parties contraires [du vinaigre], et d'isoler l'une de l'autre, comme je le peux pour le lait. En effet, comme les parties du lait s'isolent les unes des autres, on peut avoir une indication claire que toutes les parties du [lait] ne sont pas uniformes, et qu'il ne possède pas une substance unique. La raison en est que les gens ont inventé plusieurs manières d'isoler les parties du lait, et de dissocier le lait caillé des parties qu'ils ont appelées le petit-lait. Mais ils n'ont rien trouvé pour le vinaigre qui permette d'atteindre le même résultat. Par conséquent, il ne nous est pas possible de montrer que [la partie] ténue et fine dans [le vinaigre] est celle qui est en réalité refroidissante, tandis que [la partie] solide, répandue en lui comme la lie dans le vin, est ce qui réchauffe. Pourtant, c'est la seule manière d'établir clairement que le vinaigre est composé de parties dotées de puissances contraires, comme l'exemple du lait ». Et s'il dit : « Dans le vinaigre comme dans la plupart [des liquides] pressés, il y a une partie épaisse, et peut-être que ce qui est chaud dans le vinaigre, c'est cette partie, et ce qui est froid, c'est la partie ténue », alors ce passage indique clairement qu'il ne connaissait pas le vinaigre distillé, ce qui est surprenant.

3. Puis il dit : « De toute façon, nous n'avons besoin, pour connaître la puissance du vinaigre en matière médicale, de rien de cela, car nous voulons seulement connaître l'effet du vinaigre sur le corps humain, et pas son état en lui-même dans les parties qui le composent ». Notre objection s'en trouve redoublée, puisqu'il n'avait pas besoin de cet exposé pour découvrir la puissance du vinaigre en matière médicale, et que cela était possible par une voie différente.

4. Il dit au second livre. « Si un peu d'huile purifiée pénètre dans l'œil, la personne ressent une légère irritation. La cause de cela est que l'œil la rejette, car il n'y est pas habitué ou accoutumé ». Ce passage est sujet à un grand doute. En effet, il faudrait que celui qui n'a jamais eu les yeux soignés avec de l'eau de rose soit blessé par elle comme il l'est par l'huile. Or, il n'en va pas ainsi. Dès

وليس الأمر كذلك، فليس السببُ إذن في تأذّي العين بالزيت المستصفى بالغسل قلّةَ الاعتياد، بل العين تحتاج أن يبقى لها جلاؤُها وصقالُها في كلّ الأحوال، إذ كان بذلك تمامُ فعلها. فمن أجل ذلك جُعلت الأجفان دائماً تَصْقُلها وجعل لها فَضْلُ حِسٍّ بما يغشاها أو يقع فيها لتُسرع إلى دفعه عنها. والزيت لزجٌ عسر الاندفاع لا يكاد أن ينغسل ويخرج عن العين سريعاً /. فإذا اجتهدت الأجفان في دفعه عنها وعسر اندفاعه، ألمت لكثرة الحركة في ب٢٤١ظ ذلك. وليس بمنكرٍ أيضاً أن يكون في الزيت من اللذع ما يلذع العين ولا يلذع سطح الجسد لفضل حسّ العين على حسّ سطح الجسد، فإنّ يسير الخلّ وصفيه يبلغ من لذع العين ما لا يبلغ من لذع ظاهر الجسد أبداً. ولذلك قد يمكن أن يكون في الزيت من اللذع ما يلذع العين ولا يكون ذلك مُوجِباً أنّ يسخّن سائر الأعضاء.

٥. وقال في الثالثة إنّ كلّ واحد من الأركان يقال إنّ طبيعته كذا وكذا مطلقاً. وإذا كان هذا كذلك وكان جالينوس يرى أنّ الركن البارد هو الأرض، فقد وجب عليه أنّ الأرض باردة بالإطلاق والبارد بإطلاق هو الذي لا شيء أبرد منه فهو إذن أبرد من الجمد، وفي ذلك مخالفة الحسّ. ونحتاج في حلّ هذا الشكّ إلى كلام كثير وقد أفردنا لذلك مقالة.

1 المستصفى] المستقصى [م،ب،ك] **2** العين] ناقصة [ك] | تحتاج] يحتاج [م] | جلاؤُها] جلائها [م]؛ جلاها [ب،ك] | وصقالُها] وصفائها [م] | بذلك] لها ذلك على [ر] **3** فمن] ومن [ر] | دائماً] دائمة [م،ب،ك]؛ دائبا [ر] | لها] ناقصة [ر] | بما] لما [ر] | يغشاها] عساه [م،ب،ك] **4** لتُسرع] ليسرع [م] | لزجٌ] لزوج [ك] | أن] ناقصة [م،ب،ك] | ينغسل] كلمة غير مقروءة وبعدها: يغسل [م] ؛ عسل [ب،ك] **5** اجتهدت] اجهدت [ب،ك] لكثرة] بكثرة [م،ب،ك] **6** أيضاً] ناقصة [ر] | العين... يلذع[2]] ناقصة [م،ب،ك] **7** لفضل] فضل [ر] | العين[1]] ناقصة [ب] | وصفيه] وضقيته [م] ؛ صفيفه [ب،ك] **8** قد] ناقصة [ر] **9** العين] العينين [ر] | مُوجِباً] مرحبا [ر] | أنّ] لأنّ [م،ب،ك،ر] **10** يقال] ايقال [م،ب،ك] | طبيعته] طبيعه [ب،ك] | مطلقاً] مطلق [م،ب،ك] **11** كذلك] هكذا [م] ؛ بهذا [ب،ك] | جالينوس] جر [ب،ك] | يرى] هامش، تصحيحاً : وهي [م] | فقد] لقد [م] **12** بالإطلاق] بإطلاقه [م،ب،ك] | بإطلاق] بالإطلاق [م] | فهو] فهي [ر] | الجمد] الثلج [ر] **13** ونحتاج... مقالة] ناقصة [ر] | لذلك] لتلك [م]

10 كلّ... مطلقاً: جالينوس، كتاب في الأدوية المفردة، إسكوريال ٧٩٣، ٣٨و : وهذا الشيء الذي هو بالفعل إنما يقال إنه حارّ أو بارد أو يابس أو رطب إما مطلقاً بمنزلة الأركان وإما بالأغلب عليه بمنزلة الإنسان والفرس والثور والكلب وبالجملة الحيوان كله.

lors, la raison qui explique que l'œil souffre à cause de l'huile très bien purifiée, ce n'est pas le manque d'habitude, mais le fait que l'œil a besoin de conserver son poli et son luisant dans toutes les occasions, car c'est comme cela qu'il peut le mieux accomplir ses activités. C'est pour cela que les paupières ont été créées pour polir sans cesse les yeux, et que [les yeux] ont été rendus très sensibles à ce qui les recouvre et ce qui entre en contact avec eux, afin qu'ils le repoussent rapidement. Or, l'huile est une matière visqueuse et difficile à repousser, qu'on ne peut presque pas nettoyer et faire sortir rapidement de l'œil. Dès lors, comme les paupières s'efforcent de la repousser et que cette expulsion est difficile, les yeux souffrent en raison des nombreux mouvements occasionnés. De plus, on ne peut pas contester que se trouve dans l'huile une puissance irritante qui s'exerce sur les yeux, et pas sur la surface du corps, car l'œil est encore plus sensible que la surface du corps. En effet, une partie petite et pure de vinaigre produit dans l'œil une irritation qu'elle ne produit jamais sur la surface du corps. C'est la raison pour laquelle il se peut que l'huile contienne une puissance irritante, sans que cela rende nécessaire qu'elle réchauffe le reste des parties [du corps].

5. Il dit au troisième livre [du traité *Sur les simples*] que chacun des éléments possède telle ou telle nature dans l'absolu. Mais si les choses sont ainsi, et si Galien considère que la terre est l'élément froid, alors il lui faut dire que la terre est froide absolument. Or, ce qui est froid absolument est ce qu'aucune chose ne dépasse en froideur, et est plus froid que la glace. Or, cela (i.e. que la terre soit plus froide que la glace) contredit les données des sens. Pour résoudre ce problème, un long raisonnement est nécessaire, et nous lui avons consacré un traité.

٦. وحيث ذكر عصارة السماق والسفرجل / المخلوط بهما سقمونيا، لم يبيّن كيف م١٧١و يمكن أن يكون القابض والعفص هما الظاهران والمستبان فعلهما في الفم واللهوات، حتى إذا وردا الجوف كان الظاهر والمستبان فعل الشيء الذي لم يكن مستباناً عند الطعم. ومتى لم يبيّن هذا، فسد الاستدلال على فعل الدواء من جهة الطعم ولا يصحّ ما حكم به في الرابعة - والحكم الذي حكم به هو هذا. قال : «كلّ جسم قابض معرًّى من سائر الطعوم عند الحسّ، وجدتُه دائماً يبرّد»-، لأنّه يجوز حينئذ أن يكون في هذا الجسم المعرّى من سائر الطعم عند الحسّ جسمٌ ممازجٌ له خفيٌ دونه، وإذا ورد البدن ظهر فعله. ويُحتاج في حلّ هذا الشكّ إلى كلام كثير وقد أفردنا لهذه المطالبات مقالة جعلنا رسمها في الردّ على أحمد بن الطيب السرخسي في أمر الطعم المرّ.

٧. وحيث ذكر ما ينال البدن من التأثير من المتضادين في حالة واحدة، يمثّل بالدائرتين اللتين تحدثان في الماء القائم من طرح حجرين فيه واحداً بعقب الآخر. وهذا مثال غير مشابه، وذلك أنّ هاتين الدائرتين ليستا هما في سطح واحد. ولولا ذلك لتمانعتا، وذلك أنّه لا يمكن أن يتلاقى جسمان متضادا الحركة فلا يتمانعا، ولكن الدائرة الثانية تموّجها فوق تموّج الدائرة الأولى، ولذلك لم تتمانعا. فأما أن يجتمعَ الحرّ والبرد في جزء واحد من البدن ولا

1 والسفرجل] أو السفرجل [م،ب،ك] | المخلوط] هامش [م] | سقمونيا] سمقونيا [ر] **2** هما] بماء [م] ؛ ما [ك] والمستبان] المستبان [ر] | فعلهما] فعلها [م،ب،ك] | في...واللهوات] في اللهوت [ك] | واللهوات] وللهوت [ر] **3** فعل] فعله [ر] **4** الدواء] الرد [ر] | ولا] ولم [ر] | ولا يصحّ] ولا يصلح [ك] **5–9** والحكم...المرّ] ناقصة [ر] **5** معرًّى] معرا [م،ب،ك] **6** حينئذ] ح [م،ب] | المعرّى] المعرا [م،ب،ك] **7** ويُحتاج] ويحتاج [م] **8** الطيب] الطبيب [م] **9** السرخسي] السرحى [م،ب] ؛ السرح [ك] | في أمر] وأمر [ك] **10–11** ذكر...اللتين] مثل ما ينال [ر] **10** البدن] ناقصة [ر] | حالة] حال [ر] **11** اللتين] الذين [ر] | الماء] ناقصة [ر] | واحداً] واحد [م] **12** مشابه] متشابهة [ر] | ليستا] ليس [م،ب،ك،ر] | ولولا...لتمانعتا] وإلا تمانعا [ر] | لتمانعتا] لتمانعا [م،ب،ك] | وذلك[2]] وذلك وذلك [ر] **13** جسمان متضادا] جسمين متضادين [م،ب،ك] | ولكن] لكن [م،ب،ك] **13–14** تموّج الدائرة] ناقصة [م،ب،ك] **14** تتمانعا] يتمانعا [م] | فأما] وأما [ر] | الحرّ والبرد] حر وبرد [م،ب،ك]

1 وحيث...سقمونيا: جالينوس، كتاب في الأدوية المفردة، إسكوريال ٧٩٣، ٤٥و : ما فيها من القوة الحادة المسهلة يغلب ما فيها من القوة القابضة، كما أنّه لو خلطت عصارة السماق بسقمونيا، لصار الشيء المركّب منهما جميعاً مسهلاً ولم يحبس البطن، على أنّ القبض في طعمه أغلب. **10–11** وحيث...الآخر: جالينوس، كتاب في الأدوية المفردة، إسكوريال ٧٩٣، ٤٧و : وربما ناله (البدن) بأجمعه مراراً كثيرة أمران متضادان في وقت واحد (...) فقد ينبغي لي فيما أحسب أن أضرب لك في ذلك مثلاً يجعل ذهنك فيه فأقول إنّي أحسبك قد رأيتَ في وقت من الأوقات حجراً رمي به في ماء قائم فتحرّك ذلك الماء بصدمة ذلك الحجر له وامتدت حركة الماء فوق الحجر كما تدور حتى صارت كأنها دائرة مركزها ذلك الحجر فمتى تهيّأ في وقت واحد أن تلقي في ماء ساكن حجران في موضعين مختلفين حتى تصير حولهما دائرتان تمرّ كل واحدة منهما في الأخرى، نظرت إلى ذلك الماء وهو يتحرك فجمع أجزائه حركتين متضادتين.

6. Quand il parle de la tige de sumac et du coing mélangés à la scammonée, il n'explique pas comment il est possible que les [puissances] contractante et astringente sont les deux [puissances] qui se manifestent et dont l'effet apparaît avec évidence à la bouche et à la luette, de sorte que, quand [ces deux puissances] parviennent dans la cavité, l'effet de la chose qui se manifeste et apparaît avec évidence n'était pas évident au goût. Tant qu'il n'a pas expliqué cela, l'inférence qui conclut à la puissance du médicament à partir de son goût est invalide, et ce qu'il dit au quatrième livre n'est pas validé. Voici ce qu'il dit à cet endroit. Il dit : « Pour tous les corps contractants dénués de goût perceptible, j'ai toujours trouvé qu'ils avaient un effet refroidissant ». [Cela n'est pas validé] car il est possible qu'il se trouve, dans ce corps dénué de goût perceptible, un corps mélangé à lui et caché sous lui. C'est lorsque ce dernier parvient au corps, que son effet devient apparent. Un long raisonnement est nécessaire pour résoudre ce doute. Nous avons consacré à ces questions un traité que nous avons intitulé : *Réponse à Aḥmad Ibn Ṭayyib al-Saraḫsī au sujet du goût amer*[83].

7. Lorsqu'il évoque l'effet sur le corps, au même moment, de deux actions opposées, il prend comme exemple les deux cercles qui adviennent à la surface de l'eau, lorsqu'on y jette deux pierres l'une après l'autre. Or, cet exemple n'est pas approprié (litt. « n'est pas ressemblant »), car ces deux cercles ne se trouvent pas sur un plan unique. Si ce n'était pas le cas, [ces deux cercles] se détruiraient l'un l'autre. En effet, il n'est pas possible qu'entrent en contact deux corps dotés de mouvements opposés, et qu'ils ne se détruisent pas l'un l'autre. Bien plutôt, l'ondulation du second cercle se situe au-dessus de l'ondulation du premier, et ainsi ils ne se détruisent pas l'un l'autre. Quant au fait que le chaud et le froid coexistent dans une partie du corps, sans se corrompre pas l'un l'autre, de sorte

يتفاسدا حتى يكون ذلك الجزء يلقى الحرّ كلقائه لو كان محضاً والبرد كلقائه لو كان محضاً، فذلك محال. وذلك أنّ الحرّ لا يفرح للبرد حتى يجوزه وكذلك البرد للحرّ، بل يتفاسدان ويفعل كلّ واحد منهما في الآخر وينفعل منه ويتولّد شيء ثالث لا يسخّن إسخان الحرّ المحض ولا يبرّد تبريد البارد المحض.

٨. وقال إنّ القرطم وبزر الأنجرة يُسْهِلان البلغم. وقال إنّ الدواء الذي يسهِل خلطاً ما متى لم يسهل ولم يكن في جنسه قتالاً، انهضم وولّد الخلط الذي من شأنه اجتذابه. وفي هذا شكّ وهو أنّه ينبغي أن يكون بزر الأنجرة والقرطم، إذا أديم أخذهما بمقدار ما لا يسهلان، يولّدان البلغم. وإن كان كذلك فهما يبرّدان البدن إذا أديم أخذهما قليلاً قليلاً، وذلك خلاف ما يظهر.

٩. وفي كلامه في سبب حموضة الشراب واللبن ومناقضته للقوم الذين ردّ عليهم شكوكٌ كثيرةٌ تركنا ذكرها لئلا يطول بذكرها هذا الكتاب.

١٠. وفي قوله أنّ جميع الأشياء التي لها روائح فهي حارّة - إذ كان زعم أنّ كثرة البخار تكون من الحرارة - موضعُ شكّ وشغب لأنّ الكافور والصندل والبنفسج والنيلوفر ذوات روائح وهي مبرّدة.

---

1 يتفاسدا] يتفاسدان [ر] | الجزء] الحر [ر] | يلقى] ويلقى [م] | الحرّ] الجزء[م]؛ الجسم [ر] | كلقائه[1]] لقاه [ر] **2** الحرّ] الجزء [م،ب،ك] | يفرح] يفرح البدن [ب] | وكذلك] ولذلك [م،ب،ك] | البرد] ناقصة [ك] **3** يتفاسدان] يتفاسدا [م،ب،ك] | منه] ناقصة [م،ب،ك] **5** إنّ[1]] ناقصة [م،ب،ك] | القرطم...الأنجرة] بزر الأنجرة والقرطم [ك] **6** انهضم] الهدم [ك] | من] ناقصة [ر] **7** ينبغي] يتبع [ر] | أن يكون] ناقصة [ر] | يسهلان] لا يسهل أن [ر] **8** يولّدان] يولد [م،ب،ك،ر] | كذلك] كاذب [م،ب،ك] **10** وفي] في [ر] | حموضة] الحموضة [ب،ك] واللبن...عليهم] شكوك وما قضى به القوم الذين يرد جالينوس [ر] **11** بذكرها] بها [ب] | هذا] ناقصة [م،ب،ك] **12** إذ] إن [م،ب،ك]؛ إذ إذ [ر] | أنّ[2]] ناقصة [ر] **13** تكون] يكون [م] | موضعُ] وهذا موضوع [ر] | والنيلوفر] واللينوفر [ر]

5–6 إنّ[2]...اجتذابه: جالينوس، كتاب في الأدوية المفردة، إسكوريال ٧٩٣، ٥٣و : كل واحد من الأدوية المسهلة هو لا محالة بينه وبين واحد من الأخلاط مشابهة، ولكن ليس يلزمه ضرورة أن يكون يخالطه شيء من القوة القتالة، ولذلك صار ليس بلازم له أن يضرّ لا محالة متى لم يسهل بل ينهضم ويتولد منه ذلك الخلط الذي من شأنه أن يجتذبه. **10** وفي...عليهم: جالينوس، كتاب في الأدوية المفردة، إسكوريال ٧٩٣، ٦٤و-ظ.

que cette partie entrerait en contact avec le chaud comme elle entrerait en contact avec lui s'il était pur (i.e. non mélangé au froid), et [entrerait en contact] avec le froid comme elle entrerait en contact avec lui s'il était pur, cela est impossible. En effet, le chaud n'accepte pas le froid au point de le laisser exister, ni le froid le chaud, mais au contraire ils se corrompent l'un l'autre, et chacun agit sur l'autre et en pâtit, si bien qu'une troisième chose est produite, qui ne réchauffe pas comme le ferait le chaud pur, ni ne refroidit comme refroidit le froid pur.

8. Il dit que le carthame et les graines d'ortie purgent le phlegme. Il dit aussi que le médicament ayant une puissance purgative sur une humeur déterminée, lorsqu'il n'exerce pas sa puissance purgative, et que son genre n'est pas létal, est digéré et produit l'humeur qu'il a la propriété d'attirer. Cela est sujet au doute suivant : il faudrait alors que, si on prenait les graines d'ortie et le carthame régulièrement et à une dose qui ne purge pas, du phlegme soit produit. Or, s'il en allait ainsi, ils refroidiraient le corps, si on les prenait régulièrement et petit à petit. Or, cela est contraire à ce qui est manifeste.

9. Ce qu'il dit au sujet de la cause de l'acidité du vin et du lait, et sa réfutation du groupe auquel il répond, soulèvent également de nombreux doutes, que nous avons laissés de côté, afin de ne pas allonger ce livre en en parlant.

10. Quand il dit que toutes les substances odoriférantes sont chaudes, puisqu'il prétend que l'abondance de vapeur provient de la chaleur, c'est un passage douteux et sujet à la controverse. En effet, le camphre, le santal, la violette, le nénuphar sont odoriférants, et ils sont refroidissants.

١١. وفي تكليف القارئ لكتابه استخراجَ القوى الثواني من قوى الأدوية من القوى الأُول تعدٍّ وصَلَفٌ كثير جداً. فإنّه قال في أوّل الخامسة : «إذا أردنا أن نصف أصل/ السوسن، لم ك٢٦٨ نقل أنّه يدرّ الطمث / وينفع السعال وذات الجنب وذات الرئة واجتماع المِدّة في الصدر م١٧١ظ والصرع والتشنّج والاختلاج والرعدة وهتك العضل وفسخه، وأنّه يبني اللحم على العظام العارية ويُنقي القروح ويسكّن وجع الجنبين والكبد والطحال ويحلّل الخنازير ويمنع سيلان المنيّ وينفع من أوجاع الرحم ويقلع النمش من الوجه والكلف ويشفي الصداع المزمن ويفسد الأجنّة ويخرجها، ولكن حسبنا أن نقول أنّه من الحرارة في مقدار كذا ومن اليبس في مقدار كذا ومن اللطافة في مقدار كذا. فإنّا إذا ذكرنا ذلك تبيّن منه جميع هذه الأشياء وأشياء أُخر كثيرة». فهذا كلامه نصاً، وقد يعلم المصنّف أنّ في هذا الكلام تعدّياً كثيراً وأنّ جالينوس نفسه لم يكن ليعرف هذه القوى من هذا الوجه، لكن من التجارب والسماع من المجرّبين على الدهر، هذا على أنّه أوضح دواء يمكن أن يستدلّ بقواه الأُول على الثواني. وللقائل أن يقول أنّه قصد هذا الدواء وقصد التمثيل به لعلمه بذلك فيه، وأن يقول أيضاً أنّ جالينوس لمّا رأى ديوقليس ونحوه من المدرّبين الكثيري المعرفة في علم قوى الأدوية قد ذكروا فيها ما لا يمكنه محاورتهم <فيه>، أحبّ أن يصغّر أمرهم بأنْ يوهِم أنّه إنّما تَرَكَ التوسّع في ذكر القوى

1–3 تكليف...الجنب] ناقصة [ر] **1** لكتابه] الكتابه [ك] **2** تعدٍّ] تعدي [م،ب،ك] **3** نقل] يقل [م] | وذات الرئة] والرئة [م،ب،ك] | المِدّة] المادة [ر] **4** العضل] العصب [م،ب،ك] | يبني] ينبت [م،ب،ك] **5** الجنبين] الجنين [ر] | ويمنع] وينفع من [ر] **6** من الوجه] ناقصة [م،ب،ك] **7** نقول] يقول [م] | أنّه] عنها إنها [م،ب،ك] | ومن[1]...كذا[2]] التعبير مقرّر ومشطوب عليه [م] **8** فإنّا إذا] فإذا [م] ؛ غير واضح [ب] ؛ مادا إذا [ك] | تبيّن] زعم تبين [ر] | وأشياء] ناقصة [ر] | أُخر] أخرى [ر] | كثيرة] ناقصة [ر] **9** كلامه نصاً] نص كلامه [ر] | تعدّياً] تعدي [م،ب،ك] | كثيراً] كثير [م،ب،ك] **11** أوضح] أمر يصحّ [م] ؛ إو يصحّ [ب،ك] | يمكن أن] ناقصة [ر] **11–12** وللقائل...فيه] ناقصة [ك] **12** وقصد] ويعتمد [ر] | لعلمه] لعلم [م،ب] | وأن يقول] ولقائل أن يقول [ك] | وأن...أنّ] و [ر] **13** ديوقليس] ديوسقوريدوس [م،ب،ك] ؛ ديسقوريدس [ر] | المدرّبين] المجربين [ر] | الكثيري] الكثيرين [ب،ك] | الكثيري المعرفة] الكثير الرغبة [ر] | قد ذكروا] فذكروا [ر] **14** فيه] مجاورتهم [ك] ؛ محاورته [ر] | أن] ناقصة [م،ب،ك] | القوى] الأدوية [م،ب،ك]

2–8 إذا... كثيرة: جالينوس، كتاب في الأدوية المفردة، إسكوريال ٧٩٣، ٧٤و: وكذلك أيضاً إذا أردنا <أن نصف> أصول السوسن لم نقل إنّها دواء يدر الطمث أو ينفع السعال أو ينفع من به ذات الجنب أو ذات الرئة أو من في صدره قيح مجتمع أو ينفع من به الصرع والتشنج أو الاختلاج أو الرعدة أو من أصابه فسخ أو هتك في العضل ولا إنها دواء يبني اللحم في القروح أو ينفعها أو ينقي القروح الغائرة ويسكن وجع الجنبين والكبد والطحال ولا إنه يحلل الخنازير أو يبني على العظام العارية من اللحم لحماً وعلى هذا النحو أيضاً، لا نقل إنها دواء ينفع من سيلان المني أو إنه مما ينفع إذا وقع في أخلاط الأدوية التي يكمّد بها الرحم لأنه يلين ويفتح، ولا نقول أيضاً إنها تقلع النمش والكلف أو يشفي من الصداع المزمن أو إن من شأنه أن يفسد الأجنة والإرحام أو يخرجها منها. ولكن حسبنا أن نقول إنّ مزاج أصول السوسن من الحرارة في مقدار كذا ومن اليبس في مقدار كذا ومن اللطافة في مقدار كذا، فإنا إذا فعلنا هذا تبيّن منه جميع هذه الأشياء التي وصفناها، وتبينت معها أيضا أشياء أخر كثيرة.

11. Quand Galien impose au lecteur de son livre de découvrir les puissances secondes des médicaments à partir de leurs puissances premières, il exagère et se vante beaucoup. Il déclare en effet au début du cinquième livre : « Lorsque nous avons voulu décrire la racine de l'iris, nous n'avons pas dit qu'elle provoquait des règles abondantes et était utile contre la toux, la pleurésie et la pneumonie, l'encombrement de la poitrine, l'épilepsie, les spasmes, les tremblements des paupières, les convulsions, le déchirement et le sectionnement des muscles, qu'elle faisait croître les chairs sur les os exposés, qu'elle purifiait les ulcères, calmait les douleurs des flancs, du foie, de la rate, dissipait les scrofules, empêchait l'écoulement involontaire de sperme, était utile contre les maladies de l'utérus, faisait disparaître les taches de rousseur et l'acné, guérissait les maux de tête chroniques, corrompait et avortait les fœtus. Mais nous avons jugé bon de dire que [la racine de l'iris] faisait partie des choses chaudes à tel degré, et des choses sèches à tel degré, et des choses douces à tel degré. En effet, si nous avons bien déterminé [ces degrés], toutes ces choses, et beaucoup d'autres encore, deviennent claires à partir de [ces degrés] ». Je le cite ici littéralement. L'homme perspicace verra sans doute qu'il y a dans cet exposé beaucoup d'exagération, et que Galien lui-même n'est sûrement pas parvenu à connaître ces qualités de cette manière, mais grâce à des expériences et aux témoignages de personnes qui les ont expérimentées à travers le temps. Et ce, malgré le fait qu'il s'agit du médicament[84] où l'inférence allant des puissances premières aux puissances secondes est la plus claire. On pourrait objecter que Galien a choisi ce médicament et a choisi d'en faire un exemple justement parce qu'il savait cela à son sujet, et on pourrait également dire que Galien, lorsqu'il vit Dioclès[85] et d'autres [médecins] empiristes, versés dans la science des puissances des médicaments, avancer à ce sujet des connaissances qu'il ne pouvait discuter, eut envie de diminuer leur statut, en faisant accroire qu'il ne renonçait pas à mentionner de manière extensive les qualités secondaires parce qu'il était moins savant qu'eux

1–16 Quand...degrés] *SMT*, 5.2, XI.712.8–713.15 K.

الثواني لا لتقصير في ذلك عنهم بل لأنّه قد يمكن استخراجها من العلم بالقوى الأُول. وليس يمكن من ذلك إلا الشيء النزر اليسير، وأما على نحو ما ذكره جالينوس، فلا. وإذا حملتَ ما قاله في دواء دواء على قوانينه، خرجتْ عليه شكوك كثيرة جداً.

١٢. وقال في الزنبق إنّه ليس عنده منه محنة ولا تجربة، ثم قال إنّه مفسِد للبدن وإنّه حادّ أكّال معفّن. وقال في الأنجرة إنّها تلذع ما تلقاه من الأعضاء، ثم قال شفاؤها للسرطانات والقروح المتأكّلة دليلٌ على أنّها تجفّف من غير لذع. وأحسب بل لا شكّ أنّه قد غلط عليه في هذا الدواء في الترجمة، وذلك أنّي قد وجدتُ لَمّا فتشتُ كتباً كثيرة من الكتب المسماة بُشّقْشِماهي دواءً يوصَف بأنّه ينفع من السرطان مشتركاً مع الأنجرة في اسمه أو يقاربه ويدانيه ووجدتُ الأمر عندهم في ذلك مضطرباً.

<فصل ١٨>

١. مناقضته في الشعر. الميامر. وقال في هذا الكتاب إنّ الشعر يفسد بفساد الرطوبات التي تغذوه. وقال في كتاب المزاج : «إنّما الشعر هو بخار متلبّد بعضه على بعض». وقال إنّ الشعر لا يغتذي وليس حكمه حكم النبات، بل هو شيء متراكم بعضه على بعض. ثم قال: «سقيتُ رجلاً به داء الثعلب / في أوّل مرّة ستّة دراهم وفي آخر مرّة سبعة دراهم ونصف من ب٢٤٢و الأيارج المتّخذ بشحم الحنظل. وكنتُ قبل ذلك - زعم - قد سقيتُه من القوقايا إحدى عشرة

1 من العلم] بالعلم [ر] **2** من] عن [ر] | وأما] فأما [ر] | نحو] نحوه [ر] | ذكره] قاله [ر] **3** دواء[2] ناقصة [م] **4** منه] فيه [ر] **5** إنّها] إنه [م،ب،ك] | تلذع] يلذع [م،ب،ك] | شفاؤها] شفاؤه [م،ب،ك،ر] | للسرطانات] السرطان [ر] **6** أنّها] أنه [م،ب،ك،ر] **7** أنّي] أنه [م،ب،ك] | كتباً] كتب [ر] **8** بُشّقْشِماهي] بشقشماهن [ب،ك]؛ بشوشماهي [ر] | مشتركاً] مشترك [م،ب،ك] | يقاربه] يقارنه [م] **11** في[1]...وقال] ناقصة [ب،ك،ر] الميامر] الميامير [ر] **12** تغذوه] يغذوه [م] | الشعر] ناقصة [م،ب،ك] **13** لا] ليس [ر] **14** مرّة[1] أمره [م،ب،ك] | دراهم[1] هم [ب،ك] ؛ درهم [ر] ؛ في هامش [ك] : هم رمز درهم. | وفي] في [ر] | مرّة[2] أمره [م،ب،ك] | دراهم[2] ثم [م] ؛ هم [ب،ك]؛ درهم [ر] **15** الأيارج] اليارج [ب،ك] | من] ناقصة [ر] | القوقايا] القدقايا [ك] | إحدى عشرة] إحدى عشر [م،ب،ك] ؛ أحد عشر [ر]

dans ce domaine, mais parce qu'il était possible de les découvrir à partir de la connaissance des puissances premières. Or, il n'est possible d'acquérir ainsi que des connaissances insignifiantes et minimales, mais dans la mesure que donne Galien, ce n'est pas possible. Et si tu rapportes ce qu'il dit de chaque médicament à ses propres règles, de très nombreux doutes à son encontre émergent.

12. Il dit que pour le lys, il n'a pas fait de test ou d'expérience, puis il dit que [le lys] corrompt le corps, qu'il est irritant, corrosif et astringent. Et il dit au sujet des orties qu'elles ont un effet irritant sur les parties du corps avec lesquelles elles entrent en contact. Puis il dit que le fait qu'elles guérissent les cancers et les ulcères corrosifs indique qu'elles assèchent sans irriter. J'estime, non, je n'ai pas l'ombre d'un doute, qu'il a été victime d'une erreur de traduction au sujet de ce médicament : en effet, alors que je faisais des recherches dans de nombreux livres du genre de ceux intitulés *buššaqšimāhī*[86], j'ai trouvé un médicament décrit comme utile contre le cancer, ayant une communauté de nom avec l'ortie, ou assez proche et comparable, et j'ai vu que le sujet était confus chez ces auteurs.

⟨Section 18⟩

1. *Réfutation de ce qu'il [dit] au sujet des cheveux*. Sur le traité *Sur les médicaments composés selon le lieu*[87]. Il dit dans ce livre : « Les cheveux sont corrompus en résultat de la corruption des matières humides qui les nourrissent ». Or, il dit dans le traité *Sur le mélange* que [les cheveux] résultent de la vapeur compressée partie par partie, et il dit que les cheveux ne se nourrissent pas et que leur caractère n'est pas celui des plantes, mais sont quelque chose qui s'agrège partie par partie[88]. Puis il dit (dans *Sur les médicaments composés selon le lieu*) : « J'ai versé sur la tête d'un homme souffrant d'alopécie la première fois six dirhams, et la dernière fois sept dirhams et demi de hiéra fabriqué à partir de pulpe de

19–20 Il...nourrissent] *Comp.Med.Loc.*, 1.2, XII.381.11-15 K. **20–24** il...partie] *Temp.*, 2.5, I.615-616 K. **24–169,1** il...coloquinte] *Comp.Med.Loc.*, 1.2, XII.384.17–385.2 K.

حبّة، / كلّ حبّة قدر حمصة - وهذا يكون قدر درهمين ونصف - ويقع فيه نصف درهم م١٧٢و سقمونيا ومثله شحم الحنظل، وهذا يكون قريباً من درهمين من حنظل».

٢. وقال في مضرّة الخضابات المسوِّدة للشعر وذمها إنّها قد أورثت خَلقاً من النساء الزكام ونوازل، ثم أشار أن يدمن طلي الرأس ليبقى سواد الشعر بالقطران. وأحسب بل لست أشكّ أن هذا يورث قرانيطس. وممّا ينبغي أن تضحك منه أن يشير على من يريد تسويد شعره بالإدهان المطيبة بالقطران، وإنّما يريد هذا الشيء الملوك والمترفون !

٣. فأما كتاب قاطاجانس فالإنسان يلومه ويعذله بالحقّ على تطويله وتكريره الكلام في المراهم كأنّه لا يشفق على مرّ الزمن أو ليس له شغل هو أَوْلى به. وجلّ تلك المراهم لم نستعملها نحن قط على كثرة عنايتنا بصناعة الجراحات ومعالجة الرديئة منها ولم نر أحداً من أصحاب الجراحات استعملها، إلّا أنّ الإنسان أيضاً يجب أن يمدحه غاية المدح ويعظّمه لِما علّمنا فيه من مداواة جراحات العصب وهذا أمر عظيم من منافع هذا الكتاب.

---

1 كلّ حبّة] ناقصة [م،ب،ك] | يكون] يكون فيه [ر] | درهمين] همين [ب،ك] | درهم] هم [ب،ك] **2** الحنظل] حنظل [ر] | وهذا...حنظل] ويقع فيه قدر درهمين حنظل [م] ؛ ويقع فيه قدر همين حنظل [ب،ك] **3** وقال] وقال جالينوس [ر] | للشعر] وللشعر [ر] | إنّها] ناقصة [م،ب،ك] | قد] وقد [م،ب،ك] | من النساء] ناقصة [م،ب،ك] **4** أشكّ] أميل [م،ب،ك] **5** قرانيطس] قرانيطش [ر] | منه] ناقصة [ر] | يشير] يشار [م،ب،ك] | تسويد] سواد [ر] **6** المطيبة] ناقصة [م،ب،ك] | والمترفون] والمعرفون [ك] ؛ المترفون [ر] **7** فأما] ناقصة [ر] | فالإنسان] الإنسان [ر] | يلومه] أن يلزمه [م،ب،ك] | ويعذله] جالينوس ويعذله [ر] | وتكريره] وتكراره [ر] **8** المراهم[1]] تلك المراهم [م،ب،ك] | مرّ] ناقصة [م،ب،ك] | الزمن] الزمان [م،ب،ك] | لم] مما لم [م،ب]؛ مما [ك] **9** عنايتنا] عنايتها [م] | بصناعة] لصناعة [ك] | منها] ومنها [ب] | ولم] وما لم [م،ك]؛ ما لم [ب] | نر] يرى [م]؛ نرى [ب،ك] **10** إلّا أنّ] ناقصة [ر] | ويعظّمه] ويفرط [ب،ك] ؛ ويفرط من تفريطه [ر]. لعلّ الصواب يفرط في تعظيمه. | لِما] فيما [ر] **11** أمر...منافع] أعظم ما في [ر]

coloquinte. Auparavant – prétend-il – j'avais administré onze pilules[89], chacune de la taille d'un pois chiche, ce qui correspond à deux dirhams et demi, et on y met un demi dirham de scammonée, et la même [dose] de pulpe de coloquinte, ce qui équivaut à peu près à deux dirhams de coloquinte »[90].

2. Et il dit au sujet des effets indésirables des teintures pour noircir les cheveux et des critiques qu'elles s'attirent : « Elles ont provoqué chez des femmes l'arrivée de rhumes et des catarrhes ». Ensuite, il indique qu'il s'applique à enduire régulièrement la tête de poix[91] afin que les cheveux restent noirs. Or, j'estime – et même je n'ai aucun doute là-dessus – que cela provoque la phrénitis. De plus, il faut rire de [Galien], lorsqu'il fait référence à ceux qui désirent teindre leurs cheveux en noir grâce à des huiles enrichies à la poix. Seuls les rois et les efféminés désirent cela !

3. Quant au livre *Sur les médicaments composés selon le genre,* on presse Galien et on lui reproche à raison d'allonger [ce qu'il dit] au sujet de ces onguents et d'y revenir, comme s'il ne se souciait pas du temps écoulé, et qu'il n'avait pas de préoccupation plus digne de lui. Or, pour la majeure partie, nous n'avons jamais utilisé ces onguents, malgré le grand soin que nous apportons à la chirurgie (litt. « l'art des blessures »), et à traiter les [blessures] graves, et nous n'avons vu aucun chirurgien les utiliser. Cependant, il faut également accorder à cet homme les plus grandes louanges et le tenir en haute estime, en raison de ce qu'il nous a enseigné pour soigner les blessures des nerfs. C'est là ce qu'il y a de plus important dans ce livre.

1–4 Auparavant…coloquinte] *Comp.Med.Loc.*, 1.2, XII.385.2-6 K. **5–7** dit…il] *Comp.Med.Loc.*, 1.3, XII.431.14 K. **7–9** il…noirs] *Comp.Med.Loc.*, 1.4, XII.444.12 K.

<فصل ١٩>

١. مناقضة أخرى. حيلة البرء. قال في السابعة من حيلة البرء : «ويجب ضرورةً أن تكون المُدّة في رجوع كلّ واحد من الأعضاء إلى حاله الطبيعية كمدّته <التي> كانت في زواله عنها». وفي هذا شكّ عظيم، وذلك أنّه يمكن أن يسخن العضو الذي قد برد في زمان طويل في زمان قصير، ويستفرغ الفضل المجتمع في مدّة طويلة في مدّة يسيرة. وقال: «لا ينبغي أن يدخل المزكوم من البرد إلى الحمّام دون أن تنضج نزلته»، ولم يعطِ السبب في ذلك. وقال في الذين يصيبهم الغشي في الحمّى مع أخلاط نيّة في أبدانهم أنّهم يحتملون الإمساك عن الغذاء مُدّة طويلة، لأنّ أبدانهم تغتذي بتلك الأخلاط النيّة. ثم قال فيهم بعد أوراق إنّ قوة هؤلاء تنحلّ وتنهك متى لم يغتذوا اغتذاءً متصلاً. وقال: «قد يحدث الورم الحارّ عن وجع يعرِض في العضو من ريح بخارية تمدّ العضو، فتكون الأدوية القليلة الإسخان - وهي التي تسمّى المُرْخِية - دواءً للورم الحارّ ولتلك الريح وذلك لتوسيعها مسام العضو». وقال أيضاً: «قد يحدث في العضو ورمٌ حارٌ مع سوء مزاج بارد يغلب عليه فإذا سخن العضو، كان ذلك مداواةً لذلك السوء المزاج والورم معاً». وفي هذا الكلام شكٌّ، وهو أنّه من البيّن أنّه يحدث في العضو عن الورم الحارّ من الحرارة أكثر ممّا يحدث فيه عن المُرخية، فإن كانت حرارة الورم الحارّ لا تَفِي بإبطال السبب، فكيف تَفِي به هذه وإنّما يحدث في العضو من الحرارة دون ذلك ؟ وهذه الشكوك تنحلّ عن جالينوس، إلا أنّا إنّما ذكرناها من أجل أنّ جالينوس / تجاوز م١٧٢ظ
عادته في البيان فيها ولم يقل فيها بحسب الواجب، ولكن يسوق ويحثّ محبّي الحكمة على تقصّي هذه المعاني وأمثالها وعلى الدربة والارتياض فيها.

---

2 مناقضة أخرى] ناقصة [ب،ك،ر] | قال] جالينوس يقول [ر] | من... البرء[2]] منه [ر] | ويجب] فيجب [ر] | تكون] يكون [م] **6** تنضج] نضج [ر] | نزلته] نزله [ر] | يعطِ] يعطي [م،ب،ك] **7** الذين] الذي [م] | أنّهم] ناقصة [ر] | يحتملون] يحملون [م] **8** تغتذي] يغتذي [م] **9** تنحلّ] ينحلّ [م] | وتنهك] وتبعد [ر] | يغتذوا] يغذوا [ر] | متصلاً] معتدلا [ر] **10** تمدّ] تمد [م] | تمدّ العضو] تمدّده [ر] | فتكون] فيكون [م] **11** تسمّى] يسمى [م] | المُرْخِية] المسخنة [م،ب،ك]؛ المسحقة [ر] | للورم] الورم [م،ب،ك،ر] | ولتلك الريح] ناقصة [ر] | وذلك] ناقصة [م،ب،ك] | لتوسيعها] يتوسعها [م،ب،ك] **12** يغلب] فعليه [ك] | سخن] سخنت [م،ب،ك] **14** المُرخية] المسخنة [م،ب،ك]؛ المسحقة [ر] **15** تَفِي[1]] تعنى [ر] | السبب] هذا السبب [ر] | تَفِي[2]] بفي [م] ؛ تعنى [ر] | يحدث] يحدث [م] | العضو] الضو [ر] **17** ولم... فيها[2]] ناقصة [م،ب،ك] **17–18** ولكن... فيها] ناقصة [ر] **17** ويحثّ] ويجب [م]

⟨Section 19⟩

1. Autre réfutation de Galien. *Sur la méthode de traitement.* Il dit au septième livre [du traité] *Sur la méthode de traitement* : « La durée requise pour que toute partie du corps revienne à son état naturel est nécessairement équivalente à la durée qu'elle a passée hors de [cet état naturel] »[92]. Cela est fortement sujet au doute, car il est possible de réchauffer une partie qui a refroidi durant une longue période sur un temps court, et d'extraire un excédent accumulé durant une longue période en un temps court. Il dit : « Il ne faut pas qu'une personne enrhumée à cause du froid pénètre dans un bain avant que son rhume ne mature ». Or, il ne donne pas la cause de cela. Il dit aussi, à propos de ceux qui souffrent d'évanouissement au moment d'une fièvre accompagnée d'humeurs crues dans leurs corps, qu'ils supportent de s'abstenir de nourriture pendant une longue période, car leurs corps se nourrissent de ces humeurs crues. Puis, quelques pages plus loin, il dit que la force de ces [patients] s'étiole et s'amenuise lorsqu'ils ne s'alimentent pas régulièrement. Aussi, il dit : « L'inflammation peut se produire à partir d'une douleur apparaissant dans la partie [du corps], à cause de vapeurs atteignant la partie. Dans ce cas, les médicaments modérément chauds, qu'on appelle relaxants, sont des médicaments contre l'inflammation et contre ces vapeurs, grâce à leur [faculté] d'élargir les pores de la partie ». Et il dit aussi : « L'inflammation peut apparaître dans une partie, accompagnée d'un mauvais tempérament froid qui se met à prédominer dans [cette partie]. Si l'on réchauffe la partie, cela sera un médicament à la fois contre le mauvais tempérament, et contre l'inflammation ». Ces [passages] sont fortement sujets au doute, car il est clair qu'à cause de l'inflammation, la chaleur dans cette partie sera supérieure à celle qui résulte des [médicaments] relaxants. Or, si la chaleur due à l'inflammation n'est pas suffisante pour faire disparaître la cause[93], comment [ces médicaments] pourraient-il y parvenir, alors qu'ils provoquent seulement une chaleur inférieure à celle-là dans la partie? Galien échappe à ces doutes. Si cependant nous les avons mentionnés, c'est parce que Galien a transgressé dans [ces passages] son habitude d'établir les choses clairement, et ne les développe pas autant qu'il est nécessaire. Au contraire, il dirige et oblige ceux qui aiment la sagesse à conduire l'examen de ces notions et d'autres similaires, et à s'entraîner et s'exercer à leur sujet.

2–5 Il…naturel] *MM*, X.523–524 K. (trad. J. Boulogne, p. 435) **8–10** Il[1]…mature] *MM*, X.554 K. (trad. J. Boulogne, p. 459) **15–20** Aussi…partie [1]] *MM*, X.894 K. (trad. J. Boulogne, p. 722) **20–23** Et…linflammation] *MM*, X.894 K. (trad. J. Boulogne, p. 722–723)

٢. وقال في المقالة الأولى : «الرطوبة الجليدية هي التي يكون بها البصر، وذلك أنّ هذه الرطوبة هي التي تغيّرها الألوان من خارج فيلتئم بذلك للحيوان أن يبصر، ولم يكن يمكن أن تؤثّر فيها الألوان وتغيّرها لولا أنّها جُعلت في غاية الصفاء وغاية الضياء». فنقول إنّ هذا الكلام يناقض رأيه في الإبصار كما ذكرنا قبل، وذلك أنّه إن كان التأثير يقع بالجليدية، فمعلوم أنّ أشباح المبصَر امتدّت إليها حتى أثّرت فيها. وأما قوله أنّها في غاية الصفاء وأنّها في غاية الاستضاءة، فأما أن يكون لها ضوء من ذاتها فإنّ ذلك لا يصحّ له حتى يوجد ما ينير بذاته غير حارّ وحتى يتبيّن أنّ حال الجليدية تلك الحالة، فأما ما دام لم يوجد ذلك، فللمتشكّك أن يقول إنّه ليس للجليدية ضوء في ذاتها، بل لها قبول الضوء، على أنّ هذا مخالفٌ لرأيه، وذلك أنّ المضيء الذي في الإنسان، عنده إنّما هو الروح المنبعث من الدماغ لا غير.

٣. قال: «وقد بيّنتُ أنّ مَبنى أصول أرسطاطاليس في الطبائع على أصول بقراط في كتاب الأسطقسات وفي كتاب المزاج وكتاب المزاج المختلف». وما فعل ذلك اللهم، إلّا أن يكون عنده أن ليس بين قوله «وقد بيّنت» وبين قوله «قد قلت» فرقٌ. فإن كان هذا هكذا، فمن

---

1 وقال] يقول جالينوس [ر] | في] من [ر] | بها] ناقصة [م،ب،ك] **2** هي التي] التي هي [ب] | تغيّرها] يغيرها [م] | فيلتئم] فليلتأم [م،ب،ك] | للحيوان] ناقصة [ر] | يكن] ناقصة [ر] **3** تؤثّر] يؤثر [م] | وتغيّرها] وتقرها [ك] | وغاية الضياء] ناقصة [م،ب،ك] | فنقول] والسوفسطائي [ر] **4** بالجليدية] في الجليدية [ر] | فمعلوم] لمعلوم [ك] **5** الصفاء] الضياء [م،ب،ك] | وأنّها] فإنها [ر] **6** لا] ليس [ر] | له] ناقصة [ر] | يوجد] يوخد [ك] | ما] ناقصة [ر] | ينير] منيرا [ر] | بذاته] أبدانه [م،ب،ك] **7** تلك الحالة] على تلك الحال [ر] | فأما] وأما [ر] | ما دام] ناقصة [ر] **8** ذاتها] نفسه [م،ب،ك] | على] وعلى [ر] | أنّ...مخالفٌ] أنها مخالفة [ر] **10** الطبائع] الطباع [ر] ؛ الطبائع (في الشرح) [ر] | بقراط] ايقراط [ر] **11** وفي...المزاج[1]] ناقصة [م،ب،ك] | المختلف] الرديء [ر] | وما] ما [ر] | اللهم] الفهم [ر] | يكون] لا يكون [ر] **12** أن ليس] ناقصة [ر] | بين] من [م] **12–2,174** فإن...غيرها] ناقصة [م،ب،ك]

1–3 الرطوبة...الضياء: جالينوس، كتاب في حيلة البرء، باريس Suppl. ar. ١٠٧٧، ٢٢ظ: والعين هي آلة وفعلها هو البصر ومن أجزائها واحد متشابه الأجزاء وهو أول آلات البصر أعني الرطوبة البردية كما قد بينت ذلك من أمرها في الموضع الذي بينت فيه هذه الأشياء لأن هذه الرطوبة هي التي تحتاج أن تغيّرها الألوان من خارج فيلتئم بذلك للحيوان أن يبصر ولم يمكن أن تؤثر هذه الألوان فيها وتغيّرها لولا أنها جعلت في غاية الصفاء والضياء. **10–11** وقد...المختلف: جالينوس، كتاب في حيلة البرء، باريس Suppl. ar. ١٠٧٧، ٦ظ: مبنى كلامهم (أصحاب أرسطاطاليس) في الطبائع إنما هو على أصول أبقراط في أمور الطبائع لكن هذا أمر أيضاً قد فرغت منه وبينته في كتب أخر أحدها كتابي في الاستقساط على رأي أبقراط وهو مقالة واحدة والثاني في كتابي بعده في الأمزجة وهو ثلاث مقالات وبعد هذين الكتابين كتابان آخران أحدهما في المزاج الرديء الذي ليس متساوياً وهو مقالة واحدة تدخل مع مقالات كتاب الأمزجة والآخر في هيئة البدن وهيئته الفاضلة وهو مقالة واحدة ومن بعد هذه المقالات ثلاث مقالات أخر في القوى الطبيعية.

2. Il dit dans le premier livre : « C'est grâce au cristallin que se produit la vision, car cette [matière] humide est celle qui est altérée par les couleurs venues de l'extérieur, et c'est ce qui permet à l'animal de voir. Les couleurs ne pourraient pas agir sur lui et le changer, s'il n'était pas fait extrêmement pur et lumineux ». Nous disons qu'il contredit ici son opinion sur la vision, comme nous l'avons déjà rappelé. En effet, si le cristallin pâtit, alors il est connu que les simulacres des choses visibles s'étendent jusqu'à lui afin d'agir sur lui. Au sujet de sa proposition que [le cristallin] est extrêmement pur et qu'il est extrêmement lumineux, le fait que la lumière lui appartienne en propre n'est pas validé à son bénéfice, jusqu'à ce qu'il existe quelque étant qui soit lumineux par soi sans être chaud, et jusqu'à ce qu'il soit clairement établi que l'état du cristallin est tel. En revanche, aussi longtemps que cela n'est pas établi, son adversaire peut objecter que la lumière n'appartient pas au cristallin en propre, mais que celui-ci reçoit la lumière [extérieure], en dépit du fait que cette [théorie] contredit sa doctrine. En effet, ce qui est lumineux dans l'homme, selon lui, c'est seulement le pneuma envoyé par le cerveau, et rien d'autre.

3. Il dit : « J'ai expliqué que les principes d'Aristote au sujet des natures sont fondés sur les principes d'Hippocrate, dans *Sur les éléments [selon Hippocrate]*, *Sur le mélange* et *Sur le mélange irrégulier* ». Or, il n'a pas fait cela, sauf si à ses yeux, il n'y a pas de différence entre [les expressions] « j'ai expliqué » et « j'ai

---

1–5 Il…lumineux] *MM*, X.48–49 K. (trad. J. Boulogne, p. 78). **17–19** Il…irrégulier] *MM*, X.15 K. (trad. J. Boulogne, p. 54–55)

هذه الجهة قال «وقد بيّنت» بمعنى «قد قلت»، وهذا الكلام لا يقوله أحد من أهل اللغة اليونانية ولا غيرها. وفي حدّ المرض الذي ذكره مطاعن كثيرة. وقال في أسباب العفونة قولاً قليل المحصول وفي ردّه على تاسلوس شكوك كثيرة وإنّما نومئُ ونشيرُ إلى هذه المواضع لكي يتثبّت القارىء فيها فضل تثبّت وندع الكلام فيها إلا بمقدار ما ننبّه عليها لئلا يطول الكتاب.

<فصل ٢٠>

١. مناقضة أخرى. الأعضاء الآلمة. قال: «ليس يمكن / أن تحدث بإنسان قرحةٌ في ك٢٦٩
قصبة رئته تخرج من أجلها بالسعال حلقة من حلق قصبة الرئة، وذلك أنّ الإنسان يموت قبل ذلك». وقد قال في هذه المقالة إنّك إن بترتَ قصبة الرئة بتراً، عدم الصوت ولم يعدم النفَس. فقد كان ينبغي له أن يبيّن من أي جهة يموت الإنسان قبل خروج هذه الحَلَق، إذ كان خروجها إنّما يكون لعفن الأغشية التي تربط بعضها ببعض، فيفسد اتصال القصبة لذلك والبتر يفعل ذلك بعينه.

2 وفي حدّ] وحد [م،ب،ك] | الذي ذكره] فيه نجد فيه [م،ب،ك] **3** تاسلوس] تاليس [م،ب،ك] ؛ تاسيس [ر] ونشيرُ] يشير [م] **4** فيها[1]] لها [ر] | فضل] ناقصة [ر] | تثبّت] تثبتا [ر] | ننبّه] ثبت [م،ب،ك] | عليها] عنها [م،ب،ك] **6** مناقضة أخرى] ناقصة [ب،ك،ر] | الأعضاء الآلمة] كتاب الأعضاء الآلمة [ر] | قال] ناقصة [ب] تحدث] يحدث [م] **7** رئته] الرئة [ك] **7–8** رئته...قصبة] ناقصة [ك] **7** تخرج] يخرج [م] | بالسعال] ناقصة [م،ب] | أنّ] لأن [ر] **8** وقد] و [ر] | قال] كان [ب] | النفَس] التنفس [ر] **9** له] له إذا [ر] | أن يبيّن] ناقصة [ر] | الحَلَق] الخلق [ك] | إذ] إذا [ر] **10** لعفن] لعفونة [ر] | تربط] بربط [م] ؛ ترتبط [ر] | لذلك] ناقصة [ر] | والبتر] والبثر [ر]

2 حدّ المرض: جالينوس، كتاب في حيلة البرء، باريس Suppl. ar. ١٠٧٧، ٩ظ-١٠و. **6–8** ليس...ذلك: جالينوس، كتاب الأعضاء الآلمة، ت. بيتر بورمان، إيمان حامد ونشوى جمعة (آيا صوفيا ٣٥٨٩، ٢و) : من ذلك أنّ في قصبة الرئة وفي أقسامها جسماً غضروفياً يقال له الحلقة، وليس يمكن أن يَعْرِف خصوصية جوهر هذا العضو أعني الجسم الغضروفي إلا من رآه عياناً فقط، فمتى قذف إنسان هذا الجسم في بعض الأوقات بالسعال،علمنا من قذفه إياه أنّ في الرئة قرحة عظيمة جداً، وأنّ السبب في ذلك تأكل وعفونة، وذلك أنّه وإن كان مثل هذا الجسم موجوداً في جميع العنق فيما بين الحلق وبين الرئة، ولكن ليس يمكن أن يكون في ذلك الموضع قرحة تبلغ من عظمها هذا كله ،لأن الإنسان الذي تحدث به هذه القرحة يموت قبل أن تصير قرحته إلى هذا الحدّ. **8** وقد...النفَس: جالينوس، كتاب الأعضاء الآلمة (آيا صوفيا ٣٥٨٩، ٣٣و) : وكما أن الثقوب العارضة في الصدر يبطل بها الصوت لانقطاع مادته عنه، كذلك إن أنت قطعت قصبة الرئة قطعاً يبترها كلها، ذهب بالصوت وذلك لأن الهواء لا يصل بعد هذا إلى الآلة التي هي آلة للصوت خاصة.

dit». Dans ce cas, il a employé «j'ai expliqué» dans le sens de «j'ai dit». Mais aucun hellénophone ni locuteur d'une autre langue ne l'emploie en ce sens. De plus, au sujet de la définition de la maladie qu'il a donnée, il y a également beaucoup de reproches [à faire], et en parlant des causes de la putréfaction, il a dit des choses qui ne se justifient pas, et sa réponse à Thessalos soulève de nombreuses objections. Nous pointons et indiquons ces passages pour que le lecteur s'y attarde un peu plus, mais renonçons à en parler, sinon juste ce qu'il faut pour qu'il (i.e. le lecteur) y prenne garde, afin de ne pas allonger le livre.

⟨Section 20⟩

1. Autre réfutation. *Sur les lieux affectés*[94]. Il dit : « Il n'est pas possible que l'homme soit victime d'un ulcère de la trachée-artère à cause duquel est expulsée une bronche[95] de la [partie] arrière de la trachée-artère, car il meurt avant cela ». Et il dit dans le même livre que la section de la trachée-artère prive de la voix, mais pas de la respiration. Il aurait fallu qu'il explique comment l'homme meurt avant l'expulsion de ces bronches, puisque celles-ci sont expulsées à cause de la putréfaction des membranes qui relient [ces bronches] les unes aux autres, de sorte que la continuité de la trachée-artère est rompue à cause de cela. Or, la section [de la trachée-artère] produit exactement le même résultat.

3 la[1]...donnée] *MM*, X.41–42, 78–81 K. (trad. J. Boulogne, p.73 et pp.101–103) **10–12** Il[1]... cela] *Loc.Aff.*, 1.1, VIII.2 K. (trad. Daremberg II. 469). **13–14** Et...respiration] *Loc.Aff.*, 1.6, VIII.54.15 K. (trad. Daremberg II. 498).

٢. وقال : «وقعت برجل ضربة بالقرب من الدبر، فلم يبُل ثلثة أيام ثم في الرابع لـمّا عالجه المعالج، خرج من الجراحة ستّ وثلاثين أوقية من البول». ولم يقل إنّ المعالج خرق مثانته، فبقي أن تكون الجراحة خرقت المثانة، فكيف لم يخرج البول في الأيام الأُوَل ؟

٣. وقال : «أجناس فساد الهضم الأُوَل التي لا أجناس فوقها ثلثة : إما لمرض يخصّ المعدة في نفسها وإما بسبب أخلاط رديئة تنصب إليها وإما بسبب كيفية الطعام». وفي هذا الكلام شكّ من أجل أنّ الفساد العارض للهضم / بسبب كمية الطعام والعارض بسبب سوء م١٧٣و
ترتيبه والعارض للخطأ العارض قبله وبعده، ليست ولا تحت واحدة من هذه الأجناس اللهم، إلّا أن تُناول أنّ هذه كلّها حال واحدة والحال كيفٌ، وكيف يسوغ ذلك/ وهو يقول «كيفية ب٢٤٢ظ
الطعام» لا «كيفية ما يجري عليه أمر الطعام في تدبيره» ؟

---

1 وقال] قال جالينوس [ر] **1–2** وقعت...البول] قال جالينوس إنّ رجلا أصابته بمطلونيا ضربة بسيف إلى جانب دبره، وكانت ضربة قد غارت ووصلت إلى عمق كثير. فمكث الرجل في الثلثة الأيام الأُوَل من علّته لا يتناول طعاماً ولا شراباً، ثم تناول في اليوم الرابع من بعد ما عولج طعاماً وشراباً. فلما عاد إليه المعالج عند مغيب الشمس وأخذ في علاجه، خرج من تلك الجراحة بول نحو أربع قطرات ـ يكون ذلك ستّ وثلاثين أوقية ـ ولم يكن الفتى بال منذ الوقت الذي عرض له فيه ما وقع به من تلك الضربة [ر]. يُنظر جالينوس، كتاب الأعضاء الآلمة، ، ت. بيتر بورمان، إيمان حامد ونشوى جمعة (آيا صوفيا ٣٥٨٩، ٣وظ). **2** ستّ] ستّة [م،ب،ك،ر] | وثلاثين] ثلثة [م] | من البول] بول [ب،ك] | ولم يقل] وقال السوفسطائي إن جالينوس لم يقل [ر] **3** تكون] يكون [م] | لم] له [ر] | في...الأُوَل] ناقصة [ر] **4**] قال جالينوس [ر] | التي] ناقصة [ر] | فوقها] حوفها [ر] | ثلثة] ثلث [م،ب،ك] **5** بسبب[1]] لسبب [ر] | تنصب] ينصب [م] | بسبب[2]] لسبب [ر] **6** بسبب[1]] لسبب [ر] | كمية] كميته [ر] | كمية...بسبب[2]] هامش [م] | الطعام] ناقصة [ر] | والعارض] والفساد العارض [ر] **7** ليست] وليست [م] | تحت] يجب [ر] | واحدة] واحد [م] **8** واحدة] ناقصة [م،ب،ك] | وكيف] والكيفية [م]

1–2 وقعت...البول: جالينوس، كتاب الأعضاء الآلمة (آيا صوفيا ٣٥٨٩، ٣وظ) : من ذلك أنّ رجلاً أصابته في مدينة منطوليا ضربة بالسيف إلى جانب دبره وكانت ضربة قد غارت ودخلت إلى عمق كثير، فمكث الرجل في الثلاثة الأيام الأول من علّته لا يتناول طعاماً ولا شراباً ثم تناول في اليوم الرابع من بعد ما عولج طعاماً وشراباً فلما عاد إليه المعالج له عند مغيب الشمس وأخذ في علاجه خرج من تلك الجراحة بول كثير نحو من أربع قوطولاس ـ يكون ذلك ستّ وثلاثين أوقية ـ، ولم يكن الفتى بال من الوقت الذي عرض له فيه ما وقع به من تلك الضربة، ووصف الفتى أنه في ذلك الوقت قد استراح غاية الراحة من ثقل كان يؤلمه ويؤذيه قبل ذلك الوقت فيما يلي عانته. فقد علم مما كان من أمر هذا الفتى أن مثانته قد انخرقت. **4–5** أجناس[1]... الطعام: جالينوس، كتاب الأعضاء الآلمة (آيا صوفيا ٣٥٨٩، ٢٠ظ) : فإن أصناف فساد الطعام وفضوله الأولى التي هي شبيهة بالأجناس التي لا أجناس فوقها ثلاثة : أحدها الفساد العارض بسبب أمراض تخصّ المعدة في نفسها، والآخر الفساد العارض بسبب أخلاط رديئة تجتمع في المعدة، والثالث الفساد العارض بسبب كيفية الطعام. ومن ذلك أنّ الأطعمة التي لها في طبعها كيفية وحال دخانية أو زهمة أو حامضة أو شبيهة بالزهومة أو متعفنة أو بالجملة كيفية يسرع إليها الفساد، والأطعمة التي يؤول بها الأمر إلى مثل هذا التغيير من قبل صنعتها، الأمر فيها ظاهر أنها تفسد في المعدة، فيقال فيها لذلك إنها صارت إلى خلاف الانهضام.

2. Il dit : « Un homme fut victime d'un coup près du siège. Il n'urina pas durant trois jours. Puis, le quatrième jour, lorsque le soignant l'eut soigné, il sortit de la blessure environ trente-six *waqīya* d'urine ». Il ne dit pas que le soignant a perforé la vessie, si bien qu'il ressort que c'est la blessure qui avait déchiré la vessie. Mais alors, comment se fait-il que l'urine n'ait pas été expulsée le premier jour ?

3. Il dit : « Il existe trois espèces d'indigestion premières non subsumées par des genres supérieurs : soit [l'indigestion] provient d'une maladie propre à l'estomac lui-même, soit elle est causée par des humeurs nocives qui s'y installent, soit elle est causée par la qualité des aliments ». Or, cela est sujet au doute. En effet, prenons l'indigestion causée par la quantité de nourriture, celle qui est due à une mauvaise préparation, et celle qui est causée par une erreur avant ou après [la prise de nourriture] : aucune n'est comprise sous l'une de ces espèces, sauf à assumer que toutes ces [espèces-ci] désignent une seule disposition, et que la disposition est une qualité. Mais comment accepte-t-il [ce raisonnement], alors même qu'il dit : « la qualité de la nourriture », et pas « la qualité de l'administration de la nourriture » (litt. « la qualité de la manière dont procède la nourriture dans son administration ») ?

1–3 Il[1]...durine] *Loc.Aff.*, 1.1, VIII.4.7-15 K. (trad. Daremberg II. 470). **7–10** Il[1]...aliments] *Loc.Aff.*, 1.3, VIII.33.17-34.4 K. (trad. Daremberg II. 486).

٤. وقال : «إذا نال النخاع آفةٌ في أحد جانبيه، فُلِجَتْ الأعضاء التي في ذلك الجانب وبقيتْ التي في الجانب الآخر سليمة». وقد نجد عياناً الفالج يكون في شقّ واحد، إلا أنّه بعيد أن يكون سوء مزاج أو ورم ينال نصف النخاع طولاً ولا يبلغ إلى النصف الآخر، وإن كان النخاع أيضاً مَثْنِياً كالدماغ، فليس ذلك مما يزيل هذا التعجّب والبعد من الكون، على دقّة النخاع وقلّة عرضه، حتى كأنّها الحال التي تحدث عند قطع النخاع بالإرادة طولاً، على أنّ الدماغ مع سعة عرضه وبعد ما بين جانبيه، لا ينال أحد جانبيه آفة مستحكمة تبطل فعله، إلّا كان فعل الجانب الآخر مضروراً. وقد قال جالينوس في الخامسة: «إنّ الكبد ربما ورم منها الجانب المحدب وربما ورم الجانب المقعّر، إلا أنّه ليس يمكن أن يقف الورم في الجانب الذي يحدث فيه لا يتجاوزه إلى الجانب الآخر لكن يتناهى عنده بالحقيقة». وقد تجاوز جالينوس هذا الموضع ومرّ عليه مرّاً، ولو طوّل الكلام ههنا، لكان أَوْلى وأجدى علينا من تطويله في مواضع كثيرة من هذا الكتاب ليس فيها كثير جدوى ولا فائدة.

1–2 وقال...سليمة] وممّا يدلّ على مَا قلتُ أنّ العالم بهذا المتدرب فيه - يريد بتشريح العصب - هو وحده الذي يقدر بأن يتفكر باستقصاء ويعلم في أيّ الفقرات نال ذلك النخاع ما ناله من الآفة، إمَا في جانبيه كلاهما وإما في جانب واحد ، فإنه ربما كانت الآفة في جانبه الأيمن وحده من غير أن يكون في الجانب الآخر شيء من الآفة، ويقع الأمر بخلاف ذلك فكون هذا الجانب قد بقي سليماً لا آفة له وإنّما وقعت الآفة بالجانب الأيسر. وعلى هذا المثال مرّة تكون جميع الأعضاء التي في الجانب الأيسر مفلوجة مسترخية وتكون الأعضاء التي في الجانب الأيمن سليمة لا آفة بها ومرّةً يعرِض بخلاف ذلك [ر]. يُنظر جالينوس، كتاب الأعضاء الآلمة (آيا صوفيا ٣٥٨٩، ٣٦ظ - ٣٧و). **2** وقد] إنا قد [ر] | عياناً الفالج] الفالج عيانا [ر] شقّ] ناقصة [ر] | واحد] ناقصة [م،ب،ك] **3** ورم] وم [ر] | ينال] نال [م،ب،ك] **4** النخاع أيضاً] أيضا النخاع [م،ب،ك] | مَثْنِياً كالدماغ] مشاركا للدماغ [ر] | يزيل] يزيد [ر] | من] على [ر] **5** دقّة] ناقصة [ر] | كأنّها] كأنه [م] | تحدث] يحدث [م] | عند] عن [ر] **8** في] من [ر] **9** تجاوز] يتجاوز [ر] **10** مرّاً] مرارا [ر] | وأجدى] به وأجدى [م،ب،ك] **11** في] له في [م،ب،ك] | كثير] كثرة [م،ب،ك]

1–2 إذا...سليمة: جالينوس، كتاب الأعضاء الآلمة (آيا صوفيا ٣٥٨٩، ٣٦ظ - ٣٧و): وقد وصفت هذه الأصول والمبادئ في كتاب تشريح العصب ولم يكن أحد ممن تقدمني استقصى ذكره، لكن منهم من كان خطأه وغلطه فيه أكثر، ومنهم أقل. ومما يدلّ على ما قلت أنّ العالم بهذا المتدرب فيه هو وحده الذي يقدر أن يتفكر باستقصاء ويعلم في أي فقارة نال النخاع ما ناله من الآفة إما في جانبيه كليهما وإما في جانب واحد منه فإنه ربما كانت الآفة في جانبه الأيمن وحده من غير أن يكون في الجانب الآخر منه شيء من الآفة، أو يقع الأمر بخلاف ذلك فيكون هذا الجانب قد بقي سليماً لا آفة به وإنما وقعت الآفة بالجانب الأيسر. وعلى هذا المثال مرة تكون جميع الأعضاء التي في الجانب الأيسر مسترخية مفلوجة وتكون الأعضاء التي في الجانب الأيسر سليمة لا آفة بها، ومرة يعرض خلاف ذلك. **7–9** وقد...بالحقيقة: جالينوس، كتاب الأعضاء الآلمة (طب تيمور ٣١١، ١٩٩) : فأما الأورام الحارة - التي يسمّى واحدها فلغموني - التي تكون في الجانب المقعر من الكبد، فإنها تفوق تلك التي تكون في الجانب المحدب في تعطل الشهوة وفي التهوع والقيء الذي يخرج المرار والعطش الشديد. كما أنّ الأورام التي تكون في الجانب المحدب من الكبد تفوق الأورام التي تكون في جانب الكبد المقعر منها (...). فالورم مرة يحدث في الأجزاء المحدبة من أجزاء الكبد فقط، ومرة في الأجزاء المقعرة من أجزائها، إلا أنه ليس يمكن أن يقف على الجانب الذي يحدث فيه أي الجانبين كان، فيبقى منحازاً فيه متناهياً عنده بالحقيقة لا يتجاوزه إلى الجانب الآخر.

4. Il dit : « Lorsque la colonne vertébrale est lésée d'un côté seulement, ce sont les parties du corps qui se trouvent de ce côté qui sont paralysées, tandis que celles qui se trouvent de l'autre côté demeurent intactes ». Or, nous pouvons observer que l'hémiplégie se situe sur une face seulement, mais il est très improbable qu'un mauvais tempérament ou une inflammation affecte la moitié de colonne vertébrale sur sa longueur, sans atteindre l'autre moitié. Et même si la colonne vertébrale était séparée en deux, comme le cerveau, cette [disposition] ne serait pas de nature à éliminer notre étonnement, ni l'improbabilité qu'une telle [affection] advienne, car la colonne est fine et étroite. De la sorte[96], tout se passerait comme si la colonne se trouvait dans l'état résultant de la section volontaire de la colonne dans le sens de la longueur, alors que dans le cas du cerveau, malgré sa largeur et la distance qui sépare ses côtés, aucun côté ne subit une lésion grave qui interrompt sa fonction, sans que la fonction de l'autre côté ne soit aussi lésée. Galien dit au cinquième livre : « Une inflammation survient parfois dans la partie convexe du foie, et parfois dans la partie concave. Mais il n'est pas possible que cette inflammation se fixe dans la partie dans laquelle elle est apparue, et n'atteigne pas aussi l'autre partie, mais reste vraiment confinée dans [la première partie] ». Galien est passé à autre chose, et il a survolé ce sujet, alors que, s'il s'était attardé là-dessus, cela aurait été plus conforme à la raison et cela aurait mieux pour nous, que ses longueurs dans de nombreux autres passages de ce livre, qui ne sont pas très profitables ni utiles.

14–18 Galien...partie] *Loc.Aff.*, 5.7, VIII.349.14-350.1 K. (trad. Daremberg II. 651).

٥. وقال في الثانية : «لو كانت النفس الناطقة في الدماغ ككون أحد منّا في البيت، لم يكن يجوز أن يحدث في أفعالها نقصان أو بطلان بسبب حادثٍ يحدث في الدماغ». وليس هذا نصّ قوله بل معناه ومغزاه. فأقول إنّ من العجب والبديع أنّه، إذا كان فاعل يفعل فعلاً بآلة ثم حدثت على الآلة حادثةٌ، أن لا يجوز أن ينقص الفعل أو يبطل. وعلى هذا فليس ينبغي أن يبطل الزمر إذا حدث على المزمار حادث، ولكن إن كان قد تبطل الأفعال وتنقص بفساد الآلات، فما ينكر أن تكون أفعال النفس مضرورة بقدر الضرر الحادث على الدماغ ؟ وكيف يمكن أن يكون قد خفي هذا على جالينوس - وهو الذي علّمنا وأكثر تكراره وترداده علينا - إلا لميل الهوى به وعشقه لأن تكون النفس مزاجاً وهربه وخوفه من أن تكون جوهراً لها أنّية وذات قائمة على الانفراد ؟

1–2 لو...الدماغ] قال السوفسطائي: قال جالينوس: فلأنه إذا حُصحص الحقّ، وجدنا القياس يوجب أنّ هذا العضو - يريد الرأس - هو الذي يبصر ويسمع إلا أنه <يبصر> بالعينين ويسمع بالأذنين، فأما تصّور الأمور وتذكّره لها وتفكّره فيها وإرادته لها فليس ممّا يحتاج فيه إلى العينين ولا إلى الأذنين ولا إلى اللسان ولا إلى غير ذلك من الأعضاء التي يستعملها، لكن <إن كان هذا الجزء من أجزاء النفس إنما هو في الجسم الحاوي له> بمنزلة ما عليه كلّ واحد منّا في <البيت> الذي يأويه، عسانا لم نكن نتوهّم بتّةً بوجه من الوجوه أنّه يناله من الموضع الذي هو فيه شيءٌ من المضارّ، فأما إذ كنّا نجده عياناً تناله المضرّة، فإنّا نبحث عن المضرّة التي تناله كيف تناله، وإن كان هذا الجزء من أجزاء النفس إنما هو في الجسم الحاوي له كبعض أنواع الأجسام في الأجسام التي لا تفارقها ولا تزاولها أنواعها، فقد كان يجب علينا الإقرار بأنّ هذا الجزء من أجزاء النفس تناله المضرّة من قبل تغيّر الجسم الذي يقبله، أعني الدماغ. ولكن لـمّا كانت الفلاسفة غير متّفقين على هذا الجزء من أجزاء النفس، فبعضهم يقول إنّه في البدن كله على طريق ما يكون الشيء في الشيء وبعضهم يقول إنه فيه على طريق ما هو عليه النوع في الجسم، صار القول فيما يناله من المضار كيف يناله أمراً عسراً شاقا [ر]. ينظر جالينوس، كتاب الأعضاء الآلمة (آيا صوفيا ٣٥٨٩، ٧٨ظ-٧٩و). **1** في[2]] و [ك] | ككون] كلون [ك] | أحد] إحدى [ك] | منّا] أما [م،ب،ك،ر] **2–3** وليس...ومغزاه] ناقصة [ر] **3** بل] بل وله [ب] | فأقول إنّ] والسوفسطائي يقول إنه [ب] | أنّه] ناقصة [ر] فاعل يفعل] عاقل يعقل [ر] **4** حدثت] حدث [ر] | حادثةٌ] حادث [ر] | أو يبطل] ويبطل [ر] | فليس] ليس [م]؛ وليس [ب،ك] **5** حادث] حادثة [ر] | ولكن] لكن [ر] | تبطل] يبطل [م] **6** تكون] يكون [م] **7** قد] ناقصة [ر] | علّمنا] علمناه [ر] | وأكثر] ولكثرة [ر] | وترداده] ويزداده [م،ب،ك] **8** علينا] ناقصة [ر] | إلا] لا [ر] لميل] قليل [م،ب،ك] | به] ناقصة [م،ك] | وعشقه] وتعسفه [ر] | تكون[1]] يكون [م] | تكون[2]] يكون [م]

1–2 لو...الدماغ: جالينوس، كتاب الأعضاء الآلمة (آيا صوفيا ٣٥٨٩، ٧٨ظ-٧٩و) : فإنه إذا حَصْحَصَ الحقّ، وجدنا القياس يوجب أن نتوهّم أن هذا العضو (الدماغ) هو الذي يبصر ويسمع، إلا أنّه يبصر بالعينين ويسمع بالأذنين، فأما تصوّره للأمور وتذكّره إياها وتفكّره فيها وإرادته لها فليس ممّا يحتاج فيه إلى العينين ولا إلى الأذنين ولا إلى اللسان ولا إلى غير ذلك من الأعضاء التي يستعملها. ولكن إن كان هذا الجزء من أجزاء النفس إنما هو في الجسم الحاوي له بمنزلة ما عليه كلّ واحد منا في البيت الذي يأْوِيه، عسانا لم نكن لنتوهّم بتّةً بوجه من الوجوه أنّه يناله من الموضع الذي هو فيه شيءٌ من المضارّ، فأمّا إذ كنّا نجده عياناً تناله المضارّ، فإنّنا نبحث عن المضرّة التي تناله كيف تناله ؟ وإن كان هذا الجزء من أجزاء النفس إنما هو في الجسم الحاوي له كبعض أنواع الأجسام في الأجسام التي لا تفارقها ولا تزاولها أنواعها، فقد كان يجب علينا الإقرار بأنّ هذا الجزء من أجزاء النفس تناله المضرّة من قبل تغيّر الجسم الذي يقبله، نعني الدماغ. ولكن لما كانت الفلاسفة غير متّفقين على هذا الجزء من أجزاء النفس، فبعضهم يقول إنه في البدن على طريق ما يكون عليه الشيء في مكان، وبعضهم يقول إنه فيه على طريق ما عليه النوع في الجنس، صار القول فيما يناله من المضار كيف يناله أمراً عسراً شاقاً.

5. Il dit au second livre[97] : « Si l'âme rationnelle demeurait dans le cerveau comme l'être de l'un de nous dans une maison[98], il ne serait pas possible que ses fonctions soient lésées ou annulées à la suite d'un accident qui arriverait au cerveau ». Ce n'est pas une citation littérale de ce qu'il dit, mais sa signification et son sens. Je réponds qu'il est très étonnant et stupéfiant, si un agent produit une action à l'aide d'un instrument, et s'il arrive ensuite un accident à cet instrument, que son action ne puisse être lésée ou annulée. En suivant [ce que dit Galien], il ne convient pas que le son de la flûte soit annulé, s'il arrive un accident à la flûte. Au contraire, si les activités sont bel et bien annulées et lésées suite à la dégradation des instruments, qu'est-ce qui réfute le fait que les fonctions de l'âme sont atteintes en proportion des maux qui adviennent au cerveau ? Comment cela a-t-il pu échapper à Galien – alors même qu'il est celui qui nous l'a enseigné et nous l'a souvent répété et ressassé –, sinon à cause de l'inclination et de la passion qu'il nourrit et de son amour envers le fait que l'âme soit un mélange, et qu'il répugne et craint qu'elle soit une substance dotée d'une quiddité et d'une essence propre, subsistant de manière séparée ?

1–4 Il...cerveau] *Loc.Aff.*, 2.10, VIII.127.16-128.1 K. (trad. Daremberg II. 538).

٦. وقال في الثالثة : «أي حجة لمن يقول إنّ النفس الناطقة في القلب ثم يداوي الرأس
عند اختلاط الذهن ونحوه ؟» وحجته أن يقول إنّ القلب، وإن كان المعطي للدماغ والباعث
إليه بالشيء الذي به تكون الأفعال العقلية والإرادية، فإنّ للدماغ حالة ما لا يمكن قبوله لذلك
إلا معها، فنحن نداويه لكي يعود إلى حالته تلك. وقال : «قد يُعلم أنّ القوة النفسانية في
الدماغ والغضبية في القلب من قول / الناس : الأحمق لا دماغ له وللجبان لا قلب له». وهو م١٧٣ظ
الذي نهانا وحذّرنا من أمثال هذه المقدّمات في مواضع كثيرة من كتبه لا سيما في كتاب آراء
بقراط وفلاطن وكتاب البرهان، فلم يكن لهذا القول منه ولا للذي قبله علّة، إلا ميلُ الهوى به
وجرّه إياه إلى ما نهى عنه. وفيما بعد هذا الكلام من هذه المقالة شكوكٌ كثيرةٌ تحتاج إلى
فضل نظر وتثبّت. وقال في المراقية إنّه يشبه أن يكون في أسفل المعدة حيث البواب من

1–2 وقال...ونحوه] أخبرنا يا أرشخانس بأي قياس أو أي حجة مقنعة تقبل بها <أن> تصير إلى مداواة الرأس وتدع القلب الذي الذكر له فعل من أفعاله الطبيعة وذهاب الذكر وتعطله آفة من آفته ومرض من أمراضه [ر]. ينظر جالينوس، كتاب الأعضاء الآلمة (آيا صوفيا ٣٥٨٩،٩٤ظ-٩٥و). **2** للدماغ] ناقصة [م،ب،ك] **3** بالشيء] بالشيء فالشيء [ر] | تكون] يكون [م] | العقلية] الفعلية [ر] | للدماغ] الدماغ [م،ب،ك] **4** نداويه] اوية [م] | يعود] ناقصة [ر] **4–5** في الدماغ] ناقصة [م] **6** نهانا] لهانا [م] | وحذّرنا] وجدرنا [م] | لا سيما] ولا سيما [ر] | في[2]] من [ر] | كتاب] ناقصة [م،ب،ك] | آراء] ناقصة [ر] **7** وكتاب] في كتاب [ر] | الهوى] الهواء [م] **8–9** وفيما...وتثبّت] ناقصة [ر] **8** كثيرةٌ] ناقصة [م] **9–1,184** وقال...حارٌّ] : إنه يشيه أن يكون سبب المراقية شيء من الورم الحار الدموي، والدم المحتقن في هذا الموضع الوارم أشد غلظا وأقرب إلى السوداء [ر]. ينظر جالينوس، كتاب الأعضاء الآلمة (آيا صوفيا ٣٥٨٩، ١١٩و). **9** أسفل] سفل [م] | البواب] النداب [ك]

1–2 أي...ونحوه: جالينوس، كتاب الأعضاء الآلمة (آيا صوفيا ٣٥٨٩،٩٤ظ-٩٥و) : أخبرنا يا أرشيخانس بأي قياس أو أي حجة مقنعة تقبل بها أن تصير إلى مداواة الرأس وتدع مداواة القلب الذي الذكر فعل من الأفعال الطبيعة له وذهاب الذكر وتعطله آفة من آفته ومرض من أمراضه ؟ **4–5** قد...له[2]: جالينوس، كتاب الأعضاء الآلمة (آيا صوفيا ٣٥٨٩،١٠٠ظ - ١٠١و) : فإنّ للقوة المدبّرة من قوى النفس براهين ظاهرة تدلّ عليها حتى أنّ جميع الناس قد عرف العضو الذي فيه محلها معرفة لا تدفع، وليس في الناس أحد يرى خلاف هذا الرأي الذي قلت، خلا الأطباء والفلاسفة الذين يضعون أن هذه القوة في القلب. وقد ذكرتُ البراهين على ذلك في المقالات التي أثبت فيها في آراء أبقراط وأفلاطون، وأنت أيضاً تقدر أن تعلم أنّ جميع الناس قد صحّ عندهم أنّ الشيء الذي يتفكر إنما مركزه ومحله في الدماغ، والشيء الذي له النجدة والغضب، مركزه ومحله في القلب، والشيء الذي يشتهي، مركزه ومحله في الكبد، إذا أنت سمعتهم يقولون في كلّ يوم للأحمق أنه لا دماغ لك وللجبان المتهيب أن لا قلب لك، وأما طيطواوس فإنك تسمع الشعراء يقولون فيه ما يقولونه من طريق أنّ كبده تأكلها النسور والعقبان إذا ألمت كبودها وبطلت شهوتها وترى أيضاً المصوّرين وصناع الأصنام يصوّرونه ويحفرونه كذلك. **9–1,184** وقال...حارٌّ: جالينوس، كتاب الأعضاء الآلمة (آيا صوفيا ٣٥٨٩، ١١٩و) : وكذلك يجدون القيء الذي ذكره ديوقليس أمراً ظاهراً ظهوراً حسياً ولو أنه هو لم يقله. فأما الأعراض الخاصية بالوسواس السوداوي فكان الأمر في ضمها إلى العلة التي يقال إنّها في المعدة عسر عليه وإذا كان هذا قد عسر عليه فلنزيده ونلحقه نحن ونشرح الحال في علة المعدة كيف تكون في مثل هذه الأمراض شرحاً واضحاً، فنقول إنه يشبه أن يكون في المعدة شيء من الورم الحار الدموي والدم المحتقن في الموضع الوارم أشدّ غلظاً وأقرب إلى السوداوية.

6. Il dit au troisième livre : « Quelle est la justification avancée par celui qui soutient que l'âme rationnelle se situe dans le cœur, puis administre des médicaments à la tête en cas de dérangement de l'esprit et [autres affections] semblables ? » Sa justification consiste à dire : même si c'est le cœur qui délivre et envoie au cerveau ce dont celui-ci a besoin pour ses fonctions intellectuelles et volontaires, le cerveau possède une disposition telle qu'il ne peut recevoir [ce qui lui vient du cœur] sans [cette disposition], si bien que nous administrons [au cerveau] un médicament afin qu'il recouvre cette disposition[99]. Il dit aussi : « On peut savoir que l'âme rationnelle a son siège dans le cerveau, et l'âme colérique dans le cœur, en se fondant sur ce que disent les gens, à savoir : que les idiots n'ont pas de cerveau, et que les peureux n'ont pas de cœur ». Or, il nous a lui-même interdit et mis en garde contre ce type de prémisses[100] à de nombreux endroits de ses livres, notamment dans *Sur les doctrines d'Hippocrate et de Platon* et *Sur la démonstration.* Ce qu'il dit ici et ce qu'il dit plus haut n'a donc aucune autre cause que l'inclination de sa passion et sa tendance, qui le portent vers ce qu'il a interdit. Ce qu'il écrit plus bas dans ce même livre soulève aussi de nombreux doutes, qui méritent un surcroît d'attention et d'examen. Il dit à propos de la [mélancolie] hypocondriaque qu'il est vraisemblable qu'il y ait,

1–4 Il...semblables] *Loc.Aff.*, 3.5, VIII.151 K. (trad. Daremberg II. 549). **8–11** Il...cœur] *Loc.Aff.*, 3.5, VIII.159–160 K. (trad. Daremberg II. 554). **17–185,3** Il...inflammation] *Loc.Aff.*, 3.10, VIII.188–189 K. (trad. Daremberg II. 568–569)

هؤلاء ورمٌ حارٌّ. ولم ينكر على ديوقلس ما قاله من أنّه في المساريقا ونواحيها من هؤلاء ورم حارّ. وقد قال في الخامسة من هذا الكتاب إنّ من كان به ورم حار في المساريقا ونواحيها تخرج منه بالخلفة أشياء صديدة وهو ما يرشح من ذلك الورم، وأصحاب المراقية لا تخرج منهم هذه الخلفة. وأعجب من هذا أن يكون في المعدة ورم حار فلا تتبعه حمّى ولا عطش صعب شديد ولا قيء عنيف متدارك، وهذا كلّه يضادّ هذا الرأي. وأيضاً قال : الورم الحار إما أن يتحلّلَ وينفشّ وإما أن يميل إلى التقيح وإما أن يصير إلى سقيروس، وليس يمكن أن يبقى سنة بل أقل كثيراً فلا يؤول إلى أحد هذه. والمراقيون تبقى أعراض المراقية لازمة لهم سنيناً وربما يبقى ذلك لهم بقية أعمارهم. والأَوْلى أن يتوهّم في هذه العلّة أنّ سببها ما ينصبّ من الطحال إلى فم المعدة إذا أفرطت كميته أو كيفيته. وقال جالينوس إنّ جلّ هؤلاء مطحولون وكذلك هم، فالأَوْلى أن يكون سبب المراقية ما قلنا. وقد قلنا فيه قولاً تامّاً في باب الماليخوليا من الجامع الكبير وهذا علاج لا ينبعي أن يستخفّ به لأنّ علاج هذه العلّة يختلف بحسب اختلاف الاعتقاد في سببها. وقال : «كما أنّ الظلمة تجلب للناس الفزع، كذلك السوداء إذا

---

1 ولم] ولا [ك] | من أنّه] ناقصة [م،ب،ك] | ونواحيها] ناقصة [م،ب،ك] **3** بالخلفة] الخلفة [م] | يرشح] يرتشح [م] **4** المعدة] ناقصة [م،ب،ك] | فلا] ولا [م] **5** عنيف] عسه [ر] | متدارك] ناقصة [ر] | وهذا] وذلك [م] قال] فإن [ر] **6** يتحلّلَ] ينحلّ [ر] | يصير] يميل [ر] **7** لازمة] لازما [م] | سنيناً] سنتين [م]؛ سنين [ب،ك] **8** بقية] ناقصة [ر] | والأَوْلى] فأولى [ر] | في] من [ر] **9** إلى] ناقصة [ر] **10** فالأَوْلى] قل الأولى [ر] | قلنا[1]] قدمنا [ر] **10–12** وقد...سببها] ناقصة [ر] **11** يستخفّ] يستحب [ك] | به] فوق السطر [م] **12–1,186** وقال...الفزع] كما أنّ الظلمة التي من خارج تكاد أن تجلب للناس كلّهم الفزع خلا من هو في طبعه كثير الشجاعة أوالنجدة أو من هو أديب، كذلك لون المرّة السوداء إذا غشي موضع العقل على مثال الظلمة، أحدث الفزع [ر]. ينظر جالينوس، كتاب الأعضاء الآلمة (آيا صوفيا ٣٥٨٩، ١٢٠و). **12** كذلك] لذلك [ب،ك]

2–3 وقد...الورم: جالينوس، كتاب الأعضاء الآلمة (م س ١٤، ١٤٤ظ-١٤٥و) : وقد يمكنكم أن تتعرّفوا تعرّفاً صحيحاً أمر من كان به ورم حار من جنس الورم المسمّى فلغموني أو ورم من جنس الورم المعروف بالحمرة وفي العروق التي في الجدوال التي حول الإمعاء من الأشياء التي تخرج بالغائط إذا أنتم تفقّدتموها تفقّد عناية، وذلك أنّ الأشياء التي يتغوطها هؤلاء ليست تكون بالحقيقة مثل الأشياء التي قلنا إنها تخرج بالتغوط إذا ضعفت الكبد عن اجتذاب الغذاء إليها، لكن الذي يتغوطه هؤلاء يرونه يخالطه شيء شبيه الصديد الذي يرشح من الورم. **9** وقال...مطحولون: جالينوس، كتاب الأعضاء الآلمة (طب تيمور ٣١١، ١٩٥-١٩٦) : فأما العلل التي تعرف بالنافخة والمراقية فليس من أحد إلا وهو يقول إنها علة يصير بها صاحبها كئيباً مهموماً سيء الرجاء ميؤوساً من الخير، وبالجملة فإنّ صاحبها ليس هو بأقل مما عليه الموسوسين. وقد نرى أصحاب هذه العلة أيضاً متى أتخموا كان ما يصيبهم من هذه الأعراض التي ذكرناها بعقب التخمة أشدّ وأصعب، وجلّهم مع ذلك مطحولون وهذا مما يدعو إلى أن يتفكر الإنسان ويخطر بباله أنّ هذا العضو قد ينصب منه إلى المعدة رطوبة رديئة من جنس الصديد. **12–1,186** كما...الفزع: جالينوس، كتاب الأعضاء الآلمة (آيا صوفيا ٣٥٨٩، ١٢٠و) : وكما أن الظلمة التي من خارج تكاد أن تجلب على الناس كلهم الفزع خلا من هو في طبيعته كثير الشجاعة أوالنجدة أو من هو أديب، كذلك لون المرّة السوداء إذا غشي موضع العقل على مثال الظلمة وغَمَرَه، أحدث الفزع.

dans les [régions] basses de l'estomac, là où se trouve le pylore de ces [mélancoliques], une inflammation. Et il ne réfute pas Dioclès [lorsque celui-ci dit que] dans les veines mésaraïques de ces [mélancoliques] se trouve une inflammation. Et il a dit au cinquième livre de ce traité qu'il sort [du corps] de ceux qui souffrent d'une inflammation dans les veines mésaraïques et dans leur région, avec les excréments, des matières purulentes, et que cela est une sanie provenant de l'inflammation. Or, il ne sort pas [du corps] des hypocondriaques de tels excréments. Plus étonnant que cela, c'est qu'il y ait dans l'estomac une inflammation qui ne soit suivie ni de fièvre, ni de soif pénible et forte, ni de vomissement violent et incessant. Tout ceci contredit cette opinion (i.e. l'opinion selon laquelle la mélancolie hypocondriaque est causée par une inflammation dans la région des hypocondres). Il dit aussi : l'inflammation peut soit se dissoudre et diminuer, soit devenir suppurante, soit devenir squirrheuse. Dans tous les cas, il ne peut se passer un an, mais au contraire beaucoup moins que ça, avant qu'elle ne prenne l'une ou l'autre direction. Or, chez les hypocondriaques, les symptômes de la [mélancolie] hypocondriaque demeurent chroniques des années durant, voire parfois toute leur vie. Le plus conforme à la raison est donc de supposer que cette maladie est causée par ce qui remonte de la rate à l'orifice de l'estomac, lorsque la quantité ou la qualité de [cette matière] augmente excessivement. Galien dit que la plupart de ceux-là (i.e. des mélancoliques) sont malades de la rate, et c'est bien le cas [des hypocondriaques]. Il est donc plus convaincant que la cause de la maladie hypocondriaque soit ce que nous avons dit. En effet, nous avons livré un exposé complet à ce sujet dans le chapitre sur la mélancolie de *La Grande Somme*. C'est un traitement qu'il ne faut pas sous-estimer, car le traitement de cette maladie est différent selon ce qu'on considère être la cause. Il dit : « De même que les ténèbres entraînent chez les personnes la

4–7 il...linflammation] *Loc.Aff.*, 5.9, VIII.369 K. (trad. Daremberg II. 661). **20–21** Galien... rate] *Loc.Aff.*, 5.7, VIII.342 K. (trad. Daremberg II. 647–648). **26–187,2** Il...peur] *Loc.Aff.*, 3.10, VIII.191 K. (trad. Daremberg II. 569–570).

غشيت موضع النفس، جلبت الفزع». وهذا كلام لا محصول له لأنّه ليس من الأخلاط ولا واحد منيرٌ ولا المحدقة بالدماغ في حال صحّة الإنسان أشياء منيرة فتستوحش في حالة الماليخوليا من السوداء من أجل ظلمتها. وكذلك فلا محصول للسبب الذي ذكره في سقوط من يدور إذا رأى الدواليب. ولولا أنّا جعلنا كتابنا هذا كتاب تشكّك فقط، لذكرنا السبب في ذلك، ولكنّا من أجل ذلك لم نحبّ أن نطيل به الكتاب، وقد ذكرناه على التمام في باب الماليخوليا وباب الدوار من الجامع الكبير.

٧. وقال في أوّل الرابعة : «متى فُقِد البصر من غير علّة ظاهرة فيه للعيان، فالسبب فيه إما انسدادُ مجرى العصبة المجوّفة أو تورّمها أو تصلّبها أو ميل مادّة إليها أو لصنف من الثمانية أصناف من سوء المزاج، أو لانقطاع الروح النيّر عنها من أصله ومبدأه». ثم انتقل إلى غير هذا المعنى من غير أن يعطينا علامات نفرّق بها بين هذه الأسباب كأنّه قد أُنسى أنّ غرض

---

1 من الأخلاط] للأخلاط [م] **2** واحد] شيء [م،ب،ك] | صحّة الإنسان] الصحة [ر] | فتستوحش] فيستوحش [م] **3** الماليخوليا] الخوليا [ر] | وكذلك] ولذلك [م،ب،ك] | ذكره] في كره [م] **4** تشكّك] تشكيك [ر] **5** ولكنّا] ولكنا [م،ب،ك] | نحبّ] يجب [م،ب،ك] | نطيل] نطوّل [ر] **5–6** وقد...الكبير] ناقصة [ر] **7–9** متى... ومبدأه] فمتى كانت العين فيما يظهر منها للرؤية ليس بها آفة من الآفات وعرض لصاحبها أن يذهب منه حسّ البصر، فالسبب فيما ناله من المضرّة إنما هو في العصبة المنحدرة من الدماغ إلى العين، إما أن تكون تلك العصبة قد ورمت، وإما أن تكون قد صلبت، وإما أن تكون قد نالتها مضرّة من طريق آخر مما يحدث من الرطوبات التي تنصبّ إلى الأعضاء <كيف كان ذلك، أو من غير هذه الأشياء بأن يكون المجرى النافذ في تلك العصبة قد انسد، وهذه علل يجب حدوثها ضرورة في هذه العصبة من طريق ما يحدث في الأعضاء> الآلية، فأما من طريق ما يحدث في الأعضاء المتشابهة الأجزاء، فيجب أن تعرض فيها ثمانية أصناف من سوء مزاج. وقد يعرض لها أيضا أن تعتل عللا خارجة عن هذه كلها عندما ينقطع عنها الروح النير من أصله ومبدأه الذي في الدماغ، فلا ينبعث فيها منه شيء أصلا [ر]. ينظر جالينوس، كتاب الأعضاء الآلمة (طب تيمور ١٢٣). **9** عنها] عنه [م،ب،ك] | ثم] ناقصة [ر] **10** نفرّق] نعرف [م] | بها] لها [م] ؛ ناقصة [ر] | بين] من [ر] | الأسباب] الأشياء [ر] | كأنّه] كله [ب،ك] **10–1,188** غرض هذا] هذا غرض [ر]

3–4 سقوط...الدواليب: جالينوس، كتاب الأعضاء الآلمة (أيا صوفيا ٣٥٨٩، ١٢٦و-١٢٦ظ) : وإنّ هم أيضاً نظروا إلى إنسان آخر يدور، أظلمت عيونهم وسدروا ودير بهم، وإن نظروا إلى بكرة وغير ذلك مما يشبهه، يدورون، وإن نظروا إلى الدورات التي تكون في الأنهار، عرض لهم ذلك بعينه. **7–9** متى...ومبدأه: جالينوس، كتاب الأعضاء الآلمة (طب تيمور ١٢٣) : فمتى كانت العين فيما يظهر منها للرؤية ليس بها آفة من الآفات وعرض لصاحبها أن يذهب منه حسّ البصر، فالسبب فيما ناله من المضرة إنما هو في العصبة المنحدرة من الدماغ إلى العين، إما أن تكون تلك العصبة قد ورمت وإما أن تكون قد صلبت وإما أن تكون قد نالتها مضرّة من طريق آخر مما يحدث عن الرطوبات التي تنصب إلى الأعضاء كيف كان ذلك، أو من غير هذه الأسباب بأن يكون المجرى النافذ في تلك العصبة قد انسد، وهذه علل يجب حدوثها ضرورة في هذه العصبة من طريق ما يحدث في الأعضاء الآلية. وأما من طريق ما يحدث في الأعضاء المتشابهة الأجزاء، فيجب أن تعرض فيها ثمانية أصناف سوء مزاج. وقد يعرض لها أيضاً أن تعتل عللاً خارجة عن هذه كلها عندما ينقطع عنها الروح النير من أصله ومبدأه الذي في الدماغ، فلا ينبعث فيها منه شيء أصلاً.

peur, de même la bile noire, lorsqu'elle recouvre le lieu de l'âme, apporte la peur ». Or, rien ne justifie de dire cela. En effet, aucune des humeurs n'est lumineuse, et les membranes du cerveau ne sont pas non plus des choses lumineuses, lorsque l'individu est en bonne santé, qui disparaîtraient en cas de mélancolie, à cause de la bile noire et de son obscurité. De même, rien ne justifie la cause qu'il avance, dans le cas de la chute de celui qui a le vertige, parce qu'il a vu des roues. Si nous n'avions pas fait de ce livre seulement un livre de doutes, nous aurions rappelé la cause de [ce phénomène]. Mais pour cette raison, nous ne voulons pas allonger ce livre avec [cette explication], et nous l'avons donnée en détail dans le chapitre sur la mélancolie et le chapitre sur le vertige de *La Grande Somme.*

7. Il dit au début du quatrième [livre] : « Lorsqu'on perd la vue sans cause apparente, alors c'est parce que le conduit existant dans le nerf creux est obstrué, ou parce que [le nerf] est atteint d'une inflammation, ou d'un durcissement, ou parce qu'une matière s'écoule vers lui, ou à cause de l'une des huit espèces de dyscrasie, ou parce que le pneuma lumineux est coupé du [nerf optique] à hauteur de son origine et de sa source ». Puis il passe à autre chose que cette notion (i.e. identifier la cause), sans nous donner les signes permettant de différencier entre ces différentes causes, comme s'il avait oublié que l'objectif de

6–7 la[1]...roues] *Loc.Aff.*, 3.12, VIII.202 K. (trad. Daremberg II. 575) **12–17** Il...source] *Loc.Aff.*, 4.1, VIII.218 K. (trad. Daremberg II. 584).

هذا الكتاب / إنّما هو هذا المعنى أو كأنّ الوقوف على ذلك أمرٌ سهلٌ بيّنٌ أو ليس الجهل به م١٧٤و عظيم المضرّة في هذه الصناعة. ولعلّه أن يكون أُنسى الكلام في ذلك ليشقيَ من يجيء بعده. وقد ذكرنا نحن هذه المعاني واستقصيناها جهدَنا وطاقتَنا حيث ذكرنا عللَ فَقْد البصر مع ثبات شكل العين بحالها في الجامع الكبير.

٨. وقال في الخامسة إنّ بقراط قال قولاً شديد الاستقصاء جداً نافعاً وهو قوله: «ليس يصير الإنسان بسبب زوال الخرز إلى داخل مفلوجاً، وأما بسبب زواله / إلى جانب واحد، ك٢٧٠ فيكون فالجٌ يبلغ إلى اليدين ولا ينحدر أكثر من ذلك». ثم قال بعد ذلك إنّه متى/ كان ب٢٤٣و بعض الخرز يعمل في النخاع قوساً، لم يُحْدِث فالج إلى داخل كان ميله أو إلى خارج كالحال في الحدبة والتقصّع. وإذا أحدث فيه زاوية قائمة، أحدث الفالج إلى داخل كان ميله أو إلى خارج. فكيف يكون هذا الكلام شديد الاستقصاء وهو يحتاج إلى مثل هذا الشرط ؟ وقال في سبب حدوث الفالج الذي لا يتجاوز اليدين عن ميل خرز الرقبة إلى جانب أنّ ذلك

---

1 إنّما...المعنى] [ر] | أو كأنّ] ويكون [ر] | بيّنٌ] هين [ر] **2** أن يكون] ناقصة [ر] | ذلك] ناقصة [ر] ليشقيَ] لسعا [م] ؛ لشعا [ب،ك] ؛ في يشعي [ر] | من يجيء] يجب من [م،ب،ك] **3–4** وقد...الكبير] ناقصة [ر] **5** في الخامسة] ناقصة [ر] **5–6** نافعاً...مفلوجاً] ناقصة [م،ب،ك] **6** وأما] وإنما [م،ب،ك] | بسبب[2]] نسب [م] | واحد] ناقصة [ر] **7** فالجٌ] فالجا [ر] | بعد] بعيد [م،ب،ك] **8** بعض] ناقصة [م،ب،ك] | قوساً] فرسا [ر] | لم] ناقصة [ر] | أو] فوق السطر [ب] **9** والتقصّع] والتقصي [م] ؛ والتقشع [ر] | أحدث[1]] حدث [ر] فيه] فيها [ر] | أحدث[2]] حدث [ر] **10** خارج] ناقصة [م،ب،ك]، ويوجد بياض [م] | فكيف] كيف [ر] فكيف...الشرط] مكرر في [ر] | هذا[2]] هذه [م] **11** الفالج] ناقصة [م،ب،ك] | لا] ناقصة [ر] | ميل خرز] ميله [ر]

5–7 بقراط...ذلك[1]: جالينوس، كتاب الأعضاء الآلمة (طب تيمور ١٣٨) : وقد ذكر أبقراط في ذلك الكلام الذي أثبتناه قبل هذين النوعين من الميل، فبقوله إن من كان به منهم ورم ذاهب على الاستقامة ذكر زوال الخرز إلى داخل، وبقوله ومن كان ورمه منهم مائل إلى جانب واحد ذكر زوال الخرز إلى جانب واحد. وقد قال أيضاً في هذا الكلام قولاً شديد الاستقصاء جداً نافعاً لمن يقرأ كلامه، وهو قوله إنّه ليس يصير إنسان أصلاً بسبب زوال الخرز إلى داخل مفلوجاً، أي يكون به استرخاء في عضو من أعضائه، وأما بسبب زواله إلى جانب واحد فيكون فالج يبلغ إلى اليدين أي لا ينحدر الاسترخاء أكثر من ذلك. **7–10** متى/...خارج: جالينوس، كتاب الأعضاء الآلمة (طب تيمور ١٣٨-١٣٩) : قال إذا كان انفتال النخاع والتواؤه على نحو ما سمّاه ذا زاوية ؛ أي إذا لم يكن انثناؤه قليلاً قليلاً، لكن ينثني دفعة في موضع واحد كأنه قد كسر كسراً، فلا بدّ ضرورة من أن يضرّ ذلك بجميع الأعضاء التي أسفل من ذلك الموضوع. فأما إذا كان ينثني وينعقف أولاً فأولاً على الاستدارة، فإنّ ذلك مما لا يضرّ بشيء من الأعضاء التي أسفل من الخرزة التي زالت. **11–7,190** وقال...النخاع: جالينوس، كتاب الأعضاء الآلمة (طب تيمور ١٣٩) : وأما زوال الخرز إلى جانب واحد فهو لا محالة يضرّ بالأعضاء التي يأتيها العصب الذي منشأه من الخرز الزائل، وهذا أمر يعرض في العنق كثيراً وقلما يعرض في الصدر، وعروضه في القطن أقل بكثير. وذلك لأن كل واحدة من الخرزتين المتضامتين في العنق محفورة حفراً مساوياً لحفر الخرزة الأخرى ليتم من حفريهما الثقب الذي تمرّ وتنفذ فيه العصبة التي منشأها من ذلك الموضع. فأما كل خرزتين متضامتين في الصدر، فالعليا منهما أكثر حفراً لكون الثقب الذي تنفذ فيه العصبة السفلى أقل حفراً. وأما كل خرزتين متضامتين من خرز القطن فالعصبة كلها تمر وتنفذ في أعلاهما ؛ ولذلك صار

ce traité, c'était uniquement cette notion, ou comme si saisir la [cause] était une affaire facile et évidente, ou [comme si] l'ignorance à son sujet n'entraînait pas de terribles dommages dans cet art. Peut-être qu'il l'a oublié pour faire souffrir qui vivrait après lui. Pour notre part, nous avons parlé de ces notions, nous les avons examinées à fond en déployant pour cela nos efforts et notre énergie, lorsque nous avons mentionné les différentes maladies attenantes à la perte de la vue alors que l'œil garde le même aspect, dans *La Grande Somme.*

8. Il dit dans le cinquième livre qu'Hippocrate a fait un exposé extrêmement exhaustif et très utile où il dit : l'homme ne devient pas hémiplégique à cause du déplacement des vertèbres [du cou] vers l'intérieur. En revanche, à cause du déplacement latéral [des vertèbres du cou], il arrive une hémiplégie qui s'étend jusqu'aux bras, mais ne descend pas plus bas que cela. Après cela, il ajoute que, lorsque les vertèbres forment un arc dans la moelle épinière, cela ne provoque pas d'hémiplégie, que l'inclinaison [de l'arc] soit vers l'intérieur ou vers l'extérieur, comme dans le cas de l'inclinaison en avant ou de l'inclinaison en arrière. Mais s'il arrive aux vertèbres une luxation angulaire, alors cela provoque une hémiplégie, que l'angle soit dirigé vers l'intérieur ou vers l'extérieur. Comment cet exposé peut-il être « très exhaustif », alors qu'il a besoin de telles précisions ? Il dit aussi au sujet de la cause qui provoque une hémiplégie qui ne dépasse pas les bras, à la suite du déplacement latéral des vertèbres du cou, que c'est parce

8–12 Il…cela[1]] *Loc.Aff.*, 4.6, VIII.243 K., (trad. Daremberg II. 597–598). **12–15** Après…arrière] *Loc.Aff.*, 4.6, VIII.244 K. (trad. Daremberg II. 598). **19–191,14** Il…épinière] *Loc.Aff.*, 4.6, VIII.244–245 K. (trad. Daremberg II. 598–599).

من أجل أنّ مخرج العصب من خرز العنق إنّما يلتئم من حفرتي الخرزتين جميعاً بالسواء، وأما في خرز الصدر، فالخرزة العليا أكثر، وأما خرز القطن فإنّ الثقب الذي يُخْرِج العصب إنّما هو في الخرزة العليا. ومن أجل ذلك، إذا مال خرز العنق إلى جانب، يضغط منابت العصب في الجانب الذي مال إليه ويتمدّد من الجانب الآخر فيَحْدُث في الجانب المضغوط استرخاء وفي الجانب الثاني ورم أولاً ثم تشنّج، ولا يكون عند ميل سائر الخرز لأنّ مبدأ العصب والنخاع يذهبان مع الخرزة إلى جانب ولا يجاوز هذا الاسترخاءُ اليدين، لأنّ العصب المحرّك للأعضاء التي تحت اليدين ينبت ممّا هو أسفل من هذا الموضع من النخاع. وهذا حقّ، لكنّه له حظّ من الشكّ الذي ذكرناه قبل، وهو أنّه من العجب أن يبقى النخاع سليماً بين ضغط وتمدّد فلا يألم بالاشتراك ويحتاج إلى فضل نظر وبيان.

1 من[2]] في [ر] | يلتئم] يلتام [م،ب،ك] | من[3]] في [ر] | حفرتي] حرفي [م،ب،ك] ؛ جزي [ر] **2** الصدر] الظهر [ر] | فالخرزة] فالحرفي [م،ب،ك] | فإنّ] فبأن [ر] **3** العصب] القصب [ك] **4** مال إليه] إليه مال [ر] | ويتمدّد] يمد [م] ؛ يمدّد [ك] | من] في [ر] | المضغوط] الآخر [م،ب،ك] **5** الجانب] ناقصة [ر] | لأنّ] لازاله [ر] العصب] القصب [ك] **6** الخرزة] الحرارة [م] | جانب] الجانب [ر] | المحرّك] المحركة [ر] **7** لكنّه] لكن [م،ب،ك،ر] **8** قبل] قبيل [ر] | سليماً] سليما ما [ر]

ميل الخرز في هذا الموضع إلى أحد الجانبين لا يتمدد بسببه مخرج العصبة الذي هو لها بالطبع ولا ينضغط، لأن النخاع والعصبة إنما يذهبان مع الخرزة إلى الجانب الذي تميل إليه، وأما في العنق فلأن العصب إنما منشأه من الموضع الذي فيما بين الخرزتين، صار متى زال الخرز إلى أحد الجانبين يعرض للعصب في الجانب الذي إليه انفتل النخاع أن ينضغط، ويعرض له في الجانب الآخر أن يتمدد ، وبسبب تمدد العصب إذا حدث ورم عظيم تبع ذلك تشنج.

que le conduit de sortie du nerf traversant les vertèbres du cou est seulement formé par les cavités des deux vertèbres ensemble, à égalité. À l'inverse, dans le cas des vertèbres du thorax, [il est formé] davantage par la vertèbre la plus élevée, et dans le cas des lombes, l'ouverture par laquelle sort le nerf est uniquement située dans la vertèbre la plus élevée. Pour cette raison, si les vertèbres du cou inclinent d'un côté, les lieux d'origine des nerfs sont comprimés du côté vers lequel elles inclinent, et sont distendus de l'autre côté. Par conséquent, du côté comprimé, il se produit une paralysie, tandis que dans le second côté, il se produit d'abord une inflammation, puis des convulsions. Mais cela n'arrive pas dans le cas du déplacement de toutes les autres vertèbres. En effet, le point de sortie des nerfs d'une part, et la moelle épinière d'autre part, accompagnent l'inclinaison de la vertèbre d'un côté, et cette paralysie ne dépasse pas les bras, car le nerf qui permet aux membres situés sous les bras de bouger a son origine dans un endroit situé plus bas que ce lieu dans la moelle épinière. Cela est correct, mais une partie du doute que nous soulevions auparavant demeure, à savoir qu'il est étonnant que la moelle épinière demeure intacte entre les [endroits] comprimés et distendus, et ne souffre pas par contiguïté. Il est nécessaire de mieux examiner et expliquer cela.

٩. وقال : «ما يخرج بالنفث من صاحب ذات الجنب يدلّ على الخلط الفاعل للورم، إن كان النفث أصفر فهو من جنس الصفراء، وإن كان أبيض زبدي فمن جنس البلغم، وإن كان أسود فمن جنس السوداء». ومعلوم أنّ الورم الذي من جنس السوداء إما سقيروس وإما سرطان ولا يكون مع أحد هذين نفثُ شيءٍ البتّة ولا حمّى ولا مع السرطان يكون ذلك، إلّا أن يكون متقرّحاً، وحينئذ يكون مرضٌ مزمنٌ لا حادٌّ. فالأجود كان <أن> يقول أنّ النفث الأسود يكون من دم حارّ جداً قد شارف الاحتراق. فإنّ هذا الصنف هو الذي يصفه أيضاً بالرداءة والحِدّة أبقراط، ولكن لم يكن له كلّ هذه الرداءة ولو كان الخلط الذي منه يكون <هذا الصنف> قد انبعثت عنه الحرارةُ، ولم يبلغ أن يكون حامضاً / بمنزلة السوداء م١٧٤ظ
الخالصة، ولا كان ليكونَ معه حمّى لازمة وتقيح سريع، ومثل هذا الدم لا ينبغي أن يُسمّى سوداوياً ولا محترقاً، لكن دماً ملتهباً في غاية الحرارة قد ضرب فيه شيءٌ من الاحتراق ولم يكمل ولم يصِر بعد إلى الحالة التي تسمّى دردي الدم. وحيث ذكر دخول القيح والمِدّة إلى

1–3 وقال…السوداء[1]] ويدلّ تزيّد ما يخرج من السعال على الخلط الفاعل للورم في ذات الجنب أيّ خلط هو، أمن جنس المرّة الصفراء، أم من جنس المرّة السوداء ،أم لخلط دموي، وذلك أنّه إن كان الخلط من جنس المرّة الصفراء، كان ما ينفثه العليل شيئا أصفر أو أحمر ناصعاً، وإذا كان من جنس السوداء، كان النفث شيئاً أسود، وإذا كان من جنس البلغم، كان النفث أبيض زبدياً، وكذلك إذا كان الدم هو سبب العلّة كان ما يخرج بالنفث شيء أحمر قانياً [ر]. يُنظر جالينوس، كتاب الأعضاء الآلمة (طب تيمور ١٧٥). **2** فهو] وهو [م] | زبدي] بزبدي [م،ك] **3** ومعلوم] ناقصة [ر] | سقيروس] سقيروسي [م] ؛ سقيرس [ر] **4** أحد] واحد [ر] | هذين] من هذين [ر] | البتّة] ناقصة [ر] **5** يكون[1]] يكون ذلك [ك] | وحينئذ] وح [م،ب] | وحينئذ يكون] ويكو حينئذ [ر] | مزمنٌ] تحت السطر، تحصيحاً : مز [م] ؛ ومن [ك] | لا حادٌّ] لا حاه [ك] | يقول] ناقصة [م،ب،ك] **6** حارّ] حاد [ر] | شارف] شار في [ر] | الصنف] الصنف أيضا [ر] أيضاً] ناقصة [ر] **7** بالرداءة] بالزيادة [ر] | ولكن…يكن] ولم يكن ليكون [م،ب] ؛ ولم يكون ليكون [ك] | هذه] ناقصة [ر] **8** انبعثت] غير مقروّة [م،ب،ك،ر] **9** ليكونَ] يكون [ر] | سريع] سريعاً [ر] | الدم] الورم [ر] **10** لكن] بل [ر] **11** يصِر] يصير [م،ب،ك،ر] | الحالة] الحرارة [م،ب،ك] | وحيث] حيث [ر]

1–3 وقال…السوداء[1]: جالينوس، كتاب الأعضاء الآلمة (طب تيمور ١٧٥): والصديد الذي يتجلب وينصب إلى المواضع الخالية من الصدر إذا هو تأدى ووصل إلى جوف أقسام قصبة الرئة المتفرقة في الرئة ارتفع بالسعال وخرج بالنفث، ودلّ على الخلط الفاعل للورم في ذات الجنب أيّ خلط هو، أمن جنس المرة الصفراء، أم من جنس المرة السوداء أم بلغمي أم دموي. وذلك أنّه إذا كان الخلط من جنس المرة الصفراء، كان ما ينفثه العليل شيئاً أصفر أو أحمر ناصعاً، وإذا كان من جنس السوداء، كان النفث شيئاً أسود، وإذا كان من جنس البلغم، كان النفث أبيض زبدياً، وكذلك إذا كان الدم هو سبب العلة كان ما يخرج بالنفث شيئاً أحمر قانياً دموياً. **11–1,194** وحيث…للرئة: جالينوس، كتاب الأعضاء الآلمة (طب تيمور ١٨٤): ولكن إذا كان الصدر سليماً لا ثقب فيه وانقبض انقباضاً شديداً، ضغط تلك الرطوبة المحتقنة فيما بين الصدر والرئة، ودفعها إلى جوف أقسام قصبة الرئة المتفرقة في الرئة.

9. Il dit : « Ce qui sort avec l'expectoration du malade atteint de pleurésie indique l'humeur qui a causé l'inflammation : si l'expectoration est jaunâtre, [l'humeur] appartient à l'espèce de la bile jaune. Si elle est blanchâtre et écumeuse, elle appartient à l'espèce du phlegme. Si elle est noirâtre, elle appartient à l'espèce de la [bile] noire ». Or, il est connu que l'inflammation qui provient de la bile noire est soit un squirrhe, soit un cancer. Or, ces deux [inflammations] ne s'accompagnent d'aucune expectoration, ni de fièvre, et le cancer ne s'accompagne pas non plus de [cette expectoration], sauf s'il est ulcéreux, et à ce moment-là, il s'agit d'une maladie chronique et non aigüe. Dès lors, il eût mieux valu dire que les [expectorations] noirâtres proviennent d'un sang très chaud proche de la coction. En effet, c'est cette espèce [d'humeur] que décrit Hippocrate comme nocive et aigüe également, mais elle n'est pas aussi nocive [que la bile noire pure], même si la chaleur de l'humeur qui a produit cette espèce a été stimulée, et elle n'est pas aussi acide que la bile noire pure, non plus qu'elle ne s'accompagne de fièvre chronique ou de suppuration rapide. [L'espèce d'humeur] semblable à ce sang ne doit pas recevoir le nom de « mélancolique » ni de « cuite », mais de sang enflammé devenu extrêmement chaud, et qui a commencé à cuire, sans que [cette coction] soit terminée, et sans qu'il ait encore atteint le niveau de chaleur qu'on appelle « lie du sang ». Et lorsqu'il parle de la pénétration du pus et de la purulence dans le poumon en provenance des deux cavités du thorax, il avance comme cause la pression vigoureuse exercée par le thorax sur le poumon. Il dit : « De même que le sang est exprimé par le derme

1–5 Il…noire] *Loc.Aff.*, 5.4, VIII.308–309 K. (trad. Daremberg II. 631). **22–195,3** Il…poumon] *Loc.Aff.*, 5.6, VIII.324–325 K. (trad. Daremberg II.638–639).

الرئة من تجويفي الصدر، جعل السبب في ذلك شدّة ضغط الصدر للرئة، فقال : «كما أنّه يخرج الدم من الجلد عند ربط العضو المكسور لشدّة ضغط الرباط له، كذلك يدخل القيح لشدّة ضغط الصدر للرئة». ولقائل أن يقول إنّ الجلد الذي على الأعضاء المكسورة قد حدثت فيه خروق صغار وتمزيقات بما ناله من قرع الوقعة والضربة وليس في غشاء الرئة ذلك، بل هو سليم لا تخرج الريح ولا تدخل فيه، فضلاً عن غيره، وأحسب أنّ لهذا سبباً آخر <حتّى> يتعاونا جميعاً على هذا الفعل، بل يكون جلّ الفعل له، وقد ذكرناه في الجامع حيث ذكرنا ذات الجنب.

١٠. وقال : «والأَوْلى والأقنع أن يكون <سوء المزاج في الكبد> سببَ الاستسقاء حتّى <لم> تحيل ما يأتيها من الغذاء إلى الدم لبردها»، وقد يكون الاستسقاء مع الأبوال الحادّة واليرقان. وقال بعد هذا القول إنّ سوء المزاج في الكبد يضرّ تولّد الدم، إلا أنّ الحارّ منه يحرق الكيموس الذي يجيئها. ومعلوم أنّ الدم المتولّد في هذه الحالة أقلّ مائية من الدم المعتدل، فكيف يحدِث الاستسقاء ؟ ثم قال : «وفيما قيل في سبب الاستسقاء كفاية»، وتجاوزه من غير أن يذكر كيف يصير الماء إلى تحت الصفاق وفي أيّ طريق، ولِم لا يأخذ هذا الماء - وإن كَثُرَ - في طريق البول إذ كان مائية الدم، ولِم لا ينفذ في الزقي إلى جميع البدن كالحال

1–3 فقال...للرئة] هامش [م] ؛ ناقصة [ر] **2** يخرج] خرج [م] | كذلك] لذلك [م،ب،ك] **3** ولقائل] وللقائل [ر] | الجلد] الجلدة [ر] | الذي] التي [ر] **4** فيه] فيها [ر] | والضربة] أو الضربة [ر] | غشاء] غشي [ر] الرئة] ناقصة [ر] **5–7** وأحسب...الجنب] ناقصة [ر] **6** يتعاونا] يفاونا [م]؛ يقاويا [ب،ك] | ذكرناه] ذكرنا [م،ب،ك] **8** والأَوْلى والأقنع] والأقنع والأولى [ر] **8–9** حتّى...الاستسقاء] ناقصة [ر] **9** الأبوال] الأقوال [م] **10** وقال] وقد قال [ر] | بعد] بعيد [م،ب،ك] | تولّد] يتولد [م] **11** الذي] التي [ر] | يجيئها] يجيئه [م،ب،ك،ر] | ومعلوم] فمعلوم [ر] | الحالة] الحال [ر] **12** وفيما] وبما [م] | وتجاوزه] وتجاوز [ر] **13** لا] ناقصة [ر] **14** كَثُرَ] كثيراً [ر] | مائية الدم] ما ياتيه البول [ر] | ولِم] أو لم [ر] | الزقي] ناقصة [ر] | إلى] إلى في [ر] | جميع] الجميع [ر]

1–3 كما...للرئة: جالينوس، كتاب في الأعضاء الآلمة (طب تيمور ١٨٣): وإن كان الأمر على هذا فليقال في الجلد أيضاً الذي هو أقوى من الأغشية كثيراً وأغلظ منها، أنه لا يجب في شيء من الأوقات أصلا إلى أن ينفذ فيه ويخرج منه عند انعقاد العظام المكسورة ونبات اللحم عليها شيء من خلط الدم الذي قد نراه في قوم من هؤلاء ينصب ويخرج حتى يبل ويصبغ الرباطات المربوطة بها الكسر كلها. **8–9** والأَوْلى...لبردها: جالينوس، كتاب الأعضاء الآلمة (طب تيمور ٢٠١): وإذا كان الأمر على هذا فالأولى والأقنع أن تكون الكبد هى التي لا تغير ما يأتيها من الغذاء، ولا تحيله ولا تقلبه إلى الدم بسبب البرودة، مع أن العروق التي في جميع البدن تبرد معها. **10–11** وقال...يجيئها: جالينوس، كتاب الأعضاء الآلمة (طب تيمور ٢٠٣): من ذلك أنّ هذه الأصناف من سوء المزاج إذا كانت في الكبد، فالحارّ منها يحرق الأخلاط التي فيها والأخلاط التي تصعد إليها في العروق التي فيما بينها وبين الأمعاء.

quand on enserre par un lien la partie fracturée, en raison de la forte pression exercée par le lien sur [cette partie], de la même manière, le pus pénètre [dans le poumon] en raison de la pression exercée par le thorax sur le poumon »[101]. On pourrait objecter que la peau qui recouvre les parties fracturées comporte de fines déchirures et des entailles à cause du choc du combat et des coups, alors qu'il n'y a rien de tel dans la membrane du poumon. Au contraire, celle-ci est intacte, et le souffle n'en est pas expulsé, ni ne pénètre à l'intérieur, sans parler d'autre chose. J'estime qu'il y a une autre cause et que les deux, ensemble, contribuent à ce phénomène (i.e. l'expulsion de pus par les poumons), ou plus exactement, la plus grande part de celui-ci relève de cette [autre cause]. Et nous l'avons rappelé dans *La Grande Somme* lorsque nous avons parlé de la pleurésie.

10. Il dit : « Il est plus conforme à la raison et plus convaincant que la dyscrasie du foie soit la cause de l'hydropisie, si bien que la nourriture ne se transforme plus en sang, à cause du refroidissement [du foie] ». Or, l'hydropisie peut être accompagnée d'urines acides et de jaunisse. Il dit ensuite que la dyscrasie du foie a des effets nocifs sur la production du sang, mais que la dyscrasie chaude brûle le chyle qui lui parvient. Or, il est connu que le sang produit dans cet état (i.e. lors des dyscrasies) est moins aqueux que le sang équilibré. Dès lors, comment pourrait-il produire l'hydropisie ? Ensuite, il dit : « Ce que nous avons dit auparavant à propos de la cause de l'hydropisie, est suffisant », et il passe à autre chose, sans expliquer comment [l'humeur] aqueuse parvient aux endroits situés sous le péritoine, et en empruntant quel chemin, et pourquoi cette [humeur] aqueuse, même si elle est abondante, n'emprunte pas le chemin de l'urine, puisqu'elle constitue la partie aqueuse du sang, ni pourquoi, quand il s'agit d'ascites, elle ne pénètre pas dans l'ensemble du corps, comme en

---

12–14 est…foie] *Loc.Aff.*, 5.8, VIII. 353 K. (trad. Daremberg II. 653). **15–17** Il…parvient] *Loc.Aff.*, 5.9, VIII. 358 K. (trad. Daremberg II. 656). **19–21** il…suffisant] *Loc.Aff.*, 5.8, VIII. 354 K. (trad. Daremberg II. 654).

في اللحمي، فأما الطبلي، فما نطق في سببه ولا بحرف واحد، والله المستعان. وقد ذكرنا نحن هذا أيضاً في الجامع الكبير عند ذكرنا الاستسقاء وتَحَرَّيْنا بيانَ السبب فيه جهدَنا وطاقتَنا.

١١. وقال : «قد يعرض بول دموي لضعف يكون في الكلى كالاختلاف الدموي الحادث عن ضعف الكبد، ويعرض هذا البول أيضاً لاتساع أفواه العروق التي تصفّي البول من العِرق الأجوف»، ولم يعطِنا علامة نفرق بينهما. وهذا وأمثاله يضيّع غرض هذا الكتاب.

١٢. وقال في ديابيطس قولاً يقنع من لم يكن متدرّباً في الصناعة، وغطّى على الموضع المطلوب وتجاوزه بلطف وحيلة، وذلك أنّه قال إنّ السبب فيه ضعف الكليتين فقط، ثم لم يقل ما سبب ضعفهما وهذا هو الذي عابه في كتابه في حيلة البرء على الأطباء حين ذكر ضعف المعدة، وهو أيضاً المطلوب لأنّ علاج هذه العلّة مضادّة هذا السبب. وقد يمكن أن يُفهم من كلامه أنّ سبب هذا الضعف البردُ لتشبيه الحال في ذلك بزلق الأمعاء وبالشهوة الكلبية، إلّا أنّه أن يُفهم منه ذلك كان باطلاً، وذلك أنّ هؤلاء تُصْلَحُ أحوالهم بالأضمدة الندية على البطن والاستلقاء / على الأرض الباردة الندية والحقن المبرّدة أيضاً، وكذلك تُصْلِحُ م١٧٥و أحوالَهم الأغذيةُ والأشربة الباردة. فالأَوْلى أن يُتوهّم أنّ بهم سوء مزاج حارّ يابس في الكلى، وعنقها يجذب الرطوبة جذباً عنيفاً متداركاً ويدفعها أيضاً لثقلها عليها دفعاً متداركاً، وقد قلنا فيه

1 اللحمي] الحمى [ر] | فما نطق] فانطلق [م،ب،ك] | ولا] ناقصة [ر] **1–3** والله...وطاقتَنا] ناقصة [ر] **2** هذا] فوق السطر [م] **5** البول[1]] القول [م] **6** نفرق] يفرق [م] | بينهما] بينها [ر] **7** على] عن [ر] **8** المطلوب] المط [ب،ك] | بلطف وحيلة] بحيلة ولطف [ر] | وذلك] زبما : وقيعة وذلك [م،ب،ك] ؛ مقرر [ر] **9** ضعفهما] ضعفها [م،ب،ك،ر] | هو] ناقصة [ر] | عابه] عني به عابه [م،ب،ك] ؛ أعابه [ر] **10** وهو] هو [ر] | المطلوب] المط [ب،ك]؛ هامش [ب] **11** سبب] السبب [م،ب،ك] | البردُ] ناقصة [م،ب،ك] | لتشبيه] لشبهه [ر] **12** إلّا أنّه] إلا من أنه [ب] | أن] ناقصة [م] | يُفهم] فهم [ر] | منه] عنه [ر] | تُصْلَحُ] يصلح [م] | أحوالهم] أجوافهم [ر] **13** الندية[1]] الباردة [ر] | البطن] القطن [م،ب،ك] | الباردة] ناقصة [م] | أيضاً] ناقصة [ر] | وكذلك] ولذلك [م،ب،ك] | تُصْلِحُ] يصلح [م] **14** أحوالَهم] أجوافهم [ر] **15** وعنقها] ناقصة [ر] | يجذب] يحدث [ك]؛ فجذب [ر] | ويدفعها] ويدفعه [م،ب،ك،ر] | لثقلها] لثقله [م،ب،ر] ؛ الثقله [ك]

4–6 قد...الأجوف: جالينوس، كتاب الأعضاء الآلمة (طب تيمور ٢٢٠): ومن علل الكليتين علّة أخرى يبول فيها صاحبها صديد دم رقيق يشبه البراز الذي يخرج في ابتداء علة الكبد، إلا أن هذا تراه أكثر دموية من ذلك قليلاً. وهذا الاستفراغ الصديدي يعرض بسبب علة تكون في الكليتين شبيهة بالعلة التي قلنا أنها تكون في الكبد من ضعفها، ويعرض أيضاً بسبب اتساع أفواه العروق التي تصفي البول من العرق الأجوف إلى الكليتين، إن شئت أن تسمّيها أفواهاً وإن شئت أن تسمّيها منافذ.
8 قال...الكليتين: جالينوس، كتاب الأعضاء الآلمة (طب تيمور ٢٢٠): فقد يمكن الإنسان أن ينسب ما يحدث من مسيل البول على غير مجرى الطبيعة إلى ضعف الكليتين.

cas [d'hydropisie] anasarque. Quant à [l'hydropisie] tympanite, il ne dit pas un mot de sa cause, que Dieu nous vienne en aide. Nous avons pour notre part également parlé de cela dans *La Grande Somme*, lorsque nous avons abordé l'hydropisie, et nous avons examiné sa cause en y appliquant nos efforts et notre énergie.

11. Il dit : « L'urine sanguine est causée par l'atonie des reins, de la même manière que les déjections sanguines sont causées par l'atonie du foie. Ce type d'urine est également causé par la dilatation des orifices des canaux qui filtrent l'urine depuis la veine cave [dans les reins] ». Or, il ne nous donne pas d'indication permettant de faire la différence entre ces deux cas. Cet exemple, et d'autres encore, perdent de vue l'objectif de ce livre.

12. À propos du diabète, ce qu'il dit persuade [seulement] qui n'est pas entraîné dans l'art médical. Il escamote ce qui est demandé, et passe rapidement à autre chose avec une grâce rusée. En effet, il dit que la cause du [diabète] consiste seulement dans l'atonie des reins. Ensuite, il ne donne pas la cause de l'atonie de ceux-ci, alors que c'est cela même qu'il reproche aux médecins dans son livre *Sur la méthode de traitement*, quand il parle de l'atonie de l'estomac. C'est aussi ce qui est requis, puisque le traitement de cette maladie est le contraire de cette cause. D'après ce qu'il dit, on peut comprendre que la cause de cette atonie est le froid, car il rapproche cet état de la lienterie et de la boulimie. Mais comprendre cela de ce qu'il dit serait vide de sens, car l'état de ces [malades] s'améliore grâce aux bandages humides sur le ventre et au fait de s'étendre sur le sol froid et humide, et grâce à des injections de [médicaments] refroidissants également. De même, les aliments et les boissons froides améliorent leur état. Il est plus conforme à la raison de considérer qu'ils souffrent d'une dyscrasie chaude et sèche dans les reins et que le col [de ces reins] attire vigoureusement les matières humides de manière continue, et repousse également de manière continue [le liquide] à cause de son abondance.

6–9 Il...reins] *Loc.Aff.*, 6.3, VIII.394 K. (trad. Daremberg II. 674). **14–15** il...reins] *Loc.Aff.*, 6.3, VIII.396 K. (trad. Daremberg II. 676).

قولاً واسعاً في الجامع الكبير. وجالينوس يزعم أنّه لم ير هذه العلّة إلى وقت تأليفه هذا الكتاب إلّا مرتين، وليس ينبغي أن نضيف ذلك إلى تقصير وقلّة رؤية للمرضى، بل لعلّ هذه العلة يقلّ حدوثها في ناحيته، فأما نحن فقد رأينا هذه العلة أكثر من مائة مرّة بالعراق والجبل حتى أنّه لم يمرّ بنا شهر ولم نرها فيه إلّا أنّي رأيت حدوثها بالجبل أكثر.

١٣. وقال في السادسة : «قد يكون خراج في الرئة ينقى من مِدّته إذا نضج وانفجر بالبول، وطريقه أن يصير من الشرايين التي في الرئة إلى التجويف الأيسر من القلب ثم إلى الشريان الأعظم ثم إلى الشُعب / ب٢٤٣ظ التي تأتي الكلى من ذلك الشريان. وإنّ هذا من العجب أن يكون القيح يدخل تجويف القلب الأيسر ولا يُحدث حادثة عظيمة، ويخالط الدم ثم ينفصل منه لا سيما دم الشرايين على رقته وكثرة محض الشرايين له، إلّا أنّ هذا، وإن كان شيئاً بعيداً من قبول العقل له، فقد رأيت أنا خراجات في الصدر والرئة يتبعها بول المدّة وقيامها وكان نقاؤها بذلك». ولست أدري ما أقول في هذا، إلّا أنّي أنقم على جالينوس في هذا الموضع مؤاخذةً، وهي أنّه إن كان يمكن أن يخالط القيح دم الشرايين ثم ينفصل عنه، فلم يكن ينبغي أن ينكر مثل هذا على أراسسطراطس، فإنّه قد قال في ذكر علل الصدر في هذا الكتاب: «وقد ترك أراسسطراطس أن يصف على أيّ الوجوه تنبعث مثل هذه / ك٢٧١ المدّة التي قد فارقت

1 الكبير] الكبد [ك]؛ ناقصة [ر] **2** أن] إي [ك] | نضيف] نصرف [م،ب،ك] | للمرضى] المرضى [ر] | لعلّ] لقلّة [ر] **3** حدوثها] وجودها [ر] | فأما] وأما [ر] | هذه العلة] هذه العلة إلى هذه [ر] **4** ولم] لم [ر] | نرها] يرها [م] **5** ينقى من] يتعرض [ر] | من] ناقصة [ر] **6** وطريقه] فطريقه [ر] | من القلب] ناقصة [م،ب،ك] **7** التي] الذي [م،ب،ك] | تأتي] يأتي [م] | وإنّ هذا] إذا [ر] | العجب] مقرّر [م،ب،ك] **8** ولا] فلا [ر] | عظيمة] ناقصة [ر] | الدم] ناقصة [ر] **9** رقته] رقتها [م،ب،ك] ؛ رمته [ر] | له] لها [م،ب،ك] ؛ ناقصة [ر] **10** رأيت] رأينا [ر] | أنا] ناقصة [ر] | الصدر] الصدور [ر] | بول] قبول [م] ؛ بقبول [ب]؛ نقول [ك] **11** ولست] وليست [ر] | في هذا[1]] فيها [ر] | الموضع] ناقصة [م،ب،ك] **12** مؤاخذةً] واحدة [م،ب،ك،ر] | عنه] فيه [م،ب،ك] **13** هذا[1]] ذلك [ر] | أراسسطراطس] أراسطراطس [ك] **13–14** فإنّه...أراسسطراطس] ناقصة [ر] **14** وقد ترك] وقد نزل معنى [م،ب،ك] | فارقت] خالطت [م،ب،ك،ر]

5–11 قد...بذلك: جالينوس، كتاب الأعضاء الآلمة (طب تيمور ٢٢٧): وأما نحن فقد رأينا خراجاً كان في الرئة فاستنقى بالبول، وخراجاً كان في الصدر فنقي بالغائط. فمجيء القيح من الرئة إلى الكليتين ليس مما فيه شكّ ولا ريب أصلاً حسب ما توجبه حقائق الأمور. وذلك أنه كما تأتي الكليتين شعب من العرق الأجوف، كذلك تأتيها أيضاً شعب من العرق الضارب الأعظم. **13–1,200** فإنّه...حقير: جالينوس، كتاب الأعضاء الآلمة (طب تيمور ١٨٢): مع أن أراسسطراطس قد ترك أن يصف على أي الوجوه تنفث مثل هذه المدة التي قد فارقت الدم بعد مخالطتها له، وتخطّى ذلك وتجاوزه كأنه أمر صغير حقير.

Nous avons longuement parlé de cela dans *La Grande Somme*. Galien prétend qu'il n'avait vu cette maladie, avant de composer ce livre, que deux fois. Il ne convient pas de mettre cette remarque au compte d'un manquement de sa part et du peu de cas de malades qu'il aurait vus. Plutôt, peut-être que cette maladie avait une faible occurrence dans sa région. Pour notre part, nous avons vu plus de cent cas en Irak et dans les montagnes, à tel point qu'il ne se passe pas un mois sans que nous voyions [cette maladie], même si nous l'avons vue apparaître dans les montagnes plus souvent.

13. Il dit au sixième livre : « Il est possible qu'un abcès dans le poumon se purifie de sa purulence lorsqu'il mûrit et se vide par l'urine. Le trajet [de la purulence] consiste alors à passer par les artères qui se trouvent dans le poumon (i.e. les veines pulmonaires), dans le ventricule gauche du cœur, puis dans l'aorte, puis dans les prolongements conduisant aux reins à partir de l'aorte. Il est certes étonnant que le pus pénètre dans le ventricule gauche du cœur, sans provoquer un grave accident, et se mélange au sang puis s'en sépare, en particulier le sang des artères, en dépit de la finesse du [sang] et du fait que les artères sont entièrement consacrées à lui. Mais, même si c'est quelque chose de difficile à accepter pour l'intellect, j'ai effectivement vu des abcès dans le thorax et dans le poumon suivis d'urine purulente et du départ [du pus], et c'est ainsi qu'ils furent purgés ». Je ne sais que dire à ce sujet, à part que je retourne contre Galien dans ce passage une objection : c'est que, s'il est possible que le pus se mélange au sang des artères puis s'en sépare, il ne convient pas de refuser une chose comparable à Érasistrate. En effet, [Galien] a dit en parlant des maladies du thorax dans le même ouvrage : « Érasistrate a renoncé à décrire comment est expulsé le pus,

---

9–20 Il[1]...purgés] *Loc.Aff.*, 6.4, VIII. 411–412 K. (trad. Daremberg II. 684–685). **23–201,2** Galien...dimportance] *Loc.Aff.*, 5.4, VIII.320 K. (trad. Daremberg II. 636).

الدم بعد مخالطتها له وتخطّى ذلك وتجاوزه كأنّه أمر صغير حقير». وأنا أردّ هذا الكلام بعينه على جالينوس في هذا الموضع وأسئله أن ينصِف من نفسه.

١٤. وقال جالينوس في آخر هذه المقالة : «معلوم أنّ الإحليل إنّما ينتفخ من الريح». فلقائل أن يقول : فلِم يثقل إذن ؟

١٥. العلل والأعراض. أكثر شكوك هذا الكتاب قد ذُكِرَت فيما تقدّم من كتابنا هذا، وفيه أقوالٌ تناقض رأيه في الإبصار، منها قوله في أوّل الرابعة إنّ الذي يقبل الاستحالة والتغيّر من الألوان، هي الرطوبة الجليدية. وهذا يناقض رأيه، لأنّه إن كان التأثير يقع بالجليدية، فمعلوم أنّ اللون قد امتدّ إليها، حتى صاكها. وإن كان النور يخرج من العين، فيحيل ما بينه وبين المبصَر من الهواء حتى يجعله حساساً، فمعلوم أنّ التأثير يقع خارج البدن في السطح من الهواء المحيط بالمبصَر. ومنها قوله : «إذا تغيّرت الرطوبة البيضية أو ما يحاذي الحدقة من القرنية، رأى الإنسان / الأشياء بذلك اللون»، ولذلك زعم : «يرى صاحب اليرقان الأشياء صفراء، م١٧٥ظ وصاحب الطرفة حمراء». وهذا أيضاً يناقض رأيه، وذلك أنّه إذا كان النور الخارج من العين يعطي الهواء الخارج حسّاً حتى يدرك الشيء على ما هو به، والشيء ليس بأصفر ولا أحمر في نفسه، فقد كان ينبغي أن يدركه على ما هو عليه، وإن كان يدركه بلون ما قدام الجليدية، فمعلوم أنّه قد جاء نحوها وحمل ما بينه وبينها من الألوان إليها.

1 حقير] ناقصة [م،ب،ك] **2** الموضع] الكتاب [ر] | من نفسه] ناقصة [ر] **3** في] ناقصة [ر] | معلوم] إنه معلوم [ر] | الإحليل] الريح [م،ب،ك] **4** إذن] إذا [ر] **5–6** أكثر...الإبصار] ناقصة [ر] **5** من] ناقصة [ك] **6** تناقض] يناقض [م] | منها...الرابعة] قال السوفسطائي : جالينوس يقول في الرابعة [ر] | يقبل] لا يقبل [ر] **7** بالجليدية] في الجليدية [ر] **9** من الهواء[1]] ناقصة [م،ب،ك] | في] من [ر] **10** بالمبصَر] بالبصر [م،ب،ك] | قوله] قوله أنّه [ر] أو] ناقصة [ر] | ما] مما [ر] **11** اليرقان] اليرقان فان [ر] **12** وصاحب...حمراء] ناقصة [ر] | أيضاً] ناقصة [ر] **13** الخارج] ناقصة [ك] | ولا أحمر] ناقصة [م،ب،ك] **14** وإن] فإن [ر] | بلون] ناقصة [م،ب،ك] ؛ بكون [ر] الجليدية] الجليدي [م،ب،ك] **15** وحمل...إليها] وحيل ما بينه وبينها بما يعرضها من الألوان [ر]

3 وقال...الريح: جالينوس، كتاب الأعضاء الآلمة (طب تيمور ٢٣٨): وذلك لأن الأمر في أنّ الإحليل إنما ينتفخ من الريح معلوم، ومعرفة ذلك بالحدس يمكنك مراراً كثيرة أن تتعرفه من أن انتفاخه يكون بالعجلة. **6–7** قوله...الجليدية: جالينوس، كتاب في العلل والأعراض، آيا صوفيا ٣٥٩١، ٦٤ظ : فإنا قد بيّنا أن الذي يقبل الاستحالة والتغيير من الألوان هو هذه الرطوبة وحدها. **10–12** ومنها...حمراء: جالينوس، كتاب في العلل والأعراض، آيا صوفيا ٣٥٩١، ٧٠ظ : فإن لم تكن هذه الرطوبة كثيرة المقدار وكان لونها متغيراً، حدثت في البصر تخيّلات بحسب لونها، ولذلك صار من به اليرقان يظنّ بجميع الأجسام التي يراها أنّها صفراء الألوان، والذي تصيبه الطرفة يظنّ أن جميع الأجسام التي يراها لونها أحمر.

qui s'est séparé du sang après s'est mélangé à lui. Il passe vite là-dessus et le survole, comme si c'était une affaire négligeable et de peu d'importance ». Pour ma part, je retourne cette critique contre Galien, et lui demande d'être juste avec lui-même.

14. À la fin de ce livre, Galien dit : « Il est connu que le pénis est uniquement gonflé par le pneuma ». Or, le lecteur pourrait objecter : pourquoi dans ce cas, est-il pesant?

15. *Sur les causes et les symptômes*[102]. La plupart des doutes suscités par ce traité ont été abordés plus haut dans notre ouvrage. En particulier, il y a dans [ce traité] des passages qui contredisent sa doctrine de la vision. C'est le cas notamment de ce qu'il dit au début du quatrième livre, à savoir, que ce qui pâtit de la transformation et de l'altération par les couleurs, c'est le cristallin. Voilà qui contredit sa doctrine, puisque, si l'impact se situe dans le cristallin, alors il est connu que la couleur parvient jusqu'à lui, au point de se coller à lui. Or, si la lumière émane de l'œil, de sorte à transformer l'air qui se trouve entre elle (i.e. cette lumière) et l'objet visible afin de le rendre sensible, il est connu que l'impact se situe en dehors du corps, sur le plan de l'air environnant l'objet visible. C'est aussi le cas lorsqu'il dit : « Lorsque la sclérotique (litt. "l'humeur blanchâtre"), ou la partie de la cornée qui fait face à la pupille, est altérée, l'individu voit les choses dans cette couleur (i.e. celle qu'elle a prise) ». C'est pour cette raison qu'il prétend : « L'individu atteint de jaunisse voit les choses jaunes, et l'individu atteint d'une suffusion de sang dans l'œil voit les choses rouges ». Or, cela aussi contredit sa doctrine. En effet, si la lumière qui émane de l'œil rend l'air extérieur sensible afin qu'il perçoive la chose telle qu'elle est, et puisque la chose n'est pas jaune, ni rouge en réalité, alors il faudrait qu'il la perçoive telle qu'elle est. Mais s'il (i.e. l'œil) la perçoit de la couleur de ce qui se trouve devant le cristallin, alors il est connu que [l'air] est parvenu jusqu'à [l'œil] et a transporté jusqu'à lui les couleurs qui se trouvent entre [la chose] et [l'œil].

5–6 Galien...pneuma] *Loc.Aff.*, 6.6, VIII. 441 K. (trad. Daremberg II.700). **11–12** quil... cristallin] *Caus.Symp.*, VII.86 K. (trad. I. Johnston, in *Galen on Diseases and Symptoms*, Cambridge, 2006, p. 206). **18–20** Lorsque...prise] *Caus.Symp.*, VII.99 K. (trad. I. Johnston; in *Galen on Diseases and Symptoms*, p. 212).

١٦. البحران. أقول إنّ في كلامه في تعريفنا صور الحمّيات وأوقاتها ومنتهاها سرفاً ومجاوزةً بهذه المعرفة عن حدّها، وذلك أنّ الأبواب التي عَلِمْناها في هذا المعنى قد تقنع النفس أنّها بائنة أو قريبةٌ من البائنة صادقةٌ في أكثر الأمر، ما دامت كلاماً وتصوّراً وفكراً، فإذا طلب ذلك بالفعل، كان ذلك شكّاً في خطأها وصوابها. وليس مَن يعلم ذلك إلّا من كَثُرَت تجربتُه وطالت واشتدّت عنايته وتفقّده، وذلك أنّ الأمر شديد الاختلاف شديد الاشتباه. وخليق أن يكون القوم الذين يَليهم جالينوس في هذا الموضع أضربوا عن هذه الأمور لـمّا وجدوها كثيرة الشبهة والخطأ. فما أحصي كم من مرّة رأيت الحمّى ابتدأت بنافض يشبه نافض الغبّ وصعدت صعودَها، ثم كان منها ما لم ينب البتّة، فصارت في حكم حمّى يوم، ومنها ما أطبقت واتّصلت فصارت مثل المطبقة والمحرقة، وكم مرّة رأيتها قد نابت يومين، فدلّ على أنّها متزايدة فلم تنب ثالثة البتّة، وكم رأيتها مع سبب بادٍ ولا نافض معها ومع بول أصفر كثير وحرارة غير لذاعة ونبض ليس بالمتواتر جداً، فلم تكن حمّى يوم، بل نابت نوائب كثيرة تزداد رداءة حتى قلّت قبل السابع وبعده، ورأيتها مرّات كثيرة ابتدأت بلا سبب بادٍ وكان النبض معها متواتراً سريعاً غاية السرعة، والحرارة كثيرة قوية لذاعة وفي صعودها أعراض مهولة ثم عرق العليل عرقاً كثيراً جداً وأقلعت البتّة فلم تنب بعد ذلك. وكم مرّة قد رأيت الحمّى قد انقضت وانقلعت البتّة والماء أشدّ ما كان صبغاً وقواماً، وبالضدّ من ذلك، وكم حمّيات انقضت من غير أن يتبيّن في الماء رسوب البتّة، وكانت في أبدان عبلة تكثر شرب الشراب، منها ما كان مع نافض ومنها بلا نافض. ومنذ قريب حُمِمْتُ <و>أنا على سفر وظهر اليرقان فيّ وهو

---

1 تعريفنا] تعريضنا [ر] | الحمّيات] البحران [ر] | سرفاً] سرف [م،ب،ك] **2** بهذه] لهذه [م] | حدّها] حدّتها [م،ب،ك] | عَلِمْناها] عملناها [ر] | هذا المعنى] هذه المعاني [ر] | تقنع] ينبغي [ك] | أنّها] إنما [ر] | أنّها] ناقصة [م،ب،ك] **3** بائنة] مائة [م،ب،ك،ر] | البائنة] الثانية [م،ب،ك،ر] **4** كان...في] كاد أن يتكافأ [ر] خطأها] خطأوها [ر] | وصوابها] ناقصة [ر] | مَن] ناقصة [ر] | إلّا من] الأمر [م] **5** وتفقّده] وتنقده [ر] وذلك] ناقصة [م،ب،ك] | الاشتباه] الاضطراب [ر] **6** يَليهم] بينهم [ك] | جالينوس] مقرّر جالينوس [ر] **7** الشبهة] الشبه [ر] | فما...من] ناقصة [ر] | بنافض] يناقض [ر] | يشبه] شبه [ر] | نافض] تنافض [ر] **8** ينب] يثبت [ر] **9** والمحرقة] ناقصة [ر] | وكم] وكم من [ر] | نابت] ناب [م] ؛ مات [ك] | يومين] قونين [ر] **10** متزايدة] متزيدة [ر] | تنب] تثبت [ر] | بادٍ] بادي [م،ب،ك] ؛ ماد [ر] | معها] معه [م،ب،ك] | ومع] ناقصة [ر] | كثير] حسن [ر] **11** ليس] ناقصة [ب] | تكن] يكن [م] | نابت] كانت [ر] | تزداد] وقلت يزدادها [م] ؛ وقلت تزدادها [م] **12** قلّت] قلب [م] | ورأيتها] رأيتها [ر] | مرّات] مراة [ك]؛ مرار [ر] | ابتدأت] قد ابتدأت [ر] بادٍ] بادي [م،ب،ك] **13** متواتراً] متواتر [ر] **14** عرقاً] دما [م] | تنب] ينب [م] ؛ تثبت [ر] | وكم] وكم من [ر] | قد[1]] ناقصة [ر] **14–15** انقضت وانقلعت] انقطعت وانقلعت [ر] **15** أشدّ] شد [م] ؛ سر [ر] | ما] مما [ر] **16** رسوب] شوب [ر] | وكانت] وكان [م،ب،ك] | في[2]] من [ر] | أبدان] أجسام [ر] | عبلة] علبة [ر] الشراب] الماء [ر] | منها] فمنها [ر] **17** حُمِمْتُ] ناقصة [م]

16. *Sur la crise*[103]. À propos de *Sur la crise*, j'affirme que ce qu'il dit [en parlant de] notre connaissance des formes de fièvres, de leurs périodes et de leur sommet, va au-delà et dépasse la limite de cette connaissance[104]. En effet, les catégories qu'on a apprises à ce sujet peuvent parvenir à persuader l'âme qu'elles sont évidentes ou quasi évidentes, et fiables dans la plupart des cas, tant qu'on reste [dans le domaine du] discours, de la représentation et de l'idée. Mais lorsqu'on soulève cette question dans la pratique, [savoir] si cela est faux ou correct est sujet au doute. Et seul peut le savoir celui dont l'expérience est riche et longue, et l'attention et l'examen approfondis. En effet, ce problème comporte beaucoup de variations et de ressemblances, et il conviendrait que ceux [des médecins] avec lesquels se range Galien dans ce passage, se détournent de ce sujet quand ils constatent qu'il est rempli d'incertitudes et d'erreurs. Je ne compte pas le nombre de fois où j'ai vu la fièvre débuter par des accès de frissons semblables aux accès de frissons de la fièvre tierce, puis monter en puissance. Puis, dans certains cas, elle n'atteignait pas du tout de paroxysme, et suivait la description d'une fièvre éphémère, tandis que dans d'autres, elle demeurait sans interruption, et devenait comme [la fièvre] continue et [la fièvre] ardente. [Je ne compte pas non plus] le nombre de fois où j'ai vu [la fièvre] atteindre un paroxysme durant deux jours – ce qui était un signe qu'elle était croissante – et ne pas atteindre pas du tout de paroxysme le troisième [jour]. Combien de fois l'ai-je observée accompagnée d'une cause manifeste, sans accès de frissons, avec une urine jaune abondante et une chaleur non irritante, et un pouls qui n'était pas très fréquent, sans qu'il s'agisse d'une fièvre éphémère, mais [d'une fièvre] qui passait par de nombreux paroxysmes, et dont la nocivité augmentait, jusqu'à ce que [la fièvre] diminue avant le septième jour et après ? Je l'ai aussi souvent observée débuter sans cause manifeste, accompagnée d'un pouls fréquent et extrêmement rapide, ainsi que d'une chaleur intense et irritante. Tandis qu'elle montait en puissance, des symptômes alarmants sont apparus, puis le malade s'est mis à transpirer abondamment, et [la fièvre] a ensuite complètement disparu, et n'a pas atteint de paroxysme après cela. Combien de fois ai-je déjà vu que la fièvre était résolue et avait disparu tout à fait, alors que l'urine était très concentrée dans sa teinte et sa composition, mais aussi, au contraire, combien de fièvres ont été résolues sans qu'aucun dépôt ne soit visible dans les urines, alors qu'elles se trouvaient dans des corps corpulents qui buvaient beaucoup ? Parmi elles, certaines étaient accompagnées de frissons, d'autres non[105]. Il y a peu, j'ai été pris de fièvre lors d'un voyage, et la jaunisse est apparue chez moi. C'est une chose qui ne m'avait jamais atteint sinon le jour

شيء لم يعترني قط من غير يوم النوبة في العين وفي الماء، وذلك أنّي لما رأيت الماء ضبيحاً تلك الليلة، قلتُ انظروا إلى عيني، لَمّا رأيت اليرقان في الماء، فأخبروني بما فيها منه، ثم لم يكن إلّا خيراً.

١٧. وكم قد ترصدتُ في البيمارستان ببغداد وفي الريّ وفي منزلي سنين كثيرة هذه المعاني وأثبت أسماء من كان أمره جرى على حكم هذه الكتب وأسماء من جرت / حالته م١٧٦و على خلاف ذلك على حِدة. فلم يكن عدد من جرى أمره منهم على الخلاف بأقلّ عدد فينبغي أن يُطرح ولا يُعنى به كحكم سائر الصناعات، بل شيء كثير لا ينبغي لعاقل محترس أن يثق معه بهذه الطريقة غاية الثقة ويركن إليها ويطلق القول بتقدمة المعرفة أو بنوع العلاج والتدبير بحسبها. وذلك أنّ من جرى أمره على الخلاف قد كان نيّفاً على ثلثمائة من نحو ألفي مريض، ومن ذلك أمسكت عن الإنذار بما هو كائن، إلّا حيث كان الأمر من وضوح الدلائل وقوّتها ما لم يلزمني فيه شكّ. وبقيت زماناً طويلاً أطلب بالتجربة والقياس تدبيراً للأمراض الحارّة جديراً، آمن معه أن أجنيَ على المريض الخطأ مع إن أخطأت إلّا بطول مدّة العلّة، حتى وجدته. ولولا أنّي كرهتُ تطويل كتابي هذا به، إذ ليس هو موضعه، لذكرته.

١٨. ويزيدُكَ معرفةً بصحة ما قلتُ إذا أنت نظرتَ في عسر تعرّف الحمّيات، وأنّ أكثر ما يحدث بالناس من العلل من أخلاط شتّى ولتدابير مختلفة وفي اختلاف سحناتهم وأمزجتهم،

---

1 غير] عند [ر] | وفي الماء] والماء [ر] | الماء[2] مائي [ر] | ضبيحاً] ضبيحة [م،ب،ك،ر] **2** انظروا] انظر [ر] رأيت] رأيت من [م،ب،ك] | في] من [ر] **4** وكم] و [ر] | قد] ناقصة [م] | البيمارستان] مارستان [ر] | ببغداد] بغداد [ر] | وفي الريّ] وفي ري [م] ؛ وبالذي [ر] | وفي[2] في [ر] | منزلي] منزل [ك] | هذه] هذا [ر] **5** أسماء] أسمها [ر] | حالته] حاله [ر] **6** عدد[1] عندى [ر] | منهم] ناقصة [ر] | الخلاف] الخلاف منهم [ر] | بأقلّ] ناقصة [ر] **7** فينبغي] ينبغي [ر] | يُعنى] يعنا [م،ب،ك] | كحكم] لحكم [م،ب،ك] | شيء] ناقصة [ر] **8** الطريقة] الطريق [م،ب،ك] | بنوع] بنزع [م،ب،ك] **9** أنّ] ناقصة [ر] | قد] وقد [م] | كان] كانو [م،ب،ك] نيّفاً] ناقصة [م،ب،ك] | ثلثمائة] الثمانية [م،ب،ك] | نحو] قرابه [ر] **10** كان] ناقصة [ر] | الأمر] بالأمر [ر] **11** يلزمني] يكن في [ر] | فيه شكّ] شكّ فيه [ر] | طويلاً] ناقصة [م،ب،ك] **11–12** تدبيراً للأمراض] تدبير الأمراض [ر] **12** على] عن [ر] | الخطأ] بخطأ [ر] | مع] مني [ر] **13** كرهتُ] أكرهت [م] ؛ أكره [ب،ك] ؛ أدري [ر] | هذا] دا [م] | موضعه] من صفه [ر] | لذكرته] الذكر به [ر] **14** إذا] إذ [م] **15** أخلاط] اختلاط [م،ب،ك] | شتّى] شيء [م،ب،ك] | ولتدابير] لبراس [ر] | وأمزجتهم] وامزاجهم [م،ب،ك]

du paroxysme, dans les yeux et dans les urines. Ainsi, quand j'ai vu que la couleur de [mes] urines était foncée cette nuit-là, j'ai dit à [mes compagnons] : « Regardez dans mes yeux car j'ai vu [les symptômes] de la jaunisse dans [mes] urines », et ils m'ont informé des [symptômes de la jaunisse] qui s'y trouvaient. Ensuite, mon état n'a fait que s'améliorer.

17. Combien [de fois] ai-je déjà observé ces catégories [de fièvre] dans les hôpitaux de Bagdad et de Rayy[106], et dans ma propre maison, des années durant ! J'ai consigné les noms de ceux dont l'état a suivi la manière décrite dans ces livres, et les noms de ceux dont l'état a suivi un cours différent de celui-ci, chacun individuellement. Or, le nombre de ceux dont l'état a suivi un cours différent n'était pas si minime qu'il convienne de le négliger et ne pas s'en préoccuper, conformément au raisonnement adopté dans l'ensemble des arts, mais au contraire il était assez élevé pour qu'il ne faille pas qu'un savant attentif accorde toute sa confiance, en dépit de [ce nombre], à cette méthode[107], et se prononce sur le pronostic ou sur le traitement et le régime en suivant [cette méthode]. En effet, le nombre de ceux dont l'état a suivi un cours différent s'élevait à plus de trois cent sur environ deux mille malades[108]. En raison de cela, je m'abstenais d'annoncer ce qui avait lieu, jusqu'à ce que les signes soient assez clairs et précis pour que l'état [du malade] ne laisse plus place au doute chez moi. Ainsi, je restais longtemps à rechercher auprès de l'expérience et du raisonnement un régime approprié à suivre contre les maladies chaudes – grâce auquel je n'aurais pas peur de faire peser sur le malade une erreur de ma part, même si j'en commettais, à part la durée de la maladie –, avant de le trouver. Si je ne répugnais pas à allonger ce livre à cause de lui – étant donné que ce n'est pas là le sujet –, je mentionnerais [ce régime].

18. Ce que je dis te semble encore plus juste, lorsque tu examines à quel point il est difficile de connaître les fièvres, et que la plupart des maladies proviennent d'humeurs variées, sont dues à divers régimes, et [apparaissent] dans des conditions et des tempéraments divers, si bien que certains seront

حتى أنّ منهم من يسرع إليه الرعاف ومنهم من يكاد وجهه في الحمّيات يقطر دماً ولا يرعف/، وكذلك في سائر أنواع الاستفراغات الأُخر. وإذا نظرتَ أيضاً فيما اعتمد عليه ب٢٤٤و جالينوس في هذا الباب، فوجدته لا يمكن إدراكه على الحقيقة، فإنّ اعتماده في تعرّف نهاية الحمّيات على قياس الأدوار بعضها ببعض وعلى دلائل النهوة والنضج، فإن تعرّفتَ ذلك من قياس الأدوار، كان علمُك بالنهاية على الحقيقة أبداً متأخرَ الوقت عن حاجتك إلى معرفته، وإنْ تعرفته من دلائل النهوة والنضج، لم تجدها بيّنة في كلّ علّة بل لا تجدها بتّة في بعض العلل. من ذلك أنّي قد رأيت خلقاً ممن مات في الحمّيات المطبقة من اليوم الثالث وإلى العشرين دامت أبوالهم على حالة واحدة حمراءَ وشقراءَ وصفراءَ أيضاً ومع قوام حسن ولم يظهر بهم من الدلائل الرديئة جداً شيء إلا قبل الموت بوقت يسير، ورأيت كثيراً بهم ذات الجنب انقضت وبرأ العليل، ومنها ما قَتَلَ ولم يبتدئ النفث البتّة ولم يكن النَفَس ولا الزحير ولا الحمّى في التي قتلت لها كثير فضل، إلاّ قبل الموت بوقت يسير ثم كان يتشنّج بعضهم ويُغْشى على بعض ويموتون.

1 في الحمّيات] ناقصة [م،ب،ك] **2** وكذلك] ولذلك [ب،ك] | أيضاً] ناقصة [ر] **3** فوجدته] وجدته [ر] | في[2]] على [ر] **4** النهوة] النهو[ر] **5** على الحقيقة] ناقصة [ر] | عن] ناقصة [م،ب،ك] **6** وإنْ تعرفته] ناقصة [ب] تعرفته] ناقصة [ر] | النهوة] النهو [ر] | تجدها[1]] نجدها [م،ب،ك] | تجدها[2]] نجدها [م،ب،ك] | بتّة] البتة [ر] **7** أنّي] أني أنا [ر] | ممن] فمن [م] | مات] ناقصة [ك] **8** أبوالهم] أفعالهم [م]؛ أنوابهم [ر] | حالة] حال [ر] حمراءَ] حمر [م،ب،ك] | وشقراءَ] وشقر [م،ب،ك] | وصفراءَ] وصفر [م،ب،ك] **9** بهم[1]] ناقصة [ر] | قبل] القليل [م] ؛ العليل [ب،ك] **10** وبرأ] وبرد [ر] | ومنها] ومنه [م،ب،ك] | قَتَلَ] قيل [م] | يبتدئ] يبد [ر] | الزحير] الزحّرة [ك]؛ الوجه [ر] | ولا[2]] لا [ك] **11** في] ناقصة [ر] | قتلت] قبلت [م] | لها] لها [م،ب،ك]

prompts à saigner abondamment du nez, tandis que d'autres, leurs visages ne laissent même pas filtrer quelques gouttes de sang lors des fièvres, et ils ne saignent pas abondamment. Il en va de même pour tous les autres types d'expulsions. Si tu examines aussi [les principes] sur lesquels s'est fondé Galien à ce sujet, tu verras qu'il ne lui était pas possible de l'appréhender en vérité. En effet, il s'est fondé pour comprendre l'issue des fièvres, sur la comparaison des cycles[109], et sur les signes donnés par l'absence de coction et la coction. Or, si tu [entreprends] d'acquérir la connaissance [de l'issue des fièvres] à partir de la comparaison des cycles, ce que tu apprends sur l'issue des fièvres sera finalement toujours en retard par rapport au moment où tu auras besoin de cette connaissance. Et si tu fondes ta connaissance sur les signes donnés par l'absence de coction ou la coction, tu ne les trouveras pas clairement dans toutes les maladies. Bien au contraire, tu ne les trouveras pas du tout, dans le cas de certaines maladies. Ainsi, j'ai vu des hommes qui sont morts lors de fièvres continues entre le troisième et le vingtième jour, alors que leurs urines étaient toujours dans le même état, qu'elles aient été rouges, blondes, ou jaunes, et de bonne constitution. De plus, ils ne manifestaient aucun signe très néfaste, sinon juste avant la mort. J'ai aussi vu très souvent des gens victimes de pleurésie, chez qui elle s'arrêtait, et le malade guérissait ; dans d'autres cas, [la maladie] était fatale, sans qu'aucune expectoration n'apparût, et la respiration, l'ahanement, et la fièvre n'étaient pas excessifs, dans les cas où elle a été fatale, jusqu'à peu de temps avant la mort. Puis, certains [malades] se mettaient à trembler, d'autres s'évanouissaient, et ils mouraient.

١٩. وقد قال أبقراط في الأولى من إبيديميا، وفسّره جالينوس وحققّه، إنّ الحمّى الدائمة قد تأخذ من ابتدائها بقوة وتكون في غايتها من الشدّة والصعوبة ثم تحدُر في وقت البحران، وإنّ هذا قد يكون في جميع أنواع الحمّيات، ويفسد في هذه النظرُ في حال الأدوار، بل يصير الأمر فيها بالضد.

٢٠. وأما كتاب أصناف الحمّيات، فإنّه كثير الشكوك جداً، ومن أجل ذلك عزمتُ على ذكرها في كتاب نعمله في الحمّيات.

٢١. وأما الصناعة الصغيرة، فقد كان ينبغي له، إن كان يريد / تعليمنا صناعة الطبّ على م١٧٦ظ طريق شرح الحدّ الذي هو حقاً أشرح تعليم وأحصره، أن يجعل تحديده له بفصوله المأخوذة من أغراضه فيقول: «الطبّ هو علم الأشياء التي يُحتاج إليها في حفظ الصحة {...} ونفي الأمراض بمقدار ما في وسع البشر بحسب ما أمكن /في ذلك في كلّ واحد من الأبدان». ثم ك٢٧٢ | يقول إنّ الذي يُحتاج إلى علمه لبلوغ هذه الأغراض، المعرفةَ بالأسطقسات والأمزجة والهيئات والأمراض والأسباب والأغذية والأدوية والتدبير، ثم يجعل كلّ فصل من هذه الفصول جزءاً من أجزاء الطبّ العظام ويقسّمه إلى آخر أقسامه التي ينقسم إليها أو إلى التي يُحتاج إليها في بلوغ هذه الأغراض لا محالة، ويقول فيها قولاً تاماً فلا يكون له في الصناعة كتاب غير هذا الكتاب

1 وقد] ناقصة [ر] | الأولى] الأول [م،ب،ك] | إبيديميا] إفيديميا [ر] **2** تأخذ] يأخذ [م] | من[1]] بشدّة [ر] وتكون] ويكون [م] | والصعوبة] العضوية [ر] | تحدُر] يجوز [ب،ك] ؛ يحور [ر] **3** أنواع] ناقصة [ر] | ويفسد] فتفسد [ر] | هذه] هذا [ر] | الأدوار] الأدوار والأعراض أيضاً [ر] **4** يصير] يكون [ر] | فيها] ناقصة [ر] **5–6** وأما...الحمّيات] ناقصة [ر] **7** الصغيرة] الصغير [ر] | له] ناقصة [ر] **9** في] ناقصة [ك] | الصحة] بعدها كلمة غير مقرؤة ولعلّه الزينة. | ونفي] وهو [ب،ك] ؛ ويفني [ر] **10** الأمراض] المرض [ر] | أمكن] يمكن [ر] في[2]] من [ر] **11** والأمزجة] الامزاج [م،ب،ك] | والهيئات] هامش، تصحيحاً : الحميات [ب] ؛ الحميات [ك] **12** جزءاً] أجزاء [م،ب،ك] **13** إلى آخر] لا خير [ر] | إليها[1]] ناقصة [م،ب،ك] | أو إلى] و [ر] | التي[2]] الشيء [م] ؛ الذي [ر] | بلوغ] تنوع [م] **14** لا محالة] لا محة [ب،ك] | تاماً] ما [ر] | فلا] ولا [ر] **14–1,210** الكتاب بتّة] ناقصة [ر]

1–3 وقد...الحمّيات: جالينوس، تفسير في الإبيذيميا، ت. أ. فاغبول، ١٠.٣، ص. ٤٠٠-٤٠٢: أبقراط: ولكلّ واحدة من هذه الحمّيات جهة ونظام ونوائب، من ذلك أنّ الحمّى الدائمة قد تأخذ منذ ابتدائها بقوّة وتكون في غايتها من الشدّة والصعوبة، ثم إنّها نحو وقت البحران ومع وقت البحران تخف، وربّما ابتدأت وهي ليّنة مدفونة، ثم إنّها تتفاقم وتستصعب في كلّ يوم وتلتهب غاية التهابها نحو وقت البحران، وربمّا ابتدأت بلين وهدوء، ثم تزيّدت واستصعبت إلى مدّة ما فبلغت منتهاها، ثم أخذت في النقص ودام ذلك بها إلى وقت البحران ونحو البحران. وهذه الأشياء قد تكون في كلّ حمّى وكلّ مرض. **7–8** صناعة...الحدّ: جالينوس، كتاب الصناعة الصغيرة، ت.س.سالم، ص.٢. **9–10** فيقول...الأبدان: جالينوس، كتاب الصناعة الصغيرة، ص.٧: إن الطبّ هو معرفة الأشياء المنسوبة المتصلة بالصحة والمرض وبالحال التي لم يخلص للإنسان فيها صحة ولا مرض.

19. Au début du traité *Sur les épidémies*, dans un passage que Galien a commenté et expliqué, Hippocrate dit que la fièvre continue peut être très forte dès le début et extrêmement intense et difficile, et ensuite diminuer au moment des crises. Il dit aussi que cela peut arriver dans tous les types de fièvres[110]. Or, dans le cas de [ces fièvres], la théorie des paroxysmes est détruite. Plus exactement, dans ces cas-là, les choses se passent de manière opposée [à cette théorie].

20. Le livre *Sur les différentes espèces de fièvres*[111] soulève de nombreux doutes, si bien que j'ai décidé de leur consacrer un ouvrage que nous intitulerons *Sur les fièvres*[112].

21. Dans l'ouvrage *Sur l'art médical*[113], s'il voulait nous enseigner [ce qu'est] l'art médical en suivant la voie de l'explication de la définition, qui est véritablement l'enseignement le plus clair et le plus complet, il fallait qu'il construise sa définition à l'aide des parties [de la médecine] extraites de ses objectifs, et qu'il dise : « La médecine est la science des choses requises pour conserver la santé et {...}[114] et repousser les maladies, pour autant qu'il est dans le pouvoir des hommes, en fonction de ce qu'il est possible [de réaliser] pour cela dans chacun des corps »[115]. Puis il dirait que ce qu'il est nécessaire de connaître pour atteindre ces objectifs, c'est la connaissance des éléments, des tempéraments, des constitutions, des maladies, des causes, des aliments, des médicaments et du régime. Ensuite, il ferait de chacune de ces rubriques une partie des parties principales de la médecine, puis diviserait chacune jusqu'aux dernières sous-parties, ou en sous-parties dont on a besoin sans aucun doute pour remplir ces objectifs. Ensuite, il ferait sur chacune de ces parties un exposé complet, si bien qu'il serait seulement l'auteur de cet ouvrage-ci au sujet de l'art [médical],

---

1–4 Au...fièvres] *Hipp.Epid.*, éd. et trad. U. Vagelphol, *CMG*, Supp. Or. V 1, p. 401–403 (I.3.10, éd. Wenkebach, CMG V 10, 1, p. 120, l.23–p. 121, l.5). **10–11** Sur...définition] *Ars Med.*, I.307 K. ; trad. V. Boudon in Galien. *Exhortation à la médecine. Art médical*, Paris, 2000, p. 276.

بتّة، إذ كان قد حوى هذا الكتاب وحصر الصناعة كلّها، حتى لم يشذّ عنه منها شيء أو جعل هذا الكتاب كتابَ إذكارٍ بهذه المواضع وإرشادٍ إليها، فجعل كلامه فيها فيه بحسب ذلك، وأودعه جملاً وجوامعاً من جميعها. فأما أن يخلط فيكثر في شرح بعض هذه الأجزاء، كما فعل في الدلائل على مزاجات الأعضاء، ولم يذكر سائر أجزاء الصناعة العظام ولا يستقصي إلا الواحد الذي ذكره، فغير صواب - وأعجب من ذلك أيضاً أنّه قد خصّ هذا الجزء بكتاب آخر. ويذكر من هذه واحداً أو اثنين ذكراً ناقصاً، ثم ينتقل إلى الوجه الثاني الذي قلنا، فلا يذكر منها جملها وجوامعها ليكون على حال سدر زعرور، لكن يجعل هذا الموضع من كتابه هذا فينكساً فقط، على أنّه قد جعل فينكساً لكتبه، ثم لا يعطيه مع هذا أيضاً ولا حقّ الفهرست في الاستقصاء، فذلك غاية التخليط، والله المستعان. ويُعلم أنّ الرجل قد كان يقرَب هذين الوجهين جميعاً - الّذين كان ينبغي أن يجري أمر هذا الكتاب على أحدهما مع استقصاء لذلك الوجه - من ذِكْرِه لكلّ واحد منهما مع اضطراب وتخليط وأيضاً من أخذه الحدَّ من غير مأخذه.

٢٢. تدبير الأصحاء. قال: «النار والهواء في المنيّ أكثر منه في الدم». وهذا يوجب أنّ المنيّ أحرّ من الدم. وكيف يكون ذلك، وإنّما هو دم يستحيل في أعضاء باردة ولم نر قط مِن زيادته في البدن تزيّدَ حرارة، كما نرى ذلك عند تزيّد الدم، ونرى مِن بقائه فيه انقلاب المزاج

1 إذ كان] كأنه [ر] | حوى] جرى [م،ب،ك] | كلّها] بأسرها [ر] | لم] لا [ر] **2** إذكارٍ] إذ كان [م،ب،ك] بهذه] بها [م] ؛ بهذا [ك،ر] | المواضع] ناقصة [ر] | فيها] ناقصة [ر] **3** وأودعه] وأودعوه [ر] | جملاً] جمعاً [م،ب،ك] | جميعها] بحيعها [ر] | فيكثر] فيذكر [م،ب،ك] | في] في بعضه [م،ب،ك] | شرح بعض] بعض شرح [ر] | الأجزاء] جزا [ر] **4** مزاجات] مزاجات الدلائل [ب،ك] | ولم] ولا [ر] **5** إلا] ولا [م،ب،ك،ر] | الواحد] واحد [م،ب،ك] **6** بكتاب] الكتاب [م] | من] ناقصة [ر] | أو] و [ر] | إلى] ناقصة [م،ب،ك] | الوجه] بالوجه [ك] **7** قلنا] قليلا [م،ب،ك] | فلا] ولا [ر] | ليكون] فيكون [م] | سدر زعرور] فيها سدر من عور [م،ب،ك] ؛ سداد من عور [ر] **8** فينكساً[1]] فينكسار [م]؛ فيكسر [ب،ك]؛ منعكس [ر] | جعل] جعله [ر] | فينكساً[2]] فهرسة [ر] | لكتبه] ناقصة [م،ب،ك] **9** الفهرست] الفهرسة [ر] | الاستقصاء] استقصاء [ك] | فذلك] بذلك [م] **10** يقرَب] تصور [م،ب،ك] | الّذين] الذي [م] ؛ اللذين [ك] | أمر] ناقصة [ر] **11** أحدهما] أحدها [ر] لذلك] مع لذلك [م] | وأيضاً] وإنما [م،ب،ك،ر] **12** من[1]] إلى من [م،ب،ك] **13** النار والهواء] الهواء والنار [ر] **14** من الدم] ناقصة [ر] | أعضاء] الأعضاء [ك] | نر] تر [ر] **15** حرارة] حرارته [ر] | ذلك] ناقصة [ر]

13 قال...الدم: جالينوس، كتاب في تدبير الأصحاء، آيا صوفيا ٣٥٨٣، ٢و: (...) الأكثر في المني هو جوهر النار والهواء والأكثر في الدم هو جوهر الماء والأرض.

puisque [cet ouvrage] contiendrait et embrasserait l'ensemble de cet art, au point de ne rien laisser de côté. Ou alors il ferait de ce livre un manuel destiné à se rappeler ces sujets et à les indiquer [seulement], et alors il adapterait ce qu'il dirait à cet objectif, et consignerait sous forme de compendium toutes [les notions]. Mais le fait de confondre [les deux démarches], et de multiplier les explications au sujet de certaines parties, comme il l'a fait pour les signes des tempéraments des parties du corps, en négligeant de traiter le reste des parties principales de la médecine, et en examinant à fond une seule de celles qu'il mentionne, cela n'est pas correct – et c'est d'autant plus étonnant qu'il consacre à cette partie un autre livre. Il mentionne une ou deux [parties] de manière lacunaire, puis il passe à la seconde manière dont nous avons parlé. Et il ne traite pas [l'art médical] à la manière d'un compendium, pour qu'il soit présenté en arborescence[116], mais il fait de ce passage de ce livre un sommaire[117] seulement – en dépit du fait qu'il a déjà composé un *Sommaire* pour ses livres –, qu'il ne développe pas non plus comme un sommaire devrait l'être. C'est là le comble de la confusion, que Dieu nous vienne en aide. On comprend que l'homme (i.e. Galien) a approximé ces deux démarches ensemble – entre lesquelles il fallait choisir en sorte de consacrer ce livre à l'une d'elles en l'examinant à fond – du fait qu'il a mentionné chacune des deux avec désordre et confusion, mais aussi du fait qu'il est parti d'une définition sans la fonder.

22. *Sur le régime de la santé*[118]. Il dit : « Le sperme contient plus de feu et d'air que le sang ». Cela implique que le sperme soit plus chaud que le sang. Or, comment en serait-il ainsi, alors qu'il (i.e. le sperme) est uniquement du sang qui se transforme dans les parties froides [du corps], et que nous n'avons jamais constaté encore, à cause du fait que [le sperme] a augmenté dans le corps, que la chaleur a augmenté, tandis que nous observons cela lorsque le sang augmente, et

---

21–22 Il…sang] *San.Tu.*, VI.3 K. ; trad. R. M. Green in Galien, *A translation of Galen's Hygiene*, Springfield, 1951, p. 6.

البتّة إلى البرد كالحال في الخصيان والأمراض الباردة جداً كاختناق الأرحام ؟ وقال في تفسيره الفصل الذي أوّله «إذا انعقد للمرأة في ثدييها دمٌ، دلّ ذلك من حالها على جنون»، وذلك أنّ طبيعة اللحم الرخو باردةٌ عديمةُ الدم، فهي تحيل ما يجيئها من الدم إلى ما هو أبرد، وحال الأنثيين في ذلك حالُ هذا اللحم.

٢٣. قال : «ولما لم يكن ينبغي أن يبقى المني رطباً، لأنّه كان مزمعاً بأن يصير عصباً أو عروقاً أو عظاماً، احتيج / أن يُخلط معه عنصُر ميبّسٌ قويٌّ، والأرض والنار هما كذلك، إلا أنّه م١٧٧و لم يمكن أن يُخلط من الأرض شيءٌ كثيرٌ، وذلك أنّ الأوائل كانت محتاجة إلى أن تكون رطبة، وأمّا النار فلا مانع من أن يخلط معها شيءٌ كثيرٌ، فلذلك خلط منها مقدارٌ يبلغ أن يجفّف نعِما من غير أن يحترق ويشيط». وهذا كلام لا حاصل له، وذلك أنّ الحارّ يجفّف بمقدار ما يبدّد من الرطوبة واليابس بمقدار ما ينشّف، فليس <حاصل> لقوله «إلا أنّه لم يمكن أن يخلط من الأرض شيء كثير وذلك أنّ الأوائل كان ينبغي أن تكون رطبة وندية»، كأنّ الشيء الذي يُجَفَّف بالحرارة لا تفنى رطوبته والمجفّف باليبوسة تفنى رطوبته، على أنّ الأمر بالضدّ، وذلك أنّ الرطوبة المنشوفة باقية والمتبخّرة هاوية هالكة، فتجفُّف ما يراد ألاّ يبقى

1 في[1]] من [ر] **2** الفصل] الفصول [ب] | ثدييها] ثديها [م،ب،ك] | دلّ] ذل [ك] | ذلك...حالها] ناقصة [ر] وذلك] ذلك [ك]؛ ناقصة [ر] **4** ذلك] هذا [ر] | هذا] ناقصة [ر] | اللحم] باللحم [م،ب،ك] **5** يكن] ناقصة [ر] | كان] ناقصة [ر] | مزمعاً] دمعا [ك] | بأن] أن [ر] | أو] و [ر] **6** أو] و [ر] | عظاماً] عضاما [ر] والأرض] فالأرض [ر] **7** لم] لا [ر] | تكون] يكون [م] **8** وأمّا] فأما [ر] | من] ناقصة [ر] | فلذلك] فذلك [ر] | خلط] خلطت [م،ب،ك] | منها] ناقصة [م،ب،ك] | مقدارٌ] مقداراً [م،ب،ك] **9** يحترق] يحرق [ب،ك]؛ ناقصة [ر] | وهذا] هذا [ك،ر] | كلام] الكلام [ر] | حاصل] فاصل [ب] | الحارّ] الحار إنما [ر] **10** واليابس] اليبس [ر] | لقوله] بقوله [م] | لم] ناقصة [م] **11** كان] كانت [م،ب،ك] | تكون] يكون [م] وندية] وحديثة [م،ب،ك] **12** تفنى[1]] تبرا [ر] | تفنى[2]] يبرئ [ر] | رطوبته[2]] ناقصة [م،ب،ك] **13** المنشوفة] المنسوبة [ر] | والمتبخّرة] والمنحدثة [ر] | هاوية] ثاوية [ر] | فتجفُّف] فيجفف [م] | ما يراد] بايراد [م] | ألاّ يبقى] لا يقي [ر]

5–9 قال...ويشيط: جالينوس، كتاب في تدبير الأصحاء، آيا صوفيا ٣٥٨٣، ٢و-٢ظ : ولم يكن ينبغي أن يبقى هذا الجوهر رطباً، لأنه كان مزمعاً بأن يصير عصباً وأوراداً وعروقاً وعظاماً وعضاريفَ وحجباً وأشياءَ أخر شبيهة بهذه، بل يخلط معه بالامتزاج منذ أول الكون عنصر ميبس قوي قاهر، والنار هي في طبعها على هذه الصفة أكثر من جميع العناصر والأرض أيضاً كذلك، لأنها عنصر يابس، إلا أنه لم يمكن أن يخلط من الأرض شيء كثير، وذلك لأن الأوائل كانت محتاجة أن تكون رطبة. وأما من النار، فلا مانع من أن يخلط منها شيء كثير، فلذلك اختلطت منهما جميعاً كمية بلغت بها الكثرة إلى أن يجفّ نعما من غير أن يشيط ويحرق.

que nous constatons qu'à cause du fait que [le sperme] est retenu dans [le corps], le tempérament est complètement bouleversé et se refroidit, comme dans le cas des eunuques et des maladies très froides, telles que la suffocation de l'utérus ? De plus, quand il commente l'aphorisme qui commence par « Lorsque du sang afflue dans la poitrine de la femme, cet état indique la folie », il dit que la nature de la chair molle est froide et privée de sang, si bien qu'elle transforme le sang qui lui arrive en quelque chose de plus froid [que le sang]. Or, l'état des testicules eu égard à cela correspond à l'état de cette chair.

23. Il dit : « Comme il ne faut pas que le sperme demeure humide, car il est déterminé à devenir des nerfs, ou des veines, ou des os, il est nécessaire qu'un élément très asséchant soit mélangé à lui, et la terre et le feu sont tous deux ainsi (i.e. très asséchants). Cependant, il n'est pas possible de mélanger beaucoup de terre, car les principes premiers doivent rester humides. En revanche, rien n'empêche que soit mélangé beaucoup de feu. C'est la raison pour laquelle est mélangée une proportion [de feu] telle qu'elle déshydrate parfaitement sans que [le sperme] ne brûle ou s'enflamme ». Or, dire cela n'est pas justifié. En effet, le chaud déshydrate en proportion de l'humidité qu'il fait s'évaporer, et le sec en proportion de ce qu'il absorbe. Ainsi, il n'est pas justifié de dire : « Mais il n'est pas possible de mélanger une grande quantité de terre, car les principes premiers doivent rester humides », comme si l'humidité de ce qui est déshydraté par la chaleur ne disparaissait pas, tandis que l'humidité de ce qui est déshydraté par la sécheresse disparaissait, alors que les choses se passent à l'opposé. En effet, l'humidité absorbée demeure, tandis que [l'humidité] évaporée est anéantie et détruite. Ainsi, pour ce dont on veut qu'il perde son humidité mais ne

---

9–16 Il…senflamme] *San.Tu.*, VI.4 K.; trad. R. M. Green, in Galien, *A translation of Galen's Hygiene*, p. 6–7.

على رطوبته ولا يراد أن يضمحل باليابس أَوْلى منه بالحارّ، إذ كان اليابس إذا جفّفت به الرطوبة، كانت محفوظة فيه باقية، وأما إذا جفّفت بالحرارة، فإنّها تتحلّل وتبطل البتّة.

٢٤. وقال في سبب الذبول / قولاً سنذكره إن شاء الله عند ذكر شكوك كتاب الذبول. ب٢٤٤ظ

٢٥. وقال <في> أغلوقن : «من كان سبب حُمّاه ورمُ الأربية فمرّه بطول اللبث في الحمّام وانهه عن الشراب». وفي هذا شكّ، لأنّ هذا العليل لا يحتاج إلى حلّ شيء من بدنه لأنّه تكاثف، ويُخاف من طول اللبث في الحمّام رِقّة الأخلاط وانصباب الموادّ والزيادة في الورم. وفيما أمر من إعطاء ماء الشعير بالفلفل شكٌّ عظيمٌ، وقد نازعه في ذلك الإسكندر الأطرابلسي وخطّأه في ذلك في كناشه الكبير. وقال في باب الغشي : «بادر لمن يجد تلهّباً في معدته، فادخله الحمّام» ولم يقل لِمَ ذلك.

٢٦. وقال في الأدوية المسهِلة إنّه ينجذب من بعد الخلط الذي من شأن الدواء المسهِل جذبه، الأرقُ من الأخلاط. وإن كان الإسهال إنّما يكون بالجذب للملائمة في الجوهر، فكيف ينجذب بعد ذلك الخلط خلطٌ آخرٌ غير ملائم ؟ فإنّ هذا يُوهِم أنّ الإسهال لا يكون للجذب، لكن للذع الدواء المسهِل للأوعية. وأيضاً وكيف يكون دواء يجذب خلطين

1 باليابس] فاليابس [ب،ك] | أَوْلى...اليابس] ناقصة [ر] | جفّفت] جفف [م،ب،ك] **2** فإنّها] فإنما [ر] | تتحلّل] يتحلل [م] ؛ تنحل [ر] | وتبطل] ويبطل [م] **3** وقال...الذبول[2]] ناقصة [ر] | الله] الله تع [ب] **4** في[1]...] قال جالينوس [ر] | كان] كانت [م،ب،ك] | بطول] يطول [ر] **5** وفي] إن في [ر] | هذا[2]] ناقصة [م،ب،ك] | حلّ] جل [ك]؛ ناقصة [ر] **6** لأنّه تكاثف] ناقصة [ر] | رِقّة] برقة [ك] **7** وفيما] فيما [ر] | أمر] أمر به [ر] | إعطاء] إعطائه [ر] | الشعير] العسل [ر] | الإسكندر] ناقصة [ك] **8** الأطرابلسي] ناقصة [م،ب،ك] | وخطّأه...ذلك] ناقصة [ك] | كناشه] كتابه [ر] | وقال] قال جالينوس [ر] | لمن] من [ر] **9** فادخله] وادخله [ر] | لِمَ ذلك] ناقصة [ر] **10** في] قال جالينوس [ر] | من[2]] ناقصة [م،ب،ك] | شأن] سار [م،ب]؛ ساير [ك] **11** الأرقُ] الأرق فالأرق [م،ب،ر]؛ أرق فالأرق [ك] | للملائمة] للملاؤمة [م،ب،ك] **12** ملائم] ملاؤم [م،ب،ك] | لا] ناقصة [ر] **13** وكيف] فكيف [ر]

4–5 من...الشراب: جالينوس، كتاب في تدبير الأصحاء لأغلوقن، آيا صوفيا ٣٧٠١، ١٠٤ظ: والحمّى أيضاً التي تكون من ورم الغدد الذي في الأربية والإبط من هذا الجنس، إلا أن يكون من غير عفن ظاهر، فإنها إن كانت من غير عفن ارتبت فيها ولم يتوهم عليها السلامة، والسهر أيضاً قد يجلب كثيراً هذه الحمى البسيطة السليمة، وربما يجلبها أيضاً البرد وحرّ الشمس. وكل ما كان من الحمى من هذا الجنس فهو أسهل الحميات انحلالاً، وذلك أنه إنما يحتاجون فيها إلى أن يبادر أصحابها إلى الحمام ويلزمون سائر ما اعتادوه من التدبير بالطعام والشراب وغيره.

disparaisse pas, il est préférable qu'il soit déshydraté par le sec plutôt que par le chaud, car lorsque l'humidité est déshydratée par le sec, elle est conservée en lui et demeure. En revanche, lorsqu'elle est déshydratée par la chaleur, elle est dissipée et disparaît complètement.

24. Il dit aussi sur la cause du marasme des choses dont nous parlerons lorsque nous aborderons les objections contre le traité *Sur le marasme*, si Dieu le veut.

25. Il dit dans *À Glaucon*[119] : « Celui dont la fièvre est causée par une inflammation à l'aine, prescris-lui de rester longtemps au bain, et interdis-lui de boire [de l'alcool] ». Or, cela est sujet au doute, car ce malade n'a pas besoin qu'une quelconque [partie] de son corps soit dissipée, car elle se serait densifiée. De plus, il est à craindre que séjourner longtemps au bain ne rende les humeurs fines et ne mène les matières et les excédents vers l'inflammation. Et quand il ordonne qu'on administre de l'eau d'orge au poivre, cela est fortement sujet au doute. Alexandre de Tralles a contesté cela et l'a accusé d'erreur à ce sujet dans son grand *Compendium*. Il (i.e. Galien) dit au chapitre de l'évanouissement : « Qu'on s'empresse d'amener celui qui a une inflammation dans son estomac au bain ». Mais il ne dit pas pourquoi.

26. Dans *Sur les médicaments purgatifs*[120], il dit qu'à la suite de l'humeur que le purgatif a la faculté d'attirer, est attirée la plus fine des humeurs. Si la purge se produit seulement par l'attraction qui s'exerce sur une substance affine, comment peut être attirée, à la suite de cette humeur, une autre humeur qui n'est pas affine ? En effet, cela laisse supposer que la purge ne se produit pas par attraction mais par l'action irritante du médicament purgatif sur les canaux. De plus, comment un médicament pourrait-il attirer deux humeurs de natures

8–10 Il...lalcool] *MMG*, 1.2, XI.6 K. ; trad. Daremberg (II. 709). **13–14** Et...poivre] *MMG*, 1.11, XI.37 K. ; trad. Daremberg (II. 726). **16–18** Il...bain] *MMG*, 1.15, XI.54 K. ; trad. trad. Daremberg (II. 735–736). **19–20** Dans...humeurs] *Purg.Med.Fac.*, XI.331.15–332.1 K.

متضادي الطبع كالمرّة والبلغم، إن كان الإسهال إنّما يكون بجذب الملائم ولا يمكن أن يتلائم خلطان متضادان ؟

٢٧. وقال في كتاب الذبول إنّ الذبول يلحق جميع الحيوان ضرورةً، لأنّه لم يوجد حيوان لا يشيخ». وهذا مأخوذ من الاستقراء لا من طبيعة الحيوان. ثم قال : «والقول بأنّ كلّ متكوّن يفسد ليس هو حقاً لا محالة لكنْ مقنع»، وهذا يناقض النتيجة التي إليها يجري في كتابه في البرهان، التي هي أنّ كلّ ما لا يفسد فليس بمتكوّن لأنّه، إن كان يمكن أن يكون متكوّنٌ لا يفسد، جاز أن يكون العالم وإن لم يفسد متكوّناً. وقال إنّ الحرارة الغريزية هي المصوِّرة، وقال في آراء أبقراط وأفلاطن إنّ فلك البروج هو المصوِّر، وقال في القوى الطبيعية إنّ هذه القوة أعلى وأشرف / في الطبيعة، وبنى أمره في منافع الأعضاء على أنّ البارئ عز وجل م١٧٧ظ هو المصوِّر. وقال إنّ قوماً يتوهّمون أنّ الحارّ الغريزي والطبيعة هو شيء واحد بعينه ولم يصيبوا». وقد قال في كتاب الفصول في الرابعة في تفسير الفصل الذي هو «العَرَق البارد إذا كان مع حمّى حادة، أنذر بموت» إنّ الطبيعة التي تدبّر بدن الحيّ هي الحرارة الغريزية. وقال : «ليس يمكن أن يحدث شيء من لا شيء» حكماً جزماً بلا برهان بل أخذاً كما تؤخذ الأوائل. وأَوْهَمَ في كلامه أنّ الحار الغريزي لا يجفّف أبداننا. وقال في حفظ الصحة إنّ أبداننا تجفّ من الحرارة الغريزية.

---

1 متضادي] متضادين [م،ب،ك،ر] | الطبع] ناقصة [ك] | الملائم] الملاؤم [م،ب،ك] ؛ الملائمة [ر] **2** يتلائم] يتلازم [م،ب،ك] | متضادان] خلطين متضادين [م،ب،ك] **3** يوجد] يوخذ [ك] **4** قال] قال جالينوس [ر] **5** متكوّن] سيكون [ك] | يفسد] مفسد [م،ب،ك] | حقاً] حق [م،ب،ك] | لا محالة] لا محة [ب،ك] | مقنع] مقنعا [ر] **6** أنّ] ناقصة [ر] | لا] ناقصة [ر] | بمتكوّن] لتكون [ك] | يمكن] على [م] **7** متكوّنٌ] متكونا [ر] وقال] ناقصة [ر] **8** في[1]] ناقصة [ر] **9** في[1]] من [م،ب،ك،ر] | الطبيعة] الطبيعية [ر] | في[2]] من [ر] **10–11** وقال...وقد] ناقصة [ر] **11** قال] وقال [ر] | هو] أوّله [ر] **12** بموت] بالموت [م] | تدبّر] يدبر [م] بدن] أبدان [ر] | الحيّ] الحيوان [ر] | وقال] قال جالينوس [ر] **13** ليس] وليس [ر] | لا] ناقصة [م،ب،ك] جزماً] جزافا [ر] | بل] ناقصة [ر] | أخذاً] أخذا له [ر] | تؤخذ] يؤخذ [م] **15** تجفّ] يجف [م] ؛ تتجفّ [ر]

contraires, comme la bile et le phlegme, si la purge se produit seulement par attraction des [substances] affines, et s'il n'est pas possible que deux humeurs contraires aient une affinité l'une avec l'autre ?

27. Il dit dans le traité *Sur le marasme*[121] : « Le marasme affecte nécessairement tous les animaux, car il n'existe pas d'animal qui ne vieillisse ». Or, cela est fondé sur l'induction, et non sur la nature de l'animal. Il dit ensuite : « Dire que tout étant engendré se corrompt, n'est pas vrai absolument, mais est persuasif ». Or, cela contredit le résultat qu'il a atteint dans le traité *Sur la démonstration*, à savoir : tout ce qui ne se corrompt pas, n'est pas non plus engendré. En effet, s'il est possible qu'un étant engendré ne se corrompe pas, alors il se pourrait que le monde, même s'il ne se corrompt pas, soit engendré. Il dit aussi : « La chaleur innée est ce qui donne la forme [au corps] ». Or, il dit dans *Sur les doctrines d'Hippocrate et de Platon* que les sphères du zodiaque sont ce qui donne la forme. Et il dit dans *Sur les facultés naturelles* que cette faculté est la plus haute et la plus noble dans la nature. Enfin, dans *Sur l'utilité des parties du corps*, il fonde son raisonnement sur l'idée que le Créateur – qu'Il soit loué –, est celui qui donne la forme. Puis il dit : « Certains pensent que la chaleur innée et la nature sont une seule et même chose, mais ils ont tort ». Or, il dit au quatrième livre de son [commentaire] des *Aphorismes*, alors qu'il commente l'aphorisme selon lequel « la transpiration froide, lorsqu'elle s'accompagne de fièvre chaude, annonce la mort », que la nature, qui gouverne le corps des vivants, c'est la chaleur innée. Il énonce qu'il « n'est pas possible que quelque chose soit produit à partir de rien » comme un jugement définitif, sans le démontrer, mais sous la forme d'une assomption à la façon dont on assume les principes premiers. Ensuite, il donne l'impression par ce qu'il dit que la chaleur innée n'assèche pas nos corps. Or, il dit dans *Sur le régime de la santé* que nos corps sont asséchés par la chaleur innée[122].

4–5 Il…vieillisse] *Marc.*, 2, VII.669 K. ; trad. in T. Theoharides, 373. **6–7** Il…persuasif] *Marc.*, 2, VII.671 K. **11–12** Il…corps] *Marc.*, 3, VII.674.17–675.1 K. ; trad. in T. Theoharides, 375. **17–18** Puis…tort] *Marc.*, 3, VII.675.13 K. **22–23** Il…rien] *Marc.*, 3, VII.677.3–4 K.

٢٨. وقال في كتابه في المرّة السوداء إنّ اختلاف السوداء الخالصة يدلّ على أنّ الدم قد أُحْرِق في الغاية. وفي هذا شكّ لأنّا قد نجد اختلاف السوداء في حمّيات لينة وفي اختلاف الدم، ونجد حمّيات محرقة في النهاية قاتلة لا يختلفون فيها السوداءَ، على أنّ الدم منهم قد أُحرق وغلا كأنّه قد شُوِيَ بالنار.

٢٩. وقال في كتابه في حركة العضل أنّ العضلة إذا قطعت من أسفلها، انجذبت نحو رأسها، وإن قطعت عند رأسها، انجذبت إلى أسفل، وإن قطع طرفاها انقبضت إلى الوسط. وفي هذا شكّ وهو أنّ لقائل أن يقول: هَب أنّ العضلة انجذبت نحو رأسها عند القطع فإذا وقع بها أسفل، فما الجاذب لها إلى أسفل وأكثر من ذلك إلى الوسط ؟ ولم يأتِ جالينوس بالعلة في ذلك.

<فصل ٢١>

١. وقال في كتابه في إنّ قوى النفس تابعة لمزاج الجسد : «قد يمكن أن يُدرك من / ك٢٧٣
قبل اختلاف أخلاق الصبيان والأطفال أنّ جوهر النفس منهم مختلف، لأنّه لو لم يكن جوهر النفس منهم مختلفاً، لَما كانت أخلاقهم مختلفة حتى يكون بعضهم وقحاً وبعضهم حييّاً».

---

1 وقال... كتابه] من كتاب [ر] | في[1]] قال جالينوس [ر] | في[1]] من [ر] | كتابه] كتاب [ر] | إنّ] ناقصة [ر] اختلاف] اختلاف المرّة [ر] | الخالصة] الحامضة [م،ب،ك] ؛ والخالصة [ر] | يدلّ] يدلّ يدلّ [ب] | أنّ] ناقصة [م،ب،ك] **2** لأنّا] لأنا [م،ب،ك] ؛ لا [ر] | قد] ناقصة [ر] | لينة] بينة [ر] **3** ونجد] نجد [ر] | حمّيات] ناقصة [ر] | محرقة] ناقصة [ر] | النهاية] الغاية [ر] | قاتلة لا] قتالة [ر] | منهم] فيها [ر] **4** أُحرق] استوى [م،ب،ك] | كأنّه] أن كأنه [م،ب،ك] | بالنار] على النار [ر] **5** وقال... العضل] كتاب حركات العضل [ر] | في[1]] جالينوس قال [ر] | انجذبت] انحدر [م،ب] ؛ تحوز [ك] كأنّ الناسخ شطب الألف. **6** رأسها[1]] أصلها [م،ب،ك] طرفاها] طرفيها [م،ب،ك] | انقبضت] تقبضت [ك] **7** وهو أنّ] لأنّ [ر] | لقائل] القائل [ر] | أن] ناقصة [ر] هَب] هب [م،ب،ك] | أنّ[2]] ناقصة [ر] | العضلة] الفضلة [ر] | القطع] قطع يقطع بها [ر] **7–8** فإذا... أسفل[1]] في أسفلها [ر] **8** فما] ناقصة [ر] | الجاذب] الحادث [م،ب،ك] **11** قوى] أقوى [ب،ك] | الجسد] البدن [ر] **12** أخلاق] ناقصة [ر] | والأطفال] ناقصة [ر] **13** حييّاً] دمنا [ر]

11–13 قد... حييّاً: جالينوس، في أنّ قوى النفس تابعة لمزاج البدن، ت. ٥. بيسترفلدت، ص. ٩-١٠ : ومبدأ جميع القول الذي نريد ذكره هو معرفة اختلاف أفعال النفس وآلامها الظاهرة في الصبيان الصغار التي منها تتبيّن قواها وذلك أنّ منهم من نجده جباناً جداً ومنهم جريء ومنهم شره ورغيب جداً ومنهم على خلاف ذلك ومنهم ذو وقاحة ومنهم ذو حياء وأصناف كثيرة شبيهة بهذه نجدها فيهم قد ذكرتها في موضع آخر.

28. Il dit dans *Sur la bile noire*[123] que l'évacuation par les selles de bile noire pure est signe que le sang a brûlé à l'extrême. Or, cela est sujet au doute, car nous pouvons voir que la bile noire est évacuée dans des cas de fièvres modérées et d'évacuation du sang, et nous voyons des cas de fièvres ardentes et fatales, dans lesquelles [les malades] n'évacuent pas de bile noire, alors que leur sang a cuit et a bouilli, comme s'il avait été posé sur un gril sur le feu.

29. Il dit dans *Sur le mouvement des muscles*[124] que si l'on sectionne un muscle à partir du bas, il se rétracte en direction de sa tête, tandis que si on le sectionne à partir de sa tête, il se rétracte en direction du bas. Si on le sectionne à ses deux extrémités, il se contracte au milieu. Or, cela est sujet au doute. En effet, on pourrait objecter la chose suivante : admettons que le muscle se rétracte en direction de sa tête quand cette section lui advient en bas, qu'est-ce qui attire le muscle vers le bas, et *a fortiori*, vers le milieu? Galien ne donne pas la cause de cela.

⟨Section 21⟩

1. Il dit dans son traité *Que les facultés de l'âme suivent les tempéraments du corps* : « À partir des différences de dispositions morales existant chez les jeunes enfants, on peut voir que la substance de leurs âmes diffère. En effet, si la substance de leurs âmes ne différait pas, leurs dispositions morales ne seraient pas non plus différentes, au point que certains sont impudents, et d'autres

---

1–2 Il…lextrême] *At.Bil.*, V.116 K = éd. W. De Boer, *CMG* V, 4, 1, 1, section 4.5, p. 77. **7–10** Il… milieu] *Mot.Musc.*, IV.391 K. **17–221,1** À…timides] *QAM*, 2, IV.768 K. ; trad. fr. in Galien, *L'âme et ses passions*, trad. V. Barras, T. Birchler et A.-F. Morand, Paris, 1995, p. 77–78.

وهذا غير واجب، وذلك أنّه قد يشرب جماعة من خمرة واحدة فتحدث فيهم عنها أحداث مختلفة بحسب اختلاف طبائعهم، وتسخن أشياء عن الشمس والنار سخونة واحدة فينحلّ بعض وينعقد بعض ويبيّض بعض ويسوّد بعض بقدر ما لها من الانفعال عنهما.

٢. وقال : «ليس يمكن أن تكون للنفس الشهوانية شهوةُ الأشياء الجميلة ولا للنفس الفكرية شهوةُ الجِماع والمَلاذّ» قولاً قاطعاً باتاً بلا برهان. ودون ذلك، كما يقال في المثل، خرطُ القتادِ، وذلك أنّا نشتهي الرئاسة والغِنى ونتشوّق إلى اللذات الغائبة عن حواسنا للتصوّر الفكري ولذلك فقنا البهائم في هذه المعاني حتى تسلّقنا منها على غاياتها واستخرجنا شجي الألحان ومصيب الإيقاعات وتنوّقنا <في> اختيار الأرواح والمساكن والملابس واستدركنا / م١٧٨و
صنعة ضروب الأطعمة اللذيذة ووقعنا في العشق وفي الإلف واضطررنا من أجل المنافسة في هذه الأشياء إلى المحاربة والقتال، ووقعت لنا من أجل التصوّر الفكري النجدة والثبات في القتال أكثر من سائر الحيوان، وترقّينا أيضاً من هذه بالتصوّر الفكري إلى تذكّر الأحبّة والحنين إلى الأوطان، والهم والفكرة فيما بعد الموت، ولولا النفس الفكرية لأصبنا من هذه بقدر ما تصيب البهائم فقط ولم نجاوزها، فكيف يمكن أن يقال إنّه ليس للنفس الناطقة شهوة على المَلاذّ وهي الباعثة على هذا كلّه والمستخرجة له ؟

1 وهذا] إن ذلك [ر] | خمرة] خمر[ر] | فتحدث] فيحدث [م] | فيهم عنها] عنها فيهم [ر] **2** وتسخن] ويسخن [م] ؛ فتسخن [ر] | أشياء] عنده أشياء [م،ب،ك] **3** عنهما] عنه [م،ب،ك] ؛ ناقصة [ر] **4** ليس] أليس [م،ب،ك] | تكون] يكون [م] | للنفس[1] النفس [ر] **5** باتاً] تاماً [م] **6** نشتهي] مشتهي [ك] | ونتشوّق] ونشتق [ر] | للتصوّر] والتصور [ر] **7** تسلّقنا] تسلقينا [م] | غاياتها] غايتها [ر] | واستخرجنا] فاستخرجنا [ر] **8–9** وتنوّقنا…اللذيذة] ناقصة [ر] **9** وفي] في [م،ب،ك] | الإلف] الألفة [ر] **10** ووقعت] ووقفت [ر] **11** أكثر] وأكثر [ر] | وترقّينا] وتوفينا [ر] | إلى] لا [ك] | الأحبّة] الأجنة [ك] **12** والهم] ناقصة [ر] **13** نجاوزها] يجاوزها [م] | أن] أنه [ر] | إنّه] إن [ر] | على] ناقصة [ر] **14** الباعثة] الساعية [ر] | على] في [ر]

4–5 وقال…والمَلاذّ: جالينوس، في أنّ قوى النفس تابعة لمزاج البدن، ص. ١٢ : فالمسمّى على جهة استعمال العموم في اسم الشهوة : أمّا للحقّ والعلم والتعلّم واللبّ والحفظ وفي جملة القول الأشياء الحسنة الجميلة، فهو جزء النفس الذي نسمّيه بالعادة الجزء الفكري، وأمّا للحرّية والغلبة والقهر والرئاسة والمديح والكرامة، فالجزء الغضبي، وأمّا للنكاح والتلذّذ بكلّ ما يؤكل أو يشرب، فالجزء الذي سمّاه أفلاطن من جهة الغالب عليه الشهواني. وليس يمكن أن تكون لهذه النفس شهوة الأشياء الجميلة الحسنة، ولا للنفس الفكريّة شهوة النكاح أو الشراب أو الأطعمة ولا شهوة الغلبة والرئاسة والمديح والكرامة، وكذلك أيضاً ليس يمكن أن يكون للنفس الغضبيّة شيء من شهوات النفس الفكريّة أو الشهوانيّة.

timides ». Or, cela n'est pas nécessaire. En effet, un groupe [de personnes] peut boire le même vin, et celui-ci produire sur eux des effets différents, en fonction de leurs natures différentes. De même, parmi des choses chauffées d'une même chaleur par le soleil ou par le feu, certaines fondent, tandis que d'autres durcissent, certaines blanchissent, tandis que d'autres noircissent, en fonction de leur réaction respective.

2. Il dit : « Il n'est pas possible qu'appartienne à l'âme désirante un désir des choses belles, ou qu'appartienne à l'âme rationnelle un désir des rapports sexuels et des plaisirs », de manière tranchée, définitive et sans démonstration. Or, avant [de pouvoir soutenir cette proposition], il faudrait, comme le dit le proverbe, dépouiller la tragacanthe de ses feuilles. En effet, nous désirons le pouvoir et la richesse, et nous aspirons aux plaisirs absents de nos sens grâce à la représentation rationnelle. C'est pour cela que nous avons dépassé les bêtes à propos de ces notions (i.e. les désirs), au point de nous élever, à partir de leur [niveau] au-dessus des limites [de ce niveau]. Nous avons inventé des mélodies émouvantes et des rythmes touchants, et nous nous sommes sophistiqués dans le choix de nos environnements, de nos habitations et de nos vêtements. Nous avons amélioré la confection de plats délicieux, nous avons atteint l'amour et l'amitié, et nous avons été contraints, en raison de la concurrence existant dans ces domaines, de nous faire la guerre et de nous combattre. Nous sommes arrivés, grâce à la représentation rationnelle, à une intrépidité et une constance dans les luttes intestines, supérieures à celles de tous les autres animaux. Nous nous sommes également élevés, en raison de cette représentation rationnelle, au souvenir des proches et à la tendresse envers la patrie, ainsi qu'au souci et à la pensée de ce qu'il y a après la mort. Sans l'âme rationnelle, ces [désirs] ne nous affecteraient pas plus qu'ils n'affectent les bêtes, et nous ne les dépasserions pas. Alors, comment est-il possible de dire qu'il n'y a pas de désir des plaisirs de la part de l'âme rationnelle, alors qu'elle est la source de tout cela et celle qui les découvre ?

7–9 Il^{1}...démonstration] *QAM*, 2, IV.772 K.; trad. fr. in Galien, *L'âme et ses passions*, p. 80.

٣. وقال شبيهاً بالمناقض لأفلاطن : «ما بال النفس، إن كانت غير البدن، يضطرها خروجُ الدم الكثير وشربُ الشوكران إلى مفارقته ؟»، وامتدّ في هذا الكلام وتوهّم أنّه يناقض مَن يقول إنّ النفس ذاتٌ قائمةٌ على انفرادها. وأجاب نفسَهُ عن أفلاطن وهو أنّ أفلاطن يقول إنّه ليس يصلح للحيوة بالنفس كلّ جسد، لكن الجسد الذي له أن ينفعل منها بقبول الحياة. فكما أنّك، إن أحدثتَ على مَسكن بعض الحيوان حادثةً لا يتهيأ له معها أن يسكنه، لم يسكنه بل زال عنه وخلاه، وكذلك تكون / حال النفس عند هذه الأحوال التي تحدث في ب٢٤٥و الجسد.

٤. ثم قال :«فقد أقرّ أفلاطن أنّ النفس مزاج حيث قال إنّ الإنسان تحدث له من تغيّر المزاج أمراضٌ مختلفةٌ كالماليخوليا وأنّ النفس تؤول إلى الشرّ والرداءة من قبل مزاج البدن»، وهذا مما أقرّ به أفلاطن ويُعْلِم بإقراره فيه، وجالينوس يحسب أنّه يجيء من هذه الأشياء أنّ النفس مزاج كما يحبّه ويشتهيه، وليس يجيء من هذا ونحوه شيء مما يتمنّى. فإن أفلاطن

1 شبيهاً] سببها [م،ب،ك،ر] | لأفلاطن] فلاطن [م،ب،ك] **2** وتوهّم] توهم [م،ب،ك] **3** ذاتٌ] ذاتا [ر] ؛ ذات ما له [م،ب،ك] | وأجاب] وقد أجاب [ر] | نفسَهُ] جالينوس [ر] | أفلاطن[1] فلاطن [م،ب،ك] | أفلاطن[2] فلاطن [م،ب] **4** للحيوة] الحيوة [م] ؛ ناقصة [ر] | بالنفس] للنفس [ر] **5** فكما أنّك] فلما انكر [ر] | حادثةً] آفة [ر] له] لها [م،ب،ك] **6** وكذلك] ولذلك [م،ب،ك] **8** أنّ...مزاج] ناقصة [ر] **9** كالماليخوليا] المالنخوليا [ر] | تؤول] ياول [م]؛ تزول [ر] **9–10** البدن...فيه] ناقصة [ر] **10** ويُعْلِم] يعلم [م،ب،ك،ر] | يجيء] يجب [ر] **11** يحبّه] يحب [ر] | ويشتهيه] وهو يشتهي | وليس] وأليس [م،ب،ك] | يجيء] يحا [ر] | هذا] هذه [ر] | أفلاطن] فلاطن [م،ب،ك]

1–2 ما...مفارقته: جالينوس، في أنّ قوى النفس تابعة لمزاج البدن، ص. ١٤: وقد أوضحنا أنّ قوى النفس تابعة لجوهرها وذلك أنّ أفعالها تابعة لهذا. فإن كان نوع النفس الفكري ميّتا فهو أيضا مزاج ما للدماغ. ويجمع من ذلك أنّ جميع الأنواع والأجزاء التي للنفس لها قوى تابعة للمزاج أعني تابعة لجوهر النفس. وإن كان هذا النوع غير ميّت كرأي أفلاطن والموت في رأيه إنما يكون بمفارقة النفس البدن فما بال استفراغ الدم الكثير وشرب قونيون والحمّى المُحرِقة تفرق بينها وبين البدن؟ **3–4** وأجاب...الحياة: جالينوس، في أنّ قوى النفس تابعة لمزاج البدن، ص. ١٤: لو أنه كان حيّا، لكنت سأسأله لأن يعلّمني ذلك. ولكن لأن أفلاطن ليس بموجود ولم يعلّمني أحد من المعلّمين الأفلاطونيين السبب الذي يضطرّ النفس إلى مفارقة البدن، فإنّي أقدم على أن أقول: إنّه ليس كلّ نوع من أنواع الأجسام يصلح لقبول النفس الفكريّة. **8–9** فقد...البدن: جالينوس، في أنّ قوى النفس تابعة لمزاج البدن، ص. ٢٢-٢٣: وقد يدلّ على أنّ أفلاطن قد كان يعلم أنّ النفس تألم من نداوة الكيموس [تكون] في البدن قوله: إنه متى كان في البدن أنواع من البلغم الحامض والمالح وكيموسات مُرّة مرّيّة وكانت جارية في البدن، ولم يكن لها نفوذ إلى خارج وكانت تجول في داخل البدن وخالطت النفس ببخارها فتشوّشت حركتها، أحدثت أمراضاً مختلفة من أمراض النفس صعبة ويسيرة على قدر الكثرة والقلّة. وإذا صارت إلى ثلاثة مواضع النفس فعلت بحسب المواضع التي إليها تصير أنواعاً مختلفة من صعوبة الخلق ومن خبث النفس، وربما فعلت أنواعاً من التهوّر والجبن وأنواعاً من النسيان. فقد أقرّ أفلاطن في كلامه هذا إقراراً ظاهراً أنّ النفس تؤول إلى الشرّ والرداءة من قبل الكيموس الكائن في البدن، كما أقرّ بأنها تصير إلى المرض من قبل البدن في قوله هذا الذي نذكره.

3. Il dit, semblable au contradicteur de Platon : « Comment se fait-il, si l'âme est distincte du corps, que l'évacuation d'une grande quantité de sang ou l'absorption de ciguë la conduisent nécessairement à se séparer de lui ? », puis il s'étend sur cet argument, et s'imagine qu'il contredit celui qui soutient que l'âme est une essence qui subsiste de manière séparée. Et il se répond à lui-même à la place de Platon, en disant que Platon [aurait répondu] : « Tout corps n'est pas apte à être rendu vivant par l'âme, mais seul l'est le corps capable d'être affecté par l'âme en sorte de recevoir la vie »[125]. Ainsi, de la même manière que, si tu provoquais dans l'habitation d'un animal un accident qui le rendait impropre à ce qu'il l'habite, il ne l'habiterait plus et le quitterait pour l'abandonner, il en va de même de l'état de l'âme lors de ces situations qui arrivent au corps.

4. Puis il dit : « Platon a reconnu que l'âme est un tempérament lorsqu'il a dit qu'il advient à l'homme, à cause du changement de son tempérament, diverses maladies, telles que la mélancolie, et que l'âme tend vers le vice et le mal en raison du tempérament du corps ». Voilà ce que Platon reconnaît et ce qu'il enseigne qu'il reconnaît. Or, Galien estime qu'il résulte de ces propos que l'âme est un tempérament, conformément à son inclination et à son désir. Or, rien de ce qu'il escompte ne résulte de ce propos ni d'aucun propos semblable.

1–3 Comment...lui] *QAM*, 3, IV.775 K. ; trad. fr. in Galien, *L'âme et ses passions*, p. 82. **5–8** il...vie] *QAM*, 3, IV.775 K. ; trad.fr. in Galien, *L'âme et ses passions*, p. 82–83. **13–16** Platon...corps] *QAM*, 6, IV.789 K. ; trad. fr. in Galien, *L'âme et ses passions*, p. 92.

يقول له إنّ هذا الشرّ والرداءة لم يقع في جوهر النفس بل في الفعل الكائن بالآلة التي تستعملها النفس، كما أنك إن أحدثت على عود العواد وزمر الزمار حادثة رديئة، كان الإيقاع والزمر مختلطاً متشوّشاً رديئاً بحسب الحادث وإن كان الموسيقار سليماً باقياً على حاله وحذقه. وقد بيّنا أنّ النفس ليست بمزاج من الطبائع الأربع بياناً برهانياً في مقالة، وأما في هذا الموضع فإنّما احتجنا أن نوضح أنّه لا يَلزم في مثل هذه الأشياء التي تعلّق بها جالينوس أنّ النفس مزاج، ويُجزينا ما قلناه في ذلك.

<فصل ٢٢>

١. وقال في كتاب المنيّ : «لا ينبغي أن نستعمل فيما نبدأ بيانه الكلام المقنع بل البرهاني»، ثم قال في ردّه على أرسطاطاليس إنّ الأعصاب والأغشية والآلات الأُول بيضٌ عديمة الدم، فهي بأن تكون مخلوقة من المني أَوْلى من أن تكون مخلوقة من الدم. وهذا كلام مقنع لا برهاني لأنّه ليس كلّ ما يكون من شيء يحفظ لون مادته، بل لا يكاد يحفظه، على أنّ قوله / «أَوْلى» قد أبان عنه أنّ هذا الكلام ليس ببرهان. م١٧٨ظ

1 لم] ثم [م] **1–2** بل...النفس] ناقصة [م،ب،ك] **2** أحدثت] حدثت [م،ب،ك] | الزمار] الزامر [ر] **3** والزمر... متشوّشاً] ناقصة [ر] | الحادث] الحادثة [ر] | الموسيقار] الموسيقوس [ر] **4–6** وقد...ذلك] ناقصة [ر] **5** احتجنا] يحتاج [م] | يَلزم] يلزمه [ك] **8** نستعمل] يستعمل [م] | نبدأ] نبد [م،ب،ك] ؛ نريد [ر] **9** الأُول] الأولى [ر] **10** الدم[1]] للدم [م،ب،ك،ر] | تكون[1]] يكون [م] | أَوْلى] أولا [ر] **11** مقنع] مقتنع [م] | برهاني] برهان له [ر] كلّ ما] كلّما [م،ب،ك،ر] **12** أَوْلى] أولا [ر] | ببرهان] ببرهاني [م،ب،ك]

8–9 لا...البرهاني: جالينوس، كتاب المنيّ، آيا صوفيا ٣٥٩٠، ١٦٥ظ : فأنّه ينبغي لنا أن نبحث عن اختلاف هذين الرجلين ونمتحن قولهما إذا كانا على ما هما عليه من عظم القدر والجلالة، وألا نجعل امتحاننا لاختلافهما بكلام مقنع ولا نحتج من طريق ما هو أولى كما يفعل جلّ الأطباء والفلاسفة ممن ينظر ما الأولى فيقضي به، لكن نجعل المحنة في ذلك والبيان عليه من الأمور الظاهرة. **9–10** ثم...الدم[2]: جالينوس، كتاب المنيّ، آيا صوفيا ٣٥٩٠، ١٧٢ ظ.

En effet Platon dit que ce vice et ce mal n'adviennent pas à la substance de l'âme, mais à la fonction qui réside dans l'instrument qu'utilise l'âme, de la même manière que, si tu causes quelque accident malencontreux au luth du luthier ou à la flûte du flûtiste, le rythme et le son en sont troublés, confus et disharmonieux, en fonction de l'accident, même si le musicien est pour sa part en bonne santé, demeure dans son état initial et [conserve] son talent[126]. Nous avons déjà expliqué clairement, et de manière démonstrative, que l'âme ne consiste pas dans le mélange des quatre natures dans un traité[127]. En revanche, ici, nous avons seulement besoin de montrer clairement qu'il ne s'ensuit pas, des choses auxquelles se rattache Galien, que l'âme est un tempérament et ce que nous en avons dit nous suffit.

⟨Section 22⟩

1. Il dit dans *Sur le sperme* : « Il ne convient pas d'entreprendre cette explication[128] grâce à des arguments persuasifs, mais [il faut employer des arguments] démonstratifs ». Puis, dans sa réponse à Aristote, il dit que les nerfs, les membranes, et les premiers organes sont blancs et non-sanguins, de sorte qu'il est plus conforme à la raison qu'ils soient formés à partir du sperme, plutôt qu'à partir du sang. Or, c'est là un raisonnement persuasif et non démonstratif, car tout ce qui est formé à partir de quelque chose ne conserve pas la couleur de sa matière. Au contraire il la conserve rarement ! Mais en disant « plus conforme à la raison », il a déjà exprimé clairement que ce raisonnement n'a rien de démonstratif.

13–15 Il^{2}...démonstratifs] *Sem.*, IV.512–513 K. = 64/65 De Lacy. **15–18** il...sang] *Sem.*, IV.528 K. = 78–80/79–81 De Lacy.

٢. وقال مفسِداً على أرسطاطاليس قولَه إنّ الجنين يتكوّن من دم الطمث إنّ هذا الدم هو الذي كانت الطبيعة ترذله وتدفعه عن نفسها كلّ شهر فلِم صار الآن - يعني عند الحمل - محبوباً متمسّكاً به ؟ وهذا الكلام يرجع عليه، لأنّه يقول أيضاً إنّ الجنين إنّما يتمّ ويكمل بدم الطمث، فيقول له أرسطاطاليس إنّ دم الطمث قبل قبوله الانفعال من المنيّ كان فضلاً وكَلّاً، فأما في هذه الحالة فقد وقع للطبيعة فيه قصدٌ وغرضٌ، ولذلك وجب التمسّك والتحفّظ به، كما أنّه يجب التمسّك به عندك لاغتذاء الجنين به.

٣. وقال في الأغشية وما أشبهها : «تولّدها من المنيّ، ولذلك لا تنبت إذا قطعت، لأنّه ليس في البدن لها مادّة كثيرة». وقد نجد الأغشية والرباط والغضاريف والجلد والعصب تنمي في الأطفال، ولا نجد طفلاً تنبت أرنبة أنفه أو غضروف أذنه إذا قُطِعَ ونجد من يسمن بعد القضف غاية السمن فيُعلم أن الباريطاون منه، لو لم ينمِ، كان انخرق.

٤. واعتمد في تولّد الذكر والأنثى على حرارة المزاج وبرده. ويمنع من ذلك أنّا نجد كثيراً من النساء أسخن مزاجاً من كثير من الرجال. وقد رأيتُ امرأة بريّ لها لحية سوداء صالحة العظم ورجالاً كثيرين لم تنبت لهم لحية البتّة.

---

1 مفسِداً] مفسد [م،ب،ك] | على] عن [ر] | يتكوّن] يكون [م،ب،ك] | دم] ناقصة [ر] | هذا] ناقصة [م،ب،ك] **2** ترذله] بروله [ب،ك] | وتدفعه] وترتقه [ر] | عن] عنها [ر] | نفسها] ناقصة [ر] | صار] صارت [م،ب،ك] **3** يقول أيضاً] أيضا يقول [ب،ك] ؛ هو أيضا يقول [ر] **5** فأما] ما [م]؛ وأما [ر] | الحالة] الحال [ر] | فيه] ناقصة [ر] **5–6** والتحفّظ...به[1]] هامش [ك] **6** به[1]] به بعد [ب،ك] | لاغتذاء] لا عند [م،ب،ك] **8** والرباط] والرطوبات [ر] | والغضاريف] والرطوبات والعظاريف [ر] **9** تنبت] يتبت [م] ؛ تنبت له [ر] **9–10** بعد القضف] ناقصة [ر] **10** القضف] العصف [ك] | الباريطاون] النار [م،ب،ك] ؛ الناريطاون [ر] | لو] ولو [م،ب،ك] | ينمِ] ينمي [م،ب،ك] ؛ يتم [ر] **12** مزاجاً...كثير] ناقصة [ر] | وقد] و [ر] | بريّ] ريا [م،ب،ك]؛ بريا [ر] **13** ورجالاً] ورجلا لا [ر] | كثيرين] ناقصة [ر] | تنبت] ينبت [م] | لحية] لحا [ر] | البتّة] ناقصة [م]

1–3 مفسِداً...به : جالينوس، كتاب المنيّ، أيا صوفيا ٣٥٩٠، ١٧٤ و-ظ : كيف لا يكون هذا القول في غاية المضادة لأفعال الطبيعة متى قلنا أنّ المنيّ ينحلّ ويتهبا في الهواء ودم الطمث يتمسك به ويستبقى ؟ وذلك أنّا إذا قلنا هذا فقد أعطينا الطبيعة وخصصنا بها الشيء الذي من شأنها أن تدفعه وتخرجه من البدن في كل شهر من قبل أنه شيء غريب عنها منكر عندها. وإن كان هذا الدم فيما مضى لم يزل غريبا مقصًى وقد صار في هذا الوقت قريبا محظًى وذلك عندما أخذ كيفية المني فإنما حظيَ وصار خاصا مشاكلا لشيء أخذه من المني وقد كانت الحظوظ والخصوصية قبله للمني لأن المني لا يعطي ما يدنو منه شيئا ليس هو موجود فيه. وإذ كان الأمر كذلك فقد وجدنا الطبيعة هاهنا أيضا تقصي وترذل الشيء الذي هو خاص خصوصية أولى وتخرجه عن البدن وتختار وتؤثر الشيء الذي إنما استجاد واكتسب الخصوصية.

2. Il dit aussi, en attaquant ce que dit Aristote – à savoir que le fœtus est formé à partir du sang menstruel –, que ce sang est celui-là même dont la nature se débarrasse et qu'elle expulse tous les mois. Dès lors, pourquoi à ce moment-là, il veut dire lors de la grossesse, [ce sang] serait-il chéri et retenu ? Or, cet argument se retourne contre lui, car il dit aussi que le fœtus parvient uniquement au terme de son développement grâce au sang menstruel. Ainsi, Aristote lui rétorque que le sang menstruel, avant de recevoir l'impulsion donnée par le sperme, était un surplus et un résidu, mais à ce moment, la nature l'investit d'un dessein et d'un but. C'est la raison pour laquelle il doit être retenu et conservé, comme il doit être conservé, d'après toi, pour nourrir le fœtus.

3. Et il dit au sujet des membranes et des parties semblables : « Elles sont produites à partir du sperme. C'est pourquoi elles ne repoussent pas lorsqu'on les sectionne, car leur matière n'est pas très abondante dans le corps ». Or, nous pouvons constater que les membranes, les tendons, les cartilages, la peau et les nerfs s'accroissent chez les enfants, sans que chez un seul enfant, la cloison nasale ou le cartilage de l'oreille ne repoussent si on les coupe. De même, nous voyons que certaines personnes grossissent beaucoup après avoir maigri. Il devient ainsi connu que le péritoine, s'il ne s'était pas accru, se serait déchiré[129].

4. Au sujet de la génération des mâles et des femelles, il s'appuie sur la chaleur et la froideur du tempérament. Cela interdit que l'on rencontre de nombreuses femmes dotées d'un tempérament plus chaud que beaucoup d'hommes. Or, j'ai vu une fois à Rayy une femme à avec une barbe de bonne taille, tandis que de nombreux hommes n'ont pas la moindre barbe[130].

1–2 à...menstruel] *Sem.*, IV.529 K. = 80/81 De Lacy. **2–4** ce...retenu] *Sem.*, IV.532 K. = 82/83 De Lacy. **11–13** Et...corps] *Sem.*, IV.552 K. = 102/103 De Lacy. **19–20** Au...tempérament] *Sem.*, IV.631 K. = 184/185 De Lacy.

٥. وذهب بقوله : كيف تشبه الأنثى أباها والذكر أمه إن كانت الذكورة والأنوثة إنّما تكون بغلبة أحد المنيّين ؟ ثم تخطاه من غير بيان.

<فصل ٢٣>

١. وقال في كتاب الأغذية في الثانية : «الفستق يقوّي جرم الكبد وينقي ما قد يبقى في مجاريها لأنّه مركّب من القابض والمرّ والعطر ومثل هذه نافعة للكبد جداً». ثم قال : «وليس عندي شيء أشهد به للفستق أنّه يضرّ أو ينفع الكبد كثير مضرّة أو كثير منفعة». فليت شعري أي منفعة للكبد أعظم من تقوية جرمها وفتح سددها ؟ ما لها عندي نفع غير هذين. ولِمَ قال إذن إنّه يجتمع للفستق نفعُ الكبد مع طيب طعمه ولذّته ؟

1 بقوله] يقول له [ر] | إن] فإن [ر] **2** تكون] يكون [م] | أحد] إحدى [م،ب،ك] ؛ ناقصة [ر] **4** في[1]] جالينوس يقول إنه [ر] | في[1]...الأغذية] كتاب الأغذية ؛ هامش : في الفستق [ر] | في الثانية] ناقصة [ر] | الفستق] ناقصة [ر] | يبقى] بقي [ر] | في[3]] من [م] **5** القابض] النابض [ر] | ومثل] فمثل [ر] | هذه نافعة] هذا نافع [ر] للكبد] الكبد [ك] | جداً] كثير [ر] **6** عندي] ناقصة [م،ب،ك] | مضرّة...كثير[2]] ناقصة [م،ب،ك] **7** أي] أن [م،ب،ك] | جرمها] ناقصة [م،ب،ك] | قال] يقل [ر] **8** إذن] ناقصة [ر] | إنّه] إنّ [م،ب،ك،ر] | يجتمع] المجتمعة [م،ب،ك] ؛ المجتمع [ر] | للفستق] لليبس [م] | مع...ولذّته] ناقصة [م،ب،ك]

1–2 كيف...المنيّين: جالينوس، كتاب المنيّ، أيا صوفيا ٣٥٩٠، ص.٢١٨ ظ. **4–6** الفستق...منفعة: جالينوس، في قوى الأغذية، أسكوريال ٨٠٢، ٩ظ : ومنافعه أنّ يقوي الكبد وينقي ما قد لَحِجَ وصار كالثفل في المنافذ [الغذاء منها]، وفي طعمه ميل قليل إلى المرارة والقبض عطري وقد علمنا أن أشياء أخر كثيرة نظيرة لهذه نافعة للكبد جداً وليس عندي في الفستق شيء أشهد له عليه أنه ينفع أو يضرّ المعدة كثير منفعة أو مضرّة.

5. Il en vient à dire : comment se fait-il qu'une femme ressemble à son père, et comment un homme peut-il ressembler à sa mère, si la cause du masculin et du féminin réside dans la domination exercée par un sperme [sur l'autre] ? Puis il est passé ensuite à autre chose sans donner d'autre explication.

⟨Section 23⟩

1. Il dit dans *Sur les [facultés des] aliments*, au second [livre][131] : « Les pistaches renforcent le corps du foie, et purgent les [matières] qui peuvent stagner dans ses passages, parce qu'elles sont, par leur composition, à la fois astringentes, amères et aromatiques. Or, les substances similaires sont très utiles au foie ». Il dit ensuite : « Je n'ai rien qui atteste que les pistaches sont très nuisibles ou très utiles au foie ». Je me demande quelle pourrait être une utilité plus grande pour le foie, que de renforcer son corps et de dissiper ses obstructions, car pour moi il n'y a pas d'autre qualité pour [le foie] que ces deux-là. Et pourquoi dès lors a-t-il dit que sont cumulés grâce aux pistaches l'utilité pour le foie et le goût agréable et plaisant ?

1–3 Il…lautre] *Sem.*, IV.630–631 K. = 182/183 De Lacy. **6–11** Il…foie] *Alim.Fac.*, VI.612 K.

<فصل ٢٤>

١. في كتاب الفصول، الفصل الذي أوّله «الأجواف في الشتاء والربيع أسخن (...)»، قال فيه إنّ الحرارة تهرب من البرودة، ولذلك تسخن - زعم - الأجواف، والكيفيات لا تتمانع وتتصادم ويدافع بعضها بعضاً كالأجسام لكن تتنافى، فإنّه لا ينبغي أن يقال «وقعت الحركة للسكون» ولا «هربت الظلمة من النور»، لكن كلّ واحد من الضدّين يُبطل الآخر البتّة. وليس سبب سخونة الأجواف في الشتاء أنّ الجزء الذي في الهواء في الصيف صار فيها لكنْ إنّما ما فيها من حرارتها الخاصّة بها اختفى لصلابة البدن بالبرد وضيق المسام. وقد بيّنا في مقالة مفردة أنّ الحرارة التي نحسّها في الشتاء في ماء العيون وأهوية المواضع الغائرة ليست من أجل أنّها في نفسها في هذه الحالة أسخن منها في الصيف، لَكِنْ نحن نُحِسّها من أجل برد أبداننا. كذلك / نحسّ الماء الفاتر بعد دخول الحمّام وسخونة أبداننا فيه بارداً. وإن شئت م١٧٩و <أن> تقف على جميع ما قلناه في هذا الباب، فاِقرأ هذه المقالة. وقال إنّ حرارة الهواء تستفرغ أبداننا وتحلّل منها مع الفضول ما يُحتاج إليه أيضاً، وأما الحرارة الغريزية فإنّما تُحَلِّلُ من أبداننا الفضل الذي لا يُحتاج إليه فقط. وقد قال في حفظ الصحة إنّ أبداننا تجفّ من الحارّ الغريزي، ولذلك تحتاج إلى الغذاء فيُخلف علينا ما يتحلّل. وقال إنّ الذي يتحلّل منّا كان شبيهاً بنا ومن أجل ذلك يُحتاج إلى آلة تحيل الغذاء حتى تُشَبِّهَهُ بنا، فقد أقرّ ههنا أنّ الحرارة الغريزية قد تُحَلِّلُ من أبداننا مع الشيء الغير الموافق الشيء / الموافق. وقد قال أيضاً ك٢٧٤

2 كتاب...الفصل] + هامش : شكوك فصول جالينوس [ك] | الأجواف] الأجواب [ر] **3** تسخن] يسخن [م] تتمانع] يتمانع [م] **4** وتتصادم] يتصادم [م] | فإنّه] لأنه [ر] **5** البتّة] بتّة [ر] | وليس] ناقصة [ك] **5–11** وليس...المقالة] ناقصة [ر] **7** ما] ناقصة [م،ب،ك،ر] | الخاصّة] الخاص [م،ب،ك،ر] **10** بارداً] بارد [م،ب،ك] | شئت] سبب [م] **12–13** أيضاً...فقط] ناقصة [ر] **13** من[1]] ناقصة [ب] | في] من [ر] | تجفّ] يجف [م] **14** فيُخلف] التخلّف [ر] | يتحلّل[1]] تحلّل [ر] **15** كان] شيئا [م] | تُشَبِّهَهُ] يشبهه [م] ؛ تشبه [ر] **16** الموافق[1]] موافق [م،ب،ك] | الشيء[2]] ناقصة [م]

2 الأجواف...أسخن: جالينوس، تفسير كتاب فصول بقراط، ت. بيتر بورمان، كامران كريم الله، حمود عبيد، نيكولا كاربياتيري، تارو ميمورا، إيميلي سيلوف، أيلين داس، ص. ٦٧ : الأجواف في الشتاء والربيع أسخن ما تكون بالطبع والنوم أطول ما يكون فينبغي في هذين الوقتين أن يكون ما يتناول من الأغذية أكثر وذلك أنّ الحارّ الغريزي في الأبدان في هذين الوقتين كثير ولذلك يحتاج إلى غذاء كثير والدليل على ذلك أمر الأسنان والصِرّيعين. **11–13** وقال...فقط: جالينوس، تفسير كتاب فصول بقراط ، ١، ص. ٧٢ : وأمّا الحارّ الذي يلقى البدن من خارج فليس يستفرغ الفضول وحدها ولكنّه يستفرغ كلّ ما في البدن بالسواء فيتحلّل مع فضول بدن الحيوان الأشياء الطبيعية التي يحويها. أمّا التحلّل الذي يسمّيه الأطبّاء التحلّل الخفي فإنّما تفعله الحرارة الغريزية.

⟨Section 24⟩

1. *Sur les Aphorismes*[132]. À propos de l'aphorisme qui débute par : « Les cavités, en hiver et au printemps, sont plus chaudes (...) ». Il (i.e. Galien) dit : « La chaleur recule devant la froideur, et c'est la raison pour laquelle elle réchauffe – à ce qu'il prétend – les cavités ». Or, les qualités ne se font pas obstacle mutuellement, ni ne s'entrechoquent ou ne se repoussent, comme le font les corps, mais elles s'annulent mutuellement. C'est la raison pour laquelle il ne convient pas de dire que « le mouvement l'a emporté sur le repos », ou que « l'obscurité a reculé devant la lumière ». Au contraire, chacun des opposés annule totalement l'autre. La cause de la chaleur des cavités en hiver ne réside pas dans le fait que la part [de chaleur] qui se trouvait dans l'air en été se retire en elles, mais seulement dans le fait que la chaleur qui s'y trouve et qui leur appartient en propre demeure cachée, car le corps est devenu plus dur à cause du froid, et les pores se sont resserrés. Nous avons montré dans un traité séparé que la chaleur que nous ressentons en hiver dans les eaux de source et l'air des endroits souterrains n'est pas due au fait que [cette chaleur] est par elle-même, dans ces lieux, plus chaude qu'en été, mais que nous la ressentons car nos corps se sont refroidis. De même, après être entrés dans le bain et après que nos corps se sont réchauffés, nous ressentons l'eau tiède comme étant froide. Si tu souhaites t'attarder sur l'ensemble de ce que nous avons dit à ce sujet, alors lis ce traité. Il (i.e. Galien) dit que la chaleur de l'air vide nos corps et dissipe, en même temps que les résidus, des choses dont il a besoin, tandis que la chaleur innée dissipe et expulse hors de nos corps seulement les résidus dont ils n'ont pas besoin. Or, il dit dans *Sur le régime de la santé* que nos corps sont déshydratés par la chaleur innée. C'est la raison pour laquelle la nourriture est nécessaire, de sorte de compenser ce qui a été dissipé. Il dit aussi que ce qui s'est dissipé à l'extérieur de nous était semblable à nous. C'est la raison pour laquelle il est besoin d'un instrument qui altère la nourriture afin de la rendre semblable à nous. Ainsi, il a établi là que la chaleur innée peut dissiper hors de nos corps, en plus de ce qui n'est pas apparenté [à nous], ce qui est apparenté. Dans ce traité,

---

2–3 Les...chaudes] *Hipp.Aph.*, 1.15, XVII/2.415 K. **4–5** La...cavités] *Hipp.Aph.*, 1.15, XVII/2.415 K. **21–22** Il...besoin] *Hipp.Aph.*, 1.15, XVII/2.420–421 K.

في هذا الكتاب إنّ هذه الحرارة أحد الأسباب المؤدّية بالحيوان إلى الذبول بتجفيفها له وتحليلها منه دائماً.

٢. الفصل الذي هو : «إذا كانت نوائب الحمّى لازمة لدور، فلا ينبغي في أوقاتها أن يُعطى العليل شيئاً، لكن ينبغي أن يُنقص من الزيادات من قبل أوقات الانفصال». قال جالينوس : «إذا كانت نوائب الحمّى لازمة لدور، فلا ينبغي أن يغذّى العليل بشيء في تلك الأوقات ولا بالقرب منها». ولم يقل في هذا الموضع لِم يَجِب ذلك ولا أشار إلى المواضع التي ذكر العلّة في ذلك فيها، وقد كان ينبغي أن يفعل ذلك، ولم يقل ما هذه الزيادات البتّة. وذكر الانفصال فقال يحتمل ثلاثة معانٍ : «إما أن يكونَ عنى به الشيء الذي يُسمّى بالحقيقة /انفصالاً وهو البحران، وإما المنتهى، وإما أوقات النوائب». قال : «والأَوْلى أن يدلّ على ب٢٤٥ظ
أوقات النوائب، لأنه قد فرغ من الكلام في المنتهى ومن أجل ذلك قد فرغ <من> الكلام في البحران إذ كان البحران إنما يكون على الأكثر في المنتهى». فيكون الكلام بحسب تفسيره هكذا: «لكن ينبغي أن ينقص من الزيادات من قبل أوقات النوائب». وينبغي أن يُعلم ما يعني بهذه الزيادات، فإنّ هذا الكلام غير مفهوم ولا مُجزٍ ما لم يُعلم ما هذه، وليس يخلو أن يكون عنى بتنقيص هذه الزيادات الذي يُحتاج أن يُستعمل قبل أوقات النوائب إما الإمساك عن الغذاء وإما الاستفراغ. وإن كان عنى به الإمساك عن الغذاء، كان هذراً، وذلك أنّه يكون

1 له] ناقصة [ر] **4** يُعطى] تعطى [ر] | العليل] القليل [م] | شيئاً] شيء [م] | الزيادات] الزيادة [ر] **5** جالينوس] جر [ك] | لدور] ناقصة [ر] | ينبغي] ينبغي في أوقاتها [ر] | العليل] القليل [م] | بشيء] ناقصة [م،ب،ك] **6–7** ولم...ذلك[2]] ناقصة [ر] **7** الزيادات] ناقصة [م،ب،ك] **8** ثلاثة] ثلث [م،ب،ك] | يكونَ] ناقصة [م،ب،ك] بالحقيقة] على الحقيقة [ر] **9** انفصالاً] انفصال [م،ب،ك] | أوقات] أدواب [ر] | والأَوْلى] والأوّل [ر] | أن] ناقصة [ر] **10–11** المنتهى...في[1]] ناقصة [ر] **11** البحران[1]] ناقصة [ر] | إذ...البحران[2]] ناقصة [ك] | البحران[2]] ناقصة [ر] **12** لكن] ليس [ر] **12–2,234** لكن...غذاءً] ناقصة [ر] **13** بهذه] لهذه [م] | مُجزٍ] محرى [م،ب] ؛ مجري [ك] **14** الذي] التي [م،ب،ك]

3–4 إذا...الانفصال: جالينوس، تفسير كتاب فصول بقراط، ١، ص. ٨٥ : إذا كانت نوائب الحمّى لازمة لأدوارها فلا ينبغي في أوقاتها أن يعطى المريض شيئاً أو أن يضطرّ إلى شيء لكن ينبغي أن ينقص من الزيادات من قبل أوقات الانفصال. **4–6** قال...منها: جالينوس، تفسير كتاب فصول بقراط، ١، ص. ٨٦ : فأمّا متى كانت النوائب لازمة لطريقة واحدة فينبغي أن يحذر المريض الطعام عند مبتدأ تلك النوائب ولا يغذوه وقد ابتدأت النوبة ولا قد قرب وقت ابتدائها. **8–9** وذكر...النوائب: جالينوس، تفسير كتاب فصول بقراط، ١، ص. ٨٦ : وأمّا قوله من قبل أوقات الانفصال فينبغي أن يفهم إمّا من قبل أوقات النوائب وإمّا من قبل أوقات المنتهى وإمّا من قبل أوقات الشيء الذي يسمّى على الحقيقة انفصالاً وهو البحران. **9–11** قال...المنتهى: جالينوس، تفسير كتاب فصول بقراط، ١، ص. ٨٦ - ٨٧ : فإنّ المعاني الثلاثة كلّها حقّ إلّا أنّ أشبهها بما قصد إليه وأقربها منه أن يكون أراد أبقراط بقوله من قبل أوقات الانفصال أي من قبل أوقات النوائب. وذلك أنّه قد فرغ من الكلام في المنتهى وإذ كان قد فرغ من الكلام في المنتهى فقد فرغ من الكلام في البحران لأنّ البحران على الأكثر إنّما يكون في المنتهى.

il dit aussi que cette chaleur constitue l'une des causes qui conduisent les animaux au marasme en raison de son pouvoir à les déshydrater et à dissiper hors d'eux [leurs matières] de manière continue.

2. L'aphorisme qui dit : « Lorsque les paroxysmes de la fièvre arrivent toujours au même moment d'un cycle, il ne faut pas, au moment où ils arrivent, administrer quoi que ce soit au malade, mais il faut au contraire diminuer les matières superflues avant les périodes d'interruption ». Galien dit : « Si les paroxysmes des fièvres arrivent toujours au même moment d'un cycle, il ne faut pas administrer de nourriture au malade à ces moments-là, ni à un moment proche ». Mais il ne dit pas à cet endroit pourquoi cela est nécessaire, et il n'indique pas non plus les autres passages où serait mentionnée la cause de cela. Or, il aurait dû le faire. Il ne dit rien non plus de ces matières superflues. Il parle des périodes d'interruption en disant qu'elles admettent trois sens : soit il (i.e. Hippocrate) a désigné par là ce qui est véritablement une interruption, c'est-à-dire la crise, soit le sommet, soit les périodes de paroxysme. Il dit : « Le mieux est [de comprendre] qu'il indique [par là] les périodes de paroxysme. En effet, il (i.e. Hippocrate) en avait fini de parler du sommet, et du même coup il en avait fini de parler de la crise, car celle-ci, dans la plupart des cas, a lieu au moment du sommet ». Dès lors, selon son commentaire (i.e le commentaire de Galien), il faut lire : « mais il faut au contraire diminuer les matières superflues avant les périodes de paroxysme ». Il faudrait alors qu'il nous dise ce qu'il entend par ces matières superflues, car ce qu'il dit n'est pas compréhensible et ne suffit pas tant qu'il ne nous dit pas ce qu'elles sont. Obligatoirement, il désigne par la diminution des matières superflues – diminution qu'il faut utiliser avant les périodes de paroxysme – soit la suspension de la prise de nourriture, soit l'évacuation. Si c'est la suspension de la prise de nourriture, alors [la proposition] est pur bavardage. En effet, la construction serait alors : « Si les paroxysmes de la fièvre

---

4–7 Lorsque...dinterruption] *Hipp.Aph.*, 1.19, XVII/2.434 K. **7–10** Si...proche] *Hipp.Aph.*, 1.19, XVII/2.435 K. **12–15** Il[2]...paroxysme] *Hipp.Aph.*, 1.19, XVII/2.435 K. **15–19** Il...Dès] *Hipp.Aph.*, 1.19, XVII/2.436 K.

على هذا السياق: «إذا كانت نوائب الحمّى لازمة لدور، فلا ينبغي أن يعطى العليل في أوقاتها غذاءً لكن ينبغي أن يمسك عن الغذاء من قبل أوقات النوائب». وإن فهمت من ذلك الاستفراغ، لم يكن لذلك معنى، ما فهمت من «الانفصال» النوائب. فالأولى أن يفهم من «تنقيص الزيادات» الاستفراغَ ومن «الانفصال» البحرانَ، حتى يكون الكلام على هذا السياق : ينبغي أن يُنقص من الزيادات قبل وقت البحران لأنّ الأبدان التي قد أتاها البحران قد استغنت عن الاستفراغ، إذ كانت الطبيعة قد فعلت ذلك. وإنما تحتاج إلى ذلك الأبدانُ الكثيرة الفضل التي لا تأمن أن تتحرّر الطبيعة من الفضل لكثرته فتستفرغ جلّه أو بعضه لتقوى الطبيعة على نضج ما بقي. والدليل على ذلك إتباع هذا الكلام لهذا الفصل : «الأبدان التي قد أتاها أو نابها بحران على الكمال، لا ينبغي أن تُحرّك بدواء مسهِل / ولا غيره من التهييج م١٧٩ظ
لكن تُترك». وهذا شكّ لا ينبغي أن يستهان به، بل ننعم النظر فيه، فإنه يعلّم تدبيراً جيداً نافعاً في الأمراض الحادّة. وقد ذكرناه ذكراً تاماً في مقالة جعلنا عنوانها في الاستفراغ في ابتداء الحمّيات.

٣. المقالة الثانية. الفصل الذي أوّله : «ما كان من الأشياء يغذو سريعاً دفعةً (...)»، قال جالينوس إنّه قد بيّن أنّ المعدة تحظى بالغذاء أوّلاً، فإذا شبعت وتملأت منه، دفعت باقيه عنها. وفي هذا شكّ لأنّه، إن كانت المعدة إنّما تغتذي بما يصل إليها من تجويفها، فمجيء

---

1 لدور] أدور [ك] | العليل] القليل [م] **2** لكن] ليس [ر] | عن] من [م] | وإن] ولو [ر] **3** ما] متى [ر] الانفصال] الانفصال إلى [ك] | النوائب] للنوائب [ر] | فالأولى] فالأولا [ر] **4** الزيادات] تنقيص إلى [ر] **5** من] ناقصة [ر] | قد[1]] ناقصة [ر] **5–9** البحران[2]...أتاها] ناقصة [م] **6** تحتاج] يحتاج [ك] **7** الكثيرة] لكثرة [ر] تأمن] يؤمَن [م،ب،ك،ر] وهذه آخر كلمة مخطوط [ر] | تتحرّر] يجوز [م،ب،ك] | من] من [م،ب،ك] **9** تُحرّك] يحرك [م] **10** تُترك] يترك [م] | فيه] ناقصة [ك] **14** تحظى] تحصى [م،ب،ك] | منه] عنه [م] **15** كانت] كان [م،ب،ك]

10–8 الأبدان...تُترك: جالينوس، تفسير كتاب فصول بقراط، ١، ص. ٨٧ : الأبدان التي يأتيها أو قد أتاها بحران على الكمال لا ينبغي أن تحرّك ولا يحدث فيها حدث لا بدواء مسهل ولا بغيره من التهييج لكن تترك. **13** ما...دفعةً: جالينوس، تفسير كتاب فصول بقراط، ٢، ص. ٣٤ : ما كان من الأشياء يغذو سريعاً دفعة فخروجه أيضاً يكون سريعاً. **15–14** قال... عنها: جالينوس، تفسير كتاب فصول بقراط، ٢، ص. ٣٩ : فقد بيّنّا أنّ المعدة تحظى هي أوّلاً من الطعام فتجتذب منه أوفقه لها فتُوعِيه بين طبقاتها فإذا استوفت وتملأت منه دفعته عنها فانحدر.

arrivent toujours de manière cyclique, il ne convient pas d'administrer au malade de la nourriture pendant les périodes [de paroxysme], mais il faut au contraire suspendre la prise de nourriture avant les périodes de paroxysme ». Mais si on comprend par là l'évacuation, alors la proposition n'a pas le sens que l'on comprenait tant que l'on comprenait par « interruption » les paroxysmes. Dès lors, il est plus conforme à la raison de comprendre par « diminution des matières superflues » l'évacuation, et par « interruption » la crise, de sorte que la construction du propos serait la suivante : « Il convient de diminuer les matières superflues avant les périodes de crise », car les corps qui sont déjà passés par une crise peuvent faire l'économie de l'évacuation, puisque la nature s'y est déjà employée. Seuls les corps qui retiennent de nombreuses matières superflues ont besoin [de l'évacuation], eux dont il n'est pas assuré qu'ils soient tels que la nature se débarrasse de leur surplus en raison de sa quantité. Dès lors, ce surplus est évacué pour la plus grande part ou en partie, afin que la nature soit capable de conduire le reste à maturation. La preuve de cela, c'est l'aphorisme qui suit ce propos : « Les corps victimes d'une crise ou qui atteignent le paroxysme de la crise, il ne convient pas de les mettre en mouvement grâce à un médicament purgatif, ni un autre médicament irritant, mais [il faut] les laisser [en repos] ». Or, c'est là un doute qu'il ne convient pas de négliger, mais auquel il faut appliquer son attention, car il (i.e. Hippocrate) enseigne un régime bénéfique et utile dans le cas des maladies aigües. Nous en avons longuement parlé dans un traité que nous avons intitulé *Sur l'évacuation au début des fièvres*.

3. Sur le second livre. À propos de l'aphorisme qui commence par : « Les [résidus] des choses qui sont assimilées rapidement d'un seul coup, sont expulsés (...) », Galien dit : « Il est clair que l'estomac obtient la nourriture en premier. Ainsi, lorsqu'il est rassasié et rempli par [la nourriture], il expulse hors de lui ce qu'il en reste ». Or, cela est sujet au doute. En effet, si l'estomac se nourrit seulement de ce qui lui parvient depuis ses cavités, alors, le fait que les veines

---

16–18 Les...repos] *Hipp.Aph.*, 1.20, XVII/2.436 K. **23–25** Les...expulsés] *Hipp.Aph.*, 2.18, XVII/2.484 K. **25–27** Il...reste] *Hipp.Aph.*, 2.18, XVII/2.488 K.

العروق إليها فضلٌ. وكيف صارت المعدة دون سائر الأعضاء يمكن أن تغتذي وتنمي بغير الدم ؟

٤. الفصل الذي أوّله : «من كان بطنه في شبابه ليناً (...)»، قال جالينوس إنّ من كان في شبابه فم معدته بارداً، فكان يكثر الطعام بقياس ما ينفذ إلى الكبد فيجففّه، فإنّه إذا شاخ، أفرط البرد في فم معدته، فقلَّ ما يتناول بالقياس إلى ما ينفذ إلى الكبد فيجفّ البطن. وهذا غلط، لأنّه يقاس بردُ فم المعدة ببرد الكبد فيقلّ جذبها، فتكون الحال محفوظة.

٥. الفصل الذي أوّله : «الأجود في كلّ مرض أن يكون ما يلي (...)»، قال جالينوس : «ينبغي في حسن المعاونة على الإسهال أن يكون جميع ما تحت الصدر قوياً وإلا، ناله من الإسهال ضرراً عظيماً». ولم يقل لِم ذلك، ولا دلّ عليه في كتاب.

٦. الفصل الذي قال فيه : «من كان بدنه صحيحاً فأُسْهِلَ أو قُيّءَ بدواء، أَسْرَعَ إليه الغشي (...)». ولذلك قال جالينوس :«السبب في ذلك أنّ الدواء ينهك هذه الأبدان»، ولم يأتِ بالعلّة. والدواء ينهك الأبدان العليلة أكثر، فكيف لم يقل فيها إنّه يسرع الغشي إليها ؟ والعلّة في ذلك أنّ البدن الصحيح لا امتلاء فيه ولا رداءة أخلاط، فالدواء يستفرغ منه ما تحتاج إليه الطبيعة.

---

4 بارداً] باردة [م،ب،ك] | فيجففّه] فيجفه [م،ب،ك] | فإنّه] أنه [م،ب،ك] **5** فيجفّ] يجف [م،ب،ك] **6** يقاس] بقايس [م،ب،ك] | محفوظة] محفوظ [م] **8** تحت] يجب [ك] | قوياً] قوي [م،ب،ك] **9** ولا دلّ] والأول [ك] **10** صحيحاً] صحيح [م] **14** تحتاج] يحتاج [م]

---

3 من[1]...ليناً: جالينوس، تفسير كتاب فصول بقراط، ٢، ص. ٤٢ : من كان بطنه في شبابه ليناً فإنّه إذا شاخ يبس بطنه ومن كان في شبابه يابس البطن فإنّه إذا شاخ لان بطنه. **3–5** قال...البطن: جالينوس، تفسير كتاب فصول بقراط، ٢، ص. ٤٥ : فمن كان في شبيبته لين البطن ثمّ كان لين بطنه من قبل أنّ فم معدته بارد ولذلك شهوته للطعام زائدة وتناوله منه كثيراً، فإنّه إذا شاخ وبرد بدنه بلغ من تفاقم البرد في فم معدته أن تنتقل حاله إلى ذهاب الشهوة فيصير بذلك إلى أن يجفّ برازه لقلّة ما يتناول بقياس ما ينفذ إلى الكبد. **7** الأجود...يلي: جالينوس، تفسير كتاب فصول بقراط، ٢، ص. ٨٥ : إنّ الأجود في كلّ مرض أن يكون ما يلي السرّة والثنة له ثخن، ومتى كان رقيقاً جدًّا منهوكاً فذلك رديء، وإذا كان أيضاً كذلك فالإسهال معه خطر. **7–9** قال...عظيماً: جالينوس، تفسير كتاب فصول بقراط، ٢، ص. ٨٦ : وذلك أنّه ينبغي أن يكون جميع ما دون الصدر من الأعضاء قوي في حسن المعاونة على الإسهال. وإن لم تكن تلك الأعضاء قوية عرضت لها أصناف من الضرر عظيمة. **11** ولذلك...الأبدان: جالينوس، تفسير كتاب فصول بقراط، ٢، ص. ٨٧ : وذلك أنّ الدواء إنّما ينهك هذه الأبدان ويذوبها وينقيها وينفضها.

parviennent jusqu'à lui est superflu. De plus, comment l'estomac, à la différence du reste des organes, pourrait-il se nourrir et se développer sans le sang ?

4. À propos de l'aphorisme qui commence par : « Ceux qui, étant jeunes, ont le ventre mou », Galien dit que ceux qui, étant jeunes, ont l'orifice de l'estomac froid, prennent beaucoup de nourriture, en comparaison avec ce qui parvient jusqu'au foie – et qui les déshydrate[133] –, tandis que lorsqu'ils vieillissent, le froid augmente excessivement dans l'orifice de leur estomac, et leur prise [de nourriture] diminue en comparaison avec ce qui parvient au foie. En conséquence, leur ventre se déshydrate. Or, c'est une erreur, car la froideur de l'orifice de l'estomac est proportionnelle à la froideur du foie, si bien que le pouvoir d'attraction [du foie] diminue, et donc, l'état [initial] est conservé.

5. Au sujet de l'aphorisme qui débute par : « Le mieux, pour toutes les maladies, est que les parties adjacentes (...) », Galien dit : « Il convient, pour rendre le recours à la purge favorable, que toutes les parties situées sous la poitrine soient fortes. Sinon, la purge provoque un dommage important ». Mais il ne donne pas la raison de cela, ni n'y fait à nouveau référence dans un livre.

6. Au sujet de l'aphorisme qui dit : « Celui qui a un corps valide, et qui prend un purgatif ou un émétique, sera plus prompt à s'évanouir », Galien dit pour l'expliquer : « La cause de cela, c'est que le médicament affaiblit ces corps », et il n'en donne pas la raison. Or, le médicament affaiblit davantage les corps malades. Dès lors, comment se fait-il qu'il ne dise pas que ces corps (i.e. les corps malades) sont plus prompts à s'évanouir ? La raison en est que le corps valide ne contient ni excédent, ni humeurs nocives : dès lors, le médicament évacue hors de lui ce dont la nature a besoin.

3–4 Ceux...mou] *Hipp.Aph.*, 2.20, XVII/2.492 K. **4–9** Galien...déshydrate] *Hipp.Aph.*, 2.20, XVII/2.495 K. **12–13** Le...adjacentes] *Hipp.Aph.*, 2.35, XVII/2.533 K. **13–15** Il...important] *Hipp.Aph.*, 2.35, XVII/2.534 K. **17–18** Celui...sévanouir] *Hipp.Aph.*, 2.36, XVII/2.535 K. **19** La...corps] *Hipp.Aph.*, 2.36, XVII/2.535 K.

٧. الفصل الذي فيه : «الكهول يمرضون أقلّ مما يمرض الشباب (...)». قال جالينوس : «ليس كلّ الكهول، بل من ضبط منهم نفسه، فأما من لم يضبط فيمرض أكثر». وإذا كان كذلك، فليس لقول بقراط حاصل البتّة، لأنّ أهل كلّ سنّ إذا ضبطوا أنفسهم مرضوا أقلّ، والتجربة تشهد لبقراط، فإنّا نرى الكهول أقلّ أمراضاً من الشباب وإن استوت تدابيرهم. والسبب في ذلك أنّ حدّة المرار قد انكسرت فيهم ونقصت أيضاً رطوباتهم، فيقلّ بذلك العفن فيهم.

٨. الفصل الذي قال فيه : «إذا كان وجعان معاً وليس هما في موضع واحد، فإنّ أقواهما يخفي الآخر»، قال جالينوس : «العلّة في ذلك أنّ القوة الحساسة كلها تُقبل قِبَل الموضع الذي فيه الوجع الأشدّ». وهذا كلام لا يَرْجِع فيه إلى علم صحيح تعتمد النفس عليه، وذلك أنّه لم يكن يأتي بالسبب الفاعل والعلّة فيه هي أنّ الحسّ تأثّرٌ، وإذا كان أثران أحدهما أقوى من الآخر لم يستبِن المتأثّرُ الأضعفَ لأنّ نكايته فيه بإخراجه عن طبيعته دون ما قد نكاه الأقوى، ولذلك صار من ينفخ في / أذنه بالبوق، لم يسمع على المكان ما كان يسمعه قبل م١٨٠و
ذلك من الصوت الخفي ولا الناظر إلى عين الشمس يستبين ما كان يراه قبل ذلك، حتى ينمحي عن عينه الأثر القوي الذي أثرته الشمس.

5 والسبب] ناقصة [م] **9** تعتمد] يعتقد [م،ب،ك] **11** نكاه] انكاه [م،ب،ك]

1 الكهول...الشباب: جالينوس، تفسير كتاب فصول بقراط، ٢، ص. ٩٠ : الكهول في أكثر الأمر يمرضون أقلّ ممّا يمرض الشباب إلّا أنّ ما يعرض لهم من الأمراض المزمنة على أكثر الأمر يموتون وهي بهم. **1–2** قال...أكثر: جالينوس، تفسير كتاب فصول بقراط، ٢، ص. ٩٠ : ليس كلّ الكهول يمرض أقلّ ممّا يمرض الشباب. وذلك أنّه ليس كلّ الكهول أضبط لنفسه في تدبيره من الشباب. ومن لم يكن منهم أضبط لنفسه في تدبيره من الشباب فهو يمرض أكثر ممّا يمرض الشباب إذا كانت أبدانهم أضعف من أبدان الشباب. **7–8** إذا...الآخر: جالينوس، تفسير كتاب فصول بقراط، ٢، ص. ١٠٢ : إذا كان وجعان معاً وليس هما في موضع واحد فإنّ أقواهما يخفي الآخر. **8–9** قال...الأشدّ: جالينوس، تفسير كتاب فصول بقراط، ٢، ص. ١٠٢ : فإذا كان الوجعان في موضعين مختلفين حتّى يكون أحدهما في المثل في الساعد والآخر في الساق عرض عند ذلك أن يخفي أقواهما الآخر، لأنّ القوّة الحساسة كلّها تقبل قِبَل الموضع الذي فيه الوجع الأقوى ويشتغل به.

7. Au sujet de l'aphorisme qui dit : « Les personnes âgées sont moins sujettes aux maladies que les jeunes », Galien dit : « Ce n'est pas le cas de toutes les personnes âgées, mais de celles qui ont un mode de vie équilibré. Quant à celles qui n'ont pas un mode de vie équilibré, elles tombent plus souvent malades ». Si les choses en allaient ainsi, ce que dit Hippocrate n'aurait pas la moindre justification, puisque les personnes de tout âge, quand elles suivent un mode de vie équilibré, sont moins sujettes aux maladies. Or, le témoignage de l'expérience est favorable à Hippocrate, puisque l'on voit moins de personnes âgées malades que des jeunes, même lorsque leur régime est équivalent. La cause de cela est que l'acidité de la bile a été défaite chez elles, et que les matières humides sont également réduites, ce qui diminue la putréfaction.

8. Au sujet de l'aphorisme qui dit : « Si deux souffrances surviennent en même temps, mais en deux endroits différents, la plus intense efface l'autre », Galien dit : « La cause de cela, c'est que la faculté sensible tout entière se tourne vers l'endroit où survient la douleur la plus intense ». Mais cette explication ne fait pas référence à une science certaine sur laquelle l'âme pourrait s'appuyer. En effet, il (i.e. Galien) ne donne pas la cause agente. Or, la raison de [ce phénomène], c'est que la sensation est une impression. Lorsque, de deux impressions, l'une est plus forte que l'autre, celui qui subit l'impression ne perçoit pas la plus faible, car le dommage qu'elle produit sur lui en le faisant sortir de sa nature est moindre que celui qu'a produit sur lui [l'impression] la plus forte. C'est pour cette raison que celui dans l'oreille duquel on souffle avec une trompette, n'entendra pas, à ce moment-là, les sons faibles qu'il entendait avant, ni celui qui regarde en direction de soleil, ne verra ce qu'il voyait auparavant, jusqu'à ce que disparaisse de son œil l'impression intense laissée par le soleil.

1–2 Les...jeunes] *Hipp.Aph.*, 2.39, XVII/2.538 K. **2–4** Ce...malades] *Hipp.Aph.*, 2.39, XVII/2.538 K. **12–13** Si...lautre] *Hipp.Aph.*, 2.46, XVII/2.549 K. **14–15** La...intense] *Hipp.Aph.*, 2.46, XVII/2.550 K.

٩. الفصل الذي قال فيه : «في وقت تولّد المدّة، يعرض الوجع والحمّى (...)»، قال في سبب ذلك قولاً ليس بكثير الإقناع وقد علمنا السبب في أمثال ذلك في مقالته في سوء المزاج المختلف وهي أنّ الوجع يعرض ما دام مزاج الفضل ومزاج العضو مختلفين جداً، فإنهما في ذلك الوقت يتحاربان بقوة. فإذا قهر أحدهما واستحال، صار سوء المزاج في العضو مستوياً فقلّ الوجع لأنّه قد بطل التحارب بينهما وقد استحال أحدهما إلى صاحبه وصار في طباعه والشيءُ لا يألم من شَبهه.

١٠. المقالة الثالثة، الفصل الذي قال فيه : «انقلاب أوقات السنة يولّد الأمراض (...)». قال جالينوس : « ينبغي أن يُفهم من انقلاب الأوقات تغيّرها، لا انتقالها وتعاقبها لأنّه، كما تحدث عند انتقال الشتاء إلى الربيع أمراضٌ ربيعيةٌ، كذلك تنقضي فيه أمراض شتوية، فلا يكون انقلاب الأوقات على هذا المعنى بتوليد الأمراض أخصّ منه بإبرائها». وللمتشكّك أن يعارض، فيقول : «وكذلك الحال في الانقلاب على معنى تغيّر الطبع، فإنّه إذا صار الصيف خريفاً، فحدثت أمراض خريفية، لذلك تنقضي منه أمراض ربيعية. فليس الانقلاب على هذا المعنى أيضاً بتوليد الأمراض أَوْلى منه بانقضائها». وهذا الشكّ / ينحلّ عن جالينوس بأنّ ب٢٤٦و الانقلاب في الطبيعة يجعل في السنّة زمانين أو ثلثة على طبيعة واحدة، فإنّه إذا صار الصيف خريفاً كان خريفان في سنةٍ، فخرج بذلك عن الاعتدال لا محالة. فهذا الانقلاب بتوليد الأمراض أَوْلى.

1 وقت] وقت الحمى [ك] **1–3** والحمّى...يعرض] هامش [م] **5** التحارب] التجارب [م] | وقد] أو قد [م،ب،ك]
7 يولّد] فيولّد [ك] **8** جالينوس] جر [ب،ك] **13** بانقضائها] بنقيضها [م،ب،ك] | جالينوس] جر [م،ب،ك]
15 لا محالة] لا محة [ب،ك]

1 في...والحمّى: جالينوس، تفسير كتاب فصول بقراط، ٢، ص. ١٠٣ : في وقت تولّد المدّة يعرض الوجع والحمّى أكثر ممّا يعرضان بعد تولّدهما. **7** انقلاب...الأمراض: جالينوس، تفسير كتاب فصول بقراط، ٣، ص. ٢ : إنّ انقلاب أوقات السنة ممّا يعمل في توليد الأمراض، خاصّة وفي الوقت الواحد منها التغيّر الشديد في البرد أو في الحرّ، وكذلك في سائر الحالات على هذا القياس.

9. Au sujet de l'aphorisme dans lequel [Hippocrate] dit : « Lorsque la purulence se forme, la douleur et la fièvre adviennent (...) », Galien donne à propos de la cause de [ce phénomène] une explication peu convaincante. Or, nous avons appris la cause de [phénomènes] semblables dans son traité *Sur les différents tempéraments mauvais*, à savoir que la douleur advient tant que le tempérament du surplus et le tempérament de l'organe diffèrent beaucoup. En effet, à ce moment-là, ils se combattent l'un l'autre avec force. Si l'un d'eux est vaincu, et est altéré, alors le mauvais tempérament dans l'organe s'équilibre, et la douleur diminue, puisque le combat entre eux a cessé, et que l'un d'eux a été altéré et a endossé la nature de l'autre. Or, une chose ne peut pas souffrir sous l'effet [d'une chose] semblable.

10. Sur le troisième livre, au sujet de l'aphorisme dans lequel [Hippocrate] dit : « Les variations des saisons engendrent les maladies (...) », Galien dit : « Il faut comprendre par "les variations des saisons" les changements [dans les saisons elles-mêmes], pas le passage [des saisons], ni leur succession. En effet, de la même manière qu'apparaissent, lorsque de l'hiver on passe au printemps, des maladies printanières, de la même manière cessent des maladies hivernales. Ainsi, les variations des saisons, en ce sens, ne sont pas plus propres à produire les maladies qu'elles ne le sont à les guérir ». Un contradicteur pourrait cependant lui opposer l'argument suivant : « Il en va de même si l'on comprend ces variations dans le sens d'un changement dans la nature [de chaque saison]. En effet, lorsque l'été devient automne, des maladies automnales apparaissent, de même que des maladies printanières cessent. Ainsi, pris en ce sens, les variations ne sont pas non plus plus propres à produire les maladies qu'elles ne le sont à y mettre fin ». Galien échappe à ce doute, car les variations dans la nature [de chaque saison] produisent, au cours de l'année, deux ou trois périodes qui partagent la même nature. En effet, lorsque l'été devient automne, il y aura deux automnes pour une seule année, et on sort alors de toute façon de l'état d'équilibre. Ainsi, ce [type de] variation est plus propre à produire les maladies.

1–2 Lorsque...adviennent] *Hipp.Aph.*, 2.47, XVII/2.550 K. **13** Les...maladies] *Hipp.Aph.*, 3.1, XVII/2.562 K. **13–19** Il...guérir] *Hipp.Aph.*, 3.1, XVII/2.563 K.

١١. الفصل الذي قال فيه إنّ «من الطبائع ما تكون حاله في الصيف أجود (...)»، / ك٢٧٥ظ قال جالينوس في ذلك إنّ صاحب المزاج الحارّ اليابس يكون في الشتاء على أفضل الحالات، وبالضدّ. وقال في حيلة البرء وفي حفظ الصحة إنّ الصحة تُحفظ بالأشباه، وأما الأمراض فتشفى بالأضداد. وقال في هذا الكتاب : «في الربيع يكون الصبيان على أفضل حالاتهم». فما بال الصبيان لا يكونون في الخريف على أحسن حالاتهم على هذا القياس ؟ قال جالينوس : «صاحب المزاج المعتدل يصلح في الهواء المعتدل، وأما غيره ففي الهواء المضادّ لمزاجه». وكان ينبغي أن يُعْلِمَنا لِمَ ذلك، ولِمَ لا يكون الهواء الحافظ لصحة الأبدان الخارجة عن الاعتدال الهواء الموافق، كما قال هو في الأغذية إنّ الأبدان الغير المعتدلة إنّما تُحفظ صحتُها بالأغذية المشابهة لها في المزاج، لا بالمضادّة، لأنّ صحتهم إنّما هي بثبوت أمزجتهم تلك وإن كانت غير معتدلة على معنى اعتدال البدن المعتدل، وإنّما اعتدالهم الذي به قوام صحتهم. فلِمَ لا يكون الأوفق لهم من الأهوية الأشباهَ لحال الأصحاء، بل الأضداد لحال المرضى ؟ وهذا أيضاً ينحلّ، لكن لا ينبغي أن يطول الكتاب بحلّه ولا بحلّ شيءٍ من الشكوك التي في كلامه في الأزمنة، لأنّها كثيرة جداً ونحتاج فيها من الكلام إلى / م١٨٠ظ أضعاف هذا الكتاب، ولأنّا عازمون - وبالله التوفيق - على عمل كتاب في الأزمنة نخصّه بهذا المعنى ونبحث فيه عمّا في هذه المقالة وما في كتاب أبيديميا وكتاب الأهوية بحثاً مستقصياً - إن شاء الله تعالى - ونتحرّى بعد <ذلك> أن نذكر جميع ما يمكن حدوثه من تغاير الهواء على ما أشار إليه جالينوس في هذا الموضع. ونذكر فيه أيضاً اختلاف البلدان بحسب أحوالها من الشمس والرياح والجبال والارتفاع والانخفاض والترب وقرب نبع الماء فيها وبعده وكثرة

1 إنّ] ناقصة [ب] | تكون] يكون [م] **2** على] يكون على [م] **3** تُحفظ] يحفظ [م] **4** فتشفى] فينبغي [ك] **11** الأشباهَ] الأشياء [م،ب،ك] **12** بحلّ] بالحملة [م،ب،ك] **13** ونحتاج] إذ نحتاج [م،ب،ك] **15** أبيديميا وكتاب] ناقصة [م] **16** نذكر] يذكر [م] **17** ونذكر] ويذكر [م] **18** والترب] والقرب [ك]

1 من...أجود: جالينوس، تفسير كتاب فصول بقراط، ٣، ص. ٤-٥ : إنّ من الطبائع ما تكون حاله في الصيف أجود وفي الشتاء أردأ ومنها ما تكون حاله في الشتاء أجود وفي الصيف أردأ. **2–3** قال...وبالضدّ: جالينوس، تفسير كتاب فصول بقراط، ٣، ص. ٥ : فصاحب المزاج البارد الرطب يكون في الصيف على أفضل حالاته، وصاحب المزاج الحارّ اليابس يكون في الشتاء على مثال تلك الحال. وكذلك صاحب المزاج الحارّ اليابس يكون في الصيف على أردأ حالاته وصاحب المزاج البارد الرطب يكون في الشتاء على مثال تلك الحال. **4–5** وقال...حالاتهم[1]: جالينوس، تفسير كتاب فصول بقراط، ، ٣، ص. ٥٢ : وأمّا في أوقات السنة ففي الربيع وأوائل الصيف يكون الصبيان والذين يتلونهم فى السنّ على أفضل حالاتهم وأكمل الصحّة، وفي باقي الصيف وطرف من الخريف يكون المشائخ أحسن حالاً، وفي باقي الخريف وفي الشتاء يكون المتوسّطون بينهما فى السنّ أحسن حالاً.

11. Au sujet de l'aphorisme dans lequel il dit : « Parmi les tempéraments, certains se trouvent mieux en été », Galien dit que celui qui est doté d'un tempérament chaud et sec se trouvera au mieux en hiver, et inversement. Il dit pourtant dans *Sur la méthode de traitement* et *Sur le régime de la santé* que la santé se conserve au moyen des semblables, mais que les maladies sont soignées au moyen des contraires. Il dit aussi dans ce livre : « Au printemps, les jeunes enfants se trouvent au mieux ». Comment se fait-il que les jeunes gens ne se trouvent pas au mieux en automne, suivant son raisonnement ? Galien poursuit : « Qui possède un tempérament équilibré est bien disposé quand il est environné d'air équilibré, et pour les autres (i.e. les personnes au tempérament déséquilibré), il leur convient d'être environnés d'un air doté de qualités contraires à leur tempérament ». Mais il devrait nous donner la raison de cela, et nous dire pourquoi l'air qui permet aux corps sortant de l'équilibre de conserver la santé, n'est pas l'air qui leur correspond. Ainsi, il dit dans *[Sur les pouvoirs des] aliments* que les corps qui sortent de l'équilibre conservent la santé grâce aux aliments dotés d'un tempérament semblable au leur, et non opposé, puisque leur santé revient à ce que leur tempérament se maintienne : même s'il n'est pas équilibré au sens où est équilibré un corps [au tempérament] équilibré, c'est un équilibre grâce auquel se maintient leur santé. Dès lors, comment se fait-il que l'air environnant qui leur correspond le mieux, ne soit pas l'air le plus semblable à l'état de ceux qui sont en bonne santé, mais l'air [doté de qualités] opposés à l'état des malades ? Or ce doute se résout aussi, mais il ne serait pas convenable d'allonger ce livre en décrivant sa solution, ni, en un mot, la solution d'aucun des doutes qui sont soulevés par ce qu'il (i.e. Galien) dit sur les saisons. En effet, ils sont très nombreux, et requièrent de notre part plusieurs fois ce livre ! De plus, nous avons décidé – si Dieu nous prête vie – de composer un traité sur les saisons, que nous consacrerons à cette notion, et dans lequel nous mènerons des recherches approfondies au sujet de ce qu'on trouve dans cette section [des *Aphorismes*], ainsi que dans les *Épidémies* et le traité *Airs*, si Dieu le veut. Nous entreprendrons ensuite de rappeler tous les changements qui peuvent affecter l'air, en suivant ce qu'indique Galien dans cette section. Nous parlerons aussi des différences entre les pays, selon leur exposition au soleil et aux vents, les montagnes qui s'y trouvent, selon qu'ils ont des reliefs hauts ou des dépressions, leurs sols, qu'ils sont proches ou éloignés d'une source d'eau, qu'il possèdent beaucoup d'arbres et de végétation ou peu. Nous mentionnerons aussi ce qui

1–2 Parmi…été] *Hipp.Aph.*, 3.2, XVII/2.565 K. **2–3** Galien…inversement] *Hipp.Aph.*, 3.2, XVII/2.566 K. **6–7** Au…mieux] *Hipp.Aph.*, 3.18, XVII/2.612 K.

الشجر والدَغَل وقلّته ونذكر ما يتلطّف به لإصلاح الهواء وأحوال المجالس والمراقد وتدبير الوباء إلى جميع ما يلازق هذا الغرض ويتّصل به.

١٢. المقالة الرابعة الفصل الذي أوّله : «من كان به مغس وأوجاع (...)»، قال جالينوس : «إذا ثبتت هذه الأوجاع حول السرّة وأسفل الصلب ولم تنحلّ بدواء مسهِل ولا بغيره من العلاج، فإنّ في الأعضاء مزاجاً ردیئاً مستولياً عليها ويؤول في الأكثر إلى الاستسقاء الطبلي». وأحسب أنّ هذا الكلام لا يُجزي في تفسير هذا الفصل، فإنّه لم يأتِ بعلّة في ذلك البتّة. وقد رأيت هذا في البيمارستان بالعراق وفي منزلي بالريّ غير مرّة، وكان يعقب بعضهم الاستسقاء الطبلي، وبعضهم تقطير البول وبعضهم وجع الورك. ولمّا رأيت ذلك مراراً ولم ينفعهم المسهِل ولا القيء ولا الأدوية الحارّة الطاردة للرياح، أقبلت على حقنهم بما يسخّن ويسمّن ناحية الكُلى، فأجلستهم في الرمل الحارّ إلى الصدر وبعضاً ألزمتهم الحمام اليابس. فبرئ منهم ثلثة نفر، وأسرعوا إلى الاستسقاء <و>إلى تقطير أسرع ممن لم يعالج، إلا أنّه كان أخفّ، ولم أر أحداً منهم برئ من الاستسقاء الطبلي العارض له.

---

1 وقلّته] وقبله [ك] **4** ثبتت] تنسب [ك] | تنحلّ] ينحل [م] **5** بغيره] يغيره [ك] | مزاجاً...مستولياً] مزاج رديء مستولي [م،ب،ك] | عليها] غلبها [ك] **9** للرياح] الرياح [ب] **11** فبرئ] فبرا [م،ب] ؛ فعرا [ك] | وأسرعوا] وأسرع [م،ب،ك] | إلى] ناقصة [ب،ك] | تقطير] تفسير [م] ؛ تعين [ب،ك] | لم] لا [ب] **12** أحداً] أحد [م] | له] لهم [م،ب،ك]

---

3 من...وأوجاع: جالينوس، تفسير كتاب فصول بقراط، ٤، ص. ١٧ : من كان به مغص وأوجاع حول السرّة ووجع في القطن دائم لا ينحلّ بدواء مسهل ولا بغيره فإنّ أمره يؤول إلى الاستسقاء اليابس. **3–6** قال...الطبلي: جالينوس، تفسير كتاب فصول بقراط، ٤، ص. ١٧ : أمّا المغص فقد يكون من تلذيع شديد ويكون من ريح غليظة نافخة لا منفذ لها لكنّها منحصرة في لفائف الأمعاء، وبيّن أنّ الأوجاع أيضاً إنّما تكون من أشباه هذه الحالات. لكنّها إذا ثبتت فيما حول السرّة وأسفل الصلب ثمّ لم تنحلّ بالدواء المسهل ولا بغيره من العلاج فإنّ في الأعضاء التي هناك مزاج رديء قد استولى عليها وتمكّن منها، وذلك المزاج في أكثر الأمر إذا طال أمره، فأحدث النوع من الاستسقاء الذي سمّاه أبقراط الاستسقاء اليابس. وقد سمّى هذا النوع من الاستسقاء من أتى بعد أبقراط من الأطبّاء الاستسقاء الطبلي، لأنّه إذا فرغ البطن في هذه العلّة جاء منه صوت شبيه بصوت الطبل.

peut servir à maintenir notre équilibre, en vertu de la purification de l'air, de tout ce qui concerne les pièces de réunion et les chambres à coucher, de la gestion des épidémies, et de tout ce qui est afférent à cet objectif et lui est conjoint.

12. Dans le quatrième livre, au sujet de l'aphorisme qui commence par : « Ceux qui ont des maux de ventre et des douleurs (...) », Galien dit : « Si ces douleurs s'installent autour du nombril et sur le bas des flancs, et qu'elles ne sont pas dissipées grâce à un médicament purgatif ni aucun autre traitement, alors il y a dans les parties [du corps] un mauvais tempérament qui s'est emparé d'elles, et conduit, dans la plupart des cas, à l'hydropisie "semblable au tambour"». Je n'estime pas que ce propos suffise pour commenter cet aphorisme, car il [i.e. Galien] ne donne absolument pas la cause de [ce phénomène]. Pour ma part, j'ai observé dans l'hôpital d'Irak et dans ma propre maison à Rayy plus d'un cas [tels que ceux décrits] : certains étaient suivis d'hydropisie « semblable au tambour », d'autres d'écoulement difficile d'urine, d'autres encore de douleurs dans les hanches. Comme j'observais ces phénomènes dans de nombreux cas, et que ni le purgatif, ni l'émétique, ni les médicaments chauds [destinés à] faire disparaître les vents n'étaient d'aucune utilité, je me suis appliqué à leur injecter une [préparation] destinée à réchauffer et à faire grossir la région des reins, et je les ai fait asseoir dans du sable chaud jusqu'à la poitrine. Pour une partie d'entre eux, je leur ai prescrit [de se rendre] dans la salle des vapeurs des bains (litt. « je leur ai prescrit des bains secs »). Trois personnes guérirent, et l'hydropisie et l'écoulement difficile [d'urine] advinrent plus rapidement que chez ceux qui n'avaient pas reçu le traitement, mais [ces symptômes] étaient plus légers. Et je n'ai vu aucun patient guérir d'une hydropisie « semblable au tambour » dont il a été victime.

6 Ceux...douleurs] *Hipp.Aph.*, 4.11, XVII/2.669 K. **6–11** Si...tambour] *Hipp.Aph.*, 4.11, XVII/2.669 K.

١٣. الفصل الذي قال فيه : «من كان به زلق الأمعاء، فاستفراغه بالدواء من فوق رديءٌ». قال جالينوس إنّ هذه تكون إما من بثور متقرّحة في سطح الأمعاء والمعدة أو من بلغم مُلبس عليها أو سوء مزاج يُضعِف القوة الماسكة. فالبلغم اللاصق بالأمعاء لا يخرج بالقيء. والبثور المتقرّحة، وإن كانت من مرار، فلا ينبغي أن يستعمل القيء فيها في الشتاء. ولم يقل في سوء المزاج شيئاً بتّة. وأحسب أنّ هذا تفسير رديء، وذلك أنّ بقراط لم يقل إنّ القيء لا ينفعه، بل قال : يضرّه. ولم يأت جالينوس بالسبب الذي له يضرّ القيء بهؤلاء. فالسبب في ذلك أنّ الدواء المقيء كثير اللذع والتهييج للأمعاء والمعدة أكثر من المسهِل جداً. فإذا كانت العلّة من التقرّح في هذه، نكأها وجعلها أردأ حالة بما يسكُن فيها من حدّته وتصير لذلك أسرع تأذياً بما يماسها من الطعم، فتسرع إلى دفعه بأكثر ممّا كانت قبل ذلك. وإن كانت من بلغم مُلبس عليها، فإنّ من شأن المقيء جَذب / البلغم أكثر من كلّ خلط، م١٨١و وليس يمكن أن يندفع بالقيء جميعُ ما انجذب، فيبقى شيء كثير يصير زيادةً في البلغم اللاصق، والذي يبقى أغلظه وأبرده، فيصير زائداً في الشيئين جميعاً.

2 تكون] يكون [م] 4 والبثور] والبثو [ك] | في الشتاء] بالشتاء [ب] 6 القيء[2]] القول [م] 7 من] في [ك] 8 من[1]] تحت السطر تصحيحا : في [م] 9 فتسرع] فيسرع [م] | ممّا] ما [ب،ك] | قبل] مثل [م] 10 بلغم] بلغم لا [م] 12 الشيئين] السببين [م،ب،ك]

2–1 من[1]...رديءٌ: جالينوس، تفسير كتاب فصول بقراط، ٤، ص. ١٨ : من كان به زلق الأمعاء في الشتاء فاستفراغه بالدواء من فوق رديء. **4–2** قال...الشتاء: جالينوس، تفسير كتاب فصول بقراط، ٤، ص. ١٨ : وأمّا التقرّح الذي يكون في سطح المعدة والأمعاء فشبيه كيموس حادّ لطيف. وهذا الكيموس وإن كان محتاجاً إلى أن يستفرغ من فوق لأنّه أميل إلى أن يطفو من أن يرسب إلى أسفل، إلّا أنّه في الشتاء لا يحتاج إلى ذلك كما قلت قبل. وأمّا الكيموس الآخر البلغمي إذا كان لاصقاً راسخاً في الأمعاء فليس يحتاج في وقت من الأوقات إلى الاستفراغ من فوق، أعني الاستفراغ بالدواء المقيء، لأنّ الذي يمكن أن يخرج في القيء ما كان في المعدة فقط. فأمّا ما كان محتبساً في الأمعاء فليس يمكن أن يستفرغ منه شيء بالقيء.

13. Au sujet de l'aphorisme dans lequel [Hippocrate] dit : « Pour celui qui souffre de lienterie, évacuer par en haut est mauvais », Galien dit que [cette maladie] vient soit de pustules ulcéreuses sur la surface des intestins et de l'estomac, soit de phlegme qui les recouvre, soit d'un tempérament nocif qui affaiblit la faculté rétentrice. En effet, le phlegme qui adhère aux intestins ne peut être expulsé par le vomissement. Quant aux pustules ulcéreuses, même si elles sont dues à la bile, il ne convient pas de recourir au vomissement contre elles durant l'hiver. Et il (i.e. Galien) ne dit absolument rien au sujet du tempérament nocif. De plus, j'estime que ce commentaire est mauvais, car Hippocrate ne dit pas que le vomissement est inutile, mais qu'il est nocif. Or, Galien ne fournit aucune cause qui explique pourquoi le vomissement est nocif chez ces [malades]. La cause de cela réside dans le fait que le médicament émétique irrite et perturbe énormément les intestins et l'estomac, beaucoup plus que le [médicament] purgatif. Dès lors, si la cause réside dans l'ulcération des [intestins et de la surface de l'estomac], [le médicament émétique] arrache la surface de [ces parties] et empire l'état que cause chez eux l'acidité résidant dans [les pustules]. À cause de cela, la nourriture qui entre en contact avec eux leur cause plus rapidement de la douleur, de sorte qu'ils (i.e. l'estomac et les intestins) expulsent [la nourriture] encore plus rapidement qu'avant. Si [la maladie] vient d'un phlegme qui recouvre les [intestins], comme le médicament émétique a pour puissance d'attirer plus le phlegme que n'importe quelle humeur, et qu'il est impossible d'expulser par le vomissement tout ce qui a été attiré, alors, il restera beaucoup [de phlegme], qui deviendra en excès parmi le phlegme adhérent. De plus, [le phlegme] qui reste est le plus épais et le plus froid. Ainsi, [le phlegme] deviendra excessif dans ces deux qualités (litt. « choses ») ensemble.

1–2 Pour...mauvais] *Hipp.Aph.*, 4.12, XVII/2.670 K. **2–8** Galien...lhiver] *Hipp.Aph.*, 4.12, XVII/2.671–672 K.

١٤. الفصل الذي قال فيه: «الأوجاع التي من فوق الحجاب تدلّ على الاستفراغ بالدواء من فوق، والتي من أسفل الحجاب تدلّ (...)»، قال جالينوس: «كلّ وجع فوق الحجاب ممّا يحتاج إلى استفراغ بالدواء، فينبغي أن تستفرغه من فوق، وما كان من أسفل الحجاب ممّا يحتاج إلى الاستفراغ بالدواء، فينبغي أن تستفرغه من أسفل». وهذا لا يصحّ كله لأنّ الرَّمَد أجود علاجه الإسهال وشرّه القيء، وعِرق النَسا خير علاجه القيء وشرّه الإسهال.

١٥. الفصل الذي قال فيه: «إذا كان يعرض نافض في حمّى غير مفارقة لمن قد ضعف، فهو من علامات الموت». قال جالينوس: «يريد بقوله «يعرض» مرات كثيرة، لأنّ عرضه مرّة واحدة ليست بكافية في الدليل على الموت، لأنّه قد يمكن أن يعقبه بحران محمود». وهذا الشرط من جالينوس لا معنى له، لأنّ البحران لا يكون بعد سقوط القوة.

١٦. الفصل الذي قال فيه: «الخراج الذي يحدث في الحمّى فلا ينحلّ في أوقات البحران الأُول، ينذر بطول من المرض». قال جالينوس: «ما من أحد يشكّ أنّ الخراج، إذا لم ينحلّ في أيام البحران، فالمرض يطول». وقد يمكن أن يفهم من قول بقراط أنّه ينحلّ أنّه يرجع على الحمّى لا على الخراج، ولم يقل جالينوس لِم، إذا كان الخراج لا ينحلّ، ينذر / ب٢٤٦ظ

1 فيه] منه [م] | تدلّ] يدل [م] **2** جالينوس] جر [ك] **4** تستفرغه] يستفرغ [م] **5** كله] كلى [ك] | علاجه[2] علاج [م] **8** جالينوس] جر [ب،ك] **9** عرضه] عرضها [م،ب،ك] **13** في] من [ك] **13–14** في...ينحلّ] هامش [م] **13** وقد] قد [ك]

1–2 الأوجاع...تدلّ: جالينوس، تفسير كتاب فصول بقراط، ٤، ص. ٢٣ : الأوجاع التي فوق الحجاب تدلّ على الاستفراغ بالدواء من فوق، والأوجاع التي من أسفل الحجاب تدلّ على الاستفراغ بالدواء من أسفل. **2–4** قال...أسفل: جالينوس، تفسير كتاب فصول بقراط، ٤، ص. ٢٣ : هذا الفصل يخبّر بالشيء الذي وصفناه في وجع واحد في الفصل الذي قبل هذا وهو وجع فم المعدة في جميع الأوجاع، وهو أنّ ما كان من الأوجاع فوق الحجاب ممّا يحتاج إلى الاستفراغ بالدواء فينبغي أن يكون استفراغه به من فوق، وما كان من الأوجاع من أسفل الحجاب ممّا يحتاج إلى الاستفراغ بالدواء فينبغي أن يكون استفراغه به من أسفل. **7–8** إذا...الموت: جالينوس، تفسير كتاب فصول بقراط، ٤، ص. ٤٥ : إذا كان يعرض نافض في حمّى غير مفارقة لمن قد ضعف فتلك من علامات الموت. **8–10** قال...محمود: جالينوس، تفسير كتاب فصول بقراط، ٤، ص. ٤٥-٤٦: ليس القول «إذا كان يعرض» والقول «إذا عرض» واحداً، لأنّ القول «إذا عرض» إنّما يدلّ على وقوع النافض مرّة واحدة. وأمّا القول «إذا كان يعرض» فيدلّ على وقوعها مراراً. وإذا عرض النافض مرّة واحدة فلم يتبيّن بعد هل يتبع ذلك الهلاك أو بحران محمود. **11–12** الخراج...المرض: جالينوس، تفسير كتاب فصول بقراط، ٤، ص. ٦٥ : الخراج الذي يحدث في الحمّى فلا ينحلّ في أوقات البحرانات الأول ينذر من المرض بطول. **12–13** قال...يطول: جالينوس، تفسير كتاب فصول بقراط، ٤، ص. ٦٥ : إنّ الأمر الذي وصفه أبقراط في هذا القول لأمر بيّن ولا أحسبه ممّا كان يحتاج من أبقراط فيه إلى قول. وذلك أنّه لا يشكّ أنّ الخراج إذا لم ينحلّ في الأيّام الأوّل من أيّام البحران فالمرض لا محالة يطول.

14. Au sujet de l'aphorisme dans lequel il dit : « Les douleurs qui se situent au-dessus du diaphragme indiquent [qu'il faut] purger par en haut, et celles qui se situent en-dessous indiquent (...) », Galien dit : « Toutes les douleurs au-dessus du diaphragme qui nécessitent d'avoir recours à un médicament qui évacue, il faut les évacuer par en haut, tandis que celles qui se situent en-dessous du diaphragme et nécessitent d'avoir recours à un médicament qui évacue, il faut les évacuer par en bas ». Mais cela n'est pas entièrement valide. En effet, en cas d'ophtalmie, le meilleur médicament consiste à purger et le plus nocif à vomir. Inversement, en cas de sciatique, le meilleur est de vomir, et le pire de purger.

15. Au sujet de l'aphorisme dans lequel il dit : « Si un frisson arrive chez un malade déjà affaibli, souffrant d'une fièvre sans interruptions, alors c'est un signe de mort », Galien dit : « Il (i.e. Hippocrate) entend par "arrive" "à plusieurs reprises", car si [le frisson] arrive seulement une fois, ce n'est pas assez pour indiquer la mort. En effet, il est possible que s'ensuive une crise salutaire ». Cette condition posée par Galien n'a aucun sens, car il n'y a pas de crise après l'effondrement des forces.

16. Au sujet de l'aphorisme dans lequel il dit : « Dans une fièvre, les abcès qui ne se dissipent pas au moment de la première crise, annoncent une maladie longue », Galien dit : « Personne ne met en doute que si les abcès ne se dissipent pas dans les [premiers] jours de crise, alors la maladie sera longue ». Or, il est possible de comprendre, dans ce qu'a dit Hippocrate, que « se dissipe » se rapporte à la fièvre et non aux abcès. De plus, Galien ne dit pas pourquoi le fait que les abcès ne se dissipent pas annonce une maladie longue. Quant à moi,

---

1–3 Les...indiquent] *Hipp.Aph.*, 4.18, XVII/2.678 K. **3–7** Toutes...bas] *Hipp.Aph.*, 4.18, XVII/2.678 K. **11–13** Si...mort] *Hipp.Aph.*, 4.46, XVII/2.724 K. **13–15** Il...salutaire] *Hipp.Aph.*, 4.46, XVII/2.724 K. **18–20** Dans...longue] *Hipp.Aph.*, 4.51, XVII/2.731 K. **20–21** Personne...longue] *Hipp.Aph.*, 4.51, XVII/2.731 K.

بطول المرض. وأما أنا فإنّي منذ قرأتُ هذا الفصل تفقدتُ ما قال فيه في الّذين حدث عليهم بعقب السرسام ثقلُ اللسان وثقلُ الأذن <و>في الّذين حدث عليهم خراجُ في أصل الأذن أو في الحلق أو في الإبط بعقب الحميات، فرأيتُ خلقاً كثيراً مِمَّن خرج به خراج في أصل أذنه أقلعت عنهم الحمّى في الثالث أو في الرابع أو في الخامس أو في السابع. ولقد عجبتُ من أنّه لم يقع إقلاع الحمّى ولا عن واحد منهم في السادس، وقد كان عدد هؤلاء المرضى أربعة وثلثون مريضاً انحلّت حمّياتهم بالخراجات. وأما من لم تقلع عنه هذه الحمّى في هذه الأيام، فطالت حتى كان برؤه بالتحلّل الخفي. وكان سبب ذلك في القياس أيضاً صحيحاً، وهو أنّ الذي تقلع حمّياتهم بعقب الخراج سريعاً كان من لم يندفع منه الفضل كلّه إلى الموضع الوارم، إما لكيفيته أو لكميته، وإما لعجز الطبيعة عن دفعه، وإن كان متهيئاً للاندفاع. فأما انحلال الخراج فقد رأيته مرات تحلّل بعد السابع والحمّى مقلعة وبعد العاشر، ومنه ما صلب وطالت مُدّته في الانحلال ومنه ما جمع وطالت المدّة في برئه والحمّى في ذلك مقلعة. وأحسب أنّه قد وقع في النسخة غلط على جالينوس وأنّ جالينوس كان <قد> قال : «ما يشكّ أحد أن الحمّى إذا لم تنحلّ في الأيام الأُول من أيام البحران فالمرض يطول» ـ يريد بالمرض الحمى، كأنّه قال : «الحمى إذا لم تنحلّ في الأيام الأُول من أيام البحران طالت»، إلا / أنه اتّبع لفظ أبقراط في قوله «فالمرض يطول». فإنّ هذا لعمري بيّن، ك٢٧٦ فغلط الكاتب فكتب مكان «الحمى» «الخراج».

1 قرأتُ] مرات [ك] | الّذين] اللذين [م] **2** الّذين] الذي [م] **4** عنهم] عنه [م،ب،ك] | الثالث] الثابت [ب] **5** ولا] قبلها وبين قوسين : في هذه الأيام فطالت حتى كان برؤهم [م] **7** برؤه] برءهم [م،ب] ؛ بردهم [ك] | في القياس] بالقياس [ب] **9** لكيفيته...لكميته] إما لكميته أو لكيفيته [ب،ك] **11** برئه] برده [ب،ك] **12** غلط] غلظ [ك] **13** فالمرض] والمرض [ب،ك] **14–15** يريد...طالت] هامش [م] **15** طالت] فالمريض يطول [م] ؛ قبلها : كأنه قال الحمى إذا لم ينحل في الأيام الأول من أيام البحران والمرض يطول يريد بالمرض الحمى [ك].

depuis que j'ai lu cet aphorisme, j'ai étudié ce qu'il (i.e. Hippocrate) y dit [en le comparant à] ceux chez qui survient, à la suite de la phrénitis, une lourdeur dans la langue et une lourdeur dans l'oreille, et à ceux chez qui survient un abcès au fond de l'oreille, ou dans la gorge, ou dans les aisselles, à la suite de fièvres. J'ai vu de nombreuses personnes, parmi celles qui avaient un abcès au fond de l'oreille, chez qui la fièvre disparaissait au troisième, au quatrième, au cinquième ou au septième jour. Je m'étonnai qu'elle ne disparaisse chez aucun d'eux au sixième [jour], alors qu'il y avait trente-quatre malades chez qui les fièvres s'étaient dissipées avec les abcès. Quant à ceux chez qui la fièvre n'avait pas disparu au cours de ces jours-là, alors elle durait jusqu'à ce que leur guérison passe par une dissipation cachée. La cause de cela est également validée grâce à la comparaison : elle consiste en ce que les malades chez qui la fièvre disparaît rapidement à la suite d'un abcès sont ceux chez qui tous les résidus ne sont pas repoussés vers le lieu de l'inflammation, soit à cause de leur qualité ou de leur quantité, soit parce que la nature manque de force pour les repousser, même si elle possède la disposition nécessaire pour [effectuer] ce rejet. Quant à la dissipation des abcès, j'ai vu plusieurs fois l'abcès se dissiper après le septième [jour], tandis que la fièvre avait disparu, et après le dixième [jour]. Dans certains cas, [l'abcès] avait durci et il mit du temps à se dissiper, tandis que dans d'autres cas, il s'est produit une accumulation, et il mit du temps à guérir, alors même que la fièvre avait disparu. J'estime que Galien est victime d'une erreur dans [notre] copie, et que Galien a en réalité dit : « Personne ne met en doute que si la fièvre ne se dissipe pas durant les premiers jours de la crise, alors la maladie sera longue » – et il veut dire par « maladie » « fièvre », comme s'il avait dit : « Personne ne met en doute que si la fièvre ne se dissipe pas durant les premiers jours de la crise, elle (i.e. la fièvre) sera longue », mais il a suivi la formulation d'Hippocrate, en disant « la maladie sera longue ». Cela est clair ma foi, et le copiste s'est trompé et a écrit à la place de « la fièvre » « l'abcès ».

١٧. الفصل الذي قال فيه / : «الدموع التي تجري (...)»، قال جالينوس : «لأنّ ذلك م١٨١ظ يدلّ على ضعف القوة الماسكة»، وهذا كلام لا محصول له، وذلك أنّ القوة الماسكة التي للعين معلوم أنّها إنّما تمسك ما يصل إلى العين من الغذاء، ومعلوم أنّ مقدار الدموع أكثر من ذلك، فليست هذه الدموع إذن لهذا السبب، وأيضاً فإنّه، إن كانت هذه القوة إنّما ضعفت من العين وحدها، فليس في ذلك كثير خطر، وإن كانت ضعفت من الدماغ، فقد كان يجب أن يكون السيلان من الأنف أكثر، وإن كانت ضعفت من جميع البدن، فينبغي أن تخرج من البدن فضول كثيرة في جميع المنافذ. فليس السبب في رداءة هذا العارض إذن هذا، ولكنّ السبب في ذلك أنّه يحدث عن الدماغ في عضل العين تشنّجٌ، فيعسر عنها الطرف، وإذا عسر الطرف واشتدّ فتح العين، سالت الدموع. وذلك أنّ الغُدّة الموضوعة في المأق الأكبر - وهي التي تكون من قطعها أو فنائها العلّة المعروفة بالدمعة - ترتفع، وتسيل من موضعها عند شدّة فتح العين، وذلك يكون في هذه الحالة - أعني في الحمّيات القوية الحرارة - عند شدّة اليبس في الدماغ وانشوائه، مثلاً بشدّة الحرارة.

١٨. الفصل الذي يقول فيه : «إذا عرض اليرقان في الحمّى قبل السابع، فهو رديء»، قال جالينوس : «لا يمكن أن تندفع الصفراء على طريق البحران قبل اليوم السابع»، ولم يقل لِم ذلك وكيف صار يمكن اندفاع المرّة بالعَرَق والقيء والإسهال في الرابع وهي استفراغات قوية ولا يمكن اندفاعها على هذا الوجه وهي أضعفها.

---

3 إنّما] ناقصة [م] | تمسك] يمسك [م] **6** ضعفت] ضعف [ك] **9** فتح] تفتح [ك] **10** تكون] يكون [م] ترتفع] يرتفع [م] | وتسيل من] ويسال عن [م،ب،ك] **11** فتح] تفتح [ك] **12** مثلاً] غير مقروؤة [م] | الحرارة] الشدّة [م] **14** تندفع] يندفع [م] | اليوم] يوم [ب،ك] **15** بالعَرَق] بالغرق [ك] **16** هذا] هذه [ك]

---

1 الدموع...تجري: جالينوس، تفسير كتاب فصول بقراط، ٤، ص. ٦٥-٦٦ : الدموع التي تجري في الحمّى أو في غيرها من الأمراض إن كان ذلك عن إرادة من المريض فليس ذلك بمنكر، وإن كان عن غير إرادة فهو أردأ. **1–2** قال[2]...الماسكة[1]: جالينوس، تفسير كتاب فصول بقراط، ٤، ص. ٦٦ : قد قيل في كتاب تقدمة المعرفة إنّ الدمع إذا جرى من العين ليس هو بعلامة محمودة إذا لم يكن في العين علّة خاصّية مثل رمد أو خشونة في الأجفان وما أشبه ذلك، لأنّ الدمع إذا جرى من غير علّة من العين وعن غير إرادة فهو يدلّ على ضعف من القوّة الماسكة. **13** إذا...رديء: جالينوس، تفسير كتاب فصول بقراط، ٤، ص. ٧٤ : إذا عرض اليرقان في الحمّى قبل اليوم السابع فهو علامة رديئة.

17. Au sujet de l'aphorisme dans lequel il dit : « Les larmes qui coulent (...) », Galien dit : « C'est parce que cela indique que la faculté rétentrice est affaiblie ». Or, ce qu'il dit là ne se justifie en rien, car il est connu que la faculté rétentrice qui se trouve dans l'œil retient seulement la nourriture qui parvient à l'œil, et il est connu que la quantité de larmes est supérieure à cela. Par conséquent, ces larmes ne s'expliquent pas par cette cause. De plus, si cette faculté était affaiblie à cause de l'œil seulement, cela ne serait pas un grand danger, et si elle était affaiblie à cause du cerveau, il faudrait que l'écoulement se fasse plus par le nez, et si l'affaiblissement provenait de l'ensemble du corps, il faudrait que beaucoup de résidus soient expulsés du corps par tous les orifices. Ainsi, ce n'est pas pour cette raison que ce symptôme est nocif, mais parce qu'un spasme causé par le cerveau se produit dans le nerf de l'œil, et lui rend difficile le fait de cligner. Or, quand il devient difficile de cligner, et que l'œil reste ouvert longtemps, les larmes s'écoulent. En effet, la glande qui est située dans le coin intérieur de l'œil, c'est-à-dire celle dont la lésion ou la destruction entraîne la maladie appelée « lacrymale », se soulève et les larmes coulent de leur lieu quand l'œil reste ouvert longtemps. Or, c'est bien ce qui se passe dans cet état, je veux dire en cas de fièvres très chaudes, quand la sécheresse est intense dans le cerveau et qu'il rôtit. Or, cela est initié par la forte chaleur.

18. Au sujet de l'aphorisme dans lequel il dit : « Lorsqu'apparaît la jaunisse lors de la fièvre avant le septième [jour], cela est nocif », Galien dit : « La bile jaune ne peut pas être expulsée par la crise avant le septième jour », mais il ne dit pas pourquoi. Comment se fait-il que la bile puisse être expulsée par la transpiration ou par le vomissement ou par la purge lors du quatrième [jour], alors que ce sont tous des modes d'évacuation puissants, mais qu'elle ne peut être expulsée de la même manière alors même qu'elle est plus faible ?

1 Les...coulent] *Hipp.Aph.*, 4.52, XVII/2.731 K. **2** Cest...affaiblie] *Hipp.Aph.*, 4.52, XVII/2.732 K. **20–21** Lorsquapparaît...nocif] *Hipp.Aph.*, 4.62, XVII/2.741 K. **21–22** La...jour] *Hipp.Aph.*, 4.62, XVII/2.742 K.

١٩. الفصل الذي يقول فيه : «من أصابه نافض في حمّاه في كلّ يوم، فحمّاه تنقضي في كلّ يوم»، قال جالينوس : «لمّا كان النافض إنّما يكون عندما يتحرّك المرار وينبثّ في البدن كله ولذلك ينتفض ويستفرغ، فبالواجب صار البدن ينقى من الحمّى». و ينبغي أن يكون مكان قوله «في البدن كله» «في الفضل الخارج» وإلّا لم يصحّ قوله، فإنّ الخلط المولِّد للحمّى إذا كان منبثّاً في قعور البدن لم يكن معه نافض ولا أعقبه عرق. فإذا كان قريباً من سطح البدن وفي الفضل الخارج، أمكن أن يستفرغ إذا حمّيت الحمّى.

٢٠. الفصل الذي فيه : «متى كان في الحمّى التهاب شديد في المعدة وخفقان في الفؤاد، فذلك رديء»، قال جالينوس : «إذا فارت الصفراء وغلبت في طبقات المعدة، يكون معها التهاب ولذع في فم المعدة، وهو ما عنى بقوله ’خفقان الفؤاد‘ لأنّ فم المعدة يسمّى قلباً». وهذا تأويل رديء لأنّه ليس يبلغ هذا العارض، إن كان لا يراد به خفقان القلب نفسه، من الرداءة إلى أن يحتاج أن يفرد بفصل يخصّه، بل لو قلت إنّه لا رداءة له بتّة، لَما بعد من الحق، إذ كان هذا العارض قد يكون أبداً و<لم> يكن يذكر فمها باسم آخر مشترك يُشبه <به> كلامه، لكن كان يقتصر على أن يقول : «أو خفقان فمها»، فينبغي أن يفهم من هذا الكلام اختلاج القلب الشديد القوي على الحقيقة، فإنّ هذا العارض / على الحقيقة في م١٨٢و
غاية الرداءة، إذ كان يدلّ على غاية التهاب القلب.

---

2 وينبثّ] يثبت [م] **5** قريباً] قريناً [م،ب،ك] **8** جالينوس] جر [ك] | فارت] قارب [م،ب،ك] **10** لأنّه] لأن [م] يبلغ] ينفع [ك] **12** يكن] يسكن [م،ب،ك] **13** كلامه] قبلها مقرّر : باسم آخر مشترك [م،ب،ك] | فمها] فيها [م،ب،ك] **14** اختلاج] احتياج [م،ب،ك]

1–2 من... يوم: جالينوس، تفسير كتاب فصول بقراط، ٤، ص. ٧٥ : من كان يصيبه في حمّاه نافض في كلّ يوم فحمّاه تنقضي في كلّ يوم. **2–3** قال... الحمّى: جالينوس، تفسير كتاب فصول بقراط، ٤، ص. ٧٦ : لمّا كان النافض إنّما يكون عندما يتحرّك المرار وينبث في البدن كلّه ولذلك ينتفض ويستفرغ في كلّ واحدة من نوائب الحمّى، فبالواجب صار البدن ينقى من الحمّى إذا كانت على هذه الحال في وقت تركها. **7–8** متى... رديء: جالينوس، تفسير كتاب فصول بقراط، ٤، ص. ٧٧ : متى كان في الحمّى التهاب شديد في المعدة وخفقان في الفؤاد فتلك علامة رديئة. **8–10** قال... قلباً: جالينوس، تفسير كتاب فصول بقراط، ٤، ص. ٧٨ : والالتهاب الشديد يكون في المعدة من قبل المرّة الصفراء إذا فارت وغلت في طبقاتها. فبالواجب يعرض لمن كانت هذه حاله اللذع في فم المعدة وهو ما عنى بقوله خفقان الفؤاد ولذلك صار هذا العارض عرضاً رديئاً.

19. Au sujet de l'aphorisme dans lequel il dit : « Celui qui est pris de frissons tous les jours, alors qu'il est fiévreux, sa fièvre s'arrête chaque jour », Galien dit : « Comme le frisson arrive seulement lorsque la bile est agitée et qu'elle est remuée dans tout le corps, et comme grâce à lui elle est secouée et évacuée, alors nécessairement, le corps se purifie de la fièvre ». Mais à la place de « dans tous le corps », il faudrait lire « dans le résidu externe », car sinon, ce qu'il dit n'est pas valide. En effet, l'humeur qui fait naître la fièvre, si elle est remuée dans les profondeurs du corps, ne s'accompagne pas de frisson, et aucune suée ne s'ensuit. Mais si elle se situe à proximité de la surface du corps et dans le résidu externe, il est possible qu'elle soit expulsée, grâce à la fièvre.

20. Au sujet de l'aphorisme selon lequel : « Lorsque la fièvre s'accompagne d'une inflammation dans l'estomac, et de palpitations cardiaques, c'est nocif », Galien dit : « Lorsque la bile jaune bout et prédomine[134] dans les membranes de l'estomac, elle s'accompagne d'une inflammation et d'irritations dans l'orifice de l'estomac, et c'est ce qu'il (i.e. Hippocrate) veut dire par "palpitations cardiaques", car l'orifice de l'estomac se nomme cardia ». Or, cette interprétation est erronée, car, si [Hippocrate] ne voulait pas parler des palpitations du cœur lui-même, ce symptôme ne serait pas si nocif qu'il lui consacre un aphorisme. Au contraire, si je disais qu'il n'est pas nocif du tout, cela ne serait pas éloigné de la vérité, car ce symptôme peut avoir lieu tout le temps. Et il n'aurait pas désigné l'orifice de [l'estomac] en employant un autre terme, commun [à plusieurs objets] qui crée une confusion dans son propos, mais il se serait contenté de dire : « ou des palpitations dans son orifice ». Ainsi, il faut comprendre qu'il parle ici, en réalité, d'une une palpitation forte et intense du cœur. En effet, ce symptôme est vraiment nocif, car il indique une extrême inflammation du cœur.

1–2 Celui…jour] *Hipp.Aph.*, 4.63, XVII/2.743 K. **3–5** Comme…fièvre] *Hipp.Aph.*, 4.63, XVII/2.743 K. **11–12** Lorsque…nocif] *Hipp.Aph.*, 4.65, XVII/2.745 K. **13–16** Lorsque… cardia] *Hipp.Aph.*, 4.65, XVII/2.746 K.

٢١. الفصل الذي يقول فيه : «من كانت المواضع التي فيما دون الشراسيف منه عالية (...)»، أطال جالينوس في تفسيره بكلام غير مصيب لغرض بقراط، وغرض هذا الفصل فيما أحسب دلالة على البحران الكائن بالاختلاف.

٢٢. الفصل الذي فيه : «من كان يبول دماً أو مِدّة أو قشوراً له رائحة منكرة، فيه قرحة في مثانته». قال جالينوس : «الرائحة المنكرة دلالة على خاصّية في المثانة»، ولم يقل لم ذلك.

٢٣. الفصل الذي يقول فيه : «من خرجت به بثرة في إحليله (...)»، كان الإقرار بأنّه لا يعرف السبب في ذلك أَوْلى مِمّا قاله فيه.

٢٤. في المقالة الخامسة، الفصل الذي يقول فيه : «إذا عرض للسكران سُكات بغتةً، فإنّه يتشنّج ويموت (...)»، لم يعطِ جالينوس السبب في ذلك البتّة، بل قال : «انتظر به إلى أقصى حدود انقضاء الخمار، فإن لم يحدث به حمّى ولا أفاق فإنّه يتشنّج ويموت».

٢٥. الفصل الذي يقول فيه : «إذا انعقد للمرأة في ثدييها دمٌ، دلّ ذلك من حالها على جنون»، قال جالينوس إنّ طبيعة اللحم الرخو باردة <وهو> يحيل جميع ما يجيئه من الدم

4 يبول] يبدل [ك] | أو قشوراً] وقشورا [م] **5** الرائحة] للرائحة [م] | في[2]] على [م،ب،ك] **8** قاله] قال [م،ب،ك] **9** المقالة] ناقصة [ب] **10** جالينوس] جر [ب،ك] | به] بها [م،ب،ك] | إلى] ولا [م،ب،ك] **11** الخمار] الحار [م،ب،ك] **12** انعقد] لعقد [ك] **13** جالينوس] جر [ب،ك] | طبيعة] الطبيعة [ب] | باردة] بارد [م،ب،ك] | وهو يحيل] يحيل [م،ك]؛ ويحيل [ب] | يجيئه] تحته [ك]

1 من...عالية: جالينوس، تفسير كتاب فصول بقراط، ٤، ص. ٩٠ : من كانت المواضع منه التي فيما دون الشراسيف عالية فيها قرقرة ثمّ حدث له وجع في أسفل ظهره فإنّ بطنه يلين إلّا أن تنبعث منه رياح كثيرة أو يبول بولاً كثيراً وذلك في الحمّيات. **5–4** من...مثانته: جالينوس، تفسير كتاب فصول بقراط، ٤، ص. ١٠١ : من كان يبول دماً وقيحاً وقشوراً وكان لبوله رائحة منكرة فذلك يدلّ على قرحة في مثانته. **5** قال...المثانة: جالينوس، تفسير كتاب فصول بقراط، ٤، ص. ١٠١ : أمّا الدم والقيح إذا بيلا فهما دليلان مشتركان للقرحة التي تكون في جميع آلات البول. وأمّا الرائحة المنكرة يعني الكريهة فعلامة خاصّة للمثانة. **7** من...إحليله: جالينوس، تفسير كتاب فصول بقراط، ٤، ص. ١٠١: من خرجت به بثرة في إحليله فإنّها إذا تقيّحت وانفجرت انقضت علّته. **10–9** إذا...ويموت: جالينوس، تفسير كتاب فصول بقراط، ٥، ص. ٤ : إذا عرض لسكران سكات بغتة فإنّه يتشنّج ويموت إلّا أن تحدث به حمّى أو يتكلّم إذا حضرت الساعة التي ينحلّ فيها خُماره. **11–10** قال...ويموت: جالينوس، تفسير كتاب فصول بقراط : فينبغي أن يكون خفيراً بطبيعة صاحب هذه الحال الموصوفة أو يتنظّر به أقصى حدود أوقات تحلّل الخُمار. فإن لم يجده في ذلك الوقت قد حدثت به حمّى ولا أفاق فتكلّم، فاعلم أنّه يتشنّج ويموت. **13–12** إذا...جنون: جالينوس، تفسير كتاب فصول بقراط، ٥، ص. ٣٧ : إذا انعقد للمرأة في ثدييها دم دلّ ذلك من حالها على جنون. **1,258–13** قال...أبرد: جالينوس، تفسير كتاب فصول بقراط، ٥، ص. ٣٨ : أقول إنّ طبيعة اللحم الرخو وخاصّة ما هو منه في الثديين عديمة للدم باردة، لأنّ كلّ ما هو عديم للدم فهو بارد، وهو يجعل استحالة الدم الذي يجيئه إلى ما هو أميل إلى البرد.

21. Au sujet de l'aphorisme dans lequel il (i.e. Hippocrate) dit : « Chez ceux dont les hypocondres sont hauts (...) », Galien s'attarde à le commenter en tenant des propos qui ne sont pas appropriés à l'objectif d'Hippocrate. L'objectif de cet aphorisme, d'après mon estimation, est de donner une indication de la crise qui arrive lors de la diarrhée.

22. Au sujet de l'aphorisme selon lequel : « Celui qui urine du sang ou de la purulence ou des dépôts à l'odeur repoussante, est victime d'ulcères à la vessie », Galien dit : « Les odeurs repoussantes sont un signe d'une condition propre dans la vessie », mais il ne dit pas pourquoi.

23. Au sujet de l'aphorisme dans lequel il dit : « Celui qui évacue des petits abcès par l'urètre », il aurait été plus conforme à la raison de reconnaître qu'il ne connaît pas la cause de cela, que ce qu'il en a dit.

24. Au cinquième livre, au sujet de l'aphorisme dans lequel il dit : « Si un homme ivre est subitement pris d'aphonie, il est victime de spasmes et meurt », Galien ne donne pas du tout la cause de cela, mais il dit [seulement] : « Attendez à ses côtés jusqu'à ce que disparaisse complètement l'alcool, et s'il ne survient ni fièvre ou s'il ne recouvre pas [la parole], il est victime de spasmes et meurt ».

25. Au sujet de l'aphorisme dans lequel il dit : « Chez une femme, si du sang afflue sur les seins, cet état est signe de folie », Galien dit que par nature, la chair molle est froide et transforme tout le sang qui s'y trouve en quelque chose de

1–2 Chez...hauts] *Hipp.Aph.*, 4.73, XVII/2.761 K. **6–8** Celui...vessie] *Hipp.Aph.*, 4.81, XVII/2.777 K. **8–9** Les...vessie] *Hipp.Aph.*, 4.81, XVII/2.777 K. **10–11** Celui...lurètre] *Hipp.Aph.*, 4.82, XVII/2.778 K. **13–14** Si...meurt] *Hipp.Aph.*, 5.5, XVII/2.787 K. **15–17** Attendez...meurt] *Hipp.Aph.*, 5.5, XVII/2.789 K. **18–19** Chez...folie] *Hipp.Aph.*, 5.40, XVII/2.832 K. **19–259,1** Galien...froid] *Hipp.Aph.*, 5.40, XVII/2.832–833 K.

إلى ما هو أبرد. وهذا يناقض قوله في صدر كتاب تدبير الأصحاء في أنّ المنيّ أسخن من الدم، لأنّ المنيّ أيضاً دمٌ يحيله دمُ لحمٍ رخوٍ شبيهٍ بما في الثدي.

٢٦. الفصل/ الذي يقول فيه : «متى تقيّح الرحم حيث يستبطن الورك، وجب ضرورةً أن ب٢٤٧و يحتاج إلى الفتل»، قال جالينوس : «عنى بقوله : ’يحتاج إلى الفتل‘ أي ’يحتاج إلى العلاج بالفتل‘»، قال : «وليس هذا مما يخفى». والإقرار ههنا أيضاً بأنّه لا يعرف معنى هذا الفصل أحسن من هذا التفسير.

٢٧. الفصل الذي يقول فيه : «متى كانت رحم المرأة باردة متكاثفة (...)»، قال جالينوس : «من فهم ما قيل في هذا الفصل عَلِم السبب الذي من أجله يكون الرجل عقيماً والمرأة عاقراً. وذلك أنّ المعتدل من الرجال يُولِد دائماً، وأما الخارج عن الاعتدال فإنّما يُولِد إذا صادف زوجاً مضاداً له في المزاج». وليس يصحّ هذا، فإنّا قد رأينا رجالاً عقماً ونساءً عواقرَ حال أبدانهم الحالة التي يحكم لها جالينوس باعتدال المزاج. ومن امتحن ذلك في عدد كثير من هؤلاء وقف على صحّة ما ذكرنا. وقد رأينا من هؤلاء رجالاً استبدلوا نساء كثيراً طمعاً في الإنسال، فلم ينفعهم ذلك، وكان منهم من كان يشتري الجواريَ على ما أشرنا إليه

---

3 يقول] ناقصة [ب،ك] | متى] شيء [ب،ك] **4** جالينوس] جر [ب،ك] **6** هذا] ناقصة [م] **7** كانت] كان [م،ب،ك] | باردة] باردا [م،ب،ك] | متكاثفة] متكاثفا [م،ب،ك] **8** جالينوس] جر [ب،ك] | في] ناقصة [م] أجله] أجل [م،ب،ك] **9** عاقراً] عاقر [ب،ك] **10** زوجاً] اوجا [م] | رأينا] إيثار[م] | عقماً] عقيما [م،ب،ك] **13** وكان] أو كان [ك] | منهم] فيهم [م،ب،ك] | إليه] عليه [ب،ك]

3–4 متى...الفتل[1]: جالينوس، تفسير كتاب فصول بقراط، ٥، ص. ٤٥ : متى تقيّح الرحم حيث يستبطن الورك وجب ضرورة أن يحتاج إلى الفتل. **4–5** قال...يخفى: جالينوس، تفسير كتاب فصول بقراط، ٥، ص. ٤٥ : عنى بقوله «يحتاج إلى الفتل» أي يحتاج إلى العلاج بالفتائل. وليس ممّا يخفى أنّ الرحم إذا تقيّح (...) فلا بدّ له من أن يعالج بالفتائل. **7** متى... متكاثفة: جالينوس، تفسير كتاب فصول بقراط، ٥، ص. ٦٦ : متى كان رحم المرأة بارداً متكاثفاً لم تحمل ومتى كان أيضاً رطباً جدًّا لم تحمل، لأنّ رطوبته تغمر المني وتخمده وتطفئه. ومتى كان أيضاً أجفّ ممّا ينبغي أو كان حارًّا محرقاً لم تحمل لأنّ المني يعدم الغذاء فيفسد. ومتى كان مزاج الرحم معتدلاً بين الحالين كانت المرأة كثيرة الولد. **7–10** قال...المزاج: جالينوس، تفسير كتاب فصول بقراط، ٥، ص. ٦٧-٧٣: وقد يفهم من هذا السبب الذي من قبله يكون الرجل لا يولد له إلّا أنّ ذلك يذهب على الكثير. فأمّا من أقبل بفهمه على ما قيل وتدبّره واستقصى فهمه فإنّه سيعلم أوّلاً لم صار من الرجال من لا يولد له بتّة. ثمّ يعلم بعد ذلك من أمر من كان معتدل المزاج من الرجال والنساء أنّه يولد له دائماً وإن زاوج من هو رديء المزاج، ومن أمر من كان رديء المزاج أنّه إنّما يولد له متى زاوج الموافق فقط.(...) وذلك أنّ الخروج عن الاعتدال في المزاج إذا كان مفرطاً، كان سبباً مانعاً للتوليد في الذكر والأنثى جميعاً. فأمّا الخروج عن الاعتدال إذا كان يسيراً ثمّ قرن بين صاحبه وبين بدن حاله مضادّة لحاله التأمّ الحمل، وإن قرن بينه وبين بدن حاله مثل حاله لم يلتئم للحمل.

plus froid. Or, cela contredit ce qu'il dit dans l'introduction du traité *Sur le régime de la santé*, à savoir que le sperme est plus chaud que le sang, car le sperme est aussi du sang, qui a été transformé par le sang d'une chair molle semblable à celle des mamelles.

26. Au sujet de l'aphorisme dans lequel il dit : « Lorsque l'utérus suppure à l'endroit où il est incliné sur le bassin, il faut nécessairement recourir à des mèches », Galien dit : « [Hippocrate] entend par "il faut recourir à des mèches" : "il faut recourir au traitement par les mèches" ». Il ajoute : « Cela ne fait pas partie des choses obscures ». Or, reconnaître ici aussi qu'il ne connaissait pas le sens de cet aphorisme, aurait mieux valu que ce commentaire.

27. Au sujet de l'aphorisme dans lequel il dit : « Lorsque chez la femme, l'utérus est froid et dense (...), Galien dit : « Quand on comprend ce qui est dit dans cet aphorisme, on connaît la raison pour laquelle il arrive que l'homme soit stérile et la femme inféconde. En effet, les hommes qui ont un [tempérament] équilibré enfantent toujours, mais ceux qui ont un [tempérament] déséquilibré, enfantent seulement si par chance leur partenaire a un tempérament opposé au leur ». Or, cela n'est pas valide. Nous avons vu des hommes et des femmes stériles alors que l'état de leur corps était tel que Galien le juge d'un tempérament équilibré. Si on étudie à ce sujet un grand nombre de cas [de gens stériles], on accorde que ce que nous venons de dire est juste. Nous avons vu des hommes changer de femme de nombreuses fois, dans l'espoir de procréer, et cela ne leur a pas été utile. Parmi eux, l'un achetait des esclaves en fonction de ce que nous lui avions indiqué pour les acheter, et [achetait] celles qui étaient le plus capables

5–7 Lorsque...mèches [1]] *Hipp.Aph.*, 5.47, XVII/2.840 K. **7–9** Galien...obscures] *Hipp.Aph.*, 5.47, XVII/2.840 K. **11–12** Lorsque...dense] *Hipp.Aph.*, 5.62, XVII/2.860–861 K. **12–17** Quand...leur] *Hipp.Aph.*, 5.62, XVII/2.861–867 K.

بشرائهنّ وأقدرهنّ مضادّةً له في المزاج. وقد كان لي جار معتدل <المزاج>، لا بل <له> المزاج الحرّ الرطب، يجتهد ويستبدل الجواريَ فلم ينتفع بذلك، وجالينوس يقول أنّ هذا المزاج أبلغ الأمزجة في التوليد. فإن قال قائل إنّ جالينوس إنّما يريد مزاج هذه الأعضاء، <قلنا له إنّ مزاج هذه الأعضاء> يكون كمزاج جملة البدن على الأمر الأكثر، فيكون الأمر في هؤلاء - وهم الأكثر - على ما وصفنا. وإن كان يكون العقم والعقر لسوء مزاج الأنثيين والرحم وسائر البدن معتدل المزاج، فقد يلتقط نفع هذا الفصل، وذلك أنّه إما أن لا يكون / م١٨٢ظ تعرّف العقم والعقر من سَحْنة البدن وحاله، وإما أن يكون تعرفّه، عسرٌ جداً، وكذلك تكون الحال في العلاج، وذلك أنْ يميلَ مزاج الرحم والأنثيين إلى ضدّ مزاج القلب والكبد أمر عسر جداً.

٢٨. المقالة السادسة، الفصل الذي فيه : «أصحاب الوسواس السوداوي وأصحاب السرسام، إذا حدثت لهم البواسير، كان محموداً»، قال جالينوس : «لمّا كانت البواسير تستفرغ الدم العكر، لم يكن بعجب أن تُبرِئ الوسواس والسرسام»، فأساء في ضمّه السرسام إلى الماليخوليا في هذا السبب، فإنّ السرسام مرض حارّ ولا يكون من الدم الغليظ العكر بل من الرقيق الملتهب، وأكثر ذلك يكون من الصفراء ويكون الورم الحادث منه في ناحية الدماغ حمرةً لا فلغمونياً.

---

1 بشرائهنّ] بشرائهم [م،ب،ك] | وأقدرهنّ] وأقدر [م،ب،ك] | مضادّةً] مضادهم [م،ب،ك] | وقد] قد [ب] لي] في [م] | معتدل] معتدلا [م،ب،ك] **2** الجواريَ] الجوار [م،ب] ؛ الجور [ك] | وجالينوس] ج [ب] ؛ جر [ك] **3** الأمزجة] من الأمزجة [ب] | جالينوس] ح [م] **5** العقم] العقيم [م] | مزاج] أمزاج [ب] ؛ بمزاج [ك] **6** الفصل] الفضل [ك] **7** عسرٌ] عسرا [ب،ك] | وكذلك] ولذلك [م،ب،ك] **8** يميلَ] يقل [م،ب،ك] **11** كانت] كان [م،ب،ك] **12** تستفرغ] يستفرغ [م] | والسرسام] قبلها : السوداوي وأصحاب السرسام إذا حدثت لهم البواسير كان محمودا، قال جالينوس : لما كانت البواسير تستفرغ الدم العكر (بين قوسين) [م] **13** الغليظ] الغليط [ك] العكر] الفكر [ك] **15** فلغمونياً] فلغموني [م،ب،ك]

10–11 أصحاب... محموداً: جالينوس، تفسير كتاب فصول بقراط، ٦، ص. ٢٣ : أصحاب الوسواس السوداوي وأصحاب البرسام إذا حدثت بهم البواسير، كان ذلك دليلاً محموداً فيهم. **11–12** قال... والسرسام: جالينوس، تفسير كتاب فصول بقراط، ٦، ص. ٢٣-٢٤ : فليس هو إذاً بعجب أنّ يبرأ الوسواس والبرسام بالبواسير لأنّ من شأن البواسير أن يستفرغ ما هو من الدم بمنزلة العكر.

[de procréer] car leur tempérament était opposé au sien. J'avais un voisin au tempérament équilibré, ou plus exactement, il avait un tempérament chaud et humide. Il consacra beaucoup d'effort à changer d'esclave, et cela ne lui fut pas utile. Or, Galien dit que ce tempérament est celui parmi les tempéraments qui est le plus propice à la reproduction. Si quelqu'un objectait que Galien vise seulement le tempérament de ces parties, on répondrait que le tempérament de ces parties est le même que le tempérament de l'ensemble du corps dans la plupart des cas. Dès lors, il se passe pour ces personnes[135], qui représentent la majorité, cela même que nous avons décrit. De plus, si la stérilité des hommes et celle des femmes était causée par un mauvais tempérament des testicules et de l'utérus, alors que le corps dans son ensemble possédait un tempérament équilibré, cet aphorisme aurait une utilité très marginale. En effet, connaître la stérilité des hommes et des femmes à partir de la condition du corps et de son état – ou ne pas la connaître –, est très difficile. Et il en va de même pour le traitement, car le fait que le tempérament de l'utérus et des testicules tende vers le contraire du tempérament du cœur et du foie est un cas très difficile.

28. Au livre six, au sujet de l'aphorisme dans lequel il dit : « Chez les mélancoliques et les phrénétiques, lorsque des hémorroïdes surviennent, cela est bénéfique », Galien dit : « Comme les hémorroïdes évacuent le sang trouble, il n'est pas étonnant qu'elles guérissent la mélancolie et la phrénitis ». Mais il se trompe en associant la phrénitis à la mélancolie au sujet de cette cause, car la phrénitis est une maladie chaude qui ne vient pas du sang épais et trouble, mais au contraire du sang fin et enflammé, et plus encore, de la bile jaune. L'inflammation dans la région du cerveau que [la phrénitis] provoque est un érysipèle, et pas un phlegmon.

17–19 Chez…bénéfique] *Hipp.Aph.*, 6.11, XVIII/1.21 K. **19–20** Comme…phrénitis] *Hipp.Aph.*, 6.11, XVIII/1.21 K.

٢٩. الفصل الذي فيه : «من كُوي أو بطّ من المتقيّحين والمستسقئين (...)»، قال جالينوس إنّ السبب في ذلك أنّ المِدّة تسدّ أفواه بعض الشرايين التي في الصدر، فإذا استفرغت دفعةً، تبعها وخرج معها من أفواه تلك الشرايين روحٌ كثير. وأما في الاستسقاء فلهذا المعنى ولأنّ الماء يشيل ثقل الورم الذي في الكبد كالشيء السابح، فإذا استفرغت دفعةً، أُرْخِيَ الكبد وجُذِبَ الحجاب وما فوقه / من الأحشاء إلى أسفل. وهذا الكلام لا حاصل له، ك٢٧٧ والسبب في ذلك أنّه يستفرغ من البدن بخار حار كثير ضرّ به فتقلّ فيه لذلك الحرارة وتصير حرارة القلب غير مضطلعة بإقامة البدن.

٣٠. الفصل الذي فيه : «إذا حدث بصاحب الاستسقاء سعالٌ، فهو رديء»، قال جالينوس : «لأنّ ذلك يكون إذا بلغ الماء إلى قصبة الرئة». فكيف يمكن ذلك وهذا الماء تحت الحجاب ؟

---

2 في ذلك] ناقصة [م] **3** كثير] كثيرة [ك] **5** أُرْخِيَ] ارححى [م،ب،ك] **6–7** وتصير...القلب] مقرّر [ك] **7** مضطلعة] مصطلية [م] ؛ مصطلعة [ب،ك] **9** جالينوس] جر [ب،ك]

---

1 من[1]...والمستسقئين: جالينوس، تفسير كتاب فصول بقراط، ٦، ص. ٤٥ : من كوي أو بطّ من المتقيّحين أو المستسقين فجرى منه من المدّة أو من الماء شيء كثير دفعة فإنّه يهلك لا محالة. **1–5** قال...أسفل: جالينوس، تفسير كتاب فصول بقراط، ٦، ص. ٤٧ : ويشبه أن يكون إنّما يعرض ذلك أمّا لأصحاب المدّة فمن قبل أنّه تتفتّح بعض العروق الضوارب من شدّة تمدّد المواضع التي فيها المدّة ومن حدّة المدّة فتكون أوّلاً المدّة كأنّها سدّة في أفواه تلك العروق التي تفتّحت، فإذا استفرغت تلك المدّة دفعة تبعها وخرج معها من أفواه تلك العروق روح كثير، ومن قبل ذلك يعرض الضرر. وأمّا أصحاب الاستسقاء فليس لهذا السبب فقط يعرض الضرر، لكنّه يعرض مع ذلك من قبل أنّه ما دام الماء في البطن فهو يحمل ثقل الورم الجاسي الذي في الكبد، فإذا استفرغت تلك الفضلة المائية دفعة وعدمت الكبد ما كانت ترتفق به من حمل تلك الرطوبات لثقل ورمها، فأرجحت وجذبت معها إلى أسفل الحجاب وما في الصدر من الأحشاء. **8** إذا...رديء: جالينوس، تفسير كتاب فصول بقراط، ٦، ص. ٧٢ : إذا حدث بصاحب الاستسقاء سعال كان ذلك دليلاً رديئاً. **8–9** قال...الرئة: جالينوس، تفسير كتاب فصول بقراط، ٦، ص. ٧٣ : وذلك أنّه إذا بلغ من تزيّد كثرة الرطوبة المائية في المستسقي أن يبلغ إلى قصبة الرئة فإنّه يحدث به السعال، ويكون في تلك الحال قد أَشْفَى على أن تخنقه تلك الرطوبة.

29. Au sujet de l'aphorisme dans lequel il dit : « Les hydropiques et ceux qui souffrent d'abcès purulents, s'ils sont cautérisés ou s'ils reçoivent une incision (...) », Galien dit : « La cause de cela consiste en ce que le pus bloque les orifices de certaines artères qui se trouvent dans la poitrine. Ainsi, lorsqu'il est évacué tout d'un coup, une grande quantité de pneuma le suit et est évacué en même temps que lui par les orifices des artères. Dans le cas de l'hydropisie, c'est à cause de cela, et aussi à cause du fait que l'eau charrie la lourdeur de l'inflammation qui se trouve dans le foie, comme un objet flottant. Lorsque [l'eau] est expulsée en une fois, le foie descend et le diaphragme et les viscères qui se trouvent au-dessus de lui, sont attirés vers le bas ». Or, il n'y a aucune raison de dire cela. La cause [de ce que dit Hippocrate] consiste plutôt en ce qu'une vapeur chaude qui était nuisible est expulsée hors du corps, ce qui fait baisser la chaleur, et qui fait que la chaleur du cœur n'est plus capable de faire perdurer le corps.

30. Au sujet de l'aphorisme dans lequel il dit : « Si l'hydropique est pris de toux, cela est néfaste », Galien dit : « C'est parce que dans ce cas, l'eau atteint le sommet du poumon ». Mais comment cela est-il possible, alors que l'eau se trouve sous le diaphragme?

1–2 Les...incision] *Hipp.Aph.*, 6.27, XVIII/1.38 K. **3–10** La...bas] *Hipp.Aph.*, 6.27, XVIII/1.40 K. **15–16** Si...néfaste] *Hipp.Aph.*, 6.35, XVIII/1.56 K. **16–17** Cest...poumon] *Hipp.Aph.*, 6.35, XVIII/1.57 K.

<فصل ٢٥>

١. كتاب تقدمة المعرفة. قال : «العين تحيد عن الضوء لضعف القوة الباصرة». وهذا إدغام السبب لا شرحه وتبيينه. والسبب في ضرر البصر من الضوء هو أنّ الرطوبة الجليدية قد صارت من الرقّة وشدّة الحسّ إلى حدٍّ تتأذّى من النور بالقدر الذي لم تكن تتأذى به قبل ذلك. وإنّما يكون ذلك ملازماً لشدّة يبسها وكثرة التحلّل منها ويدلّ ذلك على يبس قوى في الدماغ.

٢. وقال : «إنّما يستحيل الدم الذي في الورم الحار <إلى> مِدّة لأنّه، إذا خرج عن العروق، يستحيل ويعفن بمنزلة جميع الأشياء التي تسخُن سخونة شديدة في غير موضعها». وهذا كلامٌ مُمَيّلٌ لا يعطي سببَه الفاعلَ للإيجاب أنّ الأفضية التي في خلل اللحم أسخن من تجاويف العروق. وقال : «إذا خرجت الحرارة الغريزية عن اعتدالها الطبيعي خروجاً كثيراً، عفن الدم بمنزلة ما يعفن في جثث الموتى». وهذا يوجِب أن تكون الحرارة في جثّة الميت أكثر، وهذا يحتاج في سبب ذلك وما قبله إلى فضل كلام وشرح. وتَرْكُ التلبيس بالقول في سببه كان أَوْلى وأحسن من الكلام فيه لهذا المقدار.

٣. وقال : «الاستسقاء مع الذرب يكون لأنّه في الماساريقا ورمٌ حارٌ». / وقد يمكث م١٨٣و الاستسقاء مع الذرب سنةً وأكثر ولا حمّى معه. والورم الحار يصلب أو ينفش أو يجمع قبل هذه المدّة، ولا يمكن أن يكون في هذه المواضع ورمٌ حارٌ ولا تتبعه حمّى.

---

3 ضرر] حيد [ك] | من] عن [ك] **4** تتأذى] أن يتأذى [م،ب،ك] **9** يعطي] معطا [م]؛ مقطا [ك] | للإيجاب] والأيجاب [م،ب،ك] **11** جثث] حب [ك] | تكون] يكون [م] **15** يصلب] يصيب [م]

---

2 قال... الباصرة: جالينوس، كتاب في تقدمة المعرفة، Laud MS. Or. 139، ٣٠و : يقول إن العينين تحيدان عن الضوء بسبب ضعف القوة الباصرة، وضعف هذه القوة تكون في بعض الأقاويل بسبب ضعف التهيئة (الأتهاء في المخطوطة) كالذي يعرض في الرمد، وربما ضعفت من غير أن تكون الآلات نالها مكروه. **7–8** وقال... موضعها: جالينوس، كتاب في تقدمة المعرفة، Laud MS. Or. 139، ٧٠ و - ظ : فقد بينت في كتابي في الغلظ الخارج عن الطبيعة إن الأورام تحدث عن انصباب الدم إلى المواضع الوارمة حتى تملأ العروق في أول الأمر وتمدّدها، ثم تصير بعد ذلك من العروق إلى المواضع الخالية التي تواليها في كلّ واحد من المواضع كبيرة ضيقة. وقد بينت ذلك أيضا في كتابي في سوء المزاج. فلأن هذا الدم المبثوث في الأعضاء الوارمة المتجزأ إلى أجزاء صغار قد خرج عن الآلات التي تحويه بالطبع، لا يمكن فيه أن يرجع إلى طبيعته الأولى، لكنه يستحيل ويتعفن بمنزلة جميع الأشياء التي تسخن سخونة شديدة في موضع غير موضعها. **10–11** وقال... الموتى: جالينوس، كتاب في تقدمة المعرفة، Laud MS. Or. 139، ٧٠ ظ : وإن خرجت الحرارة الغريزية عن اعتدالها الطبيعي خروجا كثيرا، عفن الدم بمنزلة ما يعفن في أبدان الموتى.

⟨Section 25⟩

1. *Sur le pronostic*[136]. Il [Galien] dit : « L'œil se détourne de la lumière à cause de l'affaiblissement de la faculté visuelle ». C'est ici une manière d'escamoter la cause, pas un commentaire ni une explication. La raison pour laquelle la lumière nuit à l'œil, réside dans le fait que le cristallin est devenu si fin et si sensible que la lumière lui cause une souffrance telle qu'il ne l'éprouvait pas auparavant. Ce phénomène devient chronique seulement lorsque [l'œil] est très sec, et qu'il fait se dissiper [les matières humides]. C'est alors une indication que des puissances dans le cerveau sont sèches.

2. Il [Galien] dit : « Le sang qui se trouve dans une inflammation se transforme en pus uniquement car, lorsqu'il sort des veines, il s'altère et se putréfie comme l'ensemble des choses qui sont intensément chauffées hors de leur lieu ». Or, c'est là un [commentaire] tendancieux, qui ne donne pas la cause qui fait que nécessairement, les endroits vides qui se trouvent dans les interstices de la chair sont plus chauds que les cavités des veines. Il ajoute : « Lorsque la chaleur naturelle rompt de beaucoup son état naturel d'équilibre, le sang se putréfie, à l'instar du [sang] qui se putréfie dans les cadavres ». Or, cela implique que la chaleur soit plus importante dans les cadavres. Or, pour connaître la cause de cela, et de ce qui précède, on a besoin de plus d'exposé et d'explication. Il aurait été plus conforme à la raison de renoncer tout à fait à tromper [le lecteur] avec un exposé sur la cause, plutôt que d'en parler aussi peu qu'il le fait.

3. Il [Galien] dit : « L'hydropisie doublée de diarrhée se produit parce qu'il se trouve dans les [veines] mésaraïques, une inflammation ». Cependant, l'hydropisie doublée de diarrhée peut durer un an voire plus, sans qu'elle ne s'accompagne de fièvre. Or, l'inflammation soit durcit, soit augmente, soit disparaît avant que cette période soit écoulée. De plus, il n'est pas possible que se produise dans cette région une inflammation sans fièvre.

٤. وقال : «ينبغي لمن يريد فهمَ هذا الكتاب أن يرتاض في كتاب البحران وأيامه». وقد قال في كتاب البحران أنّه ينبغي لمن أراد فهم ما في هذا الكتاب أن يفهم ما ذكر بقراط في كتاب تقدمة المعرفة.

٥. ومعلوم عند جميع أهل <النظر> أنّه لا يجيء من المقدّمات المتعارضة علمٌ صحيحٌ، واستعمل اسم النضج مرّة على جميع المِدّة ومرة على انفجار الورم الذي قد نضج.

٦. وقال إنّه قد يعرض النافض وتعقبه حمّى إذا صار الخلط المُحدِث لذات الجنب مِدّةً. وقد قال في مواضع كثيرة إنّ النافض إنّما يعرِض عند انفجار الخراج لوقوع المدّة على الأعضاء الحساسة. وقال : «إنّما يسرع القيء إلى مَن في معدته مرارٌ، إذا تناول شيئاً من طعام أو شراب، لأنّ المرار الذي في المعدة يُفْسِد ما يتناول». وكيف يكون ذلك، وهذا يكون سريعاً جداً وفي أقصر الزمان مثلاً، والاستحالة تحتاج إلى زمان ليس باليسير، وهذا يعرض سريعاً بعقب ما يُتناول، وإن كان شيئاً تعسر استحالته إلى المرار ؟ فليس السبب فيه إذن ما ذكره، ولكن المرار اليسير المحتبس في المعدة لا يبلغ من أجل / قلّته إلى أن يلقى فمَ ب٢٤٧ظ المعدة، ما يكون في القعر منها حيث ليس لها حسّ كثير، فيكون لذلك اهتياج المعدة لقذفه أقلّ ويكون قذفها له ولو أهاجها أعسر، لأنّ الشيء اليسير لا تكاد تدفعه المعدة بالقيء. فإذا تناولوا طعاماً أو شراباً، اختلط بذلك المرار وكثرت به كميته، فيبلغ إلى أن يلقى المواضع الحساسة من المعدة فيهيجها لذلك ويسهُل أيضاً اندفاعُه وخروجُه لكثرته، ويمكن المعدة مِن

6 وقال] أخرى وقال [م،ب،ك] **8** في] ناقصة [ك] **10** باليسير] يسير [م] **12** ذكره] ذكر [م،ب،ك] | قلّته] قبله [ك] | يلقى] هامش : ينقى [م] **13** حسّ كثير] كثير حس [ب] ؛ كثير حسن [ك] **14** له] ناقصة [ك] | تكاد] يكاد [م] | تدفعه] يدفعه [م] **16** الحساسة] الحساب [ك]

1 وقال...وأيامه: جالينوس، كتاب في تقدمة المعرفة، Laud MS. Or. 139، ٧٣و : وقد ينبغي لمن أراد فهم ما قاله أبقراط واستقصائه أن يرتاض أولا في تلك الكتب على الصحة. **6** إنّه...مِدّةً: جالينوس، كتاب في تقدمة المعرفة، Laud MS. Or. 139، ٧٦ ظ - ٧٧و : أحد الأشياء التي قد اتفق عليها الأطباء الظاهرة ظهوراً بيّناً أنّ الأورام التي تكون من الأعضاء الشريفة إذا لم تنحلّ بالعلاج لكن تفنّخت يحدث في وقت تفنّخها نافض ويتبع ذلك حمى، وقد بينت في كلامي في النافض أن حدوثه يكون من حدّة المدّة المتولدة في الأعضاء الشريفة إذا لذعتها وأكّلتها بسبب احتباسها فيها بمنزلة ما تفعل الأدوية الحريفة. **6–9** إنّه...يتناول: جالينوس، كتاب في تقدمة المعرفة، Laud MS. Or. 139، ١٢٢و : وقد فهمنا من التشريح أنّ الطبقة الداخلة من طبقات المعدة تغشيها وتغشي المري واللسان والحلق وجميع الفم، وكل أجزاء هذه الطبقة متصلة بهذه الطبقة التي تحرّك الشفة إذا عرض فيها لذع عن حدّة المرار المجتمع في فم المعدة. وذلك أن من شأن هذا الخلط أن يطفو على فم المعدة بخفية، وإذا صعد إلى فم المعدة، خلا باطنها منه وقذف بالقيء بسهولة. فإن عرض في ذلك الوقت نافض، لم يسرع حدوث القيء فقط، لكنه يحدث أيضاً بكثرة (...)، فإن تناول أيضاً في هذا الوقت شيئاً من طعام وشراب أسرع حدوث القيء جداً، لأن المرار المحتبس في المعدة يفسد ما يتناول.

4. Il dit : « Qui souhaite comprendre ce livre, devrait s'exercer grâce à [mes traités] *Sur la crise* et *Sur les jours [de crise]* ». Or, dans *Sur la crise*, il réfère celui qui veut comprendre ce qui se trouve dans ce livre[137] à ce que dit Hippocrate dans le *Pronostic* !

5. De plus, tous les médecins [rationalistes] savent bien qu'on ne peut tirer une connaissance valide de prémisses contradictoires. Or, il utilise tantôt le nom « maturation » en référence à toutes les purulences, et tantôt en référence à l'éclatement d'une inflammation arrivée à maturation.

6. Il dit que le frisson peut se produire et être suivi de fièvre lorsque l'humeur qui produit la pneumonie se transforme en pus. Or, il a dit à plusieurs endroits que le frisson ne se produit que lorsqu'un abcès éclate, parce que le pus entre alors en contact avec les organes sensibles. Il dit aussi : « Seul celui dont l'estomac contient de la bile, est prompt à vomir, lorsqu'il mange ou boit quelque chose, car la bile qui se trouve dans son estomac corrompt ce qu'il ingurgite ». Comment cela est-il possible, alors que [le vomissement] arrive très rapidement, et même par exemple le plus rapidement possible, alors que l'altération demande un temps non négligeable ? Or, [le vomissement] se produit rapidement après qu'on a mangé ou bu quelque chose, même si cela [qu'on a mangé ou bu] est une chose qui se transforme difficilement en bile. La cause de cela n'est donc pas celle qu'il a dite, mais [la suivante] : le peu de bile contenue dans l'estomac, parce qu'elle est en faible quantité, ne parvient pas à entrer en contact avec l'orifice de l'estomac tant qu'elle se trouve dans ses cavités, là où il (i.e. l'estomac) n'est pas très sensible. Ainsi, l'estomac ne s'agite que faiblement pour l'expulser, et son expulsion, quand bien même il s'agiterait, serait difficile, car l'estomac parvient à grand peine à expulser par le vomissement quelque chose qu'il contient en faible quantité. Ainsi, lorsque [ces malades] mangent ou boivent quelque chose, se mélange à cela la bile et la quantité de celle-ci augmente. Dès lors, elle parvient à entrer en contact avec les régions sensibles de l'estomac. Elle les agite pour cette raison et il devient plus facile de l'expulser et de la rejeter car elle est en grande quantité. Ainsi, l'estomac devient capable de l'expurger et de la presser en dehors. C'est la raison pour laquelle il est plus

عصره وضغطه، ولذلك يكون القيء على الممتلئ أسهل ولا سيما إن كان ما في المعدة من الطعام أدنى لذع.

<فصل ٢٦>

١. كتاب الأمراض الحادّة. قال: «لا نجد دلالة بيّنة يمتحن بها قولُ من قال أنّ العالم مكوّن أو غير مكوّن». وهذا خلاف ما رام إثباته في كتاب البحران، فقد جهد هناك وطوّل الكلام في أنّ العالم غير مكوّن.

٢. ومرّ على أنّ السببَ الأعظم في الضرر الواقع عن منعِ الغذاء في ابتداء المرض الحادّ ثم تغذٍّ بالقرب من المنتهى تغيّرُ العادة. ويُعلم أنّ تغيّر العادة، وإن كان قد يضرّ، فليس هو السبب الفاعل للضرر الواقع، فهذا لأنّ التدبير الآخر المضادّ لهذا السبب، وهو الذي يُغذّى فيه العليل في أوّل مرضه ثم يُمنع الغذاء بقرب المنتهى، معه من تغيّر العادة مثل ما الذي مع هذا، وهو ينفع نفعاً عظيماً. فلم يكن إذن السبب في المضرّة الواقعة له فلا الانتقال عن التدبير المعتاد بغتة، لكن سوء الترتيب في ذلك. وذلك أنّ مُنِعَ العليل الغذاء في الأيام الأُوَل يجعل الخلط المُحدِث للمرض حادّاً رديئاً والحرارة الغريزية قليلة حريفة دخانية لا <بل> بخارية، فتزيد لذلك رداءةُ العلّة، وتصير أعسر قبولاً للنضج، وأشد تهيجاً وأذى / للطبيعة. م١٨٣ظ
وبالجملة فإنها تصير رديئة الكيفية فإذا جاء وقت المنتهى وأُطْعِم العليل، شُغِلَت الحرارة الغريزية بنضج الطعام عن نضج العلة وصارت أيضاً بفضل فضولات الغذاء حاملة كليلة في الوقت الذي يُحتاج فيه إلى أن تكون مستقلّة ذكية. وأما التدبير المضادّ لهذا، فإنّه يمنع سقوط القوة في الابتداء واكتساب العلّة رداءةً كيفيةً، فيجيء المنتهى والقوة قوية بحال يمكن معها تصويم

1 ما] لما [م،ب،ك]   **4** دلالة] آلة [م،ب،ك]   **5** خلاف] اخلاف [م] | البحران] البحران [م،ب،ك]   **7** الضرر] الضد [ب،ك] | عن] على [م] | منعِ] نحم [م،ب،ك]   **8** تغذٍّ] تغذا [م،ب،ك]   **9** فهذا] فهو لا [م،ب،ك] لأنّ] من أن [م،ب،ك]   **11** إذن] أولى [ك] | له] لها [م] ؛ بها [ب،ك]   **12** وذلك] ناقصة [م]   **14** فتزيد] يزيد [م]   **15** تصير] تصير [م]   **17** تكون] يكون [م]

7–8 على... ويُعلم: جالينوس، كتاب بقراط في تدبير الأمراض الحادّة، ت. لايونس، CMG Supp. Or.، ص. ٨٦ : أما أنا فأرى وبالله أقسم أنّ بقراط قد استعمل في هذا الكلام من الإيضاح والبيان ما لا يخفى معه على صبيّ فضلا عمن سواه أنّه يدلّ أن تغيّر التدبير إنما يضرّ بمن امتنع من الغذاء في الأيام الأول من مرضه إن لم يتقدّم فيأتيه البحران قبل أن يغيّر تدبيره.

facile de vomir à celui qui est rempli [de nourriture ou de boisson], en particulier lorsque la nourriture qui se trouve dans l'estomac est un tant soit peu irritante.

⟨Section 26⟩

1. *Sur les maladies aiguës*[138]. Il (i.e. Galien) dit : « Nous ne trouvons pas de signe[139] clair qui nous permette de mettre à l'épreuve les propos de qui soutient que le monde est créé, ou éternel »[140]. Or, cela va à l'encontre de ce qu'il souhaitait établir dans le traité *Sur la démonstration.* En effet, dans ce [livre], il s'est efforcé et s'est attardé à [établir] que le monde est éternel.

2. Il dit rapidement que la raison principale pour laquelle la privation de nourriture au début d'une maladie aiguë, et la prise de nourriture lorsque le sommet approche, est néfaste, c'est que l'on contrevient à l'habitude. Or, il est connu que contrevenir à l'habitude, quand bien même cela est nocif, n'est pas la cause qui produit ces effets néfastes. En effet, le régime inverse à cette cause, à savoir [le régime] dans lequel le malade est nourri au début de sa maladie, puis est privé de nourriture lorsque le paroxysme approche, contrevient à l'habitude de manière similaire. Or, [ce régime] est très bénéfique. Par conséquent, la cause des effets nocifs qui adviennent, n'est pas le fait de se départir soudainement du régime habituel. C'est plutôt le fait de suivre un mauvais ordre dans le régime [qui est la cause]. En effet, imposer au malade de s'abstenir de nourriture dans les premiers jours rend l'humeur qui cause la maladie aiguisée et nocive, et la chaleur naturelle moindre, acide, fumante, ou plus exactement semblable à la vapeur. Par conséquent, la nocivité de la maladie augmente, elle devient moins propice à subir la maturation, elle acquiert un pouvoir d'agitation plus intense, et cause plus de dommage à la nature. En un mot, elle devient nocive qualitativement, et lorsque vient le moment du sommet et qu'on administre de la nourriture au malade, la chaleur naturelle s'emploie à conduire à maturation la nourriture, et est détournée du fait de conduire à maturation la maladie. De plus, en raison de l'excédent de nourriture, elle se trouve surchargée et fatiguée, au moment même où il faudrait qu'elle soit libérée et affûtée. Le régime opposé à celui-ci empêche que les forces [du malade] ne s'effondrent au début [de la maladie] et empêche la maladie de devenir nocive qualitativement. Ainsi, lorsque le moment du sommet survient, la force est assez vive pour faire jeûner

4–6 Il…éternel] *HVA*, 1.11, 125 Helmreich. **9–11** Il…lhabitude] *HVA*, 1.11, 125 Helmreich.

العليل لتنفرد الطبيعة بالعمل في العلّة وحدها، وهي قوية ذكية والعلّة غير مكتسبة رداءة كيفية، فيجري الأمر في ذلك على غاية الصواب. فهذا هو السبب الأعظم في الضرر الحادث لمن جرى أمره في تدبير الغذاء على خلط، لا تغيّر العادة.

٣. وقال: «الشراب الحلو يورث سدداً في الكبد ويحلّ سدد الرئة». قال: «والسبب في ذلك أنّه في الكبد منفذٌ من أفضية واسعة إلى أفضية ضيقة، وفي الرئة من أفضية ضيقة إلى أفضية واسعة». ولو كانت إنّما تُسَدَّد الأشياء بهذا السبب لهذا الشكل منها، لولّد فيها السدد ماء الشعير أيضاً وسائر الأشياء التي ينفتح منها الكبد، فضلاً عن أن يشدّها، ولكانت الأشياء المغلّظة لا تضرّ أصحاب الربو، فإنّ هذا الشكل من الرئة والكبد محفوظ أبداً بحاله. ولكن الشراب الحلو فيه غلظ لا محالة، والكبد يكثر الامتياز منه لمشاكلته وموافقته له، فيعرض عن ذلك ـ أعني كثرة الامتياز والغلظ المقارن للشراب الحلو ـ أن ينفذ في المجاري الضيقة ويُعين على ذلك طولُ بقائه ولبثه في هذه المجاري، وذلك أنّ العروق الدقاق التي في الكبد ليست إنّما هي منافذ يجري الغذاء فيها ويمرّ ولا يطول وقوفه كالمجاري التي إنّما أُعِدَّت لهذا الفعل فقط، بل هي أماكن يثبت ما فيها زماناً طويلاً حتى تكمل استحالته الى الدم ويتمّ فعل لحم الكبد. فلهذه الأسباب يورث الشراب الحلو السدد في الكبد، وأما الرئة، فلأنّه لا يصل إليها ومعه غلظه بل بعد تخليص الغلظة عنه ولا شيء كثير منه دفعةً، بل الذي يصل إليه منه شيء رقيق حلو، حقّ له أن يفتح قصبة الرئة ويعين على كسح ما فيها لأنّ الحلو جلاء، ولم يسدّد الشراب الحلو لحلاوته بل لغلظه وكثرة جذب الكبد منه.

---

2 السبب] الصواب السبب [ب] **5** ضيقة[2]] الضيقة [ب] **5–6** إلى أفضية[2]] هامش [م] **6** كانت] كان [م،ب،ك] | تُسَدَّد] يسدد [م] **7** وسائر] سائر [ك] **8** تضرّ] يضرّ [م] **9** غلظ] غليظ [م] | له] لها [م،ب،ك] **11** ليست] ليس [م] **12** التي] الذي [م] **13** يثبت] يلبث [ك] | تكمل] يكمل [م] | لحم] اللحم [ب،ك] **15** تخليص] تخلص [ب،ك] | شيء[2]] فيرش [م] **16** حلو] جلد [ك] | قصبة] قصب [ب،ك] **17** لغلظه] لغليظه [م] | وكثرة] كثرت [م]

le malade, et pour que la nature se consacre seulement à combattre la maladie. [La nature] est alors puissante et affûtée, et la maladie ne devient pas nocive qualitativement. Dans ce cas, tout se passe de la manière la plus indiquée. Voilà la cause principale qui produit les effets néfastes dans le régime où la prise de nourriture s'ajoute à une humeur, pas le fait de contrevenir à l'habitude.

3. Il (i.e. Galien) dit : « Le vin doux provoque une obstruction dans le foie, tandis qu'il dissipe l'obstruction du poumon ». [Galien] explique : « La cause de cela, c'est que dans le foie, [le vin] traverse des régions larges pour parvenir à des régions étroites, tandis que dans le poumon, [le vin] traverse des régions étroites pour parvenir à des régions larges ». Mais si les substances provoquaient des obstructions pour cette raison, parce que [les régions] présentent cet aspect, alors, même l'eau d'orge les obstruerait, ainsi que l'ensemble des substances qui dilatent le foie, sans parler de celles qui le contractent. À l'inverse, les substances épaississantes ne devraient pas nuire aux asthmatiques, puisque cet aspect du poumon et du foie reste toujours inchangé. Bien plutôt, le vin doux contient un caractère épais quoi qu'il en soit, et le foie a une grande puissance de séparation sur cette partie parce qu'il est semblable à elle et lui est apparenté. Il résulte de cela – je veux dire sa grande puissance de séparation et le caractère épais indissociable du vin doux, que [le vin] pénètre dans les passages étroits. Ce [phénomène] est renforcé par le séjour prolongé [du vin] dans ces passages. En effet, les veines étroites qui sont dans le foie ne sont pas seulement des passages par lesquels passe la nourriture, qu'elle traverse et où elle ne s'attarde pas, comme les passages qui ont été disposés à cet effet seulement. Au contraire, ce sont des lieux qui retiennent leur contenu assez longtemps pour le transformer complètement en sang, et pour que l'action exercée par la chair de l'estomac s'accomplisse. C'est pour ces raisons que le vin doux provoque l'obstruction du foie. Tandis que dans le cas du poumon, [le vin] n'y parvient pas alors qu'il est épais, mais après que son caractère épais a déjà été extrait de lui, et [il n'y parvient pas] en grande quantité d'un seul coup. Au contraire, [le vin] qui parvient au [poumon] est une substance fine et douce. Dès lors, [ce vin] est capable d'ouvrir la trachée et de contribuer à nettoyer ce qui s'y trouve, car la douceur est purificatrice. Ainsi, ce n'est pas à cause de sa douceur que le vin doux peut obstruer, mais de son épaisseur, et parce qu'il est attiré en grande quantité par le foie.

<فصل ٢٧>

١. النبض الكبير. إنّ هذا الكتاب على جلالته وشرفه كثير الشكوك جداً، وقد عزمتُ - والله المعين - على إفراد شكوكه بكتاب يخصّها، استقصي فيه القولَ فيها كمثلِ سائرِ كتبه الكثيرةِ الشكوكِ، وأذكُر فيه مع ذلك ما يتّصل بها ويلازمها من علم النبض، غير أنّي أذكر في هذا الموضع جملةً واحدةً نتشكّك بها على جالينوس ونترك تفصيلَها والقولَ في / كلّ واحد ك٢٧٨ من الشكوك على حِدَتِهِ للكتاب الذي نفرده لهذا المعنى، إذ كان هذا الكتاب يضيق عن ذلك لتحرّينا فيه الإيجاز وذكر النكت والإشارة إليها بغاية المبادرة والاختصار.

٢. فنقول إنّ جالينوس زعم أنّه لم يذكر في المقالة الأولى من كتابه في النبض - / وهي م١٨٤و المخصوصة بذكر أصناف النبض - إلا ما قد أحسّه وعَرَفَه تحت أنامله، إذ كان ما يمكن أن يكون من أصناف النبض بحسب التقسيم الوهمي غير نافعٍ في صناعة الطب ولا لائق بها، وإنّما ينتفع الطبيب من هذه بما يدركه حِسّاً. وأما أنا فإنّي إذا فكرت في جلالة هذا الرجل وكمال حبروريته وعفته وإيثاره للحق والصدق في آرائه وأقواله، ثم نظرتُ في عسر تصوّر ما ذكره في هذه المقالة من أصناف النبض على كثير من الناس - فضلاً عن إدراكه حسّاً - اعترتني حيرة عظيمة، ولا سيما إذا أنا ذكرتُ شيئاً كان يقوله رجل وجيه بمدينة السلام كان ينظر معي في هذا الكتاب أشهراً كثيرة. فإنّ هذا الرجل كان يقول إنّ الإنسان، إذا أكثر تصوّر شيء ما وإقامته في نفسه وتخيّله له، يحسب مراراً كثيرة أنّه قد أحسّ ما تصوّره. ثم إنّي إذا رجعتُ إلى أنّي قد أحسستُ بأشياء كثيرة من النبض لم أشعر بها فيما مضى لكثرة المزاولة وشدّة التفقد، رجعتُ إلى التصديق بجميع ما يقوله. ثم إذا نظرتُ في مقدار ما أدركتُ من هذه الأصناف مع طول زماني فيه وشدّة حرصي عليه، ساء ظنّي أيضاً وكدتُ أحكم أنّه لا يمكن أن يُدرك من أصناف النبض بالحسّ شيء أكثر مما قد أدركته، وأنّ جميع مَن يزعم أنّه

---

3 فيه] فيها [م] | كمثلٍ] كفعل [م] ؛ مكانها بياض [ب] ؛ كنيل [ك] | كتبه] الكتب [م] **5** نتشكّك] يتشكك [م] | ونترك] ويترك [م] | والقولَ] فالقول [م،ب،ك] **6** نفرده] يفرده [م] **8** زعم] يزعم [ب،ك] | من] في [م] **10** الوهمي] الوهم [ك] **12** تصوّر] تصوّره [م،ب،ك] **13** ذكره] ذكرت [م] **14** شيئاً] سببا [م] | يقوله] يقول [م،ب،ك] **16** مراراً] مرار [م،ب،ك] | أحسّ] أحسن [م،ب،ك] **17** إلى] أيضا إلى [م،ب،ك] | أحسستُ] أحسنت [م،ب،ك] **19** أيضاً] ناقصة [م] **20** أكثر] كثير [م،ب،ك]

⟨Section 27⟩

1. *Long traité Sur le pouls.* Ce traité, malgré son éminence et son excellence, soulève de nombreux doutes. Je me suis résolu – Dieu me vienne en aide – à consacrer aux doutes [qu'il soulève] un traité qui portera en propre sur eux, et dans lequel je mènerai sur eux un examen approfondi, comme pour tous les livres qui soulèvent de nombreux doutes. Je rappellerai aussi dans ce livre ce qui, dans la science du pouls, est lié à ces doutes et inséparable d'eux. Toutefois, ici, je mentionne un [aspect] général qui nous conduit à mettre Galien en doute, en laissant le détail de [nos doutes] et l'enquête portant sur chacun des doutes un par un au livre que nous consacrerons à ce sujet, puisque le livre présent est trop limité pour [cette tâche], et que nous efforçons ici d'être concis et d'aborder [ces doutes] sur le mode de la remarque et l'indication, en faisant au plus bref et au plus succint.

2. Nous disons donc que Galien prétend qu'au premier livre de son traité *Sur le pouls*[141] – livre consacré à décrire les types de pouls –, il parle seulement [des différences] qu'il a perçues par la sensation, et dont il a acquis la connaissance [par l'application] de l'extrémité de ses doigts[142]. En effet, les types de pouls que l'on peut [obtenir par] la division abstraite ne sont pas utiles pour l'art médical, et ne lui sont pas appropriés. Dès lors, le médecin a seulement recours à ceux qu'il a appréhendés par la sensation. Or, moi, quand je pense à l'éminence de cet homme, à sa sagesse et à son intégrité parfaites, à la préférence qu'il accorde à la vérité, à la confiance inspirée par ses opinions et ce qu'il dit, puis que je constate comme il est difficile de se représenter les différents types de pouls qu'il a mentionnés dans ce livre pour la plupart des gens, sans parler de les percevoir par la sensation, une profonde perplexité m'envahit. C'est le cas en particulier lorsque je me rappelle ce que disait un homme éminent à Bagdad, qui a parcouru avec moi ce livre durant de nombreux mois. En effet, cet homme disait que si une personne se forme fréquemment l'image de quelque chose, la laisse reposer en lui-même, et se l'imagine, alors il estime souvent avoir ressenti ce qu'il s'est imaginé. À la suite de cela, lorsque je suis revenu[143] sur le fait que j'avais bel et bien ressenti de nombreux [types] de pouls que je n'avais [en fait] pas ressentis dans la période écoulée, grâce à une application assidue et un examen étroit, je suis [également] revenu sur l'assentiment que j'accordais à l'ensemble de son exposé. De plus, lorsque j'ai réfléchi au nombre de ces types que j'avais perçus, en le comparant au temps que j'y avais passé, et à mon zèle intense en la matière, j'en suis aussi venu à le tenir en suspicion, et je n'étais pas loin de décréter qu'il est impossible de percevoir plus de types du pouls que ceux que j'avais perçus, et que quiconque prétend qu'il a perçu d'autres [types] parmi

قد أحسّ بشيء آخر مما ذُكر في هذه المقالة متصلفٌ كذابٌ أو متخيّلٌ متوهّمٌ لِما لا حقيقة له. ويقوّي ظنّي في ذلك أمران، / أحدهما أنّي حرصت وأخذت باستدراك ما في هذه المقالة ب٢٤٨و حسّاً به خمس عشرة سنة، فلم يمرّ بي إلى أن مضتْ عشرون سنّة إلاّ وأنا أستدرك فيها شيئاً أو أشياء مما قيل فيها، ثم عدمت ذلك مع يأسٍ من استدراك شيء آخر غالب، كأنّي قد دُفِعَت في ذلك إلى حدوثها به. والثاني أنّ رجلاً أنا معلّمه ومرشده إلى هذا العلم زعم أنّه قد أحسّ بانقباض العرق إحساساً بيّناً وأنّ ذلك كان لشرحي له المثال الذي يذكره جالينوس في هذا المعنى من الركوة المنفوخة، وليس هذا الرجل بأذكى حسّاً مني، فظننتُ أنّه قد عَرَضَ له شيء مما ذكره لي الرجل الذي ذكرته قبيل وما كان عرض لي أيضاً في حداثتي مرّة - فإنّي كنت مولعاً بتجريب أكاذيب المعزّمين فبقيتُ مدّة ثلاثة أيام وأنا أعزّم على طرجهارة أقدّر أن تتحرك وتسير كما يزعم أولئك الجهال، فكان يُتخيّل إليّ في هذه الأيام مراراً كثيرة، عند شدّة تحديقي إليها وصرف وَهْمي كله وصحّة عزمي أنّ تلك العزائم للأعمال قد حان لها أن تحرّك تلك الطرجهارة، أنها قد تحرّكت، وأنّه لم يعرض لي ما عرض له لإخطاري هذا الباب ببالي في مثل هذه المواضع وقلّة ركوني إلى الشُبه وتركي الإقدام ما لم أتأمل يقيناً وما دام للشكّ موضع.

٣. فلنعد الآن إلى غرضنا وقصدنا فنقول إنّه من البيّن أنّ الشيء إنّما يفوت الحسّ إما لضيق زمانه أو لقلّة تأثيره وقد اجتمع في النبض هذان المعنيان، وذلك أنّ زمان انبساطٍ / م١٨٤ظ واحدٍ من انبساطات النبض زمان ضيق وتأثيره أيضاً في أنامل الحسّ تأثير ضعيف، فكيف إذا قَسَمَ انبساطاً واحداً لزمانين أو ثلاثة وطَلَبَ فيه تغاير يحدث في كيفيته ؟ فاحتيج أن يُدرك بالحسّ أنّ أوّل الانبساط سريع ووسطه أقلّ سرعةً وآخره بطيء وبعكس ذلك، وتغاير السرعة في النبض من العسر والدقة، ما لولا شدّة شرح جالينوس له، عساه كان لا يُدرك، حتى أنّ مهرة

---

3 به] منه [م،ب،ك] | خمس عشرة] خمسة عشر [م،ب،ك] **5** في] من [م،ب،ك] **7** المنفوخة] المنقوصة [م] **9** المعزّمين] المعرفين [م] **10** تتحرك] يتحرك [م] | فكان] فكا [ك] | مراراً] مرار [م،ب،ك] **11** إليها] فوق السطر [م] | العزائم] العزيم [م،ب،ك] | تحرّك] يحرك [م] **13** ما] اما [م،ب،ك] | للشكّ] الشكّ [م،ب،ك] **15** الآن] فلنعذر [ب] **16** أو] واما [ب،ك] | انبساطٍ] الانبساط [م،ب،ك] **17** واحدٍ] وأخذ [ك] **18** انبساطاً] الانبساط [م،ب،ك] | واحداً] واحد [م،ب،ك] **19** وتغاير] وبادر إلى [م،ب،ك]

ceux mentionnés dans ce livre exagère et ment, ou imagine et fantasme quelque chose qui n'est pas réel. Deux choses sont venues renforcer ma suspicion sur ce point. La première, c'est que j'ai désiré et entrepris d'appréhender par la sensation [les types de pouls] présentés dans ce livre durant quinze ans, et il n'aurait pu se passer vingt ans sans que, lorsque j'appréhendais un ou plusieurs [types de pouls] qu'il a évoqués dans [ce livre], je ne perde [ces sensations] en même temps que mon désespoir de percevoir autre chose l'emportait, comme si j'avais été poussé à faire exister dans ma sensation [les types perçus]. En second lieu, un homme dont j'étais le maître et le guide dans cette science, prétendit qu'il avait une sensation claire de la contraction des veines, et que c'était grâce à l'explication que je lui avais donnée de l'exemple, évoqué par Galien à ce sujet, d'une outre gonflée. Or, cet homme n'avait pas une sensation plus affûtée que la mienne. Du coup, j'ai soupçonné qu'il lui était arrivé quelque chose de semblable à ce que m'avait expliqué l'homme que j'évoquais plus haut, et qui m'était aussi arrivé autrefois dans ma jeunesse. En effet, j'étais alors versé dans la mise à l'épreuve des allégations mensongères des enchanteurs, si bien qu'une fois, je suis resté trois jours à faire des incantations au-dessus d'un calice, auquel j'ordonnais de se déplacer et se mouvoir, comme le prétendaient ces ignorants. Durant ces jours-là, à force d'observer intensément [le calice], de me le représenter, et d'être déterminé à ce que ces incantations le fassent bouger, je me suis imaginé plusieurs fois au cours de ces journées qu'il avait effectivement bougé. Dès lors, [j'ai soupçonné] qu'il ne m'était pas arrivé la même chose qu'à [mon élève], parce que j'étais prévenu, dans mon esprit, à la lecture de semblables passages, et aussi parce que je suis peu enclin aux faux-semblants, et que j'ai renoncé à m'avancer sur des points auxquels je n'ai pas moi-même réfléchi de manière certaine, et où il reste de la place pour le doute.

3. Revenons maintenant à notre objectif et notre but. Nous disons : il est clair qu'une chose échappe à la sensation seulement parce qu'elle se produit dans un temps trop court, ou parce qu'elle produit des effets trop ténus. Or, ces deux facteurs (litt. « notions ») se retrouvent dans le pouls. En effet, le temps d'une distension isolée du pouls est un temps court, et l'effet qu'elle produit sur les extrémités des doigts est faible. Comment dès lors diviser une distension isolée en deux ou trois temps, et requérir qu'une différence qualitative se produise en elle ? En effet, cela nécessite de percevoir par la sensation qu'au début la distension est rapide, qu'au milieu elle est moins rapide, et qu'à la fin elle est lente, et inversement, alors que le changement de vitesse dans le pouls est quelque chose de difficile et de précis, au point que, si Galien ne l'avait pas longuement expliqué, il serait possible qu'elle ne soit pas perçue, si bien que certains

الأطباء قد حكموا على النبض النملي أنّه سريع. فأوضح جالينوس أنّه ليس بسريع وإنّما تتخيّل فيه السرعة لصغر انبساطه وأنّه ليس ينبغي أن يقال للشيء بسريع إذا يحرك في زمان قصير مسافةً قصيرةً ولكن إذا يحرك في زمان يسير مسافة طويلة، وعلّمنا كيف تُتعرّف السرعة بغاية من اللطافة والدقة، ما لولا أنّه من أقدر الناس على إراءٍ ما في نفسه بحسن العبارة وأكثرهم وأبلغهم في ذلك حيلةً، لَما أمكنه التعبير عنه. وإذا كان هذا حال السرعة مطلقاً وفي زمان انبساط واحد تام، فما تراه يكون بها من الخفاء، إذا طلبتَ فيه فضل سرعة على سرعة في مقدار ثلث زمان الانبساط. وأما جالينوس فيقول إنّه قد أدرك حسّاً هذا وأكثر منه، وهذا قوله أيضاً حيث ذكر النبض الذي يكون اختلافه مختلفاً. أقول إنّه ربما وجد في هذا النبض للحركة تغيّرين بيّنين وربما وجد تغيراً ثالثاً. وأما أنا فقد يخيّل لي تغيّر رابع تخيّلاً ضعيفاً ولعلّ غيري، إن تدرّبَ في النبض أكثر من تدرّبي وتفقّدَ هذا، وقف على تغيّر رابع بيّن. أما أنا فلا يمكنني التصديق لهذا الكلام ولا تكذيب جالينوس، وأخاف أن يكون قد عرض له شيء ممّا ذكرتُ أنّه عرض لي من تخيّل ما لا حقيقة له.

٤. ومَن قرأ هذه المقالة واستوعب فهمها، عَلِمَ أنّ جميع ما ذكر فيها من أصناف النبض، وإن كان حقاً في التصوّر والتوهّم، فإنّه لا يمكن أن يَقَعَ في الحسّ، ولا سيما إذا طُلبت أمثال هذه المعاني في الانقباض. فإن الانقباض نفسه قد زعم جالينوس أنّه مكث دهراً طويلاً وهو لا يحسّه، وأنّ الأطباء المعتقدين بأنّ الانقباض غير محسوس يساوون في كثرة العدد وجلالة الحظ والتقدّم في الصناعة الذين زعموا أنّه محسوس، وليس إنّما شكّ في الانقباض، بل وقع الشكّ في زمان الانبساط نفسه، فإنّ قوماً قد زعموا أنّ العِرق في حركةٍ إنّما يصعد وينزل كخيط ممدود يصعد مرة وينزل أخرى، وأما جالينوس فيزعم أنّ العرق يتحرك من وسطه إلى

1 جالينوس] جر [م،ب،ك] **2** فيه] منه [م،ب،ك] | انبساطه وأنّه] انبساط ذاته [م] **2–3** قصير مسافةً] ناقصة [ك] **3** تُتعرّف] يتعرف [م] | بغاية] بعناية [م،ب،ك] **6** فيه] في [م،ب،ك] | على...في] ناقصة [ك] **7** أدرك] ادراك [ك] **9** تغيراً] تغير [م،ب،ك] | ثالثاً] ثالث [م،ب،ك] **10** وقف] يقف [م،ب،ك] **11** ممّا] فما [م] **16** بأنّ] لأن [ك] **17** الحظ] الخطر [ك] **18** فإنّ] وإن [م،ب،ك] **19** ممدود] ممدودة [م]

excellents médecins étaient d'avis que le pouls-fourmi[144] est rapide. Mais Galien a montré qu'il n'était pas rapide, mais qu'on s'imaginait qu'il l'était car la distension [y] est petite, et [il a montré] qu'il ne convient pas de dire d'une chose qu'elle est rapide, lorsqu'elle parcourt dans un temps court une courte distance, mais seulement lorsqu'elle parcourt dans un temps court une longue distance. Il nous a appris comment connaître la vitesse avec une telle subtilité et précision que, s'il n'était pas l'une des personnes les plus aptes à faire voir ce qui se trouve en elles grâce à une expression juste, et celui qui maîtrise le mieux la rhétorique et ses stratagèmes, il n'aurait pas pu exprimer [comment connaître la vitesse]. Or, si c'est là l'état de la vitesse prise absolument, et dans le temps d'une distension unique et complète, à quel point penses-tu que [connaître la vitesse] est obscure, lorsque tu requiers que se produise en elle une accélération (litt. « l'ajout d'une vitesse à une vitesse »), à hauteur d'un tiers du temps de la distension isolée ? Quant à Galien, il dit qu'il a saisi cela par les sens, et plus encore, et c'est aussi ce qu'il dit lorsqu'il parle du pouls à la différence irrégulière ! Je réponds que peut-être, il a trouvé dans ce pouls, pour le mouvement, deux changements clairs, et peut-être qu'il a trouvé un troisième changement. Quant à moi, je m'en suis imaginé de manière faible un quatrième, et peut-être qu'un autre que moi, s'il a un meilleur entraînement que le mien et qu'il examine cela à fond, saisira clairement ce quatrième [changement]. Quant à moi, il ne m'est pas possible d'accorder mon assentiment à cet exposé, ni d'accuser Galien de mensonge, et je crains qu'il ne lui soit arrivé quelque chose de semblable à ce que j'ai dit qu'il m'était arrivé, à savoir qu'il a imaginé quelque chose qui n'avait pas de base réelle.

4. Qui lit ce livre et le comprend entièrement, sait que tous les types de pouls qui y sont mentionnés, même s'ils existent dans la représentation et l'imagination abstraite, ne peuvent pas être perçus par les sens, en particulier lorsque l'on demande des exemples des notions abordées pour la contraction. En effet, au sujet de la contraction elle-même, Galien prétend qu'il est resté longtemps sans la ressentir, et que les médecins qui pensent que la contraction n'est pas perceptible sont aussi nombreux et tout à fait éminents dans l'art [médical] que ceux qui prétendent qu'elle est perceptible[145]. Le doute ne concerne pas seulement la contraction, mais il concerne aussi le temps de la distension lui-même, car un groupe [de médecins] a prétendu que la veine, dans un mouvement, ne fait que monter et descendre comme un fil tendu monte à un moment et descend à un autre. Mais Galien prétend que la veine se déplace de son centre vers ses extrémités, et de ses extrémités vers son centre, comme un cercle qui se détend

أطرافه ومن أطرافه إلى وسطه كدائرة تنبسط نحو محيطها تارة وتنقبض نحو المركز أخرى. والّذين قالوا إنّ الشريان لا ينبسط أهل لا يُرتقع بهم، فأما من يزعم أنّه ينبسط لكن ليس تُدرك حركة الانبساط إلا في جهة واحدة، لأنّ سائر جهاته بعيدة من سطح البدن، فليس حلّ شكّهم بالسهل ولا بالقريب. وقد ناقض جالينوس هؤلاء بكلام لا يُلزمهم منه شيءٌ، دون أن يُقِرّوا له ويصادروه على المقدمات التي / أخذها لينتج منها نقيض قولهم. ولولا أنّي أكره م١٨٥و تطويل هذا الكتاب بذكر ذلك، لنقلتُ كلامه في هذا المعنى إلى هذا الموضع وأوضحتُ ما قلته فيه، ولكنّ هذا شيء سنذكره وأشباهه في الكتاب الذي نفرده لهذه الشكوك، فأما غرضي ههنا فإنّما أن يُعْلَم أنّ الانبساط نفسه من خفاء ظهوره للحسّ ما قد شكّ فيه عالمٌ من الأطباء، فكيف إذا جَرى وقسم وطلب الوقوف على خلاف هذه الأجزاء بعضها لبعض حسّاً ؟

٥. وأغمض من هذا وأبعد منه ما ذكر من أنّه قد يقع الاختلاف في التواتر وفي الوزن في نبضة واحدة من النبض المختلف في أجزاء كثيرة من العروق، وذلك <أنّه> زعم أنّ النبض المختلف في أجزاء كثيرة من العرق، يمكن أن تبتدئ أجزاؤه بالحركة معاً ثمّ لا تتحرّك أزمنةً متساويةً، ويمكن أن لا تبتدئ معاً ولا تسكن معاً. وإذا كان ذلك، وقع اختلاف في مقادير نسب الحركات إلى نسب / السكنات، وكان اختلاف في الوزن واختلاف في زمان سكون كلّ جزء وكان ك٢٧٩ اختلاف في التواتر. فليت شعري كيف يمكن إدراك هذا حسّاً، وتصوّره عسر غامض، وبأي جزء يستعمل الحاسّ الأوّل. فإنّا نرى الإنسان يواجهه الشيءَ وهو مشغول الفكر فلا يبصره، فكيف يقسّم فكره على هذه الأجزاء / حتى يعلم اختلافها والوقت الذي تكون فيه جميع هذه ب٢٤٨ظ الاختلافات وقتٌ ضيقٌ لا يمكن في مثله صرف الفكر من شيء إلى شيء؟ وليته، إذا جمع فكره كله وصرفه نحو جزء واحد، أمكنه تحصيله على الحقيقة ! وإن لم تكن هذه الدعوى

---

1 ومن أطرافه] ناقصة [ك] **2** بهم] لهم [م] | تُدرك] يدرك [م] **3** فليس] وليس [م،ب،ك] **5** لينتج] المنتج [م،ب،ك] **6** لنقلتُ] لبقيت [م] **8** فإنّما] ناقصة [ب] **9** هذه] هذا [م،ب،ك] **10** هذا] هذه [م،ب،ك] **12** تبتدئ] يبتدئ [م] | أجزاؤه] أجزاه [ك] **13** ولا] ولكن [ك] | وإذا] قبلها مقرر : ويمكن أن لا تبدئ معا ولا يسكن معا [ك] **14** وكان[1]] فكان [ب،ك] **15** عسر] غير [م] **16** فلا] ولا [م،ب،ك]

en direction de sa circonférence à un moment, et se contracte en direction de son centre à un autre. Quant à ceux qui disent que les artères ne se détendent pas, ils ne sont absolument pas tenus en estime. En revanche, pour ceux qui prétendent qu'elles se détendent, mais que leur mouvement de distension n'est pas perceptible, sauf dans une seule direction, car le reste de leurs directions est éloigné de la surface du corps, il n'y a pas de solution facile et immédiate à leur doute. Or, Galien a critiqué ces derniers au moyen d'un raisonnement dont aucun argument ne les contraint, tant qu'ils ne lui accordent pas et ne reçoivent pas les prémisses grâce auxquelles il (i.e. Galien) a conclu à l'opposé de ce qu'ils disent. Si je ne répugnais pas à allonger ce livre en parlant de cette question, je transcrirais ici son raisonnement sur ces notions, et j'éclaircirais ce que j'ai dit à ce sujet. Mais nous parlerons de cela et d'autres sujets semblables dans le livre que nous consacrerons à ces doutes. Quant à mon objectif ici, il est uniquement qu'il soit connu que la manifestation de la distension elle-même est si obscure pour les sens, qu'un savant d'entre les médecins en a douté. Dès lors, comment peut-il (i.e. Galien) poursuivre, opérer des divisions [à l'intérieur de la distension] et demander que l'on saisisse les différences de l'une à l'autre de ces parties par les sens ?

5. Plus obscure encore, et moins évidente encore, est sa théorie que les différences dans la tension et dans le poids se produisent au cours d'une seule pulsation du pouls irrégulier dans plusieurs parties des veines. En effet, prétend-il, les parties du pouls irrégulier dans plusieurs parties des veines peuvent démarrer leur mouvement ensemble, puis demeurer immobiles durant un temps égal, comme il est possible qu'elles ne démarrent pas leur mouvement ensemble, ni ne soient au repos ensemble. S'il en va ainsi, une différence se produit dans les grandeurs des rapports des mouvements en relation aux rapports des repos, et il existe une différence dans le poids et une différence dans le temps de repos pour chaque partie, et il existe une différence dans la tension. J'aimerais savoir comment il est possible de percevoir [ces différences] par les sens, alors que même se le représenter abstraitement est difficile et obscur, et [j'aimerais savoir] quelle partie utilise le sens premier. En effet, nous constatons que lorsqu'une chose se présente à quelqu'un, alors que son esprit est occupé, il ne la voit pas. Dès lors, comment peut-il distribuer sa pensée entre ces parties, afin de connaître leurs différences, alors que le temps durant lequel se produisent toutes ces différences est si court qu'il n'est pas possible, durant ce temps, que la pensée passe d'une chose à une autre ? Si seulement, lorsque l'on consacre toute sa pensée et qu'on la dirige vers une seule partie, il lui était possible d'atteindre véritablement [cette partie] ! Si cette allégation n'est pas exagérée et excessive,

تعدٍّ وسرفاً، فما في العالم تعدٍّ ولا سرف، بل لئن كان مَن له مثل هذا الإحساس إنساناً، فما نحن بناس.

٦. واستمعْ أيضاً لما يقوله في الرابعة وهو هذا : « يحتاج الطبيب أن يعرف مقدار الانبساط وزمان الحركة وحال القوة وحال صفاق العروق والاستواء والاختلاف في هذه أجمع في جزء واحد من العرق في ذلك أو في أجزاء منه ويعرف مثل هذا في انقباض العرق ويعرف زمان السكونين، السكون الأوّل الذي بعد الانبساط وقبل الانقباض والذي بعد الانقباض وقبل الانبساط ونسبة هذه بعضها إلى بعض : السكون إلى السكون والحركة إلى الحركة والسكون إلى الحركة والحركة إلى السكون والحركة كلها، قبل أن يقرعه العرق قرعة ثانية». أفترى بقاء الشكّ في أن المُحِسّ بهذه المعاني كلها في مدّة زمان انبساط واحد من انبساطات العرق جوهره الإلهي لا الإنساني؟

٧. وأما أنا فحسبي ما قلت في هذا الباب وأما من يحب المِراء والصلف بالباطل فعساه لا يُجزيه هذا المقدار، لكن أرجو أن أقطع معاذيره في الكتاب الثاني بعون الله.

<فصل ٢٨>

١. في اللغة. ومما نعيبه على جالينوس وسألنا على الله إن يكون مثله تفوّه به، قولُه في هذا الكتاب إنّ لغة اليونانيين أعذب اللغات وأطلقها وأشبهها بلغة الآلهة وأشكلها لذوي النطق، وذلك - زعم - لأنّ لغات / سائر الأمم تشبه بعضها صياحَ الخنازير وبعضها نقيقَ الضفادع وهي مع م١٥٨ظ ذلك ثقيلة سمجة المخارج. وليس هذا كلام مثله لو عري من الهوى والميل، فإنّ هذا كلام عوام الناس ومن لا يدري، إلا أنّ الألفاظ إنما تخفّ وتعذب بالاعتياد وأنّ لغة العرب عند العرب كلغة اليونانيين عندهم وأنّ العرب تستثقل لغة الروم كما تستثقل الروم لغة العرب وأنّ

1 تعدٍّ[1]] تعدي [م،ب،ك] | وسرفاً] وشرف [م،ب،ك] | تعدٍّ[2]] تعدي [م،ب،ك] | سرف] شرف [م،ب،ك] | هذا] هذه [م،ب،ك] **8** كلها] كله [م،ب،ك] | بقاء] بقى [م،ب،ك] **9** العرق] ناقصة [ك] **10** جوهره] جوهر [م،ب،ك] | لا الإنساني] الالانساني [ك] **11** المِراء] المرى [م،ب،ك] **12** يُجزيه] يجرى [م،ب] ؛ يجترئ [ك] هذا] لهذه [م] ؛ بهذه [ب،ك] **14** اللغة ومما] هامش [ك] | نعيبه] نعمه [ك] | وسألنا] وسالني [م،ب،ك] **15** الآلهة] الأيسر [م] ؛ الألسن [ب،ك] | لذوي النطق] ناقصة [ك] **17** وليس] و [ب] | مثله] مثل [ك]

alors, il n'y a rien dans le monde qui soit exagéré et excessif. Plus exactement, si quelqu'un pourvu de semblables sensations est un homme, alors nous ne sommes pas des hommes.

6. Prête également attention à ce qu'il dit au quatrième [livre], à savoir : « Le médecin a besoin de connaître quelle est la grandeur de la distension, le temps du mouvement, l'état de la force, l'état de la membrane inférieure des veines, et l'égalité et la différence dans toutes ces choses dans une seule partie des veines ou dans plusieurs parties, et il doit connaître la même chose au sujet de la contraction, et connaître en plus le temps des deux repos, le premier repos qui a lieu après la distension et avant la contraction, et le second repos qui a lieu après la contraction et avant la distension, et le rapport entre chacune des choses suivantes : le repos par rapport au repos, le mouvement par rapport au mouvement, le repos par rapport au mouvement et le mouvement par rapport au repos, et à tous les mouvements, avant que la veine ne batte une seconde fois ». Vois-tu que le doute demeure, de savoir si quelqu'un qui perçoit par la sensation toutes ces notions dans la durée d'une seule distension des veines n'a pas une substance humaine, mais divine ?

7. Quant à moi, ce que j'ai dit à ce sujet me suffit. Quant à celui qui aime disputailler et se vanter sur ce qui est vain, il est possible que cela ne lui suffise pas, mais j'espère mettre un terme à ses lamentations dans le second livre, avec l'aide de Dieu.

⟨Section 28⟩

1. *Sur le langage.* Fait partie de ce que nous reprochons à Galien et au sujet de quoi nous demandons à Dieu si une autre personne de son niveau a déjà tenu un tel bavardage, ce qu'il dit dans ce livre, lorsqu'il dit que le langage des Grecs est le plus pur, le plus absolu, le plus semblable au langage divin, et celui qui est le plus adapté à des êtres dotés de raison. En effet – prétend-il –, parmi les langages des nations, certains ressemblent à des cris de cochons, d'autres aux croassements des grenouilles, et sont en plus de cela lourds et laids à articuler. Or, on ne peut tenir de tels propos si l'on est dépourvu de passion et d'inclination. En effet, c'est là le propos du commun, et des ignorants. Mais les sons s'allègent et se purifient grâce à l'habitude : le langage des Arabes est, chez les Arabes, comme le langage des Grecs chez ceux-ci, et les Arabes trouvent lourd le langage des Grecs, comme les Grecs trouvent lourd le langage des Arabes, et l'homme trouve lourd le langage autre que le sien, et a des difficultés pour le

الإنسان يستثقل غير لغته ويعسر عليه التكلّم بها حتى إذا كثر استعمالها خفّت عنده بعد الثقل وسهلت بعد العسر.

فلينظر الآن في هذا الكتاب بعين عدل مَن يعنيه الحقّ ويحبّ العلم لنفسه ويجعل ثوابَ عنايتنا به مطالعتَنا بما يُشكّ فيه منه. والحمد لواهب العقل وولي العدل والحكمة والفضل حمداً بلا نهاية كما هو له أهل ومستحق والصلاة والسلام على نبيه وآله الطاهرين.

تمّ.

1 كثر] كثرت [م،ب،ك] **3** مَن] فمن [م،ب،ك] **4** والحمد] ناقصة [ك] **5** والصلاة...الطاهرين] ناقصة [ب،ك]

parler, jusqu'à ce que, s'il l'utilise beaucoup, il devienne plus léger chez lui après avoir été lourd, et plus facile après avoir été difficile[146].

Désormais, que lise ce livre avec un regard juste, qui se préoccupe de la vérité, qui aime le savoir pour lui-même et qui considère que la récompense du soin que j'ai apporté [à ce livre] consiste dans le fait que nous ayons fait voir ce qui est sujet au doute. Que soit loué Celui qui donne l'intellect, garde la justice, la sagesse et la vertu d'une louange infinie, comme cela lui est dû et lui convient. Que la prière accompagne son prophète – que la paix soit sur lui et ses nobles ancêtres.

Fin.

Notes

1 Je traduis ainsi le verbe *yastağhilūnanī*, littéralement « me croient ignorant », en suivant le parallèle établi par Paul Kraus entre ce passage et un autre dans *Le Livre complet* (*K. al-Tağmīʿ*) de Ps-Ǧābir (fol.162a) : « Je sais que certaines gens me croient insensé (*yastağhilūnanī*) pour avoir mis en rapport les lettres avec les Natures. Cela, ils le considèrent comme absurde parce qu'un examen superficiel les induit à le repousser et que cela leur paraît être une énormité. Or, quiconque repousse cela sans y apporter de démonstration, c'est à nous ainsi qu'à tout le monde de le croire insensé (*yastağhilahu*) et de l'accabler de reproches (*yuʿannifahu*) ». Voir Kraus, *Jābir ibn Ḥayyān*, vol. 2, p. 253. Ce passage, dont les auteurs sont d'exacts contemporains d'al-Rāzī d'après les conclusions de Paul Kraus, présente une similitude rhétorique frappante avec les *Doutes*. Le verbe *yastağhilu* y véhicule une accusation de pensée absurde plutôt que d'ignorance.

2 On retrouve l'idée de la nécessaire critique des Anciens pour le progrès des sciences dans la controverse entre al-Rāzī et Abū Ḥātim al-Rāzī. Voir al-Rāzī, *Opera philosophica*, p. 301.

3 Cette citation est une paraphrase de l'*Éthique à Nicomaque* 1096a16–17 fréquemment utilisée par les auteurs antiques et médiévaux. Voir L. Táran, « Amicus Plato sed magis amica veritas, from Plato and Aristotle to Cervantes », *Antike und Abendland* 30 (1984), 93–124.

4 Cette théorie optimiste du progrès scientifique fait écho à celle de Galien lui-même. Par exemple, dans *MM* (X.6 K.), Galien oppose l'amour de la polémique (*philoneikia*) et le débat sain (*agathē eris*), qui seul contribue au progrès scientifique. Voir R. J. Hankinson, « Galen's Conception of Scientific Progress », *ANRW* II.37.2 (1994), 1775–1789.

5 Les manuscrits arabes ne donnent que le titre de l'ouvrage, suivi d'une lacune, mais la citation est conservée dans un témoin latin des *Doutes*, le traité de Ramón Martí *Pugio fidei* : « Fateor me omnino nescire utrum mundus sit antiquus vel novus » (« Je confesse que je ne sais pas du tout si le monde est ancien ou nouveau »). Sur ce texte, voir Ch. Burnett, « Encounters with Rāzī the Philosopher », p. 983. Dans l'original grec, Galien se demande si le monde est inengendré (*agennētos*) ou engendré

(*gennētos*). Voir V. Boudon et A. Pietrobelli, « Galien ressuscité », p. 172, l. 31-33.

6 Les manuscrits arabes donnent le titre *Sur l'art médical* (*Ars.Med.*, I.305-412 K.). Ramón Martí cite également le titre *Ingenium sive artem medendi* (Burnett, « Encounters with Rāzī the Philosopher », p. 983). Cependant, on ne trouve mention de la question de l'éternité du monde nulle part dans ce traité, à ma connaissance. Il semble qu'il y ait ici une confusion avec *Med.Exp.*, où ce problème est abordé (*Med.Exp.*, éd. Walzer, p. 47 ; trad. fr. in Galien, *Traités philosophiques et logiques*, trad. fr. C. Dalimier, J.-P. Levet, P. Pellegrin, Paris, 1998, pp. 175-176). Ce traité est d'ailleurs cité un peu plus loin dans les *Doutes*, à nouveau en relation avec le traité *Prop.Plac.*, et là encore au sujet de l'éternité du monde (§7). Je pense qu'il s'agit d'une erreur très ancienne dans la tradition manuscrite, plutôt que d'une erreur d'al-Rāzī lui-même.

7 i.e. l'éternité du monde.

8 i.e. la première opinion citée : l'opinion selon laquelle les images des choses visibles parviennent à l'œil.

9 i.e. non obstruées.

10 L'expression *waǧh al-ḥikma* fait partie de l'appareil conceptuel des muʿtazilites, où elle désigne la sagesse entendue comme cause (*ʿilla*) dans un raisonnement (*qiyās*). D'après Éric Chaumont, cette expression pourrait trouver son origine chez Abū ʿAlī al-Ǧubbāʾī. Dans ce contexte, le *waǧh al-ḥikma* représente la raison d'agir du Créateur, qui obéit à une sagesse demeurant extérieure à lui dans la théorie muʿtazilite. Voir E. Chaumont, « La notion de *wajh al-ḥikmah* dans les *uṣūl al-fiqh* d'Abū Isḥāq al-Shīrāzī (m. 476/1083) », in R. Gleave, A. K. Reinhart (éds.), *Islamic Law in Theory*, Leyde, 2014, pp. 39–53.

11 Que le plaisir est le bien recherché pour lui-même.

12 Sur ce traité, voir introduction, n. 47.

13 Al-Rāzī a sans doute en tête le *Timée*.

14 Dans *Mor.*, Galien explique que faire du plaisir le bien le plus recherché équivaut à nous rendre semblable aux porcs. Voir Singer (éd.), *Galen's Psychological Writings*, p. 181.

15 i.e. *Sur l'utilité des parties*.

16 Pour une énumération d'étants brillants, voir Aristote, *Sur l'âme*, 419a2–6, et pour un parallèle encore plus frappant, voir Philopon, *Contre Aristote sur l'éternité du monde*, in Simplicius, *Simplicii in Aristotelis De Caelo commentaria*, éd. J. L. Heiberg, p. 88, l. 28 sq ; trad. angl. C. Wildberg in *Philoponus: Against Aristotle on the Eternity of the World*, Londres, 2013, p. 74.

17 Sur cet exemple, voir Aristote, *Sur la génération des animaux*, V 1, 780b15, et *UP*, 10.3. Dans ce chapitre, Galien entend montrer que la cornée est là notamment pour empêcher la surexposition du cristallin à la lumière extérieure, car une lumière vive fatigue la vision. Pour le démontrer, Galien fait appel à plusieurs exemples. Parmi eux, il explique que les étoiles, qu'on ne voit pas durant la journée, apparaissent lors des éclipses de soleil ou au fond des puits : « En outre, au fond des puits on aperçoit les étoiles, surtout quand le soleil n'est pas à son midi » (Daremberg II.618).

18 Telle que Galien la conçoit.

19 La critique d'al-Rāzī contre l'influence excessive des mathématiques dans des domaines appartenant à la philosophie naturelle ne se limite pas à l'optique. Il a d'ailleurs écrit un traité intitulé *Sur les reproches envers les soi-disant philosophes qui se préoccupent des détails de la géométrie* (*Kitāb fī ʿaḏl man ištaġala bi-fuḍūl al-handasa min al-mawsūmīn bi-al-falsafa*), qu'il cite dans *Sur la conduite du philosophe*. Voir al-Rāzī, *Opera philosophica*, p. 101.

20 i.e. que l'origine des axes des deux cônes optiques se situe dans les pupilles, plutôt qu'à l'endroit où se rencontrent les nerfs optiques.

21 Les expériences mettant en scène des lampes et des ouvertures dans les murs sont fréquentes dans les exposés des tenants d'une conception géométrique de la vision, qui cherchent à expliquer ainsi la trajectoire de la lumière. On trouve un autre exemple dans le *Prologue* à l'*Optique* d'Euclide attribué à Théon d'Alexandrie, repris par al-Kindī dans *Sur les aspects*. Sur ce prologue, voir Rashed, « Le commentaire par al-Kindī de l'*Optique* d'Euclide ».

22 Le quatorzième livre de *UP* est consacré aux organes génitaux. Galien commence par rappeler les grands principes de sa théorie de la reproduction. Selon celle-ci, deux spermes concourent à la formation du fœtus : l'utérus retient le sperme masculin tout en émettant un sperme féminin qui se mélange au premier. Cette théorie s'oppose à la doctrine aristotélicienne, où le sperme masculin initie le processus de la génération, tandis que la femelle fournit la matière adéquate, sous la forme du sang menstruel. Dans le cadre galénique, la différenciation sexuelle est principalement causée par les deux qualités que sont le chaud et le froid. En effet, le mâle est plus chaud que la femelle, et le sperme du mâle plus chaud que le sperme de la femelle. De plus, il existe une inégalité entre les parties : les parties droites, c'est-à-dire le testicule droit et le côté droit de la matrice, sont nourries avec du sang plus chaud et sont plus chaudes que le testicule gauche et le côté gauche de la matrice. Il n'est donc pas illogique de soutenir avec Hippocrate que les

parties droites engendrent des mâles, et les parties gauches des femelles. Galien cite ici un passage des *Épidémies* d'Hippocrate, selon lequel, à la puberté, suivant le testicule qui apparaît au dehors, on engendrera des garçons, si c'est le droit ; des filles, si c'est le gauche. Parfois, et ces cas sont assez nombreux selon Galien, le testicule droit est affecté d'une faiblesse congénitale. Quand c'est le cas, le gauche se développe en premier. On peut augurer de là que l'animal procréera des femelles. Inversement, si le testicule droit se développe normalement, l'animal procréera des mâles, « autant qu'il est en lui » (*UP*, 14.7, IV.174 K., Daremberg II.109). Cette règle générale est modérée par l'intervention de la matrice : « Il arrive parfois que le sperme générateur d'une femelle, échauffé par la matrice droite, produit un fœtus mâle, et que le sperme générateur d'un mâle, refroidi par la matrice gauche, se transforme en un produit contraire ». L'association du côté droit au masculin et gauche au féminin, accompagnant le paradigme droit-chaud/gauche-froid, a une longue histoire dans la tradition grecque (voir L. Dean-Jones, *Women's Bodies in Classical Greek Science*, Oxford, 1994, p. 44 et p. 167, et H. King, *Hippocrates' Woman: Reading the Female Body in Ancient Greece*, Londres, 1998, p. 8). Ainsi, selon la tradition hippocratique, les femmes ne peuvent être ambidextres, et sont incapables d'accomplir des tâches simples de leur main droite. Sur la réception arabe de cette tradition, voir E. Selove et R. Batten, « Making Men and Women. Arabic Commentaries on the Gynaecological Hippocratic *Aphorisms* in Context », *Annales islamologiques* 48.1 (2014), 239–262.

23 Galien explique que l'élaboration du sperme est causée par le séjour du sang dans les circuits spermatiques, où le sang subit une coction « aussi exacte que possible ». Reste à expliquer pourquoi le sang devient blanc en séjournant dans ces vaisseaux. Sa réponse est fondée sur le transfert de la couleur blanche des tuniques des vaisseaux spermatiques au sperme lui-même : « Pourquoi, en séjournant dans les vaisseaux, le sang devient-il blanc ? C'est ce qu'on trouvera, je pense, aisément, si l'on se rappelle les démonstrations que nous avons données [à la fin de] notre traité *Sur les facultés naturelles.* Nous y avons prouvé que toute partie rend son aliment semblable à elle-même. Qu'y a-t-il donc encore d'étonnant si les tuniques des vaisseaux qui sont blancs teignent le sang de leur propre couleur ? Pourquoi, dira-t-on peut-être, cette transformation ne se voit-elle dans aucun des autres vaisseaux ? La réponse est facile : c'est que dans aucun autre vaisseau le sang ne séjourne aussi longtemps. En effet, dans aucun des autres vaisseaux il n'existe, je ne dis pas un tel entrelacement de replis, mais simplement un seul repli. Si le sang y séjournait au lieu de s'écouler et de vider la place rapidement, on

pourrait voir dans une autre partie de l'animal un suc semblable » (*UP*, 14.10, IV.185 K. ; Daremberg, II.115–116). Dans *Nat.Fac.* 1.8, Galien définit la nutrition comme l'acte par lequel l'aliment s'assimile à la partie du corps nourrie. Dans le cas du sperme, le sang s'assimile aux tuniques des vaisseaux, et change alors de couleur, exactement comme le pain perd sa blancheur et devient rouge quand il s'assimile au sang. Dans la section 22, al-Rāzī attaquera la validité d'un argument similaire.

24 i.e. la nature de ces glandes.

25 Sur le débat sur le siège de l'âme rationnel dans l'Antiquité, voir P.-M. Morel, « Cardiocentrisme et anti-platonisme chez Aristote et Alexandre d'Aphrodise », in Th. Bénatouïl, E. Maffi, F. Trabattoni (éds.), *Plato, Aristotle, or Both? Dialogues Between Platonism and Aristotelism in Antiquity*, Hildesheim/Zürick/New York, 2011, pp. 63–84.

26 Le premier livre de *PHP* nous est transmis seulement à l'état fragmentaire, mais il est possible de retracer l'origine de ce syllogisme dans un passage où Galien expose la méthode démonstrative: « Commençant notre enquête par les mouvements volontaires qui sont la province de cette partie de l'âme qu'on appelle spécifiquement hégémonique, nous avons montré que seul un argument était formulé de manière scientifique, car il tire ses prémisses de l'essence de la chose qui est examinée. Il s'agit de [l'argument] suivant : "là où se situe le principe (*hē archē*) des nerfs, là est également la partie gouvernante de l'âme". Cela, la première prémisse de l'argument, tous les médecins et les philosophes s'accordent dessus. La prémisse ajoutée, à savoir "le principe des nerfs se situe dans le cerveau", est vraie, mais dire "le principe des nerfs se trouve dans le cœur", est faux » (*PHP*, 66 De Lacy). Au huitième livre de *PHP* (8.1.3–5), Galien présentera à nouveau la preuve sous cette forme syllogistique.

27 Dans les livres deux et trois de *PHP*, Galien entreprend de réfuter la position du stoïcien Chrysippe, qui situe l'ensemble des parties de l'âme dans le cœur. Sur cette réfutation, voir T. Tieleman, *Galen and Chrysippus on the Soul.* Sur la relation de Galien au stoïcisme, voir Ch. Gill, « Galen and the Stoïc: Mortal Ennemies or Blood Brothers », *Phronesis* 52/1 (2007), 88–120.

28 i.e. la sensation et du mouvement volontaire, et les facultés de l'âme gouvernante.

29 i.e. que le cerveau est la source de la sensation et du mouvement volontaire.

30 Le terme arabe est *kulyatayn*, forme duelle de *kulya.* Traditionnellement, les ventricules sont plutôt désignés par le terme *baṭn*, pl. *buṭūn,* tandis que *kulya,* pl. *kulan* désigne les reins. Il est probable qu'al-Rāzī emploie

ici une translitération du grec *koila*, qui apparaît dans le passage grec correspondant (70 De Lacy).

31 Sur ce terme, voir Galien, *Sur les procédures anatomiques* (*Anatomicarum administrationum libri qui supersunt novem*), éd. I. Garofalo, 2 vols., Naples, 1986 et 2000, vol. 2, index, p. 617.

32 Pourquoi la ligature prolongée des artères entraîne-t-elle l'épilepsie et l'apoplexie ? Al-Rāzī ne l'explique pas ici, mais on le comprend en lisant le chapitre 1 du livre I du *Livre complet*, en partie consacré à l'apoplexie, ainsi que le chapitre 10, sur la phrénitis. Dans le chapitre 1, il explique que l'apoplexie peut survenir lorsque les veines et les artères menant au cerveau sont remplies à l'excès et obstruées, ce qui empêche l'animal de respirer, et entraîne un refroidissement brutal de son corps. Ce refroidissement lui fait perdre la sensation et le mouvement. De manière similaire, on comprend que l'afflux soudain de sang dans le cerveau provoque l'apoplexie.

33 Les prémisses selon lesquelles les veines ont leur origine dans le foie.

34 Sur le « monisme » de la théorie des émotions chez Chrysippe et sa réception par Galien, voir T. Tieleman, *Chrysippus'* On Affections. Reconstruction and Interpretation, Leyde/Boston, 2003, pp. 4–11 ; voir aussi J. Mansfeld, « The Idea of Will in Chrysippus, Posidonius and Galen », *Proceedings of the Boston area Colloquium in Ancient Philosophy* 7 (1991), 105–157 ; R. Sorabji, *Emotion and Peace of Mind: From Stoic Agitation to Christian Temptation*, Oxford, 2000. Sur les problèmes posés par l'interprétation de Galien, voir aussi Ch. Gill, « Did Galen Understand Platonic and Stoic Thought on the Emotions? », in J. Sihvola et T. Engberg-Pedersen (éds.), *The Emotions in Hellenistic Philosophy*, Dordrecht, 1998, pp. 113–148 ; Gill, « Galen and the Stoic ».

35 Dans le chapitre de la *Médecine spirituelle* consacré à la tristesse, le lien entre la pensée et la tristesse apparaît clairement : « Puisque la tristesse trouble la pensée et l'intellect et fait souffrir l'âme et le corps, il nous incombe de la détourner et de la repousser, ou de la diminuer et de l'affaiblir le plus possible » (al-Rāzī, *Opera philosophica*, p. 64 ; trad. fr. R. Brague, p. 134). Dans ce traité, al-Rāzī se demande si la tristesse est un affect intellectuel ou passionnel, mais ajoute aussitôt que cette question dépasse le cadre du traité moral.

36 i.e. le problème de savoir si la pensée se situe dans le cerveau, ou dans le cœur.

37 En refusant la raison aux animaux, Galien se range derrière la gradation entre l'homme et l'animal défendue par Aristote, mais aussi par les stoïciens eux-mêmes. Dans le traité *De l'âme*, Aristote refuse ainsi aux animaux la raison (*logos*), le raisonnement (*logismos*), la pensée (*dianoia*),

et enfin l'intellect (*nous*). De même, dans ses traités biologiques, même s'il accorde l'équivalent d'un savoir-faire technique à certains animaux, il y a une différence de nature, et pas seulement de degré, entre le savoir technique (*technē*), la sagesse (*sophia*) et la compréhension (*sunesis*) dont dispose l'homme et les capacités manifestées par certains animaux. Ainsi, si les animaux montrent des traces de traits de caractère que l'on retrouve chez les hommes, tels que le courage ou la docilité, ou encore la peur ou la colère, il y a une discontinuité radicale entre les facultés intellectuelles des hommes et les capacités équivalentes chez les animaux. Les animaux supérieurs sont bien dotés d'une certaine forme d'intelligence, que leur octroie la combinaison de la sensation, de la représentation, et de la mémoire. Mais ils ne possèdent pas de discernement ni de jugement pratique. Aristote, *Sur l'âme*, 404b4–6, 414b18–19, 415a7–8 ; Aristote, *Histoire des animaux*, VIII 1, 588a18–31 ; *Éthique à Nicomaque*, III 13, 118a18–20. Sur le refus d'Aristote d'accorder la pensée aux animaux, voir R. Sorabji, *Animal Minds and Human Morals. The Origins of the Western Debate*, Londres, 1993, pp. 12–20. Les stoïciens tracent à leur tour une frontière stricte entre le règne animal et l'homme : tous les comportements des animaux, mêmes les plus habiles, sont déterminés par l'instinct et par la nature prévoyante (par exemple Cicéron, *De natura deorum*, II, 121–130). Chrysippe attribue ainsi le comportement animal à la providence, équivalent de la nature prévoyante, par opposition à la raison. Les animaux disposent d'une faculté perceptive particulièrement élaborée, qui leur permet d'adopter des comportements où tout se passe comme s'ils agissaient de manière rationnelle. Chrysippe donne l'exemple d'un chien de chasse à un carrefour entre trois routes. Le chien sent les deux premières routes, et emprunte la troisième sans la sentir, ce qui rend son choix équivalent à un syllogisme. Pour éviter que, de ce que les émotions sont des formes de jugement, on doive accepter que les animaux disposent du jugement, Chrysippe leur refuse d'un bloc les émotions et le jugement. Voir Sextus Empiricus, *Hypotyposes pyrrhoniennes*, I 69 ; *SVF*, II 728–730 (cité par R. Sorabji, *Animal minds and human morals*, p. 21) ; voir aussi Sorabji, *Animal Minds and Human Morals*, p. 60.

38 Sur la conception de l'animal chez al-Rāzī, voir Th.-A. Druart, « Al-Rāzī's Conception of the Soul : Psychological Background to His Ethics », *Medieval Philosophy and Theology* 5 (1996), 245–263 ; P. Adamson, « Abū Bakr al-Rāzī on Animals », *Archiv für Geschichte der Philosophie* 94 (2012), 249–273.

39 Al-Rāzī vise sans doute les critiques adressées par Galien au traité de Chrysippe *Sur les affects* dans *PHP*. Le terme *ʿawāriḍ* traduit ici le grec

pathē, et désigne les émotions et les affects. Au quatrième livre de *PHP*, Galien explique en effet que Chrysippe reconnaît que la cause de ces affections est la partie irrationnelle de l'âme, avant de s'écarter de la théorie platonicienne pour expliquer que les affections, telles que l'amour ou la colère, sont des jugements ou dérivent de jugements (Galien, *PHP*, IV.16–17). Al-Rāzī établit un parallèle entre ce passage de *PHP* et le traité *Mor.* L'épitomé arabe de *Mor.* montre que Galien y défend l'idée que les vertus et les vices sont en partie déterminés par des dispositions morales innées, et s'oppose ainsi aux stoïciens pour lesquels tous les « accidents » de l'âme résultent de la pensée et de la réflexion. Pour cela, il s'appuie sur des observations faites sur les enfants et les animaux, semblables à celles qu'al-Rāzī a critiquées un peu plus haut. Dans l'édition de l'épitomé arabe établie par Paul Kraus, le terme *ʿawāriḍ* désigne également les passions ou les affects négatifs qui peuvent affecter l'âme, en plus des dispositions morales (*aḫlāq*) : « En somme, il n'y a pas d'action, d'affections (*ʿawāriḍ*) ni de dispositions morales (*aḫlāq*) chez l'homme mûr, qui ne fussent pas déjà présentes dans son enfance. Cela montre que l'idée selon laquelle toutes les affections proviennent de la pensée et de la réflexion est caduque. En effet, ce qui provient de la pensée et de la réflexion, ce ne sont pas des accidents, mais une opinion vraie ou fausse, ou alors une connaissance. En revanche, une affection est un mouvement tel qu'il en existe chez les animaux aussi, sans pensée, réflexion ou action délibérée » (*Mor.*, 30 Kraus). La doctrine stoïcienne se trouve ainsi rejetée par Galien. Les affections et les dispositions morales se trouvent de manière innée chez l'homme, et l'objectif de l'éducation (*paideia*) est justement de les réfréner. À la lumière de ce qu'al-Rāzī a expliqué quelques lignes plus haut concernant le souci, et surtout de l'anthropologie esquissée dans la section 21 (§2), on peut imaginer que dans l'ouvrage qu'il dit projeter d'écrire, celui-ci élabore une interprétation de la théorie platonicienne du *Timée* dans laquelle la partie rationnelle de l'âme participe à l'élaboration de désirs et de plaisirs proprement humains.

40 Dans *PHP*, 7.4.4–6, Galien s'appuie sur la dissection, qui montrerait que les nerfs allant du cerveau aux yeux transportent le pneuma lumineux : « J'ai montré dans *Sur la démonstration* que quelque chose de cet ordre se produit également pour la perception visuelle. En effet, que le pneuma lumineux soit transporté par ces nerfs, qui sont manifestement creux à la fois là d'où ils partent et là où ils sont rattachés aux yeux, peut être observé lors de la dissection des grands animaux » (*PHP*, 448 De Lacy). Galien renvoie son lecteur à *DD*, tandis qu'al-Rāzī fait référence à *Sur la dissection des animaux*. La confusion semble ici induite par le contexte.

En effet, un peu plus haut, dans *PHP* 7.3.34, Galien a fait référence aux observations menées sur l'anatomie du cerveau dans *Sur les procédures anatomiques*. Il est possible qu'al-Rāzī ait remplacé la référence à *DD* par celle-ci. Cela n'explique pas, cependant, le titre du traité donné par al-Rāzī, *Sur la dissection des animaux*. Il peut venir cette fois-ci d'une confusion entre les titres de deux traités anatomiques de Galien. En effet, le traité *Sur les procédures anatomiques* porte en arabe le titre de *Kitāb al-tašrīḥ al-kabīr* ou *Kitāb fī ʿilāǧ al-tašrīḥ*. La confusion avec l'un des deux traités *Sur l'anatomie des animaux morts* (*Kitāb tašrīḥ al-ḥayawān al-mayyit*) et *Sur l'anatomie des animaux vivants* (*Kitāb tašrīḥ al-ḥayawān al-ḥayy*) est aisée.

41 De quel texte parle-t-il ici ? Nulle trace de la critique de Ḥunayn dans les pages des *Dix traités sur l'œil* consacrées au pneuma visuel et à la manière dont il transmet sa puissance à l'air lumineux (Ḥunayn ibn Isḥāq, *Dix traités sur l'œil*, pp. 98–99, pp. 110–111). Al-Rāzī se réfère en fait à un traité ajouté par Ḥunayn à sa traduction syriaque de *Sur les doctrines d'Hippocrate et de Platon* et contenant une excuse (*iʿtiḏār*) pour le contenu du livre VII de *PHP* (Bergsträsser, *Risāla*, n. 46). Ce traité, ainsi que l'ensemble de la traduction arabe de *Sur les doctrines d'Hippocrate et de Platon*, est aujourd'hui perdu, tant dans sa version syriaque qu'arabe. La nature de la lumière et sa relation à l'air environnant sont des points qui ont beaucoup intéressé Ḥunayn, comme le montre son traité *Sur la lumière et qu'elle n'est pas un corps*. Voir Ḥunayn ibn Isḥāq, *Sur la lumière et qu'elle n'est pas un corps*, éd. L. Cheikho, in *Al-Mashreq* 2 (1899); trad. allemande par M. Meyerhof et C. Prüfer in *Der Islam* 2 (1911), 117–128. La trace de ce traité dans les *Doutes* en est donc d'autant plus précieuse.

42 i.e. la manière dont se produit la vision.

43 Le traité *Nat.Fac.* s'ouvre sur la question suivante : faut-il ou non attribuer la sensation aux plantes ? Galien tranche par la négative: « Puisque la sensation et le mouvement volontaire sont propres aux animaux, tandis que la nutrition et l'accroissement sont communs aux animaux et aux plantes, ces opérations doivent être attribuées, les premières à l'âme, les secondes à la nature » (*Nat.Fac.*, 1.1, II.1 K. ; Daremberg II.212). Al-Rāzī est à juste titre surpris de la position aristotélicienne adoptée ici par Galien et par son refus d'attribuer la sensation aux plantes, tant elle contraste avec ce que dit Galien ailleurs. Il cite *Prop.Plac.*, *Marc.* et *DD*. L'exposition de la théorie des facultés dans *Prop.Plac.* conduit à la conclusion que les plantes possèdent bien une forme de sensation. En effet, la faculté nutritive inclut les facultés d'attraction et de séparation. Or, ces deux facultés impliquent de discerner ce qui est approprié et ce qui est étranger, et le fait de discerner

est du ressort de la faculté sensitive (« Galien ressuscité », §3, pp. 173–174 / p. 193). Un peu plus bas, au §13, Galien répète que les plantes possèdent un principe de mouvement et une perception de ce qui leur est propre et de ce qui leur est étranger (« Galien ressuscité », pp. 186–187). Dans *Marc.*, en disant qu'il existe trois sortes d'étants qui possèdent la vie, Galien s'oppose à Aristote, qui refuse de considérer les plantes comme de véritables être animés, car elles seraient privées de sensation. D'après l'épitomé à *Mor.*, dans le second livre de ce traité, Galien s'intéresse aux dispositions de l'âme désirante, « qui se situe dans le foie et est [l'âme] végétative, qui nourrit nos corps, les fait croître et leur conserve la vie, et qui produit les graines afin que la reproduction des animaux et des plantes continue » (*K. al-Aḫlāq*, p. 35). C'est cette faculté qui discerne ce qui est propre et ce qui est étranger. On trouve dans ce livre une discussion approfondie sur les plaisirs propres à cette âme végétative. À cette liste de traités galéniques dressée par al-Rāzī, on pourrait ajouter le commentaire du *Timée* composé par Galien, dans lequel Galien défend l'idée que les plantes peuvent se mouvoir par elle-mêmes et possèdent une forme de sensation. Sur ce passage, voir J. Wilberding, « The Secret of Sentient Vegetative Life in Galen», in Adamson, Hansberger et Wilberding (éds.), *Philosophical Themes in Galen*, 249–268 (254–259). Cette revue des diverses positions tenues par Galien montre assez bien que cette notion, la sensation, « contient des différences », comme le dit al-Rāzī, au sens où elle est le lieu de controverses à l'intérieur même de l'œuvre de Galien. La contradiction qu'al-Rāzī souligne ici peut-elle être résolue ? Pour J. Wilberding, la tension entre les deux positions soutenues alternativement par Galien se dissout à condition de distinguer entre deux formes de sensation, l'une qui passe par les cinq sens, et est propre aux animaux, et l'autre qui permet simplement aux plantes de discerner ce qui leur est propre et ce qui leur est étranger. Cette tension tient également et peut-être surtout aux différents publics visés par ces traités, comme Galien lui-même l'indique dans *Prop.Plac.* Immédiatement après avoir reconnu penser que les plantes possédaient une forme de sensation et un principe de mouvement, Galien ajoute : « Cependant, si on me demande en quoi les êtres vivants l'emportent sur les plantes, je dis que c'est par la sensation et le mouvement volontaire » (« Galien ressuscité », p. 209). Galien fournit ainsi lui-même une solution au problème soulevé par al-Rāzī. Il indique avoir nommé les facultés détenues par les plantes « nature » dans *Nat.Fac.*, car ce traité populaire était destiné « à tous les médecins ainsi qu'à tous les autres individus ». Donc, même si la contradiction soulignée par al-Rāzī existe donc bel et bien dans les écrits de Galien, il aurait été facile pour al-Rāzī de la résoudre. En mettant en exergue ce passage de *Nat.Fac.*, il s'oppose sans doute à l'interprétation aristotélisante du *Timée* qu'il véhicule.

44 Ce traité est malheureusement perdu. Sur ce sujet, al-Bīrūnī cite un autre traité d'al-Rāzī, portant le titre *Sur l'affirmation de la transformation et la réfutation de celui qui soutient que l'altération correspond à la latence et l'altération* (*Fī taṯbīt al-istiḥāla wa-munāqaḍa man qāla inna al-taġayyur kumūn wa-ẓuhūr*).

45 *Nat.Fac.*, 1.7.

46 i.e. là où sont situés les médicaments.

47 Il y a ici une confusion dans le texte : Galien adresse ce reproche à Épicure et non à Asclépiade. Cette confusion a pu être causée par le fait qu'un peu plus bas dans *Nat.Fac.*, c'est Asclépiade – que Galien fait parler – qui adresse ce reproche à Épicure.

48 L'argument se comprend ainsi : il est impossible aux particules (*habāʾ*) émises (*munbaʿiṯ*) par la pierre d'aimant (*min-hā*) de parvenir, grâce à leur entrelacement les unes aux autres par leurs extrémités crochues, à déplacer les corpuscules de fer. Je conserve *min-hā* dans la traduction arabe de ce passage, le pronom de rappel renvoyant à la pierre d'aimant est féminin également. Le terme *habāʾ*, – qu'il faut lire à la place de *hawāʾ* –, signifie littéralement « grain de poussière visible dans la lumière ». Il désigne ici les atomes issus de la pierre d'aimant. Je choisis de lire *munbaʿiṯ* et non *munbaṯṯ*, leçon qu'on trouve pourtant dans tous les manuscrits. Je me fonde pour cela sur plusieurs éléments. Tout d'abord, le manuscrit Maǧlis corrige *munbaṯṯ* en *munbaʿiṯ* dans la marge (comme l'indique le signe *bayānan* qui précède la correction dans la marge). En second lieu, la comparaison avec la traduction arabe du passage de Galien me paraît favoriser la lecture *munbaʿiṯ* à la place de *munbaṯṯ*. En effet, l'accent est mis dans la source sur le fait que ces atomes sont issus par rebond de la pierre d'aimant. Si l'on choisit de conserver *munbaṯṯ*, il est plus logique de lire *fi-hā*, à la place de *min-hā*. En effet, l'adjectif *munbaṯṯ* est souvent utilisé pour décrire le grain de poussière – ou l'atome – dispersé dans l'air. Cet usage philosophique a d'ailleurs a pu favoriser le glissement de *munbaʿiṯ* à *munbaṯṯ*. L'argument se comprendrait alors de la manière suivante : il est impossible de s'imaginer que les atomes (ou les particules perceptibles formées à partir ces atomes) dispersées dans l'air, puissent, par leur entrelacement les uns aux autres, transporter ces corps, à savoir les particules de fer. L'argument est sensiblement le même, que l'on choisisse l'une ou l'autre lecture.

49 Al-Rāzī vise ici les médicaments dont Galien a dit qu'il exerce une force d'attraction sur l'épine.

50 i.e. par le remplacement de ce qui est en train d'être évacué.

51 Le terme « boulimie » traduit l'expression arabe *al-šahwa al-kalbīya*, littéralement « faim de chien », elle-même calque du grec *boulimia*, « faim de bœuf », qui a donné en français boulimie. Dans son *Commentaire aux Aphorismes*, Galien explique en effet que le tempérament excessivement froid de l'orifice de l'estomac, une humeur acide qui se concentre à cet endroit, ou encore des dissipations excessives dans le corps, peuvent entraîner la boulimie. Voir *Hipp.Aph.*, aph. II.21.

52 Le terme *ṣūra* est déjà présent dans le *Compendium du Timée*, où Galien l'emploie au sujet de la forme dédiée à la génération des sphères. Voir *Galeni Compendium Timaei Platonis*, p. 15.

53 i.e. le fait qu'il ne pourrait y avoir ni sensation ni altération.

54 i.e. le fait que les atomes puissent être composés et combinés entre eux, mais ne peuvent pas subir de rétrécissement.

55 i.e. la dissociation d'avec le monde sensible est difficile pour l'âme.

56 i.e. que le corps matériel est divisible à l'infini.

57 i.e. sans la démontrer.

58 Outre *Hipp.Elem.* et *HNH*, cette affirmation se trouve également dans *DD*, comme al-Rāzī l'a montré plus haut.

59 i.e. la position atomiste forte.

60 i.e. l'atomisme.

61 i.e. le fait que le corps possède la plus petite partie existant dans la nature.

62 i.e. le fait que la science naturelle devienne caduque.

63 Je traduis le terme *mizāǧ* par « mélange » quand il est employé au sens large, pour désigner toutes les formes de mélanges, et par « tempérament » lorsqu'il est employé au sens strict pour désigner le mélange des humeurs dans le corps.

64 Dans tous les manuscrits, le second mélange concerne l'eau et la boue ou l'argile (*ṭīn*). Je propose de remplacer *ṭīn* par *turāb*, qui désigne la terre sèche elle-même. En effet, la boue désigne le résultat du mélange de la terre et de l'eau. Un peu plus loin, on trouve le terme *ṭīn*, appliqué cette fois-ci à une sorte de boue qui se situerait à équidistance du chaud et du froid, mais aussi du sec et de l'humide. Cette erreur a facilement pu se glisser dans le texte d'al-Rāzī car celui-ci, plus qu'une citation littérale du traité de Galien, condense le passage.

65 Dans ce passage de *Temp.*, Galien emploie le mot *kanōn* (voir I.561.13 K., qui désigne le fait que toutes les parties manifestent une parfaite proportion entre elles. Ce canon doit fournir un critère permettant de

mesurer l'écart présenté par telle ou telle substance par rapport à l'équilibre parfait qu'il représente. La traduction arabe de *Temp.* le rend par le terme *sibār*, qui désigne littéralement une sonde destinée à mesurer la profondeur des blessures. On trouve le même terme sous la plume d'al-Rāzī. Dans les §4 à 8, al-Rāzī emploiera la translitération *qānūn* pour désigner les deux règles du mélange.

66 La calcination (*taklīs*) qu'al-Rāzī propose de faire subir au cheveu fait référence à l'une des principales opérations alchimiques, consistant à réchauffer une substance dans un creuset au-dessus d'un feu.

67 Je traduis par « un homme de corpulence équilibrée », l'arabe *muʿtadilu fī ḫiṣbi al-laḥmi*, qu'al-Rāzī trouve dans la traduction arabe de *Temp.*, où cette expression traduit le grec *eusarkos.*

68 i.e. le fait que toutes les choses qui réchauffent nos corps soient inflammables.

69 i.e. le sel, le borax, le minerai de cuivre, la marcassite, le vert-de-gris.

70 Galien avait inclus parmi les substances qui s'enflamment rapidement celles qui se transforment rapidement en charbon.

71 i.e. les substances froides.

72 La contradiction est la suivante : dans *Temp.*, seules les substances chaudes sont supposées subir une transformation au contact du corps ; les substances froides ne sont pas transformées au contact du corps, mais elles le transforment immédiatement. Dans *SMT*, les substances froides aussi subissent cette transformation. Cette contradiction n'est pas sans conséquence sur le plan philosophique : pour Aristote dans le traité *Du Ciel*, seul le chaud possède la faculté de « passer à travers les pores ». Ainsi, Galien serait plus proche de la position aristotélicienne dans *Temp.*

73 Suivant cet exemple, l'huile de rose réchauffe certains corps, car elle est d'un tempérament plus chaud. Il illustre la seconde règle, fondée sur le mélange des liquides.

74 Le terme arabe *ḥamra* traduit *erusipelas.* Voir M. Ullmann, *Wörterbuch zu den griechisch-arabischen Übersetzungen des 9. Jahrhunderts*, Harrassowitz Verlag, Wiesbaden, 2002, p. 269.

75 i.e. la règle fondée sur le mélange des liquides.

76 i.e. la seconde règle, fondée sur le mélange des liquides.

77 i.e. la première règle, fondée sur la transformation.

78 i.e. dont la température est modérée.

79 i.e. la seconde règle, qui obéit au modèle du mélange des liquides.

80 i.e. dans le médicament.

81 Les trois objections dont parle al-Rāzī sont les suivantes : (1) la contradiction entre les deux paradigmes du mélange chez Galien, dont un seulement est correct (§4–8) ; le fait que les substances chaudes

devinennent encore plus chaudes sous l'effet que la chaleur innée sous l'effet de celle-ci (§9) ; l'attraction des substances subtiles de manière transcutanée (§10).

82 i.e. qu'il n'accepte pas la séparation dans le cas du vinaigre.

83 Al-Bīrūnī, *Épître*, p. 13.

84 i.e. la racine de l'iris.

85 Tous les manuscrits des *Doutes* donnent le nom de Dioscoride (*Disqūrīdīs* ou *Diūsqūrīdūs*). Je corrige en Dioclès, car il me semble qu'al-Rāzī fait référence ici au passage *Alim.Fac.*, 203 Helmreich, dans lequel Galien critique la position de Dioclès. Sur ce passage, voir l'introduction, p. XCV.

86 Ce terme est une translitération du syriaque *Puššaq šmāhē, l'explication des noms.* Plusieurs glossaires multilingues portaient ce titre aux neuvième et dixième siècles. Voir Savage-Smith, « The Working Files of Rhazes: Are the *Jāmi'* and the *Ḥāwī* Identical? », p. 168, n. 18.

87 Ce traité correspond à la première partie du traité de Galien *Sur les médicaments composés*, et porte en arabe le titre titre *Kitāb al-Mayāmir*. La seconde partie, intitulée Sur les médicaments composés selon le genre, correspond aux sept derniers livres de *Sur les médicaments composés*, et porte le titre *Qāṭāǧānūs*. Voir M. Ullmann, *Medizin*, pp. 48 – 49.

88 Dans le premier livre de *Comp.Med.Loc*, Galien aborde l'alopécie. Al-Rāzī cherche à montrer qu'il existe une contradiction entre ce texte et *Temp.* : dans le premier, Galien considère que les poils et les cheveux sont nourris par des matières humides, et dans le second, qu'ils résultent de la vapeur compressée partie par partie et qu'ils ne se nourrissent donc pas ni ne sont comme des plantes. En réalité, dans *Temp.*, Galien explique que poils et cheveux sont produits par des excrétions chaudes et sèches passant, par évaporation, à travers les pores de la peau, et met en place une analogie entre cheveux et plantes : « La partie qui est encore fichée dans le pore est semblable à la racine d'un brin d'herbe ou d'une autre plante, tandis que la partie qui émerge de la peau est semblable à la plante elle-même » (*Temp.*, I.616 K.).

89 *qūqāyā*. Sur ce terme, voir O. Kahl, *The Dispensatory of Ibn al-Tilmīḏ*, Leyde/ Boston, 2007, p. 197 n. 46.

90 Plusieurs traités pharmacologiques attribuent à Galien une version augmentée de cette préparation. Voir notamment Kahl, *The Dispensatory*, p. 67, n° 65.

91 *asphalton, qiṭrān*

92 Dans *MM*, Galien parle alors d'écart avec l'état naturel, et non de durée : « Il est en effet nécessaire que chacune d'elles (i.e. les parties) revienne à ce qui est conforme à la nature autant qu'elle s'en est écartée en direction du contre-nature ; précisément comme un chemin qui ramène

en arrière du changement intervenu par rapport à ce qui est conforme à la nature » (*MM*, X.523–524 K.). Dès lors, l'objection d'al-Rāzī devient caduque.

93 à savoir le tempérament excessivement froid.

94 *Loc.Aff.*, VIII. 1–452 K. ; M. Ullmann, *Medizin*, pp. 41–42.

95 Le traité *Loc.Aff.*, qui attribue une cause locale à beaucoup d'affections, est assez tardif dans l'œuvre de Galien. Dans le premier chapitre du premier livre, ce dernier explique que son principal objectif est d'examiner comment reconnaître les parties affectées. Afin de porter son diagnostic, le médecin doit identifier la partie affectée primitivement. Galien donne l'exemple de la trachée-artère, repris ici par al-Rāzī. La trachée-artère recouvre à la fois la trachée proprement dite et les bronches. Pour Galien, l'expectoration d'une bronche – terme qui désigne l'un des anneaux cartilagineux qui constituent la partie solide des bronches – ne peut venir que d'un ulcère du poumon. En effet, lorsque l'ulcère est situé sur la trachée-artère, l'animal meurt avant d'expectorer une bronche.

96 i.e. si la colonne vertébrale était séparée en deux.

97 Dans *Loc.Aff.*, ce thème apparaît en lien avec la localisation de l'âme rationnelle. En effet, afin de reconnaître la partie affectée et l'affection dont elle est le siège, le médecin doit apprendre comment distinguer l'affection primitive de l'affection secondaire, qui advient par sympathie. Galien s'interroge à la fin du second livre sur le cas des affections des fonctions propres de l'âme, à savoir la pensée, l'imagination et la mémoire, par opposition à la sensation et au mouvement volontaire, que l'âme exécute via une autre partie. Les troubles de ces fonctions ne signifient pas toujours que l'encéphale, lieu de l'âme rationnelle pour Galien, est affecté primitivement. Il arrive par exemple que la pleurésie ou la péripneumonie s'accompagnent de délire. L'encéphale est alors affecté par sympathie. Dans les deux cas, le fait que les fonctions de l'âme dirigeantes soient lésées met à mal l'hypothèse d'une âme séparée : « Si cette partie de l'âme est dans le corps qui l'environne, comme nous sommes dans une maison, nous supposerions peut-être d'abord qu'elle ne saurait être lésée par le lieu [qu'elle habite] ; mais, puisque nous la voyons lésée, nous devons chercher à savoir comment se produit la lésion ; si elle est comme une forme du corps, inséparable de lui, nous accorderons qu'elle peut être lésée par les altérations qui attaquent le corps. Les philosophes ne s'accordent point là-dessus: les uns prétendent que cette partie de l'âme est enfermée comme dans une demeure ; les autres veulent qu'elle soit une forme, de sorte qu'il est difficile de découvrir comment elle est lésée » (*Loc.Aff.*, 2.10, VIII.127-128 K.;

Daremberg II. 538). La critique d'al-Rāzī fait suite aux critiques qu'il a déjà émises dans la section 7 à l'encontre du traitement de l'hypothèse instrumentaliste par Galien dans *UP*. Al-Rāzī expliquait alors que Galien ne se donnait pas les moyens métaphysiques de fonder cette hypothèse. Ici, il montre montrant que Galien ne tire pas toutes les conséquences de l'hypothèse instrumentaliste. Pour al-Rāzī, les troubles des fonctions rationnelles qui font suite aux déséquilibres des humeurs dans le cerveau, bien loin de remettre en question cette hypothèse, constituent plutôt un argument en sa faveur.

98 Comme l'a montré Peter Singer, l'image de l'âme qui se trouverait dans le corps comme un habitant dans une maison a une origine timéique, car elle constitue une variation de l'image du corps comme véhicule de l'âme. Voir P. Singer, « Galen and the Philosophers: Philosophical Engagement, Shadowy Contemporaries, Aristotelian Transformations », in Adamson, Hansberger, Wilberding (éds.), *Philosophical Themes in Galen*, 7–38 (36–37). Sur la réception de l'image du *Timée*, voir R. Sorabji, *The Philosophy of the Commentators 200–600AD*, 3 vols. Londres, 2004 ; vol. 1 : Psychology, pp. 221–241. La critique d'al-Rāzī lui permet de disputer à Galien l'héritage du *Timée*. Son objection fait suite aux critiques qu'il a déjà émises dans la section 6 à l'encontre du traitement de l'hypothèse instrumentaliste par Galien. Galien emploie une formulation très proche pour parler des facultés – et non de l'âme rationnelle – dans *QAM* (voir plus bas n. 123).

99 Al-Rāzī n'est pas le premier à remettre en question l'argument clinique de Galien. Dans le traité *Sur l'âme*, Alexandre d'Aphrodise lui oppose une objection similaire : si les troubles mentaux sont soignés par des remèdes adressés au cerveau, c'est en vertu du principe de sympathie entre les parties du corps, et cela ne signifie nullement que les fonctions affectées sont situées dans le cerveau (Alexandre d'Aphrodise, *De l'âme*, 100.1–4).

100 Devant le refus des dogmatiques comme Archigène de se rendre aux démonstrations qui établissent que l'âme rationnelle se trouve dans le cerveau, Galien en appelle à la croyance populaire : « Les démonstrations sur l'âme dirigeante, si claires que tous les hommes ont pleine foi dans la partie où elle réside, ne paraissent pas telles aux yeux seuls de ces médecins et de ces philosophes qui la placent dans le cœur. Pour les démonstrations, je les ai exposées dans les commentaires que j'ai écrits *Sur les dogmes d'Hippocrate et de Platon*. Quant à la croyance générale, que l'âme raisonnable réside dans l'encéphale, l'âme virile et irascible dans le cœur, l'âme concupiscente dans le foie, c'est ce qu'on peut apprendre chaque jour, en entendant dire d'un fou qu'il est sans cervelle,

d'un être pusillanime et lâche, qu'il est sans cœur. Le foie du géant Tityas rongé par un aigle n'est pas seulement décrit par les poètes, mais encore représenté par les sculpteurs et les peintres » (*Loc.Aff.*, 3.5, VIII.159–160 K. ; Daremberg II. 554).

102 Le titre *Sur les causes et les symptômes* (*Kitāb al-ʿilal wa al-aʿrāḍ*) est celui d'une collection datant de l'époque alexandrine, dont chaque partie correspond à un traité séparé de Galien : la première au traité *Sur les différences entre les maladies* (*Morb.Diff.*, VI.836–880 K.), la seconde au traité *Sur les causes des maladies* (*Caus.Morb.*, VII.1–41 K.), la troisième au traité *Sur les différences entre les symptômes* (*Symp.Diff.*, VII.42–84 K.), et les parties quatre à six au traité *Sur les causes des symptômes* (*Caus.Symp.*, VII.85–272 K.). Voir M. Ullmann, *Medizin*, p. 42. Al-Rāzī situe le passage dont il parle ici au début du quatrième livre, ce qui équivaut donc au début du premier livre de *Caus.Symp.*

103 *Cris.*, IX.550–768 K.

104 La fièvre est comprise par Galien comme une chaleur contre-nature, et constitue l'un des plus importants phénomènes pathologiques dans le corpus galénique. Ainsi, la fièvre est une maladie, et non un symptôme, car elle correspond à une certaine quantité de chaleur suffisante pour rendre le corps incapable de fonctionner normalement. Toute maladie qui comporte un symptôme fébrile est considérée comme un type de fièvre, d'où la complexité des théories sur les fièvres. La fièvre étant une maladie, les quatre étapes de la maladie se retrouvent dans chaque fièvre : 1. commencement ; dans le cas de la fièvre, la chaleur va au cœur (*archē*, *ibtidāʾ*) ; 2. accroissement : elle s'étend aux parties extrêmes du corps (*epidosis*, *tazayyud*) ; 3. sommet : la chaleur prend le corps entier (*achmē*, *muntahā*) ; 4. déclin : la chaleur quitte le milieu du corps (*parachmē*, *inḥiṭāṭ*). Certaines fièvres sont suivies d'une résolution (*inqiḍāʾ*) complète. La crise (*krisis*, *buḥrān*), qui donne son nom au traité, désigne le trouble aigu qui survient lors de la maladie, dont le résultat se ramène dans la plupart des cas à la guérison, mais parfois à la mort. La crise peut arriver à n'importe quel jour de la maladie, mais il y a des jours auxquels la crise arrive plus souvent. Le paroxysme (*paroxusmos*, *nawba*) est un phénomène associé à la fièvre. Il désigne le degré le plus intense d'une fièvre périodique. L'accroissement du paroxysme correspond à la partie la plus nocive d'un cycle entier (*periodos*, *dawr*), celle qui s'étend du commencement de la fièvre jusqu'au sommet. Le déclin du paroxysme est la partie la plus bénéfique du cycle, et correspond au reste du cycle. Galien distingue plusieurs grands types de fièvre. Le premier est la fièvre éphémère (*ḥummā yawm*). Dans *MMG*, Galien définit la fièvre éphémère à partir de causes antécédentes, telles

que la fatigue, un excès de boisson, la colère, le chagrin, les émotions violentes. C'est à ces causes qu'al-Rāzī fait référence lorsqu'il parle de cause manifeste. Cette fièvre peut se dissiper facilement. Le second type correspond aux fièvres provoquées par la putréfaction des humeurs qui se propage dans tout le corps. Galien considère que toutes les humeurs, et pas seulement la bile jaune, peuvent donner lieu à des fièvres dotées de cycles différents. Le phlegme, par exemple, est responsable de la fièvre quotidienne (*al-ḥummā al-nāʾiba fī kull yawm*), la bile jaune de la tierce (*ḥummā al-ġibb*) et la bile noire de la quarte (*ḥummā al-rabʿ*). Ces fièvres sont intermittentes (*mufattir*) À l'inverse, le troisième type correspond à la fièvre continue (*ḥummā dāʾima*). Celle-ci trouve son origine dans la partie solide du corps. Lorsque celle-ci s'échauffe, il en résulte une chaleur contre-nature. Cette fièvre persiste sans diminuer d'intensité et va toujours en augmentant. Elle s'accompagne de la consomption de l'humidité innée dans chaque organe du corps. La fièvre continue peut dériver de la fièvre brûlante (*al-ḥummā al-muḥriqa*), qui se traduit par une chaleur faible et égale, et augmente après la prise de nourriture.

105 Les préventions exprimées par al-Rāzī ici sont avant tout épistémologiques : dans *Cris.*, Galien fonde son diagnostic sur des signes indiquant telle ou telle espèce de fièvre. De même, dans *MMG*, Galien explique qu'il est plus conforme à la raison (*awlā*) que la fièvre débutant avec un frisson (*nāfiḍ*, *rhîgos*) soit une tierce. Pour al-Rāzī, ces inférences ne remplissent pas les conditions d'une inférence même simplement conforme à la raison, car les essences des fièvres ne sont pas fixes. Ainsi, une fièvre commencée par un accès de frisson peut se résoudre en fièvre éphémère mais aussi en fièvre ardente. De même, l'urine jaune et abondante et le pouls régulier sont pour Galien des signes que la fièvre est éphémère. Mais al-Rāzī lui oppose que ces deux observations peuvent aussi accompagner une fièvre beaucoup plus nocive que la fièvre éphémère. Sur l'inférence fondée sur le signe chez al-Rāzī, voir la section IV de l'introduction.

106 Au moment où al-Rāzī écrit, l'hôpital islamique est devenu une institution centrale du dispositif de santé publique de l'empire abbasside. Ibn Abī Uṣaybiʿa rapporte qu'al-Rāzī exerça au sein de l'hôpital al-ʿAḍudī à Bagdad ainsi qu'à l'hôpital de sa ville natale, Rayy (*Biographie des médecins*, I. 310). Sur l'hôpital islamique, voir P. E. Pormann, « Medical Methodology and Hospital Practice : the Case of Fourth/Tenth Century Baghdad », in P. Adamson (éd.), *In the Age of Al-Fārābī: Arabic Philosophy in the Fourth-Tenth Century*, Londres/Turin, 2008, pp. 95–118 ; P. E. Pormann, « Islamic Hospitals in the Time of al-Muqtadir », in

ʿAbbasid studies II : occasional papers of the School of ʾAbbasid Studies, Leuven, 28 June – 1 July 2004 (2010), 337–382.

107 i.e. la méthode de Galien.

108 Dans le *Livre des Expériences* (*Kitāb al-taǧārib*), celui-ci consigne plus de mille cas, organisés dans l'ordre des maladies de la tête aux pieds, auxquels il faut ajouter les études de cas comprises dans *Le Livre complet de la médecine* et dans les *Doutes*, notamment dans cette section. Sur les études de cas chez al-Rāzī, voir A. Z. Iskandar, « *Al-Rāzī al-ṭabīb al-ʾiklīnīkī* » ; P. Koetschet, « Abū Bakr al-Rāzī, the Clinician » ; C. Álvarez-Millán, « The Case stories in Medieval Islamic Medical Literature : *Taǧārib* and *Muǧarrabāt* as Source », *Medical History* 54 (2010), 195–214 ; P. E. Pormann, « Case Notes and Clinicians : Galen's Commentary on the Hippocratic *Epidemics* in the Arabic Tradition », *Arabic Sciences and Philosophy*, 18/2 (2008), 247–284. Ici, il franchit un pas supplémentaire en quantifiant son expérience. Sur la quantification de l'expérience chez al-Rāzī, voir P. E. Pormann, « Qualifying and Quantifying Medical Uncertainty in 10th-Century Baghdad: Abū Bakr al-Rāzī », James Lind Library (en ligne).

109 La comparaison des cycles dont parle al-Rāzī désigne le fait pour le médecin d'identifier à quelle fièvre il a affaire en fonction de la périodicité des paroxysmes. Dans le cas de la fièvre tierce, par exemple, le paroxysme est atteint au troisième jour de la fièvre. Les fièvres continues ne peuvent pas être résolues ni connaître de crise avant le septième jour. Certaines se prolongent davantage. C'est la raison pour laquelle al-Rāzī explique que certaines fièvres présentent les symptômes des fièvres continues, et pourtant, déclinent avant le septième jour.

110 Voir sur ce passage B. Hallum, « The Arabic Reception of Galen's Commentary on Hippocrates' *Epidemics* », in P. E. Pormann (éd.), *Epidemics in Context*, Berlin, 2012, pp. 185–210 (pp. 195-196).

111 Voir M. Ullmann, *Medizin*, p. 42.

112 Je n'ai pas trouvé de trace du traité d'al-Rāzī dans les bibliographies, ce qui pourrait indiquer qu'il n'a pas donné suite à ce projet.

113 Voir M. Ullmann, *Medizin*, p. 45.

114 Dans l'ensemble des manuscrits, le mot n'est pas clairement lisible. On lit : الرسه. La seule solution que j'ai trouvée qui fasse sens au niveau graphique est *al-zīna*. On peut avancer en sa faveur qu'al-Rāzī inclut effectivement une section sur la cosmétique dans le *Livre à Al-Manṣūrī*. Cependant, il demeure étrange qu'al-Rāzī place ce terme dans la définition même de la médecine, d'autant qu'un peu plus haut, il a critiqué l'intérêt de Galien pour les teintures de cheveux. C'est donc une solution encore très insatisfaisante.

115 Al-Rāzī fait ici référence au début du traité, dans lequel Galien distingue trois méthodes d'enseignement : une méthode négative, une méthode synthétique, et une méthode fondée sur « l'analyse de la définition » (*taḥlīl al-ḥadd*), qu'il déclare avoir choisie. La définition est une catégorie centrale dans la méthode logique de Galien, à laquelle il se rattache ici. Sur la traduction arabe du début du traité *Sur l'art médical*, voir R. Rashed, « La philosophie des mathématiques d'Ibn al-Haytham : II. les connus », *MIDEO* 21 (1993), 87–275 (272–275).

116 Je propose ici la conjecture *sidr zuʿrūr*. Le terme *sidr* désigne le jujubier sauvage, une une espèce d'arbrisseau qui porte le nom latin *zizyphus lotus*. Son fruit se nomme en arabe *namiq* (voir par exemple le dictionnaire Freytag). Le terme *zuʿrūr* désigne de son côté le néflier (voir Dioscoride, *Materia medica*, I.169), mais certains auteurs estiment que les *zuʿrūr* sont les fruits de l'espèce sauvage du *sidr* (voir le dictionnaire Lane). La présentation en arborescence est souvent employée dans les abrégés des traités de médecine.

117 Le terme arabe, *fīnaks*, est une translitération du grec *pinax*, qui désigne le catalogue ou le sommaire. Rien d'étonnant à ce qu'al-Rāzī souligne que Galien était par ailleurs l'auteur d'un *pinax*, puisque le traité *Lib.Prop.* (XIX.8–48 K.) était désigné par le titre *Kitāb Bīnaks* (voir *Risāla*, n. 1).

118 Voir M. Ullmann, *Medizin*, p. 46.

119 Voir M. Ullmann, *Medizin*, pp. 45–46.

120 Ce titre n'est pas cité par M. Ullmann dans sa bibliographie. En revanche, Fuat Sezgin le mentionne. Voir F. Sezgin, *GAS* III, p. 105. La traduction extensive du traité en arabe est aujourd'hui perdue. Sur les médicaments purgatifs, voir Qusṭā ibn Lūqā, *On Purgative Drugs and Purgation. Edition, Translation and Commentary bu Lena Ambjörn*, Frankfurt am Main, 2004.

121 Vor M. Ullmann, *Medizin*, p. 43.

122 Comme son nom l'indique, la chaleur innée ne vient pas de l'extérieur : elle advient à l'embryon via le sperme, qui véhicule la qualité chaude, et réside dans le sang artériel du ventricule gauche, une fois que le cœur est formé. Or, comme le souligne al-Rāzī, il y a plusieurs candidats à ce poste dans l'œuvre de Galien : le zodiaque (*PHP*), la nature (*Nat.Fac.*), le démiurge (*UP*). Al-Rāzī s'attaque ici une fois de plus aux fondations aristotéliciennes de la philosophie naturelle de Galien. En effet, Aristote défend également l'idée que la chaleur vitale propre au sperme déclenche le processus de formation de l'embryon. Lorsque le sperme pénètre dans l'utérus, il fait subir une transformation à la matière de la femelle grâce à sa chaleur vitale. En effet, c'est cette chaleur vitale qui est porteuse du mouvement que le sperme transmet au résidu de la femelle (voir par

exemple *Sur la génération des animaux,* II.1, II.4). Sur la chaleur innée chez Aristote, voir notamment F. Solmsen, « The Vital Heat, the Inborn Pneuma, and the Aether », *Journal of Hellenistic Studies* 57 (1957), 119–123 ; C. Cerami, *Generation et substance*, pp. 136–140. Sur la chaleur innée chez Galien, voir notamment R. J. Durling, « The Innate Heat in Galen », *Medizinhistorisches Journal* 23 (1988), 210–212.

123 Voir M. Ullmann, *Medizin*, p. 40. Sur la réception de ce traité en arabe, voir aussi P. Koetschet, « مقالة في المرة السوداء لابن ماسويه », in P. Koetschet et P. E. Pormann (éds.), *La médecine arabe médiévale,* Beyrouth/Le Caire, 2016, pp. 91–109.

124 Voir M. Ullmann, *Medizin*, p. 41.

125 Pour expliquer comment l'âme peut être immortelle tout en se séparant du corps, Galien avance l'hypothèse suivante : dans les cas létaux, le corps se trouve dans un état tel qu'il devient inapte à recevoir l'âme, principe de vie. On constate qu'entre le texte arabe et la citation d'al-Rāzī, le qualificatif 'rationnel' a disparu : il n'est plus seulement question de la partie rationnelle de l'âme ici, mais de l'âme comme principe de vie pour le corps.

126 Al-Rāzī ajoute ici à l'image du corps-maison de l'âme celle du corps-instrument d'une âme-musicienne, déjà évoquée au paragraphe précédent ainsi que dans la section 20. L'image du corps-instrument et de l'âme-musicienne représente une variante néo-platonicienne du corps-véhicule de l'âme, voire de l'âme-harmonie dans le Phédon. On retrouve notamment cette image du corps-instrument chez les néo-platoniciens Plotin et Porphyre, mais aussi chez Grégoire de Nysse. Voir à ce sujet K. Corrigan, « Simmias' Objection to Socrates in the *Phaedo*: Harmony, Symphony and Some Later Platonic/Patristic Responses to the Mind/Soul-Body Question », *The International Journal of the Platonic Tradition* 4/2 (2010), 147–162.

127 Il s'agit peut-être du traité *Sur l'âme et le monde*, dans lequel il affirme une nouvelle fois l'éternité de l'âme et explique ce qui l'a conduite à s'associer avec la matière. Mais nous ne disposons que de fragments de ce traité. Voir al-Rāzī, *Opera philosophica*, pp. 282–290.

128 L'explication portant sur l'utilité et le pouvoir du sperme (voir *Sem.*, IV.512 K.).

129 Galien oppose les parties du corps produites à partir du sperme, comme les membranes, de celles qui sont produites à partir du sang, comme la chair. Comme le sang se trouve en abondance dans le corps, celles-ci sont facilement régénérées, au contraire de celles-là (*Sem*, IV. 552 K. = 102 De Lacy). Al-Rāzī donne un exemple fondé sur le péritoine. Dans *UP*, 4.9, Galien décrit le péritoine (*peritonaion*) comme un « corps membraneux »

qui sert d'enveloppe et de barrière aux parties qu'il recouvre, à savoir l'estomac, les intestins, et les autres viscères situées au-dessous du diaphragme. Lorsque l'estomac se distend, le péritoine doit forcément s'agrandir aussi, ou se déchirer, selon al-Rāzī. D'après le manuscrit que nous avons pu consulter, dans la traduction arabe de *Sur l'utilité des parties*, le grec *peritonaion* est rendu par une périphrase, que l'on peut traduire littéralement par « la membrane qui enveloppe tout l'estomac » (voir par exemple *UP*, Paris MS Arabe 2853. 66b). Dans les *Doutes*, il est probable qu'al-Rāzī ait employé une translitération du terme grec, qui pourrait être *bārīṭāwn*. La tradition indirecte porte la trace de cette translitération, avec le terme *al-nārīṭāwn*. En effet, les deux lettres *bā* et *nūn* ne diffèrent que par les points diacritiques. Les trois manuscrits de la tradition directe présentent une version tronquée et corrompue avec *al-nār min-hu*, « le feu à partir de lui ». Cette corruption a pu être facilitée par la proximité graphique entre la racine ḫ-r-q, se déchirer, et la racine ḥ-r-q, brûler. Ainsi, il semble que la transformation en *nārīṭāwn* a eu lieu très tôt dans la tradition manuscrite, et que le terme a par la suite été tronqué.

130 Dans ce paragraphe et le suivant, al-Rāzī revient sur la différenciation sexuelle. Il s'oppose à nouveau, comme dans la section 9, à l'idée que celle-ci soit due au chaud et au froid (§4), et mentionne également la thèse – rejetée par Galien – selon laquelle la différence des genres s'explique par la prédominance du sperme masculin ou féminin (§5). Pour Galien, cette théorie est « assez conforme à la raison » (*pithanon ikanōs*), mais il ajoute aussitôt : « Mais [cette théorie] entre en conflit avec le fait que les femelles ressemblent souvent à leurs pères, et qu'il n'est pas rare que les mâles ressemblent à leurs mères » (IV.631 et 641 K. = 182 De Lacy). Il en vient ensuite à évoquer d'autres causes de la différenciation sexuelle, avant de revenir au froid et au chaud. Pour al-Rāzī, cette explication est très insuffisante. Dans un autre traité, *Sur l'homosexualité (Risāla fī al-Ubna)*, al-Rāzī aborde également les questions de genre (al-Rāzī, *Sur l'homosexualité*, Téhéran, MS. Mağlis 4679). Sur ce traité, voir F. Rosenthal, « Al-Rāzī on the Hidden Illness », *Bull.Hist.Med.* 52 (1978), 45–60. La comparaison de ce traité avec ces passages permet de mieux comprendre sa théorie de la différenciation sexuelle. On peut remarquer qu'on y retrouve l'exemple de la femme à barbe, qui est alors décrite comme une femme kurde. Au début de *Sur l'homosexualité*, al-Rāzī défend l'idée que la différence entre les genres s'explique par la prédominance du sperme masculin ou féminin : « Nous avons besoin de prendre et de partir d'une prémisse que nous avons déjà établie dans d'autres livres. À savoir que le masculin et le féminin adviennent selon la

prédominance de l'un des deux spermes sur l'autre, en quantité et en qualité, si bien que l'un d'eux devient celui qui transforme, et l'autre celui qui est transformé » (Al-Rāzī, *Sur l'homosexualité*, MS. Mağlis 4679, fol. 123a ; trad. Rosenthal in « Al-Rāzī on the Hidden Illness », p. 52). F. Rosenthal corrige en « dans un livre », mais il nous semble juste de retenir le pluriel, puisqu'al-Rāzī discute de ce problème à plusieurs endroits de son œuvre. Afin de comprendre cette théorie de la prédominance chez al-Rāzī, il faut recourir à la théorie de l'altération qu'il a exposée dans la section 16 : à travers les propriétés qui lui sont fournies par sa composition, une substance exerce une action sur la composition d'une autre substance et cherche à rendre la composition de cette seconde substance semblable à la sienne. Un passage du commentaire de Ibn Abī Ṣādiq aux *Aphorismes* d'Hippocrate permet de compléter cette théorie de la transformation d'un sperme par un autre chez al-Rāzī. Dans son commentaire de l'aphorisme V.48, Ibn Abī Ṣādiq fait référence à sa réponse aux *Doutes*, malheureusement perdue. Il prend la défense de Galien contre al-Rāzī, et donne une citation de ce dernier : « Selon que certains liquides sont versés au-dessus de certains autres, cela fait une grande différence. En effet, je connais un remède qui, lorsqu'il est versé au-dessus d'un autre, produit quelque chose qui est blanc comme du lait. Cependant, si le second est versé au-dessus du premier, il est comme de l'encre. Cela ne se produit pour aucune autre raison, que le fait que le [liquide] du bas est devenu celui du haut, et celui du haut celui du bas ». Voir P. E. Pormann, « Philosophical Topics in Medieval Arabic Medical Discourse », in P. Adamson et P. E. Pormann (éds.), *Philosophy and Medicine in the Formative Period of Islam*, pp. 10–33 (p. 29).

131 Al-Rāzī se réfère au passage suivant de *Alim.Fac.* : « [Les pistaches] nourrissent très peu mais sont utiles pour fortifier le foie et purger les humeurs qui en bloquent les canaux. Elles ont une propriété aromatique qui est assez amère et astringente. Nous en connaissons beaucoup d'autres de ce genre qui sont très utiles pour le foie, comme je l'ai démontré dans le traité des *Médicaments simples*. Je ne peux pas attester qu'elles aident ni ne font un mal considérable au cardia, encore moins qu'elles évacuent ou resserrent l'estomac » (*Alim.Fac.*, VI.612 K.; trad. J. Wilkins, Paris, 2013, p. 136). Voir aussi *SMT*, XII.102 K.

132 Sur la transmission en arabe des *Aphorismes*, voir P. E. Pormann et P. Joosse, « Commentaries on the Hippocratic *Aphorisms* in the Arabic Tradition : The Example of Melancholy », in P. E. Pormann (éd.), *Epidemics in Context: Greek Commentaries on Hippocrates in the Arabic Tradition*, Berlin, 2012, pp. 211–249 ; P. E. Pormann, « The Hippocratic

Aphorisms in the Arabic Medical Tradition », *Aspetar: Sports Medicine Journal* 2 (2013), 412–415 ; P. E. Pormann et K. Karimullah (éds.), *The Arabic Commentaries on the Hippocratic Aphorisms*, *Oriens* 45.1–2 (2017).

133 La précision « et qui les déshydrate » est difficile à comprendre au premier abord. On est d'ailleurs tenté de la supprimer. Mais on peut la comprendre de la manière suivante : dans le commentaire qu'il fait de cet aphorisme, Galien explique que le ventre tend vers la mollesse, lorsque la part de nourriture qui est transmise au foie est réduite en comparaison de celle qui se trouve dans l'estomac. Il tend vers la sécheresse, lorsque la part de nourriture transmise au foie est importante, comparée à celle qui se trouve dans l'estomac (*Hipp.Aph.*, XVII/2.495 K.). Dès lors, dans cette phrase, si l'on souhaite conserver l'expression « et qui les déshydrate », il faut comprendre qu'elle fait référence à ce qui précède immédiatement (« ce qui parvient au foie »).

134 Tous les manuscrits donnent *ġalabat* (« prédomine »), tandis qu'on trouve *ġalat* (« bout ») dans la traduction arabe du passage de Galien. Il nous a semblé préférable de conserver la citation telle qu'on la trouve dans les manuscrits des *Doutes*, sans la corriger.

135 i.e. celles dont le tempérament des parties génitales est le même que le tempérament de l'ensemble du corps.

136 Cette section se fonde sur le traité *Sur le pronostic à Eurigène* (*Prae.*, XIV. 699–673 K.), traduit en arabe sous le titre *Kitāb Nawādir taqdima al-maʿrifa*.

137 i.e. *Cris.*

138 Dans cette section, al-Rāzī se penche sur le commentaire de Galien au traité d'Hippocrate *Sur le régime des maladies aiguës (HVA*, XV.418–919 K. ; éd. G. Helmreich, CMG V 9, 1). La cible de Galien dans ce traité est un médecin méthodiste dont le nom est passé sous silence, accusé d'avoir déformé la pensée d'Hippocrate. Sur ce commentaire, voir A. Pietrobelli, *Histoire du texte, édition critique et traduction annotée du livre I du commentaire de Galien au* Régime des maladies aiguës d'Hippocrate (thèse non publiée). La transmission du traité *Sur le Régime des maladies aiguës* et du commentaire de Galien pose de nombreux problèmes, étoitement étudiés par Antoine Pietrobelli dans son article « La tradition arabe du commentaire de Galien au traité *Sur les maladies aigües* d'Hippocrate : mise au point et nouvelles perspectives », in S. Fortuna, I. Garofalo, A. Lami et A. Roselli (éds.), *Sulla tradizione indiretta dei testi medici greci : i commenti*, Pise, 2007, pp. 102–122. Nous reprenons ici les résultats les plus directement en lien avec les passages cités dans cette section. La tradition arabe conserve bien un commentaire galénique sous le titre *Sur les maladies aiguës d'Hippocrate* (*CRMA*, Supp. Or. II, éd. M.

Lyons, Berlin, 1969), auquel Galien fait référence dans *Sur mes propres livres.* Mais ce petit commentaire doit être distingué de son grand commentaire au traité *Sur le régime des maladies aiguës.* Comme l'explique Antoine Pietrobelli, le petit commentaire entretient avec le grand un rapport assez similaire à celui d'autres commentaires galéniques avec les traités d'Hippocrate. Ainsi, J. Jouanna a montré que le traité *Sur les éléments selon Hippocrate* en un livre est en quelque sorte un petit commentaire synthétique au traité *Sur la nature de l'homme*, rédigé avant le grand commentaire en trois livres de ce même traité. Voir J. Jouanna, « La lecture du traité *Sur la nature de l'homme* par Galien », dans M.-O. Goulet-Cazé (éd.), *Le Commentaire entre tradition et innovation*, Paris, 2000, pp. 278–279. Une traduction arabe du grand commentaire de Galien à *Sur le régime des maladies aiguës* a également été réalisée par l'école de Ḥunayn. Malheureusement, le premier livre est perdu. Il est conservé uniquement dans un manuscrit judéo-arabe (MS Paris hebr. 1203). De plus, la tradition arabe conserve une traduction du traité hippocratique, attribuée par M. Lyons à Ḥunayn ibn Isḥāq (Hippocrate, *Sur le régime des maladies aigües*, éd. M. Lyons, 1966). Cette traduction est en réalité composée de lemmes extraits du commentaire de Galien. Al-Rāzī, dans cette section, cite pour sa part le grand commentaire. Ces passages offrent donc un accès nouveau à la tradition indirecte.

139 Nous ne disposons pas de la traduction arabe du passage I.11. Les manuscrits des *Doutes* donnent la leçon *āla* en lieu et place du grec *tekmērion.* Je suggère de lire *dalāla* à la place de *āla.* En effet, le grec *tekmērion* est le plus souvent traduit par *dalāla.* Voir par exemple Aristote, *Aristotle's Ars Rhetorica. The Arabic Version*, éd. M. Lyons, Cambridge, 1982, vol. 2, p. 139. Sur le terme *dalāla* dans la tradition arabe, voir M. Aouad et M. Rashed, « L'exégèse de la *Rhétorique* d'Aristote », en particulier pp. 70–74. De plus, on rencontre au début du traité d'Hippocrate *Sur le régime des maladies aiguës* transmis par la tradition arabe, à la fin du premier lemme, le mot rare *tekmarsis*, qui désigne le fait de reconnaître par des signes qui ne trompent pas. Or, le traducteur arabe le rend par *istidlāl*, inférence.

140 Ce passage est extrait du commentaire de Galien au lemme I.11. Dans ce lemme, Hippocrate explique : « Il me semble qu'il vaut surtout la peine de consigner ce qui reste ignoré des médecins, alors qu'il est important de le savoir, tout comme ce qui apporte de grands avantages ou de grands dommages « (A. Pietrobelli, *Histoire du texte, édition critique et traduction annotée du livre I du commentaire de Galien au* Régime des maladies aiguës d'Hippocrate, p. 11). Le problème qui intéresse

Hippocrate est le suivant : quelle est la cause du désaccord qui pousse certains médecins à user de la ptisane avec le grain pour les maladies aiguës, d'autres à user de son jus uniquement, d'autres enfin à ne pas même en user jusqu'à la crise ? Dans son commentaire, ce qui intéresse Galien est le problème épistémologique posé par les désaccords entre les médecins. Pour ce dernier, ce problème est « digne objet de recherche ». Galien oppose alors les désaccords entre médecins et les désaccords entre philosophes: « Dans le désaccord entre philosophes, nous ne disposons d'aucun indice (*tekmērion*) évident. En effet, pour savoir si l'univers est engendré, s'il est corruptible, s'il n'y a pas de vide à l'intérieur de lui, s'il est infini, si c'est le seul et l'unique, s'il y en a plusieurs, combien il en existe s'il y en a plusieurs, si leur quantité est indénombrable ou infinie, pour toutes ces questions, impossible d'avoir un indice manifeste. Il en va ainsi de beaucoup d'autres enquêtes philosophiques : des unes, nous ne pouvons pas tout juger, quant aux autres, nous en jugeons grâce à un examen profond » (A. Pietrobelli, *Histoire du texte, édition critique et traduction annotée du livre I du commentaire de Galien au* Régime des maladies aiguës d'Hippocrate, p. 12).

141 Dans la tradition arabe, le *Long traité sur le pouls* rassemble quatre ouvrages de Galien sur le pouls : *Sur les différents pouls* (*Diff.Puls.*, VIII.493–765 K.), *Sur le diagnostic du pouls* (*Dig.Puls.*, VIII.766–961 K.), *Sur les causes des pouls* (*Caus.Puls.*, IX.1–204 K.), et enfin *Sur le pronostic par le pouls* (*Praes.Puls.*, IX.205–430 K.). Voir M. Ullmann, *Medizin*, pp. 43–44. Dès lors, quand al-Rāzī parle du premier livre, il s'agit du traité *Sur les différents pouls.* Dans ce traité, Galien classifie le pouls en plusieurs types, selon l'expansion et la contraction des artères. Comme les artères sont des organes avec trois dimensions (longueur, largeur, hauteur) et que chaque dimension a trois degrés (grand, petit, et moyen), en ce qui concerne les seules dimensions des artères, il y aura vingt-sept combinaisons de pouls. Mais ce n'est que le début. Il faut ajouter, entre autres, quatre catégories selon lesquelles le pouls se divise : la force ou la tension, la vitesse, la fréquence, et la dureté.

142 Sur le pouls, voir C. R. S. Harris, *The Heart and Vascular System in Ancient Greek Medicine. From Alcameon to Galen*, Oxford, 1973, pp. 267–431.

143 au sens de : supprimer son assentiment.

144 L'un des types de pouls décrits par Galien.

145 Sur la contraction des artères (systole), voir Galien, *Dig.Puls.* VIII.786–806 K.

146 La critique d'al-Rāzī sera attaquée par Maïmonide dans les *Aphorismes.* Voir Maïmonide, *Aphorismes*, aph. 56 et 57. Voir J. Kafih, *Maimonides, Iggerot (Letters)*, Jerusalem, 1987, pp. 149–150.

Bibliographie

Sources anciennes

Die Fragmente der Vorsokratiker, éd. H. Diels et W. Kranz, 2 vols., Berlin, 1906–1910.

Aëtius, *Aetius Arabus. Die Vorsokratiker in arabischer Überlieferung*, éd. et trad. H. Daiber, Wiesbaden, 1980.

Alexandre d'Aphrodise, *De Anima liber cum Mantissa*, éd. I. Bruns, Berlin, 1887.

— *Questions*, in *Alexandri Aphrodisiensis praeter commentaria scripta minora. Quaestiones. De fato. De mixtione* (*CAG*, Supplementum Aristotelicum, II, 2), éd. I. Bruns, Berlin, 1892.

— *Réponse à ceux qui croient que la vision se produit par des rayons extérieurs issus des yeux*, in A. Badawī (éd.), *Commentaires sur Aristote perdus en grec et autres épîtres*, Beyrouth, 1968, pp. 26–30.

— *On Aristotle On Sense Perception*, trad. A. Towey, Londres/Ithaca, 2014, réimpr. 2000.

Anonyme, *The Alexandrian Compendium of Galen's Works*, 1ère partie, fac-similé F. Sezgin, Frankfurt am Main, 2001.

Aristote, *De la génération des animaux*, éd. et trad. P. Louis, Paris, 1961.

— *Aristotle's Ars Rhetorica: The Arabic Version*, éd. M. Lyons, Cambridge, 1982.

— *Du Ciel*, trad. C. Dalimier et P. Pellegrin, Paris, 2004.

— *De la génération et de la corruption*, éd. et trad. M. Rashed, Paris, 2005.

Al-Bīrūnī, *Épître sur les écrits d'Abū Bakr al-Rāzī*, éd. P. Kraus, Paris, 1936.

Épicure, *Lettres et maximes*, éd. et trad. M. Conches, Paris, 2009.

Al-Fārābī, « Al-Fārābī's article on vacuum », éd. et trad. A. Sayili, *Türk Tarih Kurumu Belletin* 15 (1951).

— *Livre de la poétique*, éd. M. Mahdī, *Šiʿr* 3 (1959), 90–95.

— *Sur l'énumération des sciences*, éd. U. Amin, Le Caire, 1968.

— *Al-Fārābī's Commentary and Short Treatise on Aristotle's* De Interpretatione, éd. F. Zimmermann, Oxford, 1981.

— *Épître de réfutation de Galien à propos de ce en quoi Aristote est pris en défaut concernant les organes humains*, in *Traités philosophiques par al-Kindī, al-Fārābī, Ibn Bajjah, Ibn ʿAdyy*, éd. et intr. A. Badawī, Beyrouth, 1983, pp. 38–107.

— *Sur la cité vertueuse*, éd. et trad. R. Walzer, Oxford, 1985.

— *Aphorismes*, éd. F. M. Naǧǧār, Beyrouth, 1986.

— *Sur les lieux trompeurs*, éd. M. T. Daneche Pajuh, in *Al-manṭiqīyāt li-al-Fārābī*, vol. 1, Qom, 1408 h., pp. 197–228.

— *Sur l'analyse*, éd. M. T. Daneche Pajuh, in *Al-manṭiqīyāt li-al-Fārābī*, vol. 1, Qom, 1408 h., pp. 229–264.
— *Dissertation sur l'analogie et la composition poétique*, éd. M. T. Daneche Pajuh, in *Al-manṭiqīyāt li-al-Fārābī*, vol. 1, Qom, 1408 h., pp. 504–506.

(Ps-)Ǧābir Ibn Hayyān, *Textes choisis*, éd. P. Kraus, Le Caire, 1935.

Galien

A. Textes :
Galeni Opera omnia, éd. C. G. Kühn, 22 vols., Leipzig, 1819–1833 ; réimpr. Hildesheim, 1965.
— *Galeni Scripta Minora*, vol. 1, éd. J. Marquardt, vol. 1, Leipzig, 1884; vol. 2, éd. J. Müller, Leipzig, 1891 ; vol. 3 ,éd. G. Helmreich, Leipzig, 1893.
— *De Temperamentis*, éd. G. Helmreich, Leipzig, 1904.
— *De Usu Partium*, 2 vols., éd. G. Helmreich, Leipzig, 1907–1909.
— *Galeni De alimentorum facultatibus*, éd. G. Helmreich, CMG V 4, 2, Leizpig/ Berlin, 1923.
— *Galeni In Hippocratis De natura hominis commentaria III*, éd. J. Mewaldt, CMG V 9, 1, Leipzig/Berlin, 1914.
— *Galeni In Hippocratis De victu acutorum commentaria IV*, éd. G. Helmreich, CMG V 9, 1, Leipzig/Berlin, 1914.
— *Galeni De Atra Bile*, éd. W. de Boer, CMG V 4, 1, 1, Leipzig/Berlin, 1937.
— *Galen: On the Doctrines of Hippocrates and Plato*, éd. Ph. De Lacy, CMG V 4, 1, 2, 3 vols., Berlin, 1978–1984.
— *Galens Kommentar zur Platons Timaos*, éd. C. J. Larrain, Stuttgart, 1992.
— *De propriis Placitis* éd. V. Boudon et A. Pietrobelli, in V. Boudon et A. Pietrobelli, « Galien ressuscité : édition princeps du texte grec du *De propriis placitis* », *Revue des études grecques*, 118 (2005), 168–213.

B. Traductions arabes médiévales :
Kitāb al-Aḫlāq li-Ǧālīnūs, éd. P. Kraus, *Journal du Département des Arts de l'Université d'Égypte* 5 (1937), 1–52.
— *Galen on Medical Experience: Arabic Text with an English Translation*, éd. et trad. R. Walzer, Londres, 1944.
— *Galeni Compendium Timaei Platonis*, éd. P. Kraus et R. Walzer, Londres, 1951.
— *Galeni De diaeta in morbis acutis secundum Hippocratem libelli versio Arabica*, éd. et trad. M. Lyons, Supp. Or. II, Berlin, 1969.
— *Galens Traktat « Dass die Kräfte der Seele den Mischungen des Körpers folgen: in arabischer Übersetzung »*, éd. H. Biesterfeldt, Wiesbaden, 1973.
— *K. al-Firāq (Sur les sectes)*, éd. Salīm Sālim, Le Caire, 1977.
— *K. al-Usṭuqussāt (Sur les éléments)*, éd. Salīm Sālim, Le Caire, 1986.
— *K. al-Ṣināʿa al-ṣaġīra (Sur l'art médical)*, éd. Salīm Sālim, Le Caire, 1988.
— *Galeni in Hippocratis Epidemiarum librum I commentatorium I–III versionem Arabicam*, éd. et trad. U. Vagelpohl, CMG, Supp. Or. II, Berlin, 2014.
— *Galeni in Hippocratis Epidemiarum librum II commentatorium I–IV versionem Arabicam*, éd. et trad. U. Vagelpohl, CMG, Supp. Or. II, Berlin, 2016.

— *Ḥunayn ibn Isḥāq's Translation of Galen's Commentary on the Hippocratic Aphorisms*, éd. P. E. Pormann, K. Karimullah, H. Obaid, N. Carpentieri, T. Mimura, E. Selove, A. Das, University of Manchester, http://dx.doi.org/10.3927/51689293; http://dx.doi.org/10.3927/51689327 ; http://dx.doi.org/10.3927/51689446 ; http://dx.doi.org/10.3927/51931732 ; http://dx.doi.org/10.3927/51931800 ; http://dx.doi.org/10.3927/51931843.
— *K. al-Aʿḍāʾ al-ālima (Sur les lieux affectés)*, éd. Našwā Deif, Imān Ḥamid, P. E. Pormann (à paraître).

C. Traductions modernes :
— *A Translation of Galen's Hygiene*, trad. R. M. Green, Springfield, 1951.
— « Galen on Marasmus », trad. T. Theoharides, *J. Hist. Med. Allied Sci.* 24/4 (1971), 369–390.
— « A translation of the Arabic epitome of Galen's book *Peri êthôn* », trad. J. N. Mattock, in S. M. Stern, A. Hourani et V. Brown (éds.), *Islamic philosophy and the Classical Tradition: Essays Presented by his Friends and Pupils to Richard Walzer on his Seventieth Birthday*, Oxford, 1972, pp. 235–260.
— *On Respiration and the Arteries*, trad. et intro. D. J. Furley et J. S. Wilkie, Princeton, 1984.
— *Galen. Three treatises on the Nature of Science*, trad. M. Frede, Indianapolis, 1985.
— *Traités philosophiques*, trad. P. Pellegrin, C. Dalimier, J.-P. Levet, Paris, 1988.
— *L'âme et ses passions*, trad. V. Barras, T. Birchler et A.-F. Morand, Paris, 1995.
— *Character Traits*, trad. D. Davies, in P. Singer (éd.), *Galen's Psychological Writings*, Cambridge, 2013, pp. 135–201.
— *Exhortation à la médecine*, trad. V. Boudon, Paris, 2000.
— *Galen on Diseases and Symptoms*, trad. I. Johnston, Cambridge, 2006.
— *Sur les facultés des aliments*, trad. J. Wilkins, *Œuvres de Galien*, vol. 5, Paris, 2013.
— *Galen's Psychological Writings*, trad. P. Singer, V. Nutton et D. Davies, Cambridge, 2013.

Hippocrate, *Sur le régime des maladies aigües*, éd. M. Lyons, 1966.
Ḥunayn ibn Isḥāq, *Sur la lumière et qu'elle n'est pas un corps*, éd. L. Cheikho, in *Al-Mashreq* 2 (1899) ; trad. M. Meyerhof et C. Prüfer in *Der Islam* 2 (1911), 117–128.
— *Dix traités sur l'œil*, éd. M. Meyerhof, Le Caire, 1928.

Ibn Abī Uṣaybiʿa, *Sources d'information sur les classes des médecins*, éd. A. Müller, 2 vols., Königsberg, 1884.
Ibn Buḫtīšūʿ, *Épître sur les relations entre la médecine et les affects de l'âme*, éd. F. Klein-Franke, Beyrouth, 1986.
Ibn Mattawayh, *Al-Taḏkira fī aḥkām al-ǧawāhir wa al-ʾaʿrāḍ*, éd. S. Luṭf et F. ʿAwn, Le Caire, 1975 ; éd. D. Gimaret, 2 vols., Le Caire, 2009.
Ibn al-Nadīm, *Al-Fihrist*, éd. Flügel, Leipzig, 1871–1872.
Ibn Riḍwān, *Livre utile sur la manière d'enseigner l'art médical*, éd. K. al-Sāmarāʾī, Bagdad, 1986.
Ibn Rušd, *Averrois Cordubensis commentum magnum super libro De Celo et mundo Aristotelis*, ex recognitione Francis James Carmody † in lucem edidit Rüdiger Arnzen, 2 vols., Louvain, 2003.
Ibn Sīnā, *Al-Šifāʾ. Al-Ṭabīʿīyāt*, vol. 1: *al-Samāʾ al-ṭabīʿī*, éd. Zā'id, Le Caire, 1983.
— *Canon de la médecine*, éd. Al-Dannāwī, 3 vols., Beyrouth, 1999.

— *Avicenna's De Anima,* éd. F. Rahman, Oxford, 1959.

Al-Kindī, *Cinq épîtres,* éd. et trad. J. Jolivet, D. Gimaret *et al.* Paris, 1976.

Maïmonide, *Medical Aphorisms, Treatises 22–25,* éd. G. Bos, Provo, 2015.

Al-Nawbaḫtī, Al-Ḥasan ibn Mūsā, *Commentary on Aristotle* De Generatione et corruptione, éd., trad. et commentaire M. Rashed, Berlin, 2015.

Philopon, *Contre Aristote sur l'éternité du monde,* trad. C. Wildberg in *Philoponus: Against Aristotle on the Eternity of the World,* Londres, 2013.

Priscianus Lydus, *Metaphrasis in Theophrasti De anima disputationem,* in *Supplementum Aristotelicum,* éd. I. Bywater, 1886.

Qusṭā ibn Lūqā, *On Purgative Drugs and Purgation. Edition, Translation and Commentary bu Lena Ambjörn,* Frankfurt am Main, 2004.

Al-Rāzī, Abū Bakr, *Opera philosophica,* éd. P. Kraus, Le Caire, 1939.

— *K. al-Muršid,* éd. A. Z. Iskandar, *Rhazes K. al-Murshid aw al-Fuṣūl* (*Le Guide ou Aphorismes*), Le Caire, 1961, *Revue de l'Histoire des manuscrits arabes* 7 (1961), 1–25.

— *Livre à Al-Manṣūr,* éd. Siddiqi, Kuwait, 1987.

— *La Médecine spirituelle,* trad. R. Brague, Paris, 2003.

Al-Rāzī, Faḫr al-Dīn, *Questions suprêmes,* 9 parties, éd. A. Hiğāzī al-Saqqā, Beyrouth, 1987.

— *Livre des recherches orientales sur les choses divines et naturelles,* Hyderabad, 1924.

Sextus Empiricus, *Hypotyposes pyrrhoniennes.*

Simplicius, *Simplicii in Aristotelis Physicorum libros quattuor priores commentaria,* éd. H. Diels, *CAG,* t. IX–X, Berlin, 1882–1895.

— *Simplicii in Aristotelis De Caelo commentaria,* éd. J. L Heiberg, CAG, t. VII, Berlin, 1894 ; *On Aristotle on the Heavens,* trad. angl. I. Mueller, Londres, 2004.

Stoicorum Veterum Fragmenta, éd. H. von Arnim, 2 vols., Leipzig, 1903–1905 ; réimpr. Stuttgart, 1964.

Thémistius, *Themistii in Aristotelis Physica paraphrasis,* éd. H. Schenkl, Berlin, 1900.

Théophraste, *Theophrastus of Eresus. Sources for his Life, Writings, Thought and Influence,* éd. W. Fortenbaugh *et al.,* 2nde partie, Leyde, 1992.

Zosimos, *Perì thoû theíou húdatos* (*On Sacred Water*), in *Collection des anciens alchimistes grecs,* vol. 2, éd. M. Berthelot and C. É. Ruelle, Paris, 1888.

Études modernes

P. Adamson, « Vision, Light and Color in al-Kindī, Ptolemy and the Ancient Commentators », *Arabic Sciences and Philosophy*, 6/2 (2006), 207–236.

— « Platonic Pleasures in Epicurus and al-Rāzī », in P. Adamson (éd.), *In the Age of al-Farabi: Arabic Philosophy in the Fourth/Tenth Century*, Londres, 2008, pp. 71–94.

— « Galen and al-Rāzī on Time », in R. Hansberger, M. Afifi-al-Akiti et Ch. Burnett (éds.), *Medieval Arabic Thought. Essays in Honour of Fritz Zimmermann*, Londres, 2012, pp. 1–14.

— « Abū Bakr al-Rāzī on Animals », *Archiv für Geschichte der Philosophie* 94 (2012), 249–273.

— avec R. Hansberger et J. Wilberding (éds.), *Philosophical Themes in Galen*, *Bulletin of the Institute of Classical Studies*, Supplement 114 (2014).

— « Galen on Void », in Adamson, Hansberger et Wilberding (éds.), *Philosophical Themes in Galen*, 197–211.

— « Miskawayh on Pleasure », *Arabic Sciences and Philosophy* 25 (2015), 199–223.

— « Abū Bakr al-Rāzī, *On Spiritual Medicine* », in Kh. El-Rouayheb et S. Schmidtke (éds.), *The Oxford Handbook of Islamic Philosophy*, Oxford, 2016, pp. 63–82.

— « Fakhr al-Dīn al-Rāzī on Place », *Arabic Sciences and Philosophy* 27/2 (2017), 205–236.

— avec P. E. Pormann (éds.), *Philosophy and Medicine in the Formative Period of Islam*, Londres, 2018.

— avec A. Lammer, « Fakhr al-Dīn al-Rāzī's Platonist Account of the Essence of Time », in A. Shihadeh et J. Thiele (éds.), *Philosophical Theology in Medieval Islam: The Later Ashʿarite Tradition*. Islamicate Intellectual History: Studies and Texts in the Late Medieval and Early Modern Periods, Leyde/Boston (à paraître).

J. Allen, *Inference from Signs: Ancient Debates About the Nature of Evidence*, Oxford, 2001.

C. Álvarez-Millán, « The Case stories in Medieval Islamic Medical Literature: *Tağārib* and *Muğarrabāt* as Source », *Medical History* 54 (2010), 195–214.

M. Aouad, « La doctrine rhétorique d'Ibn Riḍwān et la *Didascalia in Rhetoricam Aristotelis ex glosa Alpharabii* », *Arabic Sciences and Philosophy* 7 (1997), 163–245.

— avec M. Rashed, « L'exégèse de la *Rhétorique* d'Aristote : recherches sur quelques commentateurs grecs, arabes et byzantins, Ière partie », *Medioevo* 23 (1997), 43–190.

R. Arnzen, *Aristoteles' De Anima. Eine verlorene spätantike Paraphrase in arabischer und persischer Überlieferung. Arabischer Text nebst Kommentar, quellengeschichtlichen Studien und Glossaren*, Leyde, 1998.

— « *De Anima*. Paraphrase arabe anonyme », in R. Goulet (éd.), *Dictionnaire des philosophes antiques*, Supp. I, Paris, 2002, pp. 359–365.

— « Plato's *Timaeus* in the Arabic Tradition. Legends – Testimonies – Fragments », in F. Celia et A. Ulacco (éds.), *Il Timeo. Esegesi greche, latine, arabe*, 2012, pp. 181–276

— « Proclus on Plato's *Timaeus* 89e3–90c7 », *Arabic Sciences and Philosophy* 23/1 (2013), 1–45.

E. Asmis, *Epicurus' Scientific Method*, Ithaca, 1984.

I. Avotins, « Alexander of Aphrodisias on Vision in the Atomists », *Classical Quaterly* 30 (1980), 429–454.

A. Badawī, *Arisṭūṭālīs fī-l-nafs*, Le Caire, 1954.
C. Baffioni, *Antomismo e antiatomismo nel pensiero islamico*, Naples, 1982.
M. M. Bar-Asher, « Quelques aspects de l'éthique d'Abū Bakr al-Rāzī et ses origines dans l'œuvre de Galien », *Studia Islamica* 69 (1988), 5–83.
J. Barnes, « On Epicurean Signs », *Oxford Studies in Ancient Philosophy*, Supplement (1988), 91–134.
— « Galen on Logic and Therapy », in Kudlien et Durling (éds.), *Galen's Method of Healing. Proceedings of the 1982 Symposium*, pp. 50–102.
G. Bergsträsser, *Épître sur ce qui a été traduit*, Leipzig, 1925.
M. Bernand, « La critique de la notion de nature (*tabʿ*) par le *kalām* », *Studia Islamica* 51 (1980), 59–105.
S. Berryman, *The Mechanial Hypothesis in Ancient Greek Natural Philosophy*, Cambridge, 2009.
— « *Horror Vacui* in the Third Century B.C.E.: When is a Theory not a Theory », in R. Sorabji (éd.), *Aristotle and After, Bulletin of Classical Studies*, Supplement 68 (1997), 147–157.
D. Black, *Logic and Aristotle's* Rhetoric *and* Poetics *in Medieval Arabic Philosophy*, Leyde, 1990.
I. M. Bodnár, « Atomic Independence and Indivisibility », *Oxford Studies in Ancient Philosophy*, 16, Supplement (1998), 35–61.
V. Boudon-Millot, « La notion médicale de mélange chez Galien : *mixis* ou *crasis* ? », *Revue des études grecques* 124/2 (2011), 261–279.
R. Brague, *Du temps chez Platon et Aristote*, Paris, 1982.
R. Brunschvig, « Muʿtazilisme et optimum (*al-aṣlaḥ*) », *Studia islamica* 39 (1975), 5–23.
J. Brunschwig, « La théorie stoïcienne du genre suprême et l'ontologie platonicienne », in J. Barnes et M. Mignucci (éds.), *Matter and Metaphysics*, Naples, 1988, pp. 21–129.
W. Burkert, « Air-Imprints or Eidola: Democritus' Aetiology of Vision », *Illinois Classical Studies* 2 (1977), 97–109.
Ch. Burnett, « Encounters with Rāzī the Philosopher: Constantine the African, Petrus Alfonsi et Ramon Martí », in J. M. Soto Rábanos (éd.), *Pensamiento hispano medieval: Homenaje a Horacio Santiago-Otero*, Madrid, 1998, pp. 973–992.

A. Carpenter, « Embodied Intelligent (?) Souls: Plants in Plato's *Timaeus* », *Phronesis* 55.4 (2010), 281–303.
I. Cassels, « A Brief Note on Arabic Equivalents to Galen's Ἔνδειξις », in R. J. Durling et F. Kudlien (éds.), *Galen's Method of Healing. Proceedings of the 1982 Symposium*, Leyde, 1991, p. 114–116.
C. Cerami, *Génération et substance. Aristote et Averroès entre principe et métaphysique*, Berlin, 2015.
E. Chaumont, « La notion de *wajh al-ḥikmah* dans les *uṣūl al-fiqh* d'Abū Isḥāq al-Shīrāzī (m. 476/1083) », in R. Gleave, A. Kevin Reinhart (éds.), *Islamic Law in Theory*, Leyde, 2014, pp. 39–53.
H. Cherniss, « Galen and Posidonius' Theory of Vision », *American Journal of Philosophy* 54 (1933), 154–161.
R. Chiaradonna, « Le traité de Galien *Sur la démonstration* et sa postérité tardo-antique », in R. Chiaradonna et F. Trabattoni (éds), *Physis and Philosophy of Nature in Greek Neoplatonism, Philosophia Antiqua* 115 (2009), 43–77.

— « Galen on What is Persuasive (*Pithanon*) », in P. Adamson, Rotraud Hansberger, James Wilberding (éds.), *Philosophical Themes in Galen, Supplement to the Bulletin of the Institute of Classical Studies* (2014), 61–88.
— « Galen and the Middle Platonists on Dialectic and Knowledge », in Th. Bénatouïl et K. Ierodiakonou (éds.), *Dialectic after Plato and Aristotle*, Cambridge, 2019, pp. 320–249
V. Cordonier, « Matière, qualités, mélange. La physique élémentaire d'Aristote chez Galien et Alexandre d'Aphrodise », in P. Porro (éd.), *La materia*, numéro thématique de *Quaestio : annuario di storia della metafisica/ Quaestio : The Yearbook of the History of Metaphysics 7*, Bari/Turnhout, 2007, pp. 79–103.
— « De la transmission à la sympathie: Plotin et la désaffection du milieu perceptif (Enn. IV, 5 [29]), *Philosophie antique* 9 (2009), 35–69.
K. Corrigan, « Simmias' Objection to Socrates in the *Phaedo*: Harmony, Symphony and Some Later Platonic/Patristic Responses to the Mind/Soul-Body Question », *The International Journal of the Platonic Tradition* 4/2 (2010), 147–162.

H. Daiber, « Fārābīs Abhandlung über das Vakuum : Quellen und Stellung in der islamischen Wissenschaftsgeschichte », *Der Islam* 60 (1983), 37–47.
— « Democritus in Arabic and Syriac Tradition », in *Proceedings of the 1st International Congress on Democritus, Xanthi 6–9 October 1983*, Xanthi, 1984, vol. 2, pp. 251–265.
A. Das, *Galen and the Arabic Traditions of Plato's* Timaeus, thèse non publiée, University of Warwick, 2013.
— avec P. Koetschet, « Two Pharmacological Texts on Whey by Abū Bakr Muḥammad ibn Zakarīya al-Rāzī », *JAOS* 137.1 (2017), 25–42.
— « Beyond the Disciplines of Medicine and Philosophy: Greek and Arabic Thinkers on the Nature of Plant Life », in Adamson et Pormann (éds.), *Philosophy and Medicine in the Formative Period of Islam*, pp. 206–217.
L. Dean-Jones, *Women's Bodies in Classical Greek Science*, Oxford, 1994.
A. Debru, *Le corps respirant. La pensée physiologique chez Galien*, Leyde, 1996.
— « Philosophie et pharmacologie : la dynamique des substances *leptomères* chez Galien », in A. Debru (éd.), *Galen on Pharmacology. Philosophy, History and Medicine*, Leyde, 1997.
F. A. J. De Haas, *John Philoponus' New Definition of Prime Matter*, Leyde/New York/Brill, 1997.
A. Dhanani, *The Physical Theory of Kalām: Atoms, Space, and Void in Basrian Muʿtazilite Cosmology*, Leyde, 1994.
P. Donini, « L'anima e gli elementi del De anima di Alessandro di Afrodisia », *Atti della Accademia delle scienze di Torino. Classe di scienze morali, storiche e filologiche* 105 (1971), 61–107.
— « Theia dunamis in Alessandro di Afrodisia », in F. Romano et L. Cardullo (éds.), *Dunamis nel neoplatonismo: atti del 2 colloquoi internazionale del centro di ricerca sul neoplatonismo*, Florence, 1996.
Th.-A. Druart, « Al-Rāzī's Conception of the Soul: Psychological Background to His Ethics », *Medieval Philosophy and Theology* 5 (1996), 245–263.
R. J. Durling, « The Innate Heat in Galen », *Medizinhistorisches Journal* 23 (1988), 210–212.

— avec F. Kudlien (éds.), *Galen's Method of Healing. Proceedings of the 1982 Symposium*, Leyde, 1991.

Ph. van der Eijk, « Diocles and the Hippocratic Writings on the Method of Dietetics and the Limits of Causal Explanation », in R. Wittern et P. Pellegrin (éds.), *Hippokratische Medizin und antike Philosophie*, Hildesheim, 1996, pp. 29–257.

— *Diocles of Carystus. A Collection of the Fragments with Translation and Commentary*, éd. Ph. van der Eijk, vol. 1: *Text and Translation, Studies in Ancient Medicine* 22, Leyde, 2000 ; vol. 2: *Commentary, Studies in Ancient Medicine* 23, Leyde, 2001.

— « Galen's Use of the Concept of "Qualified Experience" in His Dietietic and Pharmacological Works », in P. van der Eijk, *Medicine and Philosophy in Classical Antiquity. Doctors and Philosophers on Nature, Soul, Health and Disease*, Cambridge, 2005, pp. 279–298.

— « Galen on the Nature of Human Beings », in Adamson, Hansberger et Wilberding (éds.), *Philosophical Themes in Galen*, 89–134.

— « The Place of Disease in a Teleological World-view. Plato, Aristotle, Galen », in J. Rocca (éd.), *Teleology in the Ancient World. Philosophical and Medical Approaches*, Cambridge, 2017, pp. 217–241.

A. Elamrani-Jamal, « *De Anima*. Tradition arabe », in R. Goulet (éd.), *Dictionnaire des philosophes antiques*, Supp. I, Paris, 2002, pp. 346–358.

R. El Omari, *The Theology of Abū l-Qāsim al-Balkhī/al-Kaʿbī (d. 319/931)*, Leyde, 2016.

A. El Shamsy, « Al-Ghazālī's Teleology and the Galenic Tradition. Reading *The Wisdom in God's Creations* (al-Ḥikma fī makhlūqāt Allah) », in F. Griffel (éd.), *Islam and Rationality. The impact of Al-Ghazālī. Papers collected on his 900th anniversary*, Leyde/Boston, 2016, pp. 90–112.

J. van Ess, *Theologie und Gesellschaft im 2 und 3 Jahrhundert Hidschra: eine Geschichte des religiösen Denkens im frühen Islam*, vol. 1 et vol. 3, Berlin, 1991 et 1992.

— « Theology and Science: The Case of Abū Isḥāq an-Naẓẓām », in J. van Ess, *Kleine Schriften by Josef van Ess*, éd. H. Biesterfeldt, 3 vols., Leyde, 2018, vol. 2, part. VI, pp. 1147–1169.

— « Kumūn », EI², V, pp. 384–385.

— « Al-Naẓẓām », EI², VII, pp. 1057–1058.

S. Fazzo, « Alexandre contre Galien : la naissance d'une légende », *Philosophie Antique* 2 (2002), 109–144.

R. Flemming, « Demiurge and Emperor in Galen's World of Knowledge », in Ch. Gill, T. Whitmarsh et J. Wilkins (éds.), *Galen and the World of Knowledge*, Cambridge, 2009, pp. 59–84.

R. M. Frank, « The Origin of the Arabic Philosophical Term *ʾanniya* », *Les Cahiers de Byrsa* 6 (1956), 181–201.

— « The Metaphysics of Created Being according to Abū al-Hudayl al-ʿAllāf: a Philosophical Study of the Earliest *Kalām* (part 4: "Atom" and "Accident" in the Structure of Material Reality) », *Istanbul: Nederlands Historisch-Archaeologisch Instituut*, 1966, pp. 39–44 ; réimpr. in R. M. Frank, *Early Islamic Theology: The Muʿtazilites and al-Ashʿarī. Texts and Studies on the Development and History of Kalām*, vol. 2, Aldershot, 2007, pp. 39–44.

— *Beings and Their Attributes: The Teaching of the Basrian School of the Muʿtazila in the Classical Period*, Albany, 1978.

— « *Lam yazal* as a Formal Term in Muslim Theological Discourse », *MIDEO* 22 (1995), 243–270.
M. Frede, « Galen's Theology », in J. Barnes et J. Jouanna (éds.), *Galien et la philosophie*, Genève, 2003, pp. 73–129.
D. J. Furley, *Two Studies in The Greek Atomists*, Princeton, 1967.
— « Summary of Philoponus' *Corollaries on Void and Place* », in R. Sorabji (éd.), *Philoponus and the Rejection of Aristotelian Science*, Ithaca/Londres, 1987, pp. 130–139.

Ch. Gill, « Did Galen Understand Platonic and Stoic Thought on the Emotions? », in J. Sihvola et T. Engberg-Pedersen (éds.), *The Emotions in Hellenistic Philosophy*, Dordrecht, 1998, pp. 113–148.
— « Galen and the Stoïc: Mortal Ennemies or Blood Brothers », *Phronesis* 52/1 (2007), 88–120.
D. Gimaret, « Ebn ʿAyyas, Abū Eshaq Ibrahim », *Encyclopaedia Iranica* (en ligne).
L. E. Goodman, « Al-Rāzī », EI², VIII, pp. 474–477.
— « The Epicurean Ethics of Muḥammad ibn Zakariyyāʾ al-Rāzī », *Studia islamica* 34 (1971), 5–26.
— « Rāzī's Psychology », *Philosophical Forum* 4 (1972), 26–48.
— « Rāzī's Myth of the Fall of Soul: Its Function in his Philosophy », in G. F. Hourani (éd.), *Essays on Islamic Philosophy and Science*, Albany/NY, 1975, pp. 25–40.
— « Muḥammad ibn Zakariyyāʾ al-Rāzī », in S. H. Nasr et O. Leaman (éds.), *History of Islamic Philosophy*, Londres, 1996, pp. 198–215.
— « Rāzī and Epicurus », in L. E. Goodman, *Jewish and Islamic Philosophy: Crosspollinations in the Classical Age*, Edimburgh, 1999, pp. 35–67.
— « How Epicurean was Rāzī? », *Studia graeco-arabica* 5 (2015), 247–280.
A. Gotthelf, *Teleology, First Principles, and Scientific Method in Aristote's Biology*, Oxford, 2012.
J.-B. Gourinat, « La théorie stoïcienne de la matière : entre le matérialisme et une lecture "corporaliste" du *Timée* », in C. Viano (éd.), *L'alchimie et ses racines philosophiques*, Paris, 2005, pp. 37–62.
J. Groisard, *Mixis. Le problème du mélange dans la philosophie grecque d'Aristote à Simplicius*, Paris, 2016.
D. Gutas, « The Life, Works and Sayings of Theophrastus in the Arabic Tradition », in W. W. Fortenbaugh, P. M. Huby and A. A. Long (éds.), *Theophrastus of Eresus. On his Life and Work*, New Brunswick/Oxford, 1985, pp. 81–82.
W. K. C. Guthrie, *A History of Greek Philosophy*, vol. 2, Cambridge, 1965.

R. Halleux, *Le problème des métaux dans la science antique*, Paris, 1974.
B. Hallum, « The Arabic Reception of Galen's Commentary on Hippocrates' '*Epidemics*' », in P.E. Pormann (éd.), *Epidemics in Context*, Berlin, 2012, pp. 185–210.
D. E. Hahm, « Early Hellenistic Theories of Vision and the Perception of Color », in P. Machamer et R. G. Turnbull (éds.), *Studies in Perception: Interrelations in the History of Philosophy and Science*, Columbus, 1978, pp. 60–95.
R. J. Hankinson, « Galen Explains the Elephant », in M. Matthen et B. Linsky (éds.), *Philosophy and Biology, Canadian Journal of Philosophy*, Supplementary volume 14 (1988), 135–157.

— « Galen and the Best of All Possible Worlds », *Classical Quaterly* 39 (1989), 206–227.
— « Galen's Conception of Scientific Progress », *ANRW* II.37.2 (1994), 1775–1789.
— (éd.), *Cambridge Companion to Galen*, Cambridge, 2008.
— « Philosophy of Nature », in Hankinson (éd.), *Cambridge Companion to Galen*, pp. 210–241.
— « Epistemology », in Hankinson (éd.), *Cambridge Companion to Galen*, pp. 157–183.
— avec Ch. Gill, T. Whitmarsh et J. Wilkins (éds.), *Galen and the World of Knowledge*, Cambridge, 2009.
— « Galen on the Limitations of Knowledge », in Gill, Whitmarsh et Wilkins (éds.), *Galen and the World of Knowledge*, pp. 206–242.
R. Hansberger, « Kitāb al-Ḥiss wa-l-Maḥsūs. Aristoteles' *Parva Naturalia* in Arabic Guise », in C. Grellard and P.-M. Morel (éds.), *Les* Parva Naturalia *d'Aristote*, Paris, 2010, pp. 143–162.
G. Harig, *Bestimmung der Intensität im medizinischen System Galens*, Berlin, 1974.
C. R. S. Harris, *The Heart and Vascular System in Ancient Greek Medicine. From Alcameon to Galen*, Oxford, 1973.
M. Havrda, « Galenus Christianus? The Doctrine of Demonstration in Stromata VIII and the Question of Its Source », *Vigiliae Christianae* 65 (2011), 343–375.
— « The Purpose of Galen's Treatise *On Demonstration* », *Early Science and Medicine* 20 (2015), 265–287.
M. T. Heemskerk, *Suffering in the Muʿtazilite Theology. ʿAbd al-Jabbār's Teaching on Pain and Divine Justice*, Leyde, 2000.

K. Ierodiakonou, « Galen's Criticism of the Aristotelian Theory of Colour Vision », in C. Natali et S. Maso (éds.), *Antiaristotelismo*, Amsterdam, 1999, pp. 123–141.
— « On Galen's Theory of Vision », in Adamson, Hansberger, Wilberding (éds.), *Philosophical Themes in Galen*, 197–211.
A. Z. Iskandar, « *Al-Rāzī al-ṭabīb al-ʾiklīnīkī* », *Al-Mashreq* (1962), 217–282 ; trad. angl. Z et P. E. Pormann, in P. E. Pormann (éd.), *Islamic Medical and Scientific Tradition, Critical Concepts in Islamic Studies*, 4 volumes, Londres, 2011, vol. 1, pp. 207–253.
A. Ivry, « The Arabic Text of the *De Anima* and Its Translator », *Oriens* 36 (2001), 59–77.

T. K. Johansen, *The Powers of Aristotle's Soul*, Oxford, 2012.
J. Jouanna, « La lecture du traité *Sur la nature de l'homme* par Galien », dans M.-O. Goulet-Cazé (éd.), *Le Commentaire entre tradition et innovation*, Paris, 2000, pp. 278–279.
— « La notion de nature chez Galien », in J. Barnes et J. Jouanna (éds.), *Galien et la philosophie*, Genève, 2003, pp. 229–262.

J. Kafih, *Maimonides, Iggerot (Letters)*, Jerusalem, 1987.
O. Kahl, *The Dispensatory of Ibn al-Tilmīḏ*, Leyde/ Boston, 2007.
M. Katouzian-Safadi, « La cornue et l'alambic, intrument d'analyse et de preuve dans les *Doutes sur Galien* de Rāzī », in R. Morelon et A. Hasnawi (éds.), *De Zénon d'Élée à Poincaré : recueil d'études en hommage à Roshdi Rashed*, Louvain, 2004, pp. 377–390.
S. Kemal, *The Logic and Poetry of Alfarabi and Avicenna*, Leyde, 1991.
H. King, *Hippocrates' Woman: Reading the Female Body in Ancient Greece*, Londres, 1998.
P. Koetschet, « Galien, al-Rāzī, et l'éternité du monde », *Arabic Sciences and Philosophy* 25 (2015), 167–198.

— «مقالة في المرة السوداء لابن ماسويه», in P. Koetschet et P. E. Pormann (éds.), *La médecine arabe médiévale*, Beyrouth/Le Caire, 2016, pp. 91–109.
— « Abū Bakr al-Rāzī et le signe : fragment retrouvé d'un traité logique perdu », *Arabic Sciences and Philosophy* 27/1 (2017), 75–114.
— « Abū Bakr al-Rāzī on Vision », in P. Adamson et P. E. Pormann, *Philosophy and Medicine in the Formative Period of Islam*, Londres, 2018, pp. 170–189.
— « Al-Rāzī, the Clinician », in P. E. Pormann (éd.), *1001 Cures. Contributions in Medicine and Healthcare from Muslim Civilisation*, Londres, 2018, pp. 146–153.
D. Konstan, « Democritean Atomism and the Early Islamic Tradition », in *Proceedings of the 1st International Congress on Democritus, Xanthi 6–9 October 1983*, Xanthi, 1984, vol. 2, pp. 241–249.
P. Kraus, *Jābir ibn Ḥayyān. Contribution à l'histoire des idées scientifiques dans l'Islam*, vol. 2, Le Caire, 1942.
F. Kudlien, « "*Endeixis*" as a Scientific Term: Galen », in Durling et Kudlien (éds.), *Galen's Method of Healing*, pp. 102–111.
I. Kupreeva, « Qualities and Bodies: Alexander Against the Stoics », *Oxford Studies in Ancient Philosophy* 25 (2003), 297–344.
— « Aristotelian Dynamics in the 2nd Century Debates: Galen and Alexander of Aphrodisias on Organic Powers and Movements », in P. Adamson, H. Baltussen, et M. W. F. Stone (éds.), *Philosophy, science and exegesis in Greek, Arabic and Latin commentaries*, 2 vols., Londres, 2004, vol. 1, pp. 71–95.
— « Galen's Theory of Elements », in Adamson, Hansberger et Wilberding (éds.), *Philosophical Themes in Galen*, 153–196.

J. Lameer, *Al-Fārābī and Aristotelian Syllogistics*, Leyde, 1994.
Y. T. Langermann, « Islamic Atomism and the Galenic Tradition », *History of Sciences* 77 (2009), 277–295.
C. J. Larrain, « Ein unbekanntes Exzerpt aus Galens Timaioskommentar », *ZPE* 85 (1991), 9–30.
D. Leith, « The Qualitiative Status of the *Onkoi* in Asclepiades' Theory of Matter », *Oxford Studies in Ancient Philosophy* 36 (2009), 283–320.
— « Galen's Refutation of Atomism », in Adamson, Hansberger et Wilberding (éds.), *Philosophical Themes in Galen*, 213–234.
J. G. Lennox, *Aristotle's Philosophy of Biology*, Cambridge, 2001.
D. Lindberg, *Theories of Vision from al-Kindī to Kepler*, Chicago/Londres, 1976.
— « The Intromission-Extramission Controversy in Islamic Visual Theory: Alkindi versus Avicenna », in P. Machamer and R. Turnbull (éds.), *Studies in Perception. Interrelations in the History of Philosophy and Science*, Ohio, 1978, pp. 137–159.
G. E. R. Lloyd, « Scholarship, Authority and Argument in Galen's *Quod Animi Mores* », in P. Manuli et M. Vegetti, *Li Opere Psicologiche di Galeno*, Naples, 1988, pp. 11–42.
A. Long, avec D. Sedley, *The Hellenistic Philosophers*, Cambridge, 1987.
— « Reply to Jonathan Barnes: "Epicurean Signs" », *Oxford Studies in Ancient Philosophy*, Supplement (1988), 135–144.
H. Lorenz, « The Assimilation of Sense to Sense-object in Aristotle », *Oxford Studies in Ancient Philosophy* 33 (2007), 179–220.
G. Lucchetta, *La natura e la sfera. La scienza antica e le sue metafore nella critica di Rāzī*, Bari, 1987.

G. Manetti, *Theories of Signs in Classical Antiquity*, trad. Ch. Richardson, Bloomington, 1993.

J. Mansfeld, « The Idea of Will in Chrysippus, Posidonius and Galen », *Proceedings of the Boston area Colloquium in Ancient Philosophy* 7 (1991), pp. 105–157.

M. Marmura, avec N. Rescher, *Alexander of Aphrodisias: the Refutation of Galen's Treatise of the Theory of Motion*, Islamabad, 1965.

M. Maróth, *Die Araber und die Antike Wissenschaftstheorie*, Leyde, 1994.

A. Merker, *La vision chez Platon et Aristote*, Sankt Augustin, 2003.

J. E. Montgomery, *Al-Ǧāḥiẓ: In Praise of Books*, Edimburgh, 2013.

P. Moraux, « Aristote et Galien », in C. Laga (éd.), *Images of Man in Ancient and Medieval Thought: Studia Gerardo Verbeke ab amicis et collegis dicata*, Louvain, 1976, pp. 127–146.

— « Le *De Anima* dans la tradition grecque. Quelques interprétations du traité, de Théophraste à Thémistius », in G. E. R Lloyd et G. E. L Owen (éds.), *Aristotle on Mind and the Senses. Proceedings if the VIIth Symposium Aristotelicum*, Cambridge, 1978, pp. 281–324.

— « Galien comme philosophe : la philosophie de la nature », in V. Nutton (éd.), *Galen: Problems and Prospects*, Londres, 1981, pp. 87–116.

P.-M. Morel, *Démocrite et la recherche des causes*, Paris, 1996.

— « Cardiocentrisme et anti-platonisme chez Aristote et Alexandre d'Aphrodise », in Th. Bénatouïl, E. Maffi, F. Trabattoni (éds.), *Plato, Aristotle, or Both? Dialogues Between Platonism and Aristotelism in Antiquity*, Hildesheim/Zürick/New York, 2011, pp. 63–84.

B. Morison, « Logic », in Hankinson (éd.), *Cambridge Companion to Galen*, pp. 66–115.

I. von Müller, « Über Galens Werk vom Wissenschaftlichen Beweis », *Abh. Bayer. Ak. d. Wiss. München* 20 (189), 403–478.

Al-Munaǧǧid, Ṣalāḥ al-Dīn, « *Maṣādir ǧadīda ʿan taʾrīḫ al-ṭibb ʿinda al-ʿarab* », *Maǧalla Maʿhad al-Maḫṭūṭāt al-ʿarabīya* 5/2 (1959), 229–348.

D. Murphy, « Aristotle on Why Plants Cannot Perceive », *Oxford Studies in Ancient Philosophy* 29 (2005), 295–339.

D. O'Brien, « Démocrite à l'Académie », in A. Brancacci et P.-M. Morel (éds.), *Democritus: Science, the Art and the Care of the Soul*, Leyde/Boston, 2003, pp. 239–263.

E. L. Ormsby, *Theodicy in Islamic Thought: The Dispute Over Al-Ghazali's Best of All Possible Worlds*, Princeton, 1984.

P. Pellegrin, « Scepticisme et sémiologie médicale », in R. Morelon et A. Hasnawi (éds.), *De Zénon d'Élée à Poincaré. Recueil d'études en hommage à Roshdi Rashed*, Louvain/Paris, 2004, p. 645–664.

C. Petit, « La tradition manuscrite du traité des *Simples* de Galien. Editio princeps et traduction annotée des chapitres 1 à 3 du livre I », in V. Boudon-Millot, J. Jouanna, A. Garzya, A. Roselli (éds.), *Histoire de la tradition et édition des médecins grecs, Storia della tradizione e edizione dei medici greci*, Naples, pp. 143–165.

A. Pietrobelli, *Histoire du texte, édition critique et traduction annotée du livre I du commentaire de Galien au* Régime des maladies aiguës d'Hippocrate (thèse non publiée).

— « La tradition arabe du commentaire de Galien au traité *Sur les maladies aigües* d'Hippocrate : mise au point et nouvelles perspectives », in S. Fortuna, I. Garofalo, A.

Lami et A. Roselli (éds.), *Sulla tradizione indiretta dei testi medici greci: i commenti*, Pise, 2007, pp. 102–122.
S. Pinès, *Beiträge zur islamischen Atomlehre*, Berlin, 1936 ; *Studies in Islamic Atomism* (trad. T. Langermann), Jérusalem, 1997.
— « Rāzī critique de Galien », in *Actes du Septième Congrès international d'Histoire des Sciences*, Jérusalem, 1953, pp. 480–487 ; réimpr. dans *Collected Works of Shlomo Pinès, volume II: Studies in Arabic Versions of Greek Texts*, Jérusalem, 1986, pp. 256–263.
— « A Tenth-Century Philosophical Correspondence », *Proceedings of the American Academy for Jewish Research* 24 (1955), 103–136.
P. E. Pormann, « Medical Methodology and Hospital Practice: the Case of Fourth/Tenth Century Baghdad », in P. Adamson (éd.), *In the Age of Al-Fārābī: Arabic Philosophy in the Fourth-Tenth Century*, Londres/Turin, 2008, pp. 95–118.
— « Case Notes and Clinicians: Galen's Commentary on the Hippocratic *Epidemics* in the Arabic Tradition », *Arabic Sciences and Philosophy*, 18/2 (2008), 247–284.
— « Qualifying and Quantifying Medical Uncertainty in 10th-Century Baghdad: Abū Bakr al-Rāzī », James Lind Library (en ligne).
— « Islamic Hospitals in the Time of al-Muqtadir », in *ʿAbbasid studies II: occasional papers of the School of 'Abbasid Studies, Leuven, 28 June – 1 July 2004* (2010), 337–382.
— « The Formation of the Arabic Pharmacology between Tradition and Innovation », *Annals of Science* 68/4 (2011), 493–515.
— avec P. Joosse, « Commentaries on the Hippocratic *Aphorisms* in the Arabic Tradition : The Example of Melancholy », in P.E. Pormann (éd.), *Epidemics* in Context: Greek Commentaries on Hippocrates in the Arabic Tradition, Berlin, 2012, pp. 211–249.
— « The Hippocratic *Aphorisms* in the Arabic Medical Tradition », *Aspetar: Sports Medicine Journal* 2 (2013), 412–415.
— avec K. Karimullah (éds.), *The Arabic Commentaries on the Hippocratic Aphorisms, Oriens* 45.1–2 (2017).
— « Philosophical Topics in Medieval Arabic Medical Discourse », in Adamson et Pormann (éds.), *Philosophy and Medicine in the Formative Period of Islam*, pp. 10–33.

A. Radl, *Der Magnetstein in der Antike. Quellen und Zusammenhänge*, Stuttgart, 1988.
M. Rashed, « Théodicée et approximation: Avicenne », *Arabic Sciences and Philosophy* 10/2 (2000), 223–257.
— « Abū Bakr al-Rāzī et le *kalām* », *MIDEO* 24 (2000), 39–54.
— « Abū Bakr al-Rāzī et la prophétie », *MIDEO* 27 (2004), 169–184.
— *Essentialisme. Alexandre d'Aphrodise entre logique, physique et cosmologie*, Berlin/New York, 2007.
— « Les débuts de la philosophie moderne », in Ph. Büttgen, A. de Libera, M. Rashed, I. Rosier-Catach (éds.), *Les Grecs, les Arabes, et nous. Enquête sur l'islamophobie savante*, Paris, 2009, pp. 121–169.
— « Le prologue perdu de l'abrégé du *Timée* », *Antiquorium philosophia* 3 (2009), 89–100.
— « Les définitions d'Aquilius », *Bulletin of the Institute of Classical Studies*, 55 (2012), 131–172.
R. Rashed, « Optique géométrique et doctrine optique chez Ibn Al Hayṯham », *Archive for History of Exact Sciences* 6/4 (1970), 271–298.

— « La philosophie des mathématiques d'Ibn al-Haytham : II. les connus », *MIDEO* 21 (1993), 87–275.
— *Œuvres philosophiques et scientifiques d'al-Kindī*, vol. 1 : *L'Optique et la Catoptrique d'al-Kindī*, Leyde, 1997 ; vol. 2 : *Métaphysique et cosmologie*, Leyde, 1997.
— « Le commentaire par al-Kindī de l'*Optique* d'Euclide : un traité jusqu'ici inconnu », in *Arabic Sciences and Philosophy* 1997 (17), 9–56.
F. Rosenthal, « Al-Rāzī on the Hidden Illness », *Bull.Hist.Med.* 52 (1978), 45–60.
K. Rudolph, « Democritus' Perspectival Theory of Vision », *Journal of Hellenic Studies* 131 (2011), 67–83.

A. I. Sabra, « *Kalām* Atomism as an Alternative Philosophy to Hellenized *Falsafa* », in J. E. Montgomery (éd.), *Arabic Theology, Arabic Philosophy. From the Many to the One*, Leuven-Paris-Dudley, 2006, pp. 199–272.
— « The Simple Ontology of *Kalām* Atomism: An Outline », *Early Science and Medicine* 14/1 (2009), 68–78.
J. Salem, *L'atomisme antique*, Paris, 1997.
E. Savage-Smith, « The Working Files of Rhazes: Are the *Jāmi'* and the *Hāwī* Identical? », in R. Hansberger, M. Afifi al-Akiti et Ch. Burnett (éds.), *Medieval Arabic Thought. Essays in Honour of Fritz Zimmermann*, Londres/Turin, 2012, pp. 163–180.
J. Schacht et M. Meyerhof, « Maïmonides against Galen, on Philosophy and Cosmogony », *Bulletin of the School of Arts of the University of Egypt* 5 (1937), 53–88.
M. Schiefsky, « Galen's Teleology and Functional Explanation », *Oxford Studies in Ancient Philosophy* 33 (2007), 369–400.
G. Schwarb, « Early *Kalām* and the Medical Tradition », in P. Adamson et P. E. Pormann (éds.), *Philosophy and Medicine in the Formative Period of Islam*, Londres, 2018, pp. 104–169.
D. Sedley, « On Signs », in J. Barnes, J. Brunschwig, M. Burnyeat et M. Schofield (éds.), *Science and Speculation. Studies in Hellenistic Theory and Practice*, Cambridge, 1982, pp. 239–272.
— « Philoponus' Conception of Space », in R. Sorabji (éd.), *Philoponus and the Rejection of Aristotelian Science*, Ithaca/Londres, 1987, pp. 140–153.
E. Selove et R. Batten, « Making Men and Women. Arabic Commentaries on the Gynaecological Hippocratic *Aphorisms* in Context », *Annales islamologiques* 48.1 (2014), 239–262.
ʿA. Setia, « Atomism Versus Hylemorphism in the *Kalām* of al-Fakhr [sic] al-Dīn al-Rāzī: a Preliminary Survey of the *Maṭālib al-ʿāliyya* », *Islam and Science* 4 (2006), 113–140.
F. Sezgin, *GAS III*, Frankfurt am Main, 1970.
R. Sharples, « Alexander of Aphrodisias on the Nature and Location of Vision », in R. Salles (éd.), *Metaphysics, Soul, and Ethics: Themes from the work of Richard Sorabji*, Oxford, 2005, pp. 354–362.
R. Siegel, « Did the Greek Atomists consider a Non-corpuscular Visual Transmission ? Reconsideration of some Ancient Visual Doctrines », *Archives internationales d'histoire des sciences* 22 (1969), 3–16.
— *Galen on sense perception*, Basle/New York, 1970.
P. Singer, (éd.), *Galen's Psychological Writings*, Cambridge, 2013.
— « Galen and the Philosophers: Philosophical Engagement, Shadowy Contemporaries, Aristotelian Transformations », in Adamson, Hansberger, Wilberding (éds.), *Philosophical Themes in Galen*, 7–38.

F. Solmsen, « The Vital Heat, the Inborn Pneuma, and the Aether », *Journal of Hellenistic Studies* 57 (1957), 119–123.
R. Sorabji, *Necessity, Cause, and Blame,* Londres, 1980.
— (éd.), *Philoponus and the Rejection of Aristotelian Science,* Ithaca/Londres, 1987.
— *Matter, Space, and Motion: Theories in Antiquity and their Sequel,* Ithaca, 1988.
— *Animal minds and Human Morals. The Origins of the Western debate,* Londres, 1993.
— *Emotion and Peace of Mind: From Stoic Agitation to Christian Temptation,* Oxford, 2000.
— *The Philosophy of the Commentators 200–600AD,* 3 vols. Londres, 2004.
H. von Staden, « Anatomy as Rhetoric: Galen on Dissection and Persuasion », *Journal of the History of Medicine* 50 (1995), 47–66.
— « Teleology and Mechanism: Aristotelian Biology and Early Hellenistic Medicine », in W. Kullmann et S. Föllinger (éds.), *Aristotelische Biologie. Intentionen, Methoden, Ergebnisse,* Stuttgart, 1997, pp. 183–208.
— « Body, Soul, and Nerves: Epicurus, Herophilus, Erasistratus, the Stoics, and Galen », in J. P. Wright and P. Potter (éd.), *Psyche and Soma: Physicians and Metaphysicians on the Mind-Body Problem from Antiquity to the Enlightenment,* Oxford, 2000, pp. 79–116.
— « La théorie de la vision chez Galien : la colonne qui saute et autres énigmes », *Philosophie antique* 12 (2012), 115–155.
M. Steinschneider, *Die hebräischen Übersetzungen des Mittelalters und die Juden als Dolmetscher (Les traductions en hébreu au Moyen Âge et les Juifs en tant qu'interprètes),* Berlin, 1893.
G. Strohmaier, « Bekannte und unbekannte Zitate in den *Zweifeln an Galen* des Rhazes », in K.-D. Fischer, D. Nickel et P. Potter (éds.), *Text and Tradition. Studies in Ancient Medicine and its Transmission. Presented to Jutta Kollesch,* Leyde, 1998, pp. 263–287.

L. Táran, « Amicus Plato sed magis amica veritas, from Plato and Aristotle to Cervantes », *Antike und Abendland* 30 (1984), 93–124.
C. Taylor, *The Atomists: Leucippus and Democritus. Fragments. A text and translation with a commentary by C.C.W Taylor,* Toronto, 1999.
P. Thillet, « Introduction », in Alexandre d'Aphrodise, *Traité du destin,* Paris, 2002.
T. Tieleman, *Galen and Chrysippus on the Soul. Argument and Refutation in the* De Placitis *Books II–III,* Leyde/New York/Köln, 1996.
— « The Hunt for Galen's Shadow: Alexander of Aphrodisias, *De anima* 94.7–100.17 Bruns Reconsidered », in K. Algra, P. W. Van Der Horst, D. T. Runia (éds.), *Polyhistor: Studies in the History and Historiography of Ancient Philosophy presented to Jaap Mansfeld,* Leyde, 1996, pp. 265–283.
— *Chrysippus'* On Affections. Reconstruction and Interpretation, Leyde/Boston, 2003.
R. B. Todd, « Galenic Medical Ideas in the Greek Aristotelian Commentators », *Symbolae Osloenses* LII (1977), 117–134.

M. Ullmann, *Die Medizin im Islam,* Leyde, 1970.
— *Wörterbuch zu den griechisch-arabischen Übersetzungen des 9. Jahrhunderts,* Harrassowitz Verlag, Wiesbaden, 2002.

U. Vagelpohl, « The User-friendly Galen. Ḥunayn ibn Isḥāq and the Adaptation of Greek Medicine for a New Audience », in P. Bouras-Vallianatos et S. Xenophontos (éds.),

Greek Medical Literature and its Readers. From Hippocrates to Islam and Byzantium, New York, 2018, pp. 113–130.

Ph. Vallat, *Farabi et l'École d'Alexandrie*, Paris, 2004.

— « Between Hellenism, Islam, and Christianity: Abū Bakr al-Rāzī and His Controversy with Contemporary Muʿtazilite Theologians as Reported by the Ashʿarite Theologian and Philosopher Fakhr al-Dīn al-Rāzī », in D. Janos (éd.), *Ideas in Motion in Baghdad and Beyond. Philosophical and Theological Exchanges between Christians and Muslims in the Third/Ninth and Fourth/Tenth Century*, Leyde, 2015, pp. 178–220.

S. Vogt, « Drugs and Pharmacology », in R. J. Hankinson (éd.), *Cambridge Companion to Galen*, Cambridge, 2008, pp. 304–322.

E. Wakelnig, « Medical Knowledge as Proof of the Creator's Wisdom and the Arabic Reception of Galen's *On the Usefulness of the Parts* », in P. Bouras-Vallianatos et S. Xenophontos (éds.), *Greek Medical Literature and its Readers. From Hippocrates to Islam and Byzantium*, New York, 2018, pp. 131–149.

R. Walzer, *Galen on Jews and Christians*, Oxford, 1949.

J. Watt, « Why Did Ḥunayn, the Master Translator into Arabic, Make Translations into Syriac? On the Purpose of the Syriac Translations of Ḥunayn and his Circle », in J. Schreiner and D. Janos (éds), *The Place to Go: Contexts of Learning in Baghdād, 750–1000 C.E*, Princeton, 2014, pp. 363–388.

Wilberding, « The Secret of Sentient Vegetative Life in Galen», in Adamson, Hansberger et Wilberding (éds.), *Philosophical Themes in Galen*, 249–268.

R. Wood, « What Price the Horror Vacui? Interstitial Vacua and Aristotelian Science », in J. Biard et S. Rommevaux (éds.), *La nature et le vide dans la physique médiévale*, Turnhout, 2012, pp. 39–66.

F. Zimmermann, « Al-Fārābī und die philosophische Kritik an Galen von Alexander zu Averroes », *Akten des VII. Kongresses für Arabistik und Islamwissenschaft, Göttingen, 15. bis 22. August 1974*, Abhandlungen der Akademie der Wissenschaften in Göttingen, Phil.-Hist. Kl., 3. Folge 98 (1976), 401–414.

— *Al-Fārābī's Commentary and Short Treatise on Aristotle's* De Interpretatione, Oxford, 1981.

Index des termes arabes

Index des noms propres

Index des lieux

www.ingramcontent.com/pod-product-compliance
Lightning Source LLC
LaVergne TN
LVHW062001041026
849558LV00007B/197